Thomas Ettl
Die anorektische Logik

Das Anliegen der Buchreihe Bibliothek der Psychoanalyse besteht darin, ein Forum der Auseinandersetzung zu schaffen, das der Psychoanalyse als Grundlagenwissenschaft, als Human- und Kulturwissenschaft sowie als klinische Theorie und Praxis neue Impulse verleiht. Die verschiedenen Strömungen innerhalb der Psychoanalyse sollen zu Wort kommen, und der kritische Dialog mit den Nachbarwissenschaften soll intensiviert werden. Bislang haben sich folgende Themenschwerpunkte herauskristallisiert: Die Wiederentdeckung lange vergriffener Klassiker der Psychoanalyse – wie beispielsweise der Werke von Otto Fenichel, Karl Abraham, Siegfried Bernfeld, W. R. D. Fairbairn, Sándor Ferenczi und Otto Rank – soll die gemeinsamen Wurzeln der von Zersplitterung bedrohten psychoanalytischen Bewegung stärken. Einen weiteren Baustein psychoanalytischer Identität bildet die Beschäftigung mit dem Werk und der Person Sigmund Freuds und den Diskussionen und Konflikten in der Frühgeschichte der psychoanalytischen Bewegung.

Im Zuge ihrer Etablierung als medizinisch-psychologisches Heilverfahren hat die Psychoanalyse ihre geisteswissenschaftlichen, kulturanalytischen und politischen Bezüge vernachlässigt. Indem der Dialog mit den Nachbarwissenschaften wiederaufgenommen wird, soll das kultur- und gesellschaftskritische Erbe der Psychoanalyse wiederbelebt und weiterentwickelt werden.

Die Psychoanalyse steht in Konkurrenz zu benachbarten Psychotherapieverfahren und der biologisch-naturwissenschaftlichen Psychiatrie. Als das ambitionierteste unter den psychotherapeutischen Verfahren sollte sich die Psychoanalyse der Überprüfung ihrer Verfahrensweisen und ihrer Therapie-Erfolge durch die empirischen Wissenschaften stellen, aber auch eigene Kriterien und Verfahren zur Erfolgskontrolle entwickeln. In diesen Zusammenhang gehört auch die Wiederaufnahme der Diskussion über den besonderen wissenschaftstheoretischen Status der Psychoanalyse.

Hundert Jahre nach ihrer Schöpfung durch Sigmund Freud sieht sich die Psychoanalyse vor neue Herausforderungen gestellt, die sie nur bewältigen kann, wenn sie sich auf ihr kritisches Potenzial besinnt.

Bibliothek der Psychoanalyse
Herausgegeben von Hans-Jürgen Wirth

Thomas Ettl

Die anorektische Logik

Psychodynamik, Genese und Behandlung der Magersucht

Psychosozial-Verlag

Bibliografische Information der Deutschen Nationalbibliothek
Die Deutsche Nationalbibliothek verzeichnet diese Publikation
in der Deutschen Nationalbibliografie; detaillierte bibliografische Daten
sind im Internet über http://dnb.d-nb.de abrufbar.

Originalausgabe

E-Mail: info@psychosozial-verlag.de
www.psychosozial-verlag.de

Umschlagabbildung: Egon Schiele, *Mädchenakt mit verschränkten Armen*, 1910
Umschlaggestaltung und Innenlayout nach Entwürfen von Hanspeter Ludwig, Wetzlar
ISBN 978-3-8379-3015-3 (Print)
ISBN 978-3-8379-7724-0 (E-Book-PDF)

Inhalt

Vorwort

> »Ich bin nicht mehr Sidonie, ich bin ein Fall. Und meine Mutter erzählt überall und jedem von meinem Fall. Als ich zu dick war, sagte sie zu mir: ›Essen ist ein Verbrechen, du wirst noch in dein Unglück rennen.‹ Jetzt habe ich wieder Angst, Lust auf zu viel Essen zu kriegen. Ich habe Angst, dass ich einmal beim Essen sterbe. Als ich klein war, verschloß man die Schränke vor mir und drohte mir: ›Man wird dich auf dem Jahrmarkt ausstellen!‹ Immer wieder sagte man mir solche gemeinen Sachen. Verstehen Sie, dass ich jetzt nicht mehr esse, ist meine Rache. Ich will mich an der ganzen Welt rächen und beweisen, dass ich es durchstehen kann. Ich möchte, dass man mich mit meinem Körper tun lässt, was ich will. Wenn ich deswegen als verrückt gelte, seis drum, es bedeutet für mich die Freiheit.«
>
> *Maud Mannoni (1973 [1970], S. 51)*

Die Klage der jungen 17-jährigen anorektischen Frau beinhaltet eine einfache Logik: Wie du mir, so ich dir. Sie will über ihren Körper selbst verfügen und beweisen, dass sie das kann. Diese Logik beinhaltet den der Psychoanalyse geläufigen Abwehrmechanismus der »Identifizierung mit dem Aggressor«. Der Rachedurst, das Bedürfnis, eine unwürdige Behandlung, eine Kränkung, ein Unrecht mit allen Mitteln zu korrigieren, will gestillt werden, selbst wenn der Rächer dabei zugrundegeht. Man kann darüber den Kopf schütteln, aber die narzisstische Logik, die der anorektischen inhärent ist, folgt dem Gesetz des Alles-oder-Nichts, wie *Michael Kohlhaas* (Kleist) vorführt.

Es geht in diesem Buch um Kranke, die sich zutiefst gedemütigt fühlen und eines Tages für sich die Möglichkeit entdecken, über Hungern Rache zu nehmen und dabei siegreich zu sein. Zunehmen erleben sie als Niederlage, als narzisstische Katastrophe. Sidonie kennzeichnet ihre Anorexie als eine Erkrankung an der sozialen Umwelt, die eine Beschädigung an Körper und Seele zur Folge hat.

Ich stelle das pathologische Überich bzw. Ichideal signifikanter Bezugspersonen als traumatisierendes Agens in den Mittelpunkt meiner Untersuchung. Es zeigt seine Wirkung unmittelbar in der Askese, dem Perfektionismus und dem Hochmut der Anorektikerin. Signifikante Personen sind die Eltern oder Großeltern, aber auch Fremde, z. B. ein Vergewaltiger, der mit seinem Verbrechen im Seelenleben seines Opfers lebenslang Spuren hinterlässt. Da es sich beim pathologischen Überich bzw. Ichideal nicht nur um ein strenges Überich handelt, ist, um die Pathologie systematisch zu erfassen, eine Unterscheidung zwischen partikularer und universeller Moral hilfreich, die auf Ernst Tugendhat (1993) zurückgeht. Allerdings werde ich keine moralphilosophische Diskussion darüber führen, ob es eine universelle Moral oder nur partikulare Moralen gibt. Als universelle Moral bestimme ich in meinem Zusammenhang die Normen und Standards, die nach bisherigen Forschungsergebnissen der analytischen Entwicklungspsychologie und Pädagogik die Reifungsprozesse und die psychische Gesundheit eines Kindes fördern. Eltern müssen sie nicht kennen, aber es besteht heutzutage Konsens, dass man sein Kind nicht schlägt, einsperrt, misshandelt, quält, missbraucht und zur Arbeit zwingt. Zu den universellen Standards quer steht eine partikulare pädagogische Moral bzw. ein pädagogischer Partikularismus, der einer Entwicklung zu körperlicher und psychischer Gesundheit abträglich ist (»Essen ist ein Verbrechen, du wirst noch in dein Unglück rennen«). Während die universelle Moral ihre Normen jedem gegenüber begründen kann, bleiben die Normen partikularer Moralen in der Regel unbegründet, werden als unhinterfragbar hinzunehmend mit Macht, ohne Empathie, ohne Gefühl, etwas falsch zu machen, skrupellos durchgesetzt. Falls sie begründet werden, handelt es sich meist um verschleiernde Rationalisierungen. Die wahre Begründung lässt sich nur aus der (Lebens-)Geschichte oder dem Unbewussten einer Person oder einer Gruppe, die eine partikulare Moral vertritt, erschließen. Es gibt eine enge Verbindung zwischen partikularer Moral und dem Narzissmus, weil jedes Zuwiderhandeln gegen die partikulare Moral von ihrem Vertreter als Kränkung verstanden und sanktioniert wird. Der blasierte Dandy zeigt alle Merkmale, die eine partikulare Moral ausmachen: »Der Dandysm, der eine Institution außerhalb der Gesetze ist, hat rigurose Gesetze, denen alle die Seinen streng unterworfen sind, wie groß auch im übrigen das Ungetüm und die Unabhängigkeit ihres Charakters sein möge« (Baudelaire, 1981 [1863], S. 297).

Einer partikularen Moral begegnet man in Krankengeschichten von Anorektikerinnen auf Schritt und Tritt. Meist ist es die Mutter, die ihr partikulares Überich bzw. Ichideal, ihr »persönliches Willküramt« den Familienmitgliedern aufzwingt. Es kann aber auch ein Großelternteil sein, das mit seiner Privatmoral, seiner »karikierten Privatreligion« (Freud,

1924f [1923], S. 423) die nachfolgende Generation dominiert. Während das Überich streng auf die Einhaltung der partikularen Moral pocht und bei Zuwiderhandeln straft, stellt das partikulare Ichideal unrealistisch hohe Ansprüche und beschämt und grenzt andere Familienmitglieder aus, falls sie diesen Ansprüchen nicht entsprechen. Ein prominentes Beispiel dafür war die ProAna-Bewegung, die mit ihrem Regelwerk ihre Anhängerinnen zur Körperdressur und in die Infantilität zwang, bei Nicht-Befolgen aber verachtete und ausgrenzte. Es ist diese partikulare Moral, die das angesichts einer Krankheit ungewöhnliche Phänomen erzeugt, dass alle Welt glaubt, sich Magersüchtigen gegenüber entrüstet, vorwurfsvoll, moralisierend und pädagogisch gebärden zu müssen.

Für die Strenge und Partikularität des Überichs ist die Phase der Reinlichkeitsgewöhnung, seine Sphinkter-Moral, maßgebend, weshalb die partikulare pädagogische Sonderpraxis am Körper des Kindes ansetzt und sich vornehmlich dessen Dressur mit den entsprechenden Körpertabus zum Gegenstand nimmt. Den Forderungen und Ansprüchen dieses Überich bzw. Ichideal-Systems – für Außenstehende nicht nachvollziehbar – unterwirft sich das Kind in seiner Abhängigkeit und identifiziert sich mit ihnen, weil es sie für normal und begründet hält. Die Folgen für sein narzisstisches Regulationssystem und seine Triebentwicklung sind erheblich.

Dieses partikulare Überich bzw. Ichideal wird zum »Täter«. Bei der Anorexie kommt es in der Pubertät bzw. Adoleszenz, beim Wechsel vom »Mir«- zum »Ich«-Zeitalter über den Abwehrmechanismus der Identifizierung mit diesem Täter zur Umkehrung des Traumas. Wurde dem Mädchen früh die Rolle des Opfers oktroyiert, so macht es sich nun als Adoleszente über die Umkehrung zur Täterin, die gegen den eigenen Körper wütet und mit der Mutter einen Abgrenzungskampf über den Körper führt, bei dem es um Sieg, Ehre und Niederlage geht, und der deshalb mit hohen Erregungsquanten ausgefochten wird.

Wegen des pathologischen Überichs bzw. Ichideal-Systems wird die Mutter-Kind-Dyade, ist sie nicht in eine funktionierende Triade eingebettet, traumatisch und damit pathogen, weil die Mutter sich mit ihrem Unbewussten, ihren Projektionen und ihrer pädagogischen Sonderpraxis zur omnipotenten und oftmals intrusiven Figur macht. Liegt eine Vaterdeprivation vor, wie das bei der Anorexie der Fall ist, wird die Tochter in eine Dyade gezwungen, in der die mütterliche Pathologie ohne väterliches Korrektiv wirksam werden kann. Die Vaterdeprivation wirkt nachgerade wie ein Katalysator. Das »Trauma Dyade« wird zum Baustein des kindlichen

Selbst und damit zur Charakterstruktur. Von Anfang an zeigt die Tochter mit ihrer Vatersehnsucht ein Bestreben, in die Triade zurückzukehren oder sie gegebenenfalls herzustellen, um ihre narzisstische Integrität zu sichern.

Anhand der ProAna-Websites erörtert der erste Teil des Buches eine pathologische Dyade, die einen tödlichen Ausgang nehmen kann. Ist der Körper bis zum Lollipop abgemagert, stehen die Mädchen, die in den Thinspos[1]-Galerien zu sehen sind, mit ihrem Restkörper aus Haut und Knochen, wenn nicht inzwischen verstorben, kurz vor dem Exitus.

Danach zeichne ich anhand zweier Autobiografien, in denen Magersucht eine zentrale Rolle spielt, die Genese und Psychodynamik dieser Erkrankung nach. Der Metaphernreichtum der Texte erlaubt ein Hineinschmecken in Körper, Seele, Geist und Denkweise Esskranker. Sie machen mit zwei unterschiedlichen Formen pathologischer Mutter-Kind-Dyade bekannt. Im ersten Fall musste ein Mädchen im Alter von sechs Jahren eine Vergewaltigung hinnehmen, ein »Schocktrauma«, das eine Kette von Retraumatisierungen zur Folge hatte, weil die Mutter sich für die traumatische Erfahrung ihrer Tochter als unzugänglich erwies und der Vater abwiegelte. Im zweiten Fall geht es um eine in die Dyade mit einer depressiven Mutter eingesperrte Tochter, die sich nicht aus der Beziehung zu befreien vermochte, weil sie seitens des Vaters keine Unterstützung erfuhr, später magersüchtig wurde und im Alter von 28 Jahren starb. Hier wirkte ein partikulares Überich bzw. Ichideal-System der Mutter über die gesamte Kindheit bis ins Erwachsenenalter anhaltend intrusiv und damit traumatisch. Diese Fallgeschichte zeigt überdies detailliert die Not, in die Kinder und Jugendliche geraten können, wenn sie, wie gegenwärtig, pandemiebedingt zuhause isoliert leben müssen. In beiden Fällen wurden die Töchter dem »Genießen des Anderen« (Lacan) und damit dem »Realen« ausgesetzt, das nicht symbolisierbar ist. Leitmotiv beider Autobiografien sind traumatische Wunden, Narben und Verluste. Beide sind weder reine Fantasiegeschichten noch Dokumentarromane, sondern rekonstruierte, überarbeitete Lebensgeschichten und damit *Erlebensgeschichten*, eine Mischung aus äußerer und innerer Realität, aus historischer und psychischer Wahrheit.

In Zeiten des Selfie-Hypes ist das Terrain der autobiografischen Literatur umfangreich geworden. Autobiografisch grundierte Erzählungen würden mit dem Wunsch der sie Lesenden spielen, sich mit dem Leben eines anderen leidenschaftlich und sehnsüchtig zu identifizieren, oder aber,

1 Hierbei handelt es sich um eine Wortschöpfung aus »thin« (»dünn«) und »inspiration«.

sich von dessen Lebensentwurf zu distanzieren, so Heinrichs. Die Wahrheit im autobiografischen Werk sei eine, die im Prozess des Erinnerns, Schreibens und Montierens, des Offenbarens, Bekennens und Verschweigens verfertigt würde. Die Autobiografie trete im Namen der Offenbarung, der Selbstentblößung und des Schweigen-Brechens an, werde aber immer auch zum »Steigbügelhalter des Verschweigens« (2017, S. 11). Das Genre Autobiografie als Lebenslaufkorrektur rückt in die Nähe dessen, was die Psychoanalyse als »Familienroman« bezeichnet –oftmals eine Erfolgsgeschichte von Eitelkeit, Selbstherrlichkeit, von Maskeraden, Versteckspielen und einer Überzeichnung der eigenen Person, deren Funktion die Restitution des beschädigten Narzissmus ist, weil in ihr mithilfe das eigene Ich schonender Auslassungen oder heldenhafter Bekenntniswut ein hagiografischer Blick aufs eigene Leben geworfen werden kann. Der mit konstruierendem Blick in die lebensgeschichtliche Vergangenheit textgewordenen Selbsterforschung und Infragestellung der eigenen Person, den rückwärtsgewandten Streifzügen durch die Tiefen oder Untiefen der eigenen Person darf man also skeptisch gegenüberstehen.

In den vorgestellten Autobiografien hat das Niederschreiben sinngebende, Kohärenz schaffende und damit selbstheilende Funktion. Die Traumatherapie sieht darin eine »Glücksübung« (Reddemann). Der in beiden Autobiografien geschilderte Krankheitsverlauf ist von nennenswert verändernden therapeutischen Eingriffen unbeeinflusst. Wir haben es mit Longitudinalstudien zu tun, an denen sich die Mechanismen der Traumatogenese und ihre psychosoziale Morphologie studieren lassen. Anhand von analytischer Literatur zum Thema und eigenen klinischen Erfahrungen mit Magersüchtigen als Referenzrahmen überprüfe ich die Texte auf ihre Wahrscheinlichkeit hin.

In Kapitel 9 (»Anmerkungen zur Behandlung«) zeige ich an Fallepisoden verschiedener Autor*innen, welche Schwierigkeiten bei der Behandlung Magersüchtiger auftauchen und wie sich das Bedürfnis der Kranken nach einer triadischen Atmosphäre immer wieder artikuliert.

Für die hohe Inzidenz der Anorexie bei jungen Frauen werden in der Fachliteratur anatomische und psychosoziale Gegebenheiten des Weiblichen verantwortlich gemacht. Die potenziellen prädisponierenden Faktoren seitens des Mädchens seien stärker als bei einem Jungen.

Da ist zum einen die hohe Besetzung der Körperöffnungen mit der empfundenen Äquivalenz von Mund, Anus und Vagina zu nennen. Sie erfordert es, die sexuellen Vorgänge im Körperinneren zu imaginieren, erzeugt

Angst vor dem Eindringen, vor Verletzung des Inneren und vor Verlust der Kontrolle über die Körperöffnungen. Zum anderen dürfte die Gleichgeschlechtlichkeit, die körpermorphologische Ähnlichkeit mit der Mutter, die ab der Pubertät zum Tragen kommt und Verschmelzungsängste auslöst, einer der Hauptgründe für die Inzidenz sein. Wegen der Ähnlichkeit und der durchlässigeren Ich-Grenzen zwischen Mutter und Tochter können obendrein aggressiv-destruktive Affekte und Fantasien als besonders beängstigend erlebt werden und beide in ihren Selbstgrenzen bedrohen, zumal die Gleichgeschlechtlichkeit viel Anlass zu narzisstischer Konkurrenz gibt. Ausgeprägte introjektive Impulse und die Ausrichtung auf das In-sich-Aufnehmen tragen zur Intensität dieser Prozesse bei, die durch die empfangende Beschaffenheit des weiblichen Genitals verstärkt werden. Sie machen das Mädchen geeigneter für Projektionen, für die Funktionalisierung als Selbstobjekt der Mutter und für Parentifizierungswünsche der Eltern. Zudem geben die Reifungsvorgänge der Tochter erheblichen Anlass für Konfliktstoff zwischen beiden Eltern, besonders aber zwischen Tochter und Mutter.

Zur schnellen Orientierung können sich die Leser*innen die Textteile zur anorektischen Logik (Kap. 2, 4, 6 und 8) vornehmen, müssen sich dabei aber darüber im Klaren sein, dass sie damit nur ein anorektisches Textgerippe in den Händen halten. Wollen sie einen Textkörper aus Fleisch und Blut, sollten sie das Ganze lesen, um die Ableitungen besser nachvollziehen zu können.

Die erste Auflage dieses Buches erschien 2018 unter dem Titel *Die anorektische Logik. Psychodynamik, Genese, Behandlung* im Selbstverlag. Bei der vorliegenden Neuauflage handelt es sich um eine überarbeitete Fassung.

Frankfurt am Main, im Januar 2021
Thomas Ettl

1 Dünn – Dünner – Lollipopgirl[2]

Schreckenskörper im Internet

Einführung

»Lollipopgirl«? Nie gehört? Nie gehört! Ein Lollipopgirl will eine Figur haben wie ein Lutscher am Stiel – wie ein Lolli eben. Es wünscht sich einen streichholzdünnen Körper mit einer einzigen Rundung – dem Kopf. Alle Magersüchtigen wären gerne Lollipopgirls. »Lollipopgirl« ist der Superlativ von »dünn«. Danach käme nur noch der Exitus. Man kann sich von Lollipopgirls ein Bild machen, googelt man das Stichwort »Thinspiration« im Internet. Es öffnet sich Galerie um Galerie mit tausenden und abertausenden Fotos von abgemagerten Frauen, sogenannten »Thinspos«.

»Thinspiration«? Nie gehört? »Thinspiration«, kurz »Thinspo«, ist eine Wortschöpfung aus dem englischen »thin« und »inspiration«. Bei Thinspos handelt es sich um Fotos oder Videoclips, die absichtlich dünne bis extrem dünne Frauen bzw. Körperteile von ihnen zeigen. Sie sollen die Message verbreiten, hervorstehende Knochen sähen reizvoll aus, und treu der Losung »Dünner geht immer« zum Abmagern anregen und beim Durchhalten der empfohlenen Extremdiäten helfen. Kurzum, sie sollen zum Lollipopgirl motivieren.

Grob lassen sich vier Gruppen von Thinspos unterscheiden: die »real life thinspos«, Amateurbilder von Magersüchtigen, die sogenannten »bone pictures«, auch »bonypics« oder »hardcore ana« genannt, Bilder von schwer Kranken oft im Endstadium der Krankheit, die »reverse thinspos«, Bilder übergewichtiger, fettleibiger Frauen, die der Abschreckung dienen sollen, und schließlich die »celebs« (von »celebrity«), Bilder von

2 Bei diesem Kapitel handelt es sich um eine überarbeitete Fassung meines bereits 2010 in der Zeitschrift *psychosozial* publizierten Artikels »Dünn – dünner – Lollipopgirl. Körper im Internet« (Ettl, 2010, S. 63–77).

dünnen Promis, von Covergirls, von Idolen der Jugendkultur, die sich mit hervorstehenden Knochen und Stäbchenbeinen ablichten lassen, oft mit Bildbearbeitungsprogrammen verschlankt. Victoria Beckham, Kate Moss oder Keira Knightley sind *celebs*, die ihrer sichtbaren Knochen wegen bewundert und verehrt werden.

Alle vier Gruppen sind für sogenannte »ProAnas« (oder »Anas«) Vorbild und Ansporn zum Weiterhungern. Als »ProAnas« bezeichnen sich Mädchen und vereinzelt Männer mit Anorexie. »Pro« bedeutet, sich seiner Krankheit bewusst zu sein, sich zu ihr zu bekennen und zu versuchen, ein normales Leben mit ihr zu führen.

Der ProAna-Kult entstand Ende der 1990er Jahre in den USA, verbreitete sich rasch und fand auch in Europa immer mehr Anhänger*innen. Die meisten ProAna-Websites[3] waren ähnlich aufgebaut: Sie bestanden aus Diskussionsforen, aus Sprüchen, Regeln, Zitaten mit Motivationscharakter *(thinlines)*, aus konkreten Anleitungen zum Tothungern und zuhauf Thinspos. Modische Accessoires, Gedichte und düstere Riten sollten auf die Mädchen reizvoll wirken. Anonyme Chatrooms erteilten Anerkennung und Lob für selbstmörderisches Essverhalten: »Bleib stark, höre nicht auf die anderen. Die sind doch nur neidisch auf Deine Stärke, Deinen Willen, Deine Schlankheit«. Oder: »Leg dir ein Thinspiration-Buch an. Ein richtig schönes Heft mit Bildern von dünnen Models, Tipps, Zitaten, Workouts, deinen Wünschen [...]. Schau es dir an, wenn du essen willst – dann wirst du an deine Ziele erinnert und dir vergeht der Appetit«, hieß es dort. Nanu? Hier dürfte das Unbewusste der Website-Autorin eine Doppeldeutigkeit in die Feder diktiert haben. Worauf vergeht der Appetit, aufs Essen oder auf die skelettierten Mädchen?

Bleiben wir vorerst bei der bewussten Absicht: Die Thinspos werben für den abgemagerten Körper und fungieren als Spickzettel, falls man vergisst, hungern zu wollen. Lebe man alleine, solle man sich deshalb überall Bilder von dünnen Models aufhängen.

2001 forderte die National Association of Anorexia Nervosa and Associated Disorders Server wie Yahoo, die damals mehr als hundert ProAna-Sites hosteten, auf, diese zum Schutz von Kindern und Jugendlichen zu schließen, was auch geschah. Kurzerhand fanden sich andere Websites oder private Betreiber als Hosts.

3 Die Websites sind inzwischen wegen gesundheitsgefährdender Inhalte gelöscht worden.

Bilder von Körpern – Körperbilder

Schaut man sich die Thinspos näher an, sind die Privatfotos von Magersüchtigen, die *bone pictures*, mit ihrer Überprägnanz der Knochen, ihrer Authentizität wegen am ergreifendsten. Obwohl bildformal im konventionell Ästhetischen verbleibend, strapazieren und erschüttern sie beträchtlich die Normen dessen, was man zu sehen gewohnt ist. Glaubt man, diesbezüglich alles gesehen zu haben, wird man eines Besseren belehrt. Nur wer genügend Zynismus aufbringt, sagt, hier werde das eigene Bildarchiv um seltene Exemplare bereichert. Sind andernorts alle bemüht, gesunde Jugendlichkeit vorzugaukeln, so hier nur pure Krankheit. Amateurhaft produziert, oft in Selbstaufnahme, sind die Frauen bemüht, sich in Lifestyle-Magazin-Manier abzulichten, dem Auftrag ProAnas gehorchend: »Lerne vorm Spiegel, wie man sexy posed und wie du dich optimal in Szene setzt, damit du auf jedem Foto phantastisch aussiehst«, so die Empfehlung. Manchen gelingt dies. Kühl, elegant, bisweilen komisch, vor allem drastisch und surreal anmutend, setzen sie ihre Körper in Szene. Meist wirken die Bilder bemüht, zwar »posed«, jedoch wenig sexy. Nicht schlimm: Auch so befand sich das Amateurmodel noch auf dem von ProAna vorgegebenen Weg. Es solle ein möglichst unvorteilhaftes Selfie in Unterwäsche machen. Jedesmal wenn es essen wolle, solle es das Foto genau anschauen und bemerken, wie fett es sei. Dann würde es nicht mehr essen wollen. Die Mädchen folgen brav und präsentieren ihren kranken Körper bedenkenlos im Internet, weltweit und auf unbestimmte Zeit. Ihr Körper wird zur Verfügungsmasse der Allgemeinheit, ohne dass sie sich bezüglich des Schutzes ihrer persönlichen Daten Gedanken machen.

Die unvorteilhaft in Unterwäsche Gekleideten posieren in den Bildergalerien Seite an Seite mit professionell produzierten *celebs*, mit fotografisch perfekten Bildern und Videoclips von Ikonen des Showbetriebs, des Glamours, der Mode, die es verstehen, sich raffiniert, vorteilhaft und teuer ins Bild zu setzen. Die professionelle Zurschaustellung wird mit Popmusik untermalt, die tendenziös den dünnen Körper verherrlicht. Zumeist digital auf Linie korrigiert, entbehren die professionellen Körperbilder verglichen mit den *real life thinspos* jeder dokumentarischen Zuverlässigkeit.

Offenbar erscheint die prominente Nachbarschaft den erbärmlich dünnen Amateuren im Unterhemdchen nicht problematisch. Freilich, das Internet mit der ihm eigenen Auflösung von Raum, Zeit und Kontext, das Unterschiedlichstes zu einem Brei vermischt, ermöglicht diese Nachbarschaft. Ist das Raum-Zeitliche wie im Traum aufgehoben, sind eindeutige Zuordnungen verwischt, Grenzen zwischen öffentlich und privat gelöscht, Dinge aus ihrem Zusammenhang gerissen, dann ist das Spielen mit sozialer Zugehörigkeit, mit unterschiedlicher Erfahrung und Lebenspraxis möglich. Und so konvergieren alle Bilder, können unter das Ordnungsprinzip »dünn« gestellt und Prominente als Gleichgesinnte fantasiert werden. Das Nebeneinander erzeugt ein Gefühl von Zusammengehörigkeit und Stallwärme. Sie dürfte Anlass dafür sein, alle Bedenken bezüglich des Datenschutzes hinfällig erscheinen zu lassen.

Raum-, Zeit- und Kontextauflösung erlauben es, alle Thinspos zum Bild eines Gesamtkörpers zu verdichten. Wie der Romancier seine Selbstanteile in verschiedenen Romanfiguren agieren lässt, agierten auf den diversen ProAna-Websites verschiedene Körper: reale, ideale, entgrenzte, sexuelle, kurz vor dem Tod stehende. Eine Magersüchtige hat von allen etwas, wie ihre Wünsche und Ängste zeigen.

Das scheinbar Unproblematische der Nachbarschaft begründet sich demzufolge psychodynamisch, zumal wenn man die den Magersüchtigen eigentümliche Vorstellung von Perfektion in Rechnung stellt, die sich in den stolz ausgestellten *bone pictures* artikuliert: Bin ich dünn wie Victoria Beckham, bin ich bedeutender, als wäre ich dünn wie das Next-Door-Girl. Die Katze kann ja auch, nachdem sie die Nachtigall gefressen hat, singen, oder? Die *celebs* eignen sich zur narzisstischen Identifizierung, die das Einssein ermöglicht. Doch was im Internet wahr aussieht, könnte erfunden, eben retuschiert sein. Noch nicht überall hat sich herumgesprochen, dass zur Grundausstattung der die Medien Nutzenden Skepsis gehört. Schließlich dürfte die unproblematische Nachbarschaft Effekt eines Tricks von ProAna gewesen sein. Man definierte die Krankheit kurzerhand um: Anorexie sei ein Lifestyle, keine Krankheit. Dies war eine Verführung zur *belle indifférence*, zur Krankheitsverleugnung (Anosognosie) und nicht ungefährlich: Der Trick könnte die Kranken – wie Siegfried im Nibelungenlied – die Sehfähigkeit kosten. Dieser verkannte den Todfeind im Rücken, jene verleugnen den Todfeind im Magen. Gehört Hungern zum Lifestyle, wird überdies der weibliche Körper als Projektionsfläche für kranke Lebensentwürfe missbraucht.

Knochenlandschaften

Fokussieren wir bei der Bildbetrachtung auf die unvorteilhaften, dafür dokumentarisch zuverlässigeren *real life thinspos*. Gemäß des Perfektionswunsches »Dünner geht immer« sehen wir bis auf die Knochen abgemagerte Körper. Die Bildbetrachtung gerät zur Knochenschau. Man sieht Knochengerüste, gekleidet in Klamotten der allgegenwärtigen Popkulturen. Dazu muss man sich die Fantasiewelt vergegenwärtigen, in der die ausgemergelten Körper leben: rosa, kitschig und bevölkert von Elfen, Engeln, Schmetterlingen, Libellen, Feen und anderen Flügelwesen. Das sieht nach sentimentaler Weltflucht aus.

Die Posen auf den Fotos sind Wunschposen, die der Perfektionsvorstellung nahekommen sollen. Häufig posieren die Thinspos seitlich vor dem Spiegel oder vor den sie Betrachtenden. Beliebt ist es, auf Zehenspitzen stehend die Arme nach oben zu werfen und den Oberkörper leicht oder extrem nach hinten gestreckt abknicken zu lassen. Diese Pose, in der Aktfotografie verwendet, gehört in der Kunst zur Ikonografie mal des erotischen, mal des religiösen Verzückens oder des Widerwillens, beispielhaft in Berninis Skulptur *Pluto und Proserpina* (1622). Der Hals wirkt dabei dünn und lang. Bauch, sofern vorhanden, soll man ebenso wenig sehen wie Brüste. Brustbein statt Brust ist angesagt. Die Brust bleibt verdeckt: mit Händen, Armen, BH, Tüchern oder Stofffetzen. Das hat mit Scham wenig, aber viel mit Fettgewebsphobie zu tun. Die Streckhaltung hat Methode: Man soll die Rippen zählen können. Überdies lassen sich die einzelnen Rückenwirbel und die Schulterblätter vorführen. Schulterblätter sollen wie die gebrochenen Flügel eines gefallenen Engels wirken. Die Schlüsselbeine sollten hervorstehen, um es wie ein zierliches Wesen voll Glanz, rein, zart und zerbrechlich aussehen zu lassen. Die Posen erinnern freilich eher an durch die Streckbänke der Hexenverfolger erzwungenes Leid.

Was bekamen wir noch zu sehen? Schmale, blasse Gesichter, schwarz geschminkte Augen mit leerem Blick, Kiefer- und Wangenknochen, die die Augen groß aussehen lassen sowie eng am Kopf anliegende Ohren. Das erinnert an die Todessymbole Totenkopf und Skelett, die bis Mitte des 18. Jahrhunderts gültig waren, bis es zu einer ikonografischen Neuorientierung kam und Skelett und Schädel durch Engel in langen Gewändern ersetzt wurden. Die ProAna-Bewegung tendierte zur Rückkehr ins 18. Jahrhundert. Ihr Todesthema war nicht zu übersehen, es war Programm. Die Abkürzung »Atte« bedeutete »Ana till the end« und stand für eine Fraktion, die unter der Losung »Better dead than fat« den Hungertod propagiert. Die Anorexie hat die höchste Todesrate unter den psychischen Erkrankungen, meist wegen Herzstillstandes, Nierenversagen oder Suizid.

Wiederholt erscheinen Abbildungen, die den axial gedehnten Körper steil von oben gesehen ablichten, als läge die Kamera auf dem Schlüsselbein und fotografiere parallel zum Körper in Richtung Füße. Man sieht die Mädchen, wie man den eigenen Körper sieht, schaut man an sich hinunter. Der Blick der die Bilder Betrachtenden wird verengt auf Körperdetails. Die Schlüsselbeine stehen wie Balken hervor, über die BH-Träger wie Seile gespannt sind. Man erkennt den Anfang des Oberarmknochens und dessen Übergang zur Schulter. Wegen der Dürre der Arme wird der Ellbogen zur dicksten Stelle. Am Unterarm lassen sich Elle und Speiche unterscheiden. Die Finger erlauben die Gelenke zu erkennen. Wegen des fehlenden Bauches findet man hervorstechende Hüftknochen, über die mal Jeans, mal ein buntgelacktes Höschen oder ein Slip wie eine Hängebrücke gespannt sind. Beeindruckt hat mich ein Slip, dessen Vorder- und Rückteil beidseitig mit Metallringen zusammengehalten wird, die exakt auf den Hüftknochen einrasten, als sollten sie wie eine Kette den Körper vor dem Zerfall schützen. Kameralinse und das Auge der Betrachtenden tauchen ein in das Knochental zwischen dem Slip. Dieser, meist schmal bemessen, wird bis knapp über den Venushügel herabgestreift. Die an sich Herabschauende kann ihre markanten Hüftknochen sehen – wie ein Mann sein Genitale. Gilt es, den fehlenden Bauch zu betonen, oder sollten wir es mit Hüftknochenerotik zu tun haben, sollten die Knochen als Penis gelten, mal stolz, mal schamhaft, mal flirtend präsentiert? Werden die Knochen zum Fetisch?

Die Oberschenkel, zwischen denen eine Lücke klafft, sind dünn wie die Arme und lassen das Knie deutlich als Knochen erkennen. Die Waden sind knapp dicker als die Fußgelenke. All dies ist erklärtes Ziel der Mädchen, entspricht ihren Vorstellungen vom Idealkörper und steht in Einklang mit ihren Körperfantasien: mit anmutigem Schritt durch die Welt staksen, ohne aneinander reibende Oberschenkel, mit langen dünnen Beinen wie ein Storch – nein: wie ein Lollipopgirl.[4]

Vor welcher Kulisse posieren diese ausgemergelten Elfen und Flügelwesen? Vor Schleiflackküchen, vorm Kleiderschrank, vor Kachellook im Bad, auf der Waschmaschine sitzend, vor Toilettenschüsseln kniend. Magerkeit soll eine saubere Angelegenheit sein. Und es bedarf nicht viel Fantasie, zu erkennen, was uns nahegelegt wird, wenn die Elfen vor Heizkörpern abgelichtet sind: Den Rippen fehlt die wärmende Heizungsrippe.

4 Die magersüchtige Französin Isabelle Caro (Kap. 5 und 7 in diesem Band) hat in ihrer Selbstbiografie Fotos von sich publiziert, die einen Eindruck des hier Beschriebenen vermitteln.

Anders die Vornehmen, die *celebs*: Sie orientieren sich an den stereotypen Frauenbildern der Schau-, Mode- und Pornoindustrie. Ihre Kulisse ist die Natur, meist Wald, See oder Meer. Das Magere soll »natürlich« wirken. Noble Innenarchitektur und luxuriöses Ambiente als Kulisse sollen das Magere als piekfeine Kostspieligkeit zeigen. Was nichts kostet, wäre nichts wert.

Schreckensbilder als Werbung

Anders als in der Pornoindustrie werfen die Thinspos nicht die Arme hoch, um eine schöne Brust darzubieten. Sie biegen auch nicht ihre Körper nach hinten, um den sie Betrachtenden einen Knackpo vorzuführen, nein, hier geht es nicht um Lust, die durch sexy Posen angereizt würde. Thinspos zielen nicht auf den Voyeurismus der Männer. Im Gegenteil: Magersüchtige wollen dem männlichen Blick entkommen, so scheint es zumindest. Weshalb dann die sexy Posen? Die Frau soll verführen, jedoch nicht – dem klassischen Weiblichkeitsbild folgend – den Mann, sondern die Frau. Die Posen sollen Mädchen, die ProAna-Seiten besuchen, schmackhaft machen, Knochen seien sexy, nicht weibliche Rundungen.

Die Posen in den Websites waren reines »Als-ob«, Werbung eben. Sie zeigten vielfach Steriles, körperlich Unwirkliches, Künstliches, kurz: Gesuchtes. Allen eigen war eine von Perfektion getriebene Unruhe. Die Fotos gelassener junger Frauen des Fotokünstlers Jock Sturges, oder die in sich ruhenden weiblichen Büsten Lehmbrucks machen den Unterschied zu den *real life thinspos* sinnfällig. Das Hocken, Knien, Kauern der Mageren wirkte gestelzt und ließ vermuten, sie verfügen nicht über ihren Körper, seien vielmehr an ihre Knochen gekettet – wie jenes Mädchen, das sich einen Kettenstring um die Hüfte gespannt hat. Obendrein entstand der Eindruck, die ausgemergelten Körper seien zu den gekünstelten Posen kräftemäßig längst nicht mehr fähig, als lägen sie weniger wegen gespielter Laszivität auf dem Bett, sondern weil sie sich aufgrund kachektischer Schwäche kaum noch auf den Beinen halten können. Der Eindruck verstärkt sich, wenn die Körper abgelichtet waren, als müssten sie sich nirgends abstützen, als schwebten sie wie geflügelte Wesen im Raum, was dem Wesen Magersüchtiger entspricht: Keinerlei Spuren hinterlassen, weder im Raum, noch bei Personen, noch im eigenen Bauch.

Moment – keine Abdrücke hinterlassen wollen, wie fügt sich das dem

Auftrag zu werben, dem Auftrag, Abdrücke in der Psyche anderer Mädchen zu hinterlassen? Frau soll doch Frau dazu verführen, sich zu Tode zu hungern! Die Knochen sollen es richten. Thinspos spekulierten auf die normative Macht der Bilder und der Werbung. Sie profitierten von der Übertreibung. Ihr Produkt war ein im Höchstmaß disziplinierter Körper aus Haut und Knochen mit Gewichtsangabe. Der *skeletal look* wurde idealisiert, zu Wertvollem stilisiert, um die Differenz zwischen Real und Ideal ausbeuten zu können. Werbung spekuliert auf den Neid. Schaut alle her, ich habe einen beneidenswerten Körper!

Die Mageren auf den Websites inszenierten sich für eine exklusive Kundschaft Gleichgesinnter: einen Rotarierclub der Knochen. Dabei kontrollierten sie das Bild, das sie abgaben. Sie befolgten die disziplinierenden und infantilisierenden Körperideale der ProAna-Bewegung, kombiniert mit warenästhetischen Merkmalen aus dem Repertoire der Werbe- und Produktfotografie: Verkleidungen des Alltagspop mit Netz- und Jeansoberteilen, bunten Haaren und adretten Fönfrisuren, in verschiedener Kämmrichtung. Die Kleiderindustrie, flugs auf den Trend aufgesprungen, nähte Jeans der Größe Null, dem Maß Zwölfjähriger.

Gleichwohl – obwohl die Bildzitate verführen sollen – ist ihre Werbekraft nicht überzeugend. Und deshalb erfordert der Mangel des Produkts flankierende Maßnahmen, um es an die Frau zu bringen. Das tun die *thinlines* mit einem Katalog von Ratschlägen. Aber das Produkt kann nur schwer über seinen offensichtlichen Mangel, seine abschreckende Wirkung hinwegtäuschen, denn die Folgen der Magersucht sind der Öffentlichkeit heutzutage bekannt, ihre Augen sind kundig: Haarausfall, gelbliche Haut, blutig geritzte Unterarme, hämatomübersäte Oberschenkel. Zu manchen Bildern erhielt man von nicht ProAna eingestellten Websites den Hinweis, die Abgebildeten seien inzwischen verstorben. Thinspos als die letzte optische Nachricht vor dem Tod? Das erinnert auf fatale Weise an öffentliche Hinrichtungen, deren Absicht es ist, dem Verurteilten zu Strafzwecken das Private des Sterbens zu rauben. Manchmal wirken die *bone pictures* auch, als würde man einer öffentlichen Sektion beiwohnen.

Könnte man sehen, was nicht zu sehen ist: entzündetes Zahnfleisch, Schädigung des Magen-Darm-Traktes, Unfruchtbarkeit, Osteoporose, Nierenversagen, Kältegefühl, Obstipation – die Werbewirksamkeit würde auf den Nullpunkt sinken. Dass manche Körper nur noch von der Fettsubstanz des Gehirns leben, sieht man auch nicht. Doch die Gehirnmasse schrumpft, wie das bei den »Lollipopgirls« der Fall sein dürfte, die kurz vor dem Exitus stehen. Man könnte meinen, Hirn-Absaugung (Liposuktion) sei Voraussetzung der Mitgliedschaft im ProAna-Kult gewesen. Anders lässt sich die Krankheitsverleugnung kaum verstehen. Für das Abgesaugte gäbe es eine Abnehmerin: Die Künstlerin Teresa Margolles hat 2002 aus in mexikanischen Schönheitsfarmen abgesaugtem Fett *Secreciones* – ein Kunstwerk in Form einer fettlasierten Wand – gestaltet.

Die Betrachter*in

Ein Blick in die Thinspo-Galerien wurde zum gruseligen Ausflug ins Reich des *minimal body*, des Übriggebliebenen, mithin des *extreme body*. Man begegnete Grenzgänger*innen zwischen Leben und Tod, real unter uns lebenden Zombies. Die Bilder waren nicht indexikalisch, sie zeigten nicht den entscheidenden Augenblick im Ablauf einer Szene. Sie zeigten einen Zustand und waren ikonografisch den Vanitas-Belegen zuzuordnen, waren Stillleben eines vorgezogenen Todes.

Jede ProAna-Seite – sie gingen allmählich in die Hunderte – enthielt eine Galerie von Thinspos. Die Betrachtenden konnten sich entweder mit den auf den Fotos abgebildeten Körpern identifizieren oder sich distanzieren. Andere dürften sich angesichts der traumatisierenden Bilder missbraucht gefühlt und das Verinnerlichen ins eigene Bildarchiv verweigert haben. Die größte Gefahr für das Bedürfnis der Thinspos nach Anerkennung und Bewunderung lauerte indes woanders: Die Bildergalerien wirkten in Anbetracht ihrer Redundanz inflationär. Die Knochenfülle ermüdete und ließ die Besorgnis schrumpfen. Auf die unablässige Repetition reagierte man mit visueller Abstumpfung. Bei so viel Knochen geht der emotionale Gehalt verloren, man verliert das Interesse. Weder Fantasie, noch Zuwendung, noch Besorgnis werden dann den Bildern zuteil. Keine Blicke umhüllen die ausgemergelten Körper wie eine schützende Hand. Thinspos Betrachtende sind entweder desensibilisiert oder geraten in den Zustand einer optischen Bulimie und fühlen ihr Auge entleert. Mit anderen Worten: Je mehr Bilder, desto mehr verfallen sie dem Unsichtbaren. Die Bilder betrieben ihren eigenen Ikonoklasmus. Ihre Wirkmacht war gebrochen. Kein Herz schlug mehr bis zum Hals.

Genau das war das Problem dieser Ausgemergelten. Für die Magersüchtigen dürften die Fotos Trigger erlittener Traumata gewesen sein. Die Thinspos zeigten ihre Notlage am Körper. Öde Knochenlandschaften, Tristesse,

Lebloses schaute aus den Bildern und flehte die Betrachtenden an. Anders als die Göttin Diana, die sich beim Baden durch den Blick des Aktaion ihrer Intimität beraubt fühlte, weshalb sie den Jäger erzürnt in einen Hirsch verwandelte und von seinen eigenen Hunden zerfleischen ließ, sehnten sich die Thinspos gerade nach dem Blick des Aktaion. Ihre Augen, ihre Posen zeigten das Flehen nach optischer Zuwendung. Aus ihnen sprach eine lange, tiefe Depression, die den sie Betrachtenden als engelhafte, bittersüße Melancholie verkauft wurde. Viele ProAnas trugen schwarze Perlen und artikulierten ihre Grundstimmung auf den Websites nicht nur in Bildern, sondern auch in selbstverfassten düsteren Gedichten. Aktaion jedoch hätte sich mit Grauen abgewendet. Hier gibt es nichts zu erobern, die Thinspos waren längst um alles beraubt. Diese Körper waren nicht libidinös besetzt, ihnen fehlt der Leib und damit das Sinnliche, das Intime, das Lebendige. Durchsichtig, flach und blass waren sie Porzellanpuppen ähnlich, die auch nicht essen, nicht ausscheiden, nicht menstruieren. Die Knochen waren der Überrest, an welchen sich die Verhungernden klammerten, aus der Not einen Lifestyle machend. Die Kranken hatten sich die Mutter vom Leib gehungert. Was wir sahen, waren Restkörper aus Haut und Kochen, Gerippe, extreme *minimal bodies*, die, weil ihnen als einziges Eigentum übriggeblieben, narzisstisch aber nicht libidinös besetzt sind. Deshalb wurden sie geschmückt, gestylt und in den Mittelpunkt gerückt.

Ihre Essstörung war jedoch nur Symptom einer lebenslangen schweren seelischen Erkrankung, deren Geschichte ihnen abhandengekommen war. Verlassen wir deshalb die Körperlandschaft und betreten die Seelenlandschaft.

Mutter Ana, Freundin Ana und die pathologische Dyade

Attraktivität und Krux des Internets bzw. der ProAna-Websites lagen in dem Angebot zur Übertragung. Das Internet wird anthropomorphisiert, dann personalisiert und schon ist das Feld für Übertragungsprozesse bestellt. Diese sind ihrer Natur nach konservativ, d. h. auf Wiederholung angelegt. Die Anas waren verleitet, in den Foren familiale Verhältnisse herzustellen und frühere Erfahrungen zu wiederholen. Viele Magersüchtige fantasierten Ana oder Anamia (pro bulimia) als eine mütterlich beschützende Freundin, die das Bedürfnis nach Anerkennung, emotionaler Zuwendung, nach Gesehen- und Verstandenwerden, nach Reden, Tipps und Motivation stillt. All dies sollte auf dem Speiseplan stehen, nicht Verurteilung. Esskranke sind wegen ihrer sozialen Phobie einsam, und Einsamkeit macht anfällig für Werbung, weil Werbung sich stets und absichtsvoll an die einzelne Person, an das »Du« richtet. ProAna versprach Zugehörigkeit: Bist du mager, entsprichst du unserem erwünschten Körperbild. Also darfst du zu uns gehören. ProAna wäre nicht ProAna gewesen, wäre diese Sehnsucht nach Zugehörigkeit nicht ausgenutzt worden. Und ein Rezept gegen Einsamkeit gab es auch: Kaugummi kauen, wann immer es geht. Kaugummi als ständiger Begleiter. Und wer Kaugummi im Mund hat, kann nicht essen. Einen ständigen Begleiter – den benötigen Phobiker*innen. Er hat zwei Aufgaben zu erfüllen: Die Einsamkeit lindern und die Angst vor dem verführerischen Hunger verscheuchen. Ein Kaugummi soll das leisten? Wer denkt da nicht an einen Schnuller?

Anas behaupteten, sie würden bei ProAna verstanden. Das gegenseitige Sich-Bestärken in den Foren gab den Mädchen ein trügerisches Gefühl von Rückhalt. Die Antworten, die sie auf ihre Gefühle, Affekte und Fantasien und ihre als Thinspos gedachten Körperabbildungen bekamen, bleiben jedoch ebenso binär wie das virtuelle Netz selbst: Zustimmung oder Ablehnung. Ist das als Verstandenwerden zu bezeichnen? Verstehen entwickelt sich in lebendiger unmittelbarer Interaktion. Die jedoch wurde gerade vermieden. Binäre Antworten sind der Einsicht ins Leiden und dessen Veränderung oder gar Heilung nicht förderlich. »Ja« oder »Nein« verfestigen bestehende Meinungen, die, bestärkend oder Trotz provozierend, weiter in die Krankheit treiben. Täuschen wir uns nicht! Anas fühlten sich verstanden, weil sie es nie anders erfahren haben. Sie haben ein grausames, strenges Überich zu spüren bekommen und verinnerlicht. Ein solches Überich kennt nur Daumen hoch oder Daumen runter: Entweder du bist, wie ich dich haben will oder ich verstoße dich. Die klinische Erfahrung zeigt indes, dass diese Kranken keine Antworten erwarten, sondern das sie innerlich Bedrängende externalisieren wollen, wie exemplarisch das Erbrechen vorführt. Das anonyme Netz ist die geeignete Müllhalde. In einer Psychotherapie kann es vorkommen, dass Esskranke in einer Sitzung Traum um Traum erzählen, jedoch keinerlei Interesse an deren Interpretation zeigen. In diesem Fall sind die sie Behandelnden die Müllhalde.

Nach der Einladung zur Freundschaft ging es dann in medias res. Die Kranken wurden in die Abhängigkeit und Widerstandslosigkeit gezwungen und damit unmittelbar in das Zentrum ihres Traumas gestoßen. Sich nicht widersetzen können heißt, ohnmächtig zu sein, ohne jeden Einfluss zu bleiben. Das ließ nichts Gutes ahnen. Freundin Ana fackelte nicht lange und erwies sich als herrschsüchtig. Der Userin wurde vorgehalten, Pro Ana hätte sie, dieses dünne, perfekte, seine Ziele erreichende Kind geschaffen, das nun ihr gehöre. Ana machte sich zum Sprachrohr des Ichideals der Kranken und zum Sektenführer. Untreue sollte Schuldgefühle machen, wurde also mit jenem Gefühl bestraft, dem die Anorektikerin mit ihrer Flucht aus Beziehungen zu entkommen hofft. Die sogenannte Freundin regierte mit einem strengen Regelwerk aus Anweisungen, Moralcodices und Disziplinierungen, die den Körper überziehen: Essen mit der linken Hand, wenn man Rechtshänder ist, enge Jeans tragen zur Gewichtskontrolle, an den Fingernägeln kauen oder auf den Bauch schlagen, wenn man Hunger hat, beim Sitzen die Pobacken zusammenziehen, weil das Kalorien verbrennt. Und natürlich Kontrolle bis in den Unterleib: Niemals bei Mutter oder Arzt den Ausfall der Regelblutung erwähnen. Anas Zugriff und der Userin Ohnmacht konnten zum tödlichen Gemisch werden: Besessen nehmen 20 Prozent der Kranken den Tod in Kauf.

»Ana« tritt mal als Befehlsgeberin, mal als Befehlsempfängerin auf. Man muss sich nicht davon irritieren lassen. Die Identifizierung aller mit allen im ProAna-Kult war dafür verantwortlich. Sie erfolgte über ein unerbittliches, fanatisches, despotisches und tödliches Ichideal. Aus dieser Perspektive musste man die Thinspos betrachten. Sie sollten anderen beim Essen zuschauen und sich überlegen fühlen, weil die alle so schrecklich fett seien. Keiner hätte von ihnen hat soviel Kontrolle über seinen Körper wie die Thinspos. Das Ichideal wurde unrealistisch hochgepuscht und den Magersüchtigen das Gefühl vermittelt, zu den Auserwählten zu gehören, zum Exklusivclub mit hohem Ichideal, aus dem der Hungerideologie Fernstehende ausgeschlossen sind. Nur Konformismus war zugelassen. Geheimhaltung gegenüber Eltern, Freund*innen und Andersdenkenden war Pflicht. Manche Kranke machte sofort Schluss mit ihrem Freund, als der bemerkte, sie esse kaum, und sie aufforderte, endlich zuzunehmen. Das Ichideal, dünn zu sein, war für den Freund zum Fallbeil geworden.

Hatte eine Userin eine Fressattacke, fühlte sie sich elend, glaubte, die wertloseste, gemeinste und nutzloseste Person, die jemals auf dem Planeten existiert hatte, zu sein und betete das Glaubensbekenntnis der Anas. Das hohe Ichideal bekommt religiöse Züge, beschimpft und verurteilt das Ich, das sich selbstentwertend und selbstgeißelnd unterwirft. Kein Wunder, dass sich das Ich bei diesem hohen Ichideal minderwertig fühlt. Es entsteht eine qualvolle Kluft zwischen Ichideal und Realich.

Die ProAna-Sekte gebärdete sich misstrauisch bis offen feindselig gegenüber Neuankömmlingen. Wer den dünnen Körper nicht beneidete, galt als Feind. Wer ihn beneidete aber auch. Auf ihn ließ sich alles projizieren. Und auch auf die Dicken. Weil sie neidisch auf die Körper der Thinspos wären, so der Verdacht, würden sie versuchen, die Dürren zum Zunehmen zu zwingen. Paranoia ist die Krux der Systemanbeterinnen. Alle im Exklusivclub teilten das Ichideal. Magerkeit war das verbindende Reinheitsideal. Es war die stärkste Kraft gegen den Hunger. Vom Reinheitsideal kommt der Widerstand gegen die Esslust, es liefert die Überzeugung. Jedes dagegen gerichtete Handeln gilt als Niederlage und lässt Selbstzweifel erstarken. Der unter Magersüchtigen weitverbreitete Enthusiasmus für die ProAna-Bewegung zeigte die Zustimmung zur Körperdressur, zur Triebfeindlichkeit und Überheblichkeit.

Der Schatten der Mutter

»Freundin« Ana und ihr Auftreten erinnerten an die Mütter Esskranker. Anas besitzergreifende Bemerkung, die Userin geschaffen zu haben, ließ dies bereits ahnen. Immer wieder erzählen Esskranke, ihre Mütter hätten gekränkt reagiert, hätten ein beleidigtes, eiskaltes und unerbittliches Gesicht aufgesetzt, hätten sie nicht den Vorstellungen ihrer Mütter entsprochen. Die Reaktion lässt auf ein hohes Ichideal, also eine narzisstische Bedürftigkeit bei der Mutter schließen, die zuallererst zu befriedigen ist. Sie ist kein schichtspezifisches, sondern ein schichtübergreifendes Merkmal. Und so verhält es sich auch beim Vater dieser Kranken, dem es nicht gelingt, seine Tochter aus dem narzisstischen Wirkkreis der Mutter herauszulösen, da er selbst mutterabhängig oder süchtig ist. Väter und andere Männer spielten im ProAna-Kult, soweit ich feststellen konnte, keine Rolle. Ich denke jedoch, sie sollten als Betrachter der Fotos, als Aktaion die Funktion des Dritten einnehmen, nach deren Blick sich die Thinspos sehnen, um Anerkennung, Bestätigung ihrer Weiblichkeit und Ruhe vor der Mutter zu finden. Diese hat regelmäßig ihre Tochter zur eigenen Entlastung bereits im Kindesalter auf die Rolle der Freundin verpflichtet und damit überfordert. Auf die Kind-Freundin konnte sie Sorgen und Frust zum Beispiel über den Ehemann abladen. Aus dieser Freundschaft werden der Vater und andere Dritte von der Mutter aktiv ausgeschlossen. Die eifersüchtige Mutter zwingt die Tochter, in der Dyade zu verbleiben – ein monotheistischer Anspruch, den wir bei Freundin Ana wiederfanden. Ana verbot ihren Töchtern den Dritten. Die Beziehung zu Ana war zwar dyadisch, jedoch keineswegs regressiv auf Verschmelzung, auf »Zurücksinken in das Meer des Einsseins« (Benjamin, 1988, S. 48) angelegt, sondern in der Dyade zuhause (wie bei ProAna) herrschte das Überich, das keine Übertretung seiner strengen, kasteienden Regeln duldet.

Und noch ein weiteres Moment, das die Mutter-Kind-Beziehung Esskranker kennzeichnet, tauchte auf den ProAna-Websites auf. Es wunderte, die Mädchen so bedenkenlos schamlos ihre Krankheit in der Öffentlichkeit des Internets mit Bildern ausstellen zu sehen, Bilder, die in medizinische Lehrbücher gehörten. Die Bedenkenlosigkeit könnte weibliche Zeigelust dokumentieren, könnte aber auch an der Einsamkeit der Mädchen liegen, die resigniert, weil sie keine sie Betrachtende haben dürfen, sich selbst bespiegeln. Die Bilder wären in diesem Fall monologisch, ohne Bezug zu anderen, sodass es keinen Anlass zu Scham gibt, da Scham die Anwesenheit anderer voraussetzt; das Schamlose wäre Beweis ihrer Einsamkeit.

Streeck-Fischer macht auf ein anderes Motiv aufmerksam: Schamlose Outings könne man als Versuch verstehen, durch Selbstentblößung die Traumatisierung zu überwinden, denn sie setzten den Wiederholungszwang der gewaltsamen Entkleidung und Entblößung implizit fort, der gerade nicht der Selbsterkennung und -findung diene (1997, S. 306). In diese Richtung geht meine Vermutung, dass die Kranken mit ihrem schamlosen Outing eine aggressiv-narzisstische Reminiszenz aus ihrer Kindheit ausagieren, in der es um die Beschämung der Mutter ging. Man stelle sich vor, was in einer Mutter vor sich geht, sieht sie ihr Kind nur als Haut und Knochen im Internet. ProAna empfahl, jeglichen Hinweis zu löschen, um beim Surfen ein Nachprüfen der Eltern zu verhindern. Manche Mädchen benutzten deshalb geheime E-Mail-Adressen. Eine narzisstische Mutter wäre angesichts dessen, was sie im Internet zu sehen bekäme, weniger um ihre Tochter besorgt als zutiefst beschämt. Die Mutter öffentlich blamieren – dies wollten die Kranken als Kinder, wenn sie sich laut schreiend jähzornig auf die Straße warfen, provokant in die Hose machten oder die Mutter beim Vater verpetzten. Die Botschaft an das Publikum lautet: »Schaut her, was ich für eine böse Mutter habe.«

Der Bauch ist eine Leerstelle bei den Thinspos. Für ein Kind ist hier – in zweierlei Hinsicht – kein Platz. Zum einen kann kein Kind heranwachsen, weil – wie eine Esskranke meinte – ihre Ovarien wie »vertrocknete Pflaumen« seien. Der Sieg über den Feind Hunger wurde in diesem Fall zum Pyrrhussieg. Er hat sein zerstörerisches Werk im Unterleib, für junge Frauen Symbol der Zukunft, der Erwartung, der Utopie, begonnen. Zum anderen signalisiert der fehlende Bauch, dass die Esskranke bei ihrer Mutter emotional keinen Platz finden konnte. Folgendes Gespräch in einer Gruppentherapie mit Esskranken kann man als Dialog zwischen Mutter (Luise) und Tochter (Susanne) lesen:

> »Luise: ›Warum kannst Du nicht ein für allemal aus meinem Leben verschwinden? Ich hasse Dich, warum quälst Du mich immer?‹
>
> Susanne: ›Du hast mich niemals akzeptiert, Du schiebst mich immer zur Seite. Der einzige Weg für mich, um in Dein Leben zu treten, führt über Eßanfälle und Erbrechen.‹
>
> Luise: ›Wer bist Du eigentlich?‹
>
> Susanne: ›Ich fühle mich schwach, verschreckt, einsam und leer. Und Du schiebst mich weg, Du erlaubst mir nie, einen Platz in Deinem Leben einzunehmen. Du stellst immer so hohe Anforderungen‹« (Vanderlinden, 1992, S. 68).

Bei Esskranken deutet der fehlende Bauch an, dass sie über keinen Leib verfügen (dürfen). Die anthropologische Philosophie unterscheidet zwischen Körper und Leib, eine Unterscheidung, die sich für das Verständnis von Essstörungen fruchtbar machen lässt. Ontogenetisch gesehen nimmt der Säugling seinen Leib vor dem anatomischen Körper, mit dem er zur Welt kommt, wahr. Erst in der späteren Spiegelung durch die Mutter und der Spiegelphase fügt er die visuelle Wahrnehmung (s)eines Körpers mit Leibempfindungen zusammen. Beide sollten fortan eine Einheit bilden. Dieser frühe Konstitutionsprozess, bei dem der Säugling sich seine Leib-Körper-Einheit aktiv aneignen muss, ist bei nahezu allen psychosomatisch Erkrankten gestört worden. Bei Esskranken bleibt der Leib im Besitz der Mutter, sie sind Leibeigene der Mutter. Das Ichideal der Mutter, das die je spezifischen gesellschaftlichen und über die Medien vermittelten Ideale beinhaltet – beispielsweise perfekte Mutter sein zu müssen –, erlaubt ihrem Kind nicht, sich aus der Vorstellung (Kindimago) zu befreien, die sie sich bereits vor seiner Geburt von seinem Körper gemacht hat. Leibeigenschaft heißt, die Mutter kontrolliert und verfügt nach ihrem Gutdünken über die Leibbedürfnisse ihres Kindes, indem sie Hunger, Ausscheidung, Hygiene- und Schlafbedürfnis manipuliert. Später kommt die Kontrolle seines Denkens hinzu.

Da der Bauch zum Leib gehört, ist das bauchfreie Top, mithin der sichtbare Bauch, für Mädchen und Frauen ein Zeichen der Eigenständigkeit und Unabhängigkeit von der Muttergeneration. Nichts von all dem findet sich bei der Anorektikerin: »Mein Bauch gehört mir« – Slogan des Feminismus – heißt aus Sicht der Mütter Magersüchtiger: »Dein Bauch gehört mir«, oder wie es bei ProAna bündig hieß: »Du gehörst mir«. Sich den Bauch weghungern, wäre demnach eine Reinszenierung der Enteignung des Leibes durch die Mutter.

Solches Enteignen kann man als ödipales Konkurrenzgerangel unter Frauen verstehen. Ist kein Bauch da, gibt es weder Neid noch Rivalität mit Freundin oder Mutter, weshalb die Thinspos nichts haben, worauf eine Frau neidisch sein müsste. Gleichwohl bleibt das Thema virulent, wie ein weiterer Ausschnitt aus einer Gruppensitzung mit Esskranken zeigt:

> »Petra sehr aggressiv: ›Wie um Gottes Willen ist es möglich, daß Du glaubst, Du hättest einen dicken Bauch. Schau mal meinen an. Ich habe noch immer 18 Kilo Übergewicht. Ich kann die Beschwerden über Deinen Bauch nicht mehr hören, das macht mich ganz verzweifelt‹« (ebd., S. 79).

Am Bauch wird abgehandelt, wer dem Hungerideal am nächsten kommt, d. h., wer kränker ist. Die Leibenteignung erfolgt jedoch meist präödipal.

Weil sie Leibeigene ihrer Mutter sind, haben Magersüchtige keinen Leib, nehmen nicht zu, geben sich mit dem »körperlosen Körper« (in meiner Diktion: dem »leiblosen Körper«) zufrieden, um nicht mit der Mutter verschmolzen und von ihr abhängig zu bleiben. Doch fehlt dem Körper der Leib, so fehlt ihm das Zeitgefühl. Leib und Zeit gehören zusammen. Am Leib lassen sich Lebenszeit und Vergänglichkeit ablesen, weshalb die Schönheitschirurgie den Leib entfernen soll, damit der Operierte ewige Jugend vortäuschen kann (Ettl, 2006a). Beweis ist die sekundäre Amenorrhoe der Esskranken. Fällt die Menstruation aus, fehlt das Metronom als Zeitgeber. Ersatzweise muss die Essstörung als Zeit- und Taktgeber einspringen. Patientenauskünften zufolge ist sie die Einzige, die Kontinuität bietet und damit Zeit und Alltagsablauf strukturiert. Die klinische Literatur spricht vom »Zyklus« der Ess-Erbrechanfälle. Und weil dem Körper ohne Leib das Individuelle fehlt, sind Esskranke zu der Notlösung gezwungen, sich den Namen ihrer Krankheit zu geben. Sie sagen: »Ich bin eine Bulimikerin«, als wäre die Krankheit ihr Personalausweis mit den Thinspos als Passbildern. Überdies kommen mädchenhaft klingende Namen wie Ana, Mia oder auch Thina dem Wunsch der Kranken nach einem kindlichen, prämenstruellen Körper entgegen. Die Flut der Bilder jedoch hebt jede Differenz zum Anderen wieder auf und der Wunsch nach Identität bzw. Individualität bleibt unerfüllt.

Beansprucht »Freundin« Ana die Definitionshoheit über den Entwurf des Körperbildes, verfährt sie wie die Mutter, deren Kindimago die Körper-Leib-Entwicklung ihres Kindes bestimmt, und erlaubt den Kranken ebenso wenig wie jene, sich aus diesem Entwurf zu befreien. Unerbittlich heftet sie ihre ideologischen Markierungen an die Körper, um Knochengerüste zum normierten Körperideal zu erheben.

Andererseits geben Anleitungen, wie der Körper zu gestalten, zu handhaben und zu kontrollieren sei, Orientierung und Sicherheit in einer Welt der Pluralisierung, des Polykontextuellen, des unaufhörlichen Bewertens und Interpretierens. Die Vorgaben kommen der Sehnsucht nach Eindeutigkeit und Übersichtlichkeit entgegen, weswegen der den Esskranken eigene Rückzug auf den Körper, wie er auch im Schönheitskult und im Hygienewahn zu beobachten ist, im gesellschaftlichen Trend liegt. Das Posieren der *real life thinspos* vor Küchen, Badezimmern oder Toilettenschüsseln ist stimmig. Sie sind die Orte trostloser oral-analer Leiberfahrungen, Orte der mütterlichen Manipulation. Um sich vom Essen abzubringen, empfahl ihnen ProAna Zimmeraufräumen, Staubsaugen, Abstauben, Geschirr abwaschen, Badezimmer putzen. Der orale Bereich wird von der Sphinktermoral kontaminiert. »Freundin« Ana trat das Erbe der Mütter an, griff respektlos auf den Leib der Thinspos zu und hielt sie ihrerseits in Leibeigenschaft. Den Thinspos blieben nur Haut und Knochen. Bauch, Fettgewebe und Muskeln gehören Ana bzw. der Mutter. Sagen wir es ohne Umschweife: Die *bone thinspos* sperren sich dem visuellen Kannibalismus, weil sich »Freundin« Ana längst bedient und die Knochen säuberlich abnagt hat. Das Skelett stellen die Betroffenen als Trophäe aus – als wäre der Verlust ein Sieg. Faktisch aber fanden die Anas im Internet nur die alte, frühkindliche Ödnis, in der sie aufgewachsen sind, wieder. Dass Institutionen, mit der Psychopathologie der Thinspos konfrontiert, dazu tendieren, deren Pathologie mitzuagieren, trifft auch auf das Internet zu.

Analytische Behandlungen von Esskranken erlauben Einblick in die in der Tiefe der Seele verborgenen traumatischen Beziehungserfahrungen. In solchen Behandlungen kommen die Patientinnen in der Regel an einen Punkt, an dem sie eine intime Freundschaft zu einer anderen Frau suchen, die weiblich ausgestattet und identifiziert ist. Die Freundschaft kann ähnliche erotische Züge zeigen, wie die normale frühe Mutter-Tochter-Beziehung. Die Patientinnen erhoffen sich in der Nähe zum weiblichen Körper der anderen den eigenen Körper zu erfahren. Diese »lesbische« Phase ist bedeutsam für die Patientinnen, weil sie an jenen Punkt ihrer Lebensgeschichte zurückkehren wollen, an dem die Körper-Leib-Konstruktion gestört wurde. Sie wollen einen Neubeginn wagen und ihren Leib der Verfügungsgewalt der Mutter entziehen. Sie gebrauchen den Leib der Freundin wie einen Spiegel, um den eigenen kennenzulernen und sich ihn über die Identifizierung mit dem der Freundin anzueignen. Eindringlich und sinnfällig beschreibt der Roman *Feuchtgebiete* von Charlotte Roche (2008) solches Kennenlernen und Aneignen (Ettl, 2013). Die Protagonistin Helen Memel fühlt sich durch ihre hygienefanatische Mutter um ihren Leib beraubt, den sie sich nach und nach über Freundinnen und Prostituierte zurückzuerobern versucht. Mütter von Esskranken haben nicht zugelassen, dass ihr Körper von ihrer Tochter zur Körpererkundung gebraucht wurde. Es fehlte ihnen an der dafür erforderlichen Zärtlichkeit und Zuwendungsbereitschaft. Geschmust hätten ihre Mütter nie mit ihnen, so unisono die Patientinnen. Nicht nur die Körper-Leib-Konstruktion, auch die narzisstische Entwicklung des Kindes wurde dadurch behindert, denn gerade diese zärtliche Form des Austauschs ist für die Körpererkundung und seine narzisstische Besetzung entscheidend. Der Narzissmus der Tochter erfuhr nicht genügend Zufuhr und sie konnte demzufolge nicht erleben, auf andere Personen Einfluss nehmen zu dürfen oder zu haben. Dies ist einer der Gründe, weshalb später die omnipotente Einflussnahme auf den Hunger für die Anorektikerin immens bedeutsam wird. Hungerkontrolle soll den früh beschädigten Narzissmus reparieren.

Insofern sind die Thinspos in der Logik der Esspathologie zwingend. Sie sollen die Sehnsucht nach einer Frau bzw. Freundin, die sich zur Verfügung stellt, den weiblichen Körper spiegelt und bei seiner Aneignung behilflich ist, befriedigen. Wie in einem Spiegelkabinett tausendfach vervielfältigt, machen sie die Abhängigkeit des weiblichen Körperbildes von Kamera, Spiegel und/oder der anderen Frau sinnfällig. Deshalb suchte Ana die Nachbarschaft von Prominenten, weil die sich zur narzisstischen Identifizierung anbieten. Anstatt den Kranken ein gesundes Körperbild zu spiegeln, unterlief »Freundin« Ana eine ideologisch bedingte fatale Fehlleistung. Sie spiegelte den Kranken ihr eigenes Körperbild, womit diese – wie die Nymphe Echo, die nur sich selbst hört – in der Selbstbespiegelung gefangen blieben, unablässig zurückgeworfen auf die eigene Pathologie.

Summa summarum: Der ProAna-Kult machte die Magerkeit anbetungswürdig und den Hunger zur Sache des Teufels. Mit seiner Körpervorstellung und seiner Sphinktermoral unterschied sich der Kult in keiner Weise von der des Schönheitskults mit seinem Hygiene- und Körperputzwahn, und »Freundin Ana« entpuppte sich als das, was Anas, Mias oder Thinas von früh an kennen: als eine unter dem Diktat eines hohen Ichideals stehende, selbstbezogene gottähnliche Freundin und Mutter.

»Lollipopgirl« war und ist ihr ergebenes Kind.

2 Die anorektische Logik (I)

Schieben wir beiseite, dass die Thinspos unselig an die Ikonografie des 20. Jahrhunderts erinnern, und wenden uns der Frage zu, warum sich die Knochenlandschaften als Thinspos instrumentalisieren liessen. Das liegt zum Teil an der die Anorexie verharmlosende Umbennung zum Lifestyle, daran, dünn für chic, für erstrebenswert zu erklären und damit werbefähig zu machen.

Entscheidender könnte ein psychodynamisches Moment sein: Thinspos sollen Ikonen des Triumphs über den Hunger sein. Das bedarf der Erklärung. Esskranke leiden an einer Beziehungsphobie (Ettl, 2013 [2001]), an sozialer Angst. Gründe für diese Phobie sind – da besteht inzwischen Konsens – frühe schwere traumatische Beziehungserfahrungen. Vom gestörten Verhältnis zu den Eltern, von sexuellem Missbrauch, von Mobbing in der Schule, vom Verlust eines geliebten Menschen ist die Rede. Langzeitbehandlungen von Esskranken erlauben die Traumatisierung zu spezifizieren. Ihre Befürchtung, Opfer narzisstischen Missbrauchs anderer zu werden, ist der entscheidende Hinweis. Entwertung, Manipulation durch Instrumentalisierung, die Erfahrung, keinerlei Einfluss auf Mutter und Vater und später auf andere Menschen zu haben, nichts bei ihnen bewirken zu können, sind Kränkungen, die im Lauf der Jahre zur Labilisierung des Selbstwertgefühls geführt haben. Beschädigt wird das narzisstische System, jener Bereich, der für das Selbstwertgefühl zuständig ist. Die Traumatisierung erfolgt, wenn das Kind damit beginnt, eine Körper-Leib-Einheit herzustellen, also früh, weshalb im Internet – der Traumalogik folgend – das Somatische in Form der Thinspos mehr und mehr ins Blickfeld rückte.

Die phobischen Inhalte kreisen sowohl um Liebe, Freude, Glück und Erregung, weil sie zu einer Überschwemmung des Selbst mit narzisstischer Libido führen könnten, als auch um Scham, Neid, Eifersucht, Hass, Ohnmacht und Schuld, Gefühle, die das Selbst mit seiner Aggression konfrontieren. Diese Gefühle stellen eine Bedrohung des Selbstwertgefühls dar, bedeuten eine vernichtende narzisstische Katastrophe und sollen durch Rückzug aus der Objektwelt vermieden werden. Die Vermeidung, die anfänglich bedeutsamen Beziehungen gilt, kann sich nach und nach auf alle sozialen Kontakte ausdehnen, weshalb Esskranke zunehmend an Vereinsamung leiden. Ein Ausweichen in eine Ersatzbeziehung, in der solche Bedrohung prima vista nicht zu befürchten ist, soll die Einsamkeit kompensieren. Hier bietet sich das Essen an. Das Brötchen soll die Liebesbeziehung zu Frau bzw. Mann ersetzen. Die Hoffnung der Kranken ist, ihr blieben in der Ersatzbeziehung alle Gefühle, Konflikte und Spannungen erspart, die Anlass der Beziehungsphobie waren. Das Selbst wähnt sich in der Essbeziehung von den Einschränkungen, die durch eine Person und von deren Bedürfnissen und Interessen ausgehen, verschont. Nahrung ist im Unterschied zu Personen stets verfügbar, widersetzt sich nicht und instrumentalisiert nicht. Insofern ist der Rückzug aufs Essen eine »kontralimitative Technik«, die einen Zustand der Euphorie, der sensorischen Glückseligkeit herbeiführen soll, dem im Unbewussten die Fusion mit der guten Mutter korrespondiert (Mendel, 1972 [1968], S. 80). Dem Erbrechen zugrunde liegende Motive, vordergründig die Angst vor Gewichtszunahme, tiefgründiger die vor Verfolgung durch das Einverleibte, die im Fall der Anorexie soweit geht, Nahrung ganz zu verweigern und damit die gesamte bulimische Thematik abzuwehren, sind jedoch Indiz dafür, dass diese Erwartungen an den Ersatz Illusion bleiben. Anders als bei der Bulimie, die noch zu essen wagt, kontaminiert bei der Anorexie die phobische Vermeidung bereits die Ersatzbeziehung, sodass Nahrung und die Beziehung zu ihr nicht länger als Ersatz taugen. Jetzt – und das ist der entscheidende Schritt – wird der Hunger, also ein elementares Körperbedürfnis, zum bösen, weil verführerischen inneren Objekt, dem fortan die ganze Aufmerksamkeit gilt. Der Anorektikerin geht es nur noch darum, dieses Objekt bzw. das Körperbedürfnis in sich zu kontrollieren und zu bezwingen. Die in Gegenwart anderer Personen empfundene Ohnmacht angesichts befürchteter Manipulation soll sich in der Beziehung zum Hunger ins Gegenteil wenden. Die Machtverhältnisse sollen sich ändern. Die Kranke will jetzt Macht haben. Darum ihr Entsetzen bei der kleinsten Gewichtszunahme – die Macht ist bedroht. Mit anderen Worten: Von den narzisstischen Ansprüchen der Elternobjekte und späterer Interaktionspartner erdrückt, versuchen die Kranken mit einem triumphalen Sieg über den Hunger, jetzt Repräsentant der einst traumatogenen Personen, ihren beschädigten Narzissmus zu reparieren und ihr narzisstisches Gleichgewicht zu finden.

Sieg und Triumph geben dem Selbst das Gefühl omnipotenter Kontrolle, was insofern von Bedeutung ist, als die Kranken Kontrollverlust stets als Niederlage und Ausgeliefertsein empfinden. Darum begleiten Rachegedanken die Kontrolle über den Hunger, wobei die Gefahr der Selbstschädigung oder des Todes in Kauf genommen wird. Kontrolle, Unabhängigkeit, Rache und Triumph werden zum einzigen Lebensinhalt – von ProAna zum Lifestyle stilisiert. Die Reduktion auf die Hungerkontrolle sensibilisiert für alle damit verbundenen Themen und desensibilisiert für alle anderen Lebensbereiche. Ist die Aufmerksamkeit aufs Kalorienzählen und Austüfteln von Sportplänen gerichtet, wie Anas Credo forderte, sind Sorgen, Ängste, Vergangenheit und Zukunft bedeutungslos. Und da der Tod als das Ideal narzisstischer Homöostase fantasiert wird, die dem Mutterleib angedichtet wird, wundert es nicht, dass er nicht gefürchtet, sondern zum erstrebenswerten Ziel wird.

Nur vordergründig also ging es bei ProAna um Magerkeit. Hauptsächlich ging es um den wenig werbewirksamen, weil verbissen, eben um jeden Bissen zu führenden Kampf gegen den Hunger. Magerkeit ist nur Begleiterscheinung dieses Kampfes, stilisiert zum fragwürdigen Siegeszeichen. Thinspos und Anstecker mit der Aufschrift »Think thin« wurden zum magischen Hungerbezwingungssymbol aufgewertet. ProAna war für Magersüchtige so attraktiv, weil die Websites dazu »inspirieren«, wie der Hunger zu bezwingen sei und man sich den Sieg und Triumph sichern kann. Die »Inspiration« (Werbung) verspricht mehr als einen dünnen, scheinbar sexy Körper, sie verspricht codiert Sieg, Triumph, Ehre und Macht, d.h. narzisstische Befriedigung. Da die jede*r benötigt, geht es nicht um das Erzeugen falscher Bedürfnisse, sondern um den Missbrauch normaler narzisstischer Alltagsbedürfnisse, um eine verquere Hungerideologie durchzusetzen. Faktisch war der ProAna-Kult jedoch eine kontraphobische Großveranstaltung, beherrscht von der Angst vor dem Schreckgespenst Hunger. Und dabei wäre das Gespenst so einfach zu bezwingen: mit einem leckeren Wurstbrot, denkt der »gesunde« Menschenverstand.

Jede Werbung ist eine Predigt und darum führt Hungerkontrolle zwangsläufig in die Körperdressur. Auf einer Website waren 84 Handlungsanweisungen zu finden, die den Tagesablauf vom Aufstehen bis zum Bettgang reglementieren, Musterbeispiel einer partikularen Moral, die Körperdressur zum Inhalt hat.

Aus der Perspektive der sozialen Angst betrachtet, war die immense Ausweitung der ProAna-Foren kein Zufall. Das Internet bietet der Beziehungsphobie in zweierlei Hinsicht ideale Bedingungen, die der Pathologie entgegenkam. Zum einen war ProAna im Gegensatz zu einer Person über wenige Handgriffe und immer verfügbar – wie das Essen. Zum anderen mussten Userinnen keine eindringende und überwältigende Nähe fürchten. Kurzum: Das Internet erspart die Zumutungen des Sozialen. Im echten Leben einsam, können im Netz alle Anas Freundinnen sein. Jeder nicht virtuelle Kontakt ist gefährlich und musste von der linientreuen Ana oberflächlich gehalten werden. Drohte sich eine Beziehung zu vertiefen, wurde sie beendet. Eine beste Freundin hatte sie nicht. Ana war im Internet zu Hause. Dort, so glaubte sie, hatte sie keine Kritik, keine Schuldgefühle zu fürchten. Gefühle, Affekte, Fantasien ließen sich ohne Hemmung oder Scham und ohne Verantwortung für das Produzierte in die Anonymität des Internets hinauspusten, ohne die Risiken einer Reaktion, wie sie in einer Face-to-Face-Interaktion zu erwarten wäre, befürchten zu müssen.

Alles kann behauptet, alles gezeigt werden, um es sofort wieder zu dementieren oder zu löschen. Das kann man, wie Busch meint, »als Gewinn an Freiraum, Zuwachsmöglichkeit von Kreativität, letzten Endes Fortschritt an Subjektivität« (Busch, 2002, S. 6), also als freieren Zugang zum Primärvorgang begreifen, der zugleich aber die Gefahr des Kontrollverlustes, der malignen Entgleisung in die Sucht und andere Formen »zivilisatorischen Zerfalls« (ebd.) mit sich bringt. Davor aber haben »Freundin« Ana, die Magersüchtige und ihre Mutter Angst und errichten zum Schutz ihren extremen Kontrollzwang.

Die raum-zeitliche Entgrenzung des Internets hat entlastende Funktion und ist – wie die Essstörung auch – kontralimitativ. Das macht Internet und Essstörung kompatibel. Zugleich waren und sind die ProAna-Websites wie auch die Esstörungen Coping-Methoden, die stabilisieren sollen und verhindern, dass es zu einer süchtigen Beziehung kommt. Beide verhindern, dass die Beziehungsstörung manifest wird, weil die Userinnen eines persönlichen Gegenübers enthoben sind. Würden die Kranken am Coping gehindert, käme es zum psychischen Zusammenbruch.

Allerdings gilt die Kompatibilität nur noch eingeschränkt. Konnte Busch vor zwei Jahrzehnten noch schreiben, Indirektes, Unkonkretes, Unsinnliches zeichne den Internet-Menschen aus, sein Gegenüber bleibe unfassbar, weit weg, kein wirklicher Mensch (ebd.), so kam es durch die Thinspos zu einem erheblichen Informationszufluss hinsichtlich Gestik,

Mimik und anderen körpersprachlichen Hinweisen. Durch das Bild sind Internetpartner*innen wirklicher geworden, und flugs bekommen durch die bildliche Konkretisierung Gefühle wieder Nahrung, die es gerade zu vermeiden galt. Lollipop konnte den weniger Dürren vorführen, dass sie im Kampf gegen den Hunger noch erfolgreicher ist. Das zerstörte deren Perfektionsillusion und trieb die Ansprüche des Ichideals wie bei Ikarus in tödliche Höhe. Neid, Scham und Minderwertigkeit folgten, und Ana sah sich jetzt auch im Internet mit jenen emotionalen Verhältnissen konfrontiert, die sie in der Realbeziehung so fürchtet. Anders gesagt: Die Thinspos wurden zu Triggern der real erfahrenen Traumata und aktivierten die Beziehungsphobie. Ob die Verhältnisse virtuell oder real sind, hat die Psyche nie interessiert. Sie reagiert in beiden Fällen gleich: pathologisch.

Das Internet sowohl Segen als auch Fluch? Technische Neuerungen werden mal euphorisch mit utopischen, mal mit dystopischen, apokalyptischen Fantasien bedacht. Das ist beim Internet nicht anders. Beide Positionen sind einem mediendeterministischen Denken verhaftet, das den subjektiven Faktor, die Trägheit der Psyche, die Übertragung von Konflikten mit früheren Personen auf spätere und den Wiederholungszwang, vernachlässigt.

3 Gesplittert, gefasert, geknackt[5]

Die Folgen einer Vergewaltigung

Prolog

Als ich in einer Buchhandlung nach Lilly Lindners *Splitterfasernackt* (Lindner, 2011) suchte, schaute ich zunächst im Bereich Belletristik, denn ich hatte Rezensionen gelesen und war sicher, es dort zu finden. Nicht fündig geworden, steuerte ich die Sachbuchabteilung an, in der meine Suche ebenfalls erfolglos blieb, sodass ich einen Verkäufer zurate zog. Der steuerte schnurstracks in eine entlegene Ecke des Ladens, dort in die Abteilung Erotik, wo es gleich vorne im Regal stand. Ich war irritiert. Hatte ich etwas falsch verstanden?

Man kann diese Begebenheit als »Rezension« verstehen. Mir schien es ein Missbrauch des Buches und der Autorin zu sein, denn spätestens nach Seite 64 ist klar: Nicht Körpererotik ist Thema, sondern eine Seele, die sich gesplittert, gefasert und geknackt fühlt.

Die Ich-Erzählerin ist sechs Jahre alt, als sie von einem Nachbarn vergewaltigt wird. Damit ist ihre Kindheit zu Ende, ihr Leben ein Trümmerhaufen. Sie »beschließt« den Eltern nichts zu sagen. Fortan ist sie gezwungen, das Verbrechen zu bewältigen. Mit 17 Jahren, inzwischen magersüchtig, zieht sie in eine eigene Wohnung, wird wieder vergewaltigt und beginnt schließlich in einem Bordell zu arbeiten, denn ihr Körper, so ihr nüchternes Resümee, gehöre schon lange nicht mehr ihr. Also kann sie damit wenigstens Geld verdienen.

Wortgewandt, mit sensibler Introspektion, frei von Larmoyanz, aber voller Sarkasmus beziffert die Autorin ergreifend ihr Erleben von den Er-

5 Bei diesem Kapitel handelt es sich um eine überarbeitete Fassung meines bereits 2012 in der Zeitschrift *psychosozial* publizierten Artikels »Hilferuf aus dem Reich der toten Seelen. Zu Lilly Lindners ›Splitterfasernackt‹« (Ettl, 2012, S. 105–127).

eignissen und vermittelt den Leser*innen eine Ahnung vom Ausmaß ihrer Seelennot. Nicht umsonst spricht die Psychoanalyse bei solchen Verbrechen von »Seelenmord« (Freud, 1911c, S. 279). Allerdings ist die Wucht ihrer Erlebnisse bisweilen kaum sprachlich zu fassen, denn »Wortgewalt ist nichts. Gegen nackte Sexgewalt« (Lindner, 2011, S. 108).

Psychoanalytisch Behandelnde sind dankbar für Fallgeschichten, die mit Sprache und Metaphern spielen. Wir erhalten Einblick in den Vorgang traumabedingter Abspaltung des Körpers, in die Bildung eines frühreifen »falschen Selbst« (Winnicott, 1974 [1965]), in verschiedene Modi einer Traumaverarbeitung und in die Wirkweise von Ana bzw. Mia bei Essgestörten, Einblicke, die für denjenigen, der sich berufsmäßig mit diesen Dingen beschäftigt, unschätzbar sind. Publizierte autobiografische Fallgeschichten haben den Vorzug, die Analytiker*innen vom Verdacht zu entheben, Angaben suggeriert zu haben, was manche der Psychoanalyse vorwerfen, um deren Theorie und Praxis vom Tisch fegen zu können. Ich bin der Autorin nie begegnet und sie war wohl auch nie in psychoanalytischer Behandlung. In der von mir vorgelegten Interpretation von *Splitterfasernackt* ist obendrein jede Annahme nachprüfbar.

Es ist nicht neu, was das Buch schildert, und auch nicht provozierend, wie der Klappentext behauptet. Es reicht, dass der Text erschütternd ist und den Atem stocken lässt. Wir wissen, dass der Mensch sich unter dem Eindruck starker Affekte oder Extrembedingungen von seinem Körper trennen kann, wissen, dass Essgestörte häufig Missbrauchserfahrungen in ihrer Kindheit erleiden mussten. Aber in Lindners Buch sind wir mit Metaphern und detailreichen Szenen konfrontiert, wie wir uns das Erleben von den Ereignissen vorzustellen haben und die wir Patientinnen anbieten können, um sich selbst besser zu verstehen. Die Literatur ist uns Behandelnden diesbezüglich stets hilfreich.

Und natürlich wird gegrantelt. Manche bezweifeln die Darstellung, insbesondere Details. Aber Freiheit der Schilderung ist das Recht der Autorin und zugleich auch die Gefahr, in die sie sich begibt, schreibt sie doch einen Roman über ihr Leid. Lesende gehen gerade bei einem solchen Thema rasch in die Abwehrposition, zumal sie es bei noch so sachlicher Darstellung mit faktenverzerrendem Erleben zu tun haben. Die Kindheit und alles Weitere, von dem *Splitterfasernackt* erzählt, ist nachträgliche Rekonstruktion, eine Mischung aus äußerer, historischer und psychischer Realität.

Trotz der geschilderten Schrecklichkeiten dürfen Behandelnden nicht die Tränen in den Augen stehen. Ihr Blick würde verschwimmen. Das

Interpretieren erfordert klare Sicht. Die Sorge der Autorin jedoch, »dass jemand auf mich zukommt und sagt: ›Ich weiß alles über dich. Denn ich habe deine Geschichte gelesen. Du bist für mich wie ein offenes Buch‹« (Lindner, 2011, S. 368) ist unbegründet. Nie offenbart sich in einem Text die ganze Person, wie sich auch eine Person nie ganz in einem Text wiederfindet. Und psychoanalytisches Interpretieren löscht Geschriebenes oder Gesagtes nicht aus, sondern fügt ihm weitere Bedeutungen hinzu.

Der Abschied vom Körper

Die Schilderung des Verbrechens, wie es die Erzählerin als Sechsjährige erlebt hat, beinhaltet viele Details, die im weiteren Verlauf ihres Lebens von Bedeutung sein werden. Es geht um den Tag, an dem sie »zum ersten Mal gestorben« ist (ebd., S. 25). Sie schreibt im Präsens, weil er ihr noch gegenwärtig ist:

> »Der erste Mann, mit dem ich Sex habe, riecht nach Alkohol und kaltem Zigarettenrauch. Seine Hände sind rau und klebrig, seine Haare ungepflegt, und von seinem Atem wird mir schlecht, dann schwindlig. Er wirft mich auf ein Sofa mit altmodischem Blumenmuster und hält mich mit seiner einen Hand fest, während die andere an seinem Gürtel herumfummelt. Ich weine. Ich sage irgendwelche bittenden Worte, ich stammle zusammenhanglose Sätze, ich flehe ihn an, ich flüstere nein, nein. Nein. Meine Stimme fühlt sich fremd an, sie stolpert über meine viel zu trockenen Lippen. Ich versuche sie zu halten, denn wenn ich sie verliere, dann verliere ich auch mich. Aber der Mann schlägt mir ins Gesicht, und ich sehe zu, wie mein rechter Schneidezahn durch die Luft fliegt und unter dem Couchtisch verschwindet. Es ist ein Milchzahn. Alles ist okay. Ich werde einen neuen bekommen. [...] ich schreie. ›Hör auf zu heulen!‹, schnauzt der Mann mich an und presst seine Hand auf meinen blutenden Mund. ›Wenn du noch einmal schreist, dann schlitze ich dich auf!‹ Also schreie ich nicht mehr. Ich bin ganz still. Aber er schlitzt mich trotzdem auf. Er bohrt sich in mich, er liegt schwer und keuchend auf mir. Seine linke Hand schließt sich wie ein Schraubstock um meinen Hals, die rechte reißt grob an meinen Haaren. ›Schlampe‹, raunt er mir ins Ohr, ›du kleine dreckige Schlampe!‹ Ich starre die gelbweiße Zimmerdecke an. Sie kommt mir blendend grell vor. Meine Arme liegen schlaff neben mir, ich will sie bewegen, aber sie gehorchen mir nicht mehr. Mein

> Kopf ist leer und voll von Rauschen. Ich erzähle mir eine Geschichte, die ein schönes Ende hat, aber ich höre kaum zu« (ebd., S. 15f.).

Als Lilly zur Zimmerdecke starrt, trennt sie sich von ihrem Körper. Noch versucht sie, mit einer Geschichte mit gutem Ende, also über eine Halluzination, magisch Abstand vom Geschehen zu gewinnen. Es gelingt ihr nicht. Das Rauschen im Kopf ist zu stark und sie fühlt sich ausgeliefert, apathisch: »›Komm‹, wispert mir da eine leise Stimme ins Ohr; die Stimme gehört mir, aber ich erkenne sie nicht. ›Komm‹, flüstert sie, ›Ich bringe dich weg von hier, vertrau mir‹« (ebd., S. 16). Aber vertrauen kann sie nicht mehr:

> »Vertrauen. Ein Fehler, den ich nicht wieder begehe. [...] Aber in einem Moment wie diesem, wenn die Entscheidungen, die man trifft, nichts mehr verändern, ist es okay, nach Strohhalmen zu greifen. Also vertraue ich der Stimme doch. Schweigend nehme ich ihre Hand an und lasse mich fortführen. Weg von dem Sofa, weg von dem Mann, weg von meinem Körper. In der hintersten Zimmerecke bleibt das kleine Mädchen schließlich stehen, seine kalte Berührung umschließt mein wimmerndes Herz. ›Weiter weg können wir nicht gehen‹, flüstert es kaum hörbar. Ich drehe mich um und blicke auf meine hilflose Hülle. Ich sehe in meine leeren Augen, betrachte die bleichen dünnen Beine, die merkwürdig verkrümmt zur Seite ragen. Ich nehme Abschied von dem geschädigten Körper. Er gehört nicht mehr mir. Die Trennung ist leicht, alles andere wäre schwerer. [...] Ich blende ihn aus, meinen Körper, das tote Stück Fleisch; ich lasse ihn allein, ich lasse ihn zurück. Ich gebe ihn auf« (ebd.).

Die Abspaltung des Körpers ist besiegelt. Als der Mann Lilly gehen lässt, drückt er ihr eine Tafel Schokolade in die Hand und sagt: »Das ist unser kleines Geheimnis. Du wirst es niemals jemandem erzählen. Hörst du? Niemals! Wenn dir dein Leben lieb ist« (ebd., S. 17). Hirsch zufolge gehören Redeverbot, Verleugnung und das Hüten des Geheimnisses sogar innerhalb der Familie zur spezifischen Dynamik der Kindesmisshandlung (Hirsch, 1985, S. 224). Für das, was Lilly hier widerfährt, gibt es eine Vorlage aus der griechischen Mythologie: Philomela. Sie wurde von ihrem Schwager Tereus entführt und vergewaltigt. Damit sie nicht Zeugnis von dem ablegte, was ihr widerfahren war, schnitt er ihr die Zunge aus dem Mund. Philomela aber webte den Tathergang in einen Stoff und schickte das Gewebte an ihre Schwester Prokne, woraufhin diese zutiefst erzürnt den gemeinsamen Sohn zerstückelte, kochte und Tereus als besonderes Essen auftischte. Lilly »beschließt«, angesichts der Todesdrohung ihren Eltern nichts zu erzählen, webte aber später die Tat in ihr Buch. In Wirklichkeit dürfte die Sechsjährige paralysiert, nicht beschlussfähig gewesen sein, zumal weitere Motive ihr den Mund verschlossen:

> »Ich beschließe, kein Wort zu verlieren über meine Schande, die ich hinter dieser Tür besiegelt habe. Dazu sind Türen da, um sie geschlossen zu halten, wenn man weiß, dass dahinter ein Mann mit einem gewetzten Messer lauert. [...] Geheimnisse müssen bewahrt werden, Dunkelheit sollte man nicht ans Tageslicht ziehen. Der Schmutz, der an mir klebt, darf niemals zu sehen sein. Es ist ein Spiel. Verstecken. Wer hat Angst vorm Schwarzen Mann? Keiner. Und wenn er kommt? Dann kommt er halt. Und wenn er da war, was dann? Wenn er drinnen war, was dann?« (Lindner, 2011, S. 17).

Noch versucht sie, dieses schreckliche Erlebnis den Erfahrungen aus ihrer Kinderwelt – dem Spiel vom »Schwarzen Mann« –, zwar ernst, aber nicht real einzuordnen, um das Unbekannte ihrer erschütterten kindlichen Seele anzuvermitteln und sich zu retten. Aber ihr Körper ist längst zum fremden Objekt geworden:

> »Dem Körper ist das alles egal, er steht nur nutzlos herum. Ich verachte ihn für seine Schwäche. Wie könnte er zu mir gehören? Das bin ich nicht. Lautlos trete ich einen weiteren Schritt von der Tür zurück. Der Körper bewegt seine müden Beine und folgt mir. ›Bleib stehen‹, sage ich. Aber er kommt näher. Da drehe ich mich um und renne fort« (ebd., S. 17f.).

Nun ist die Sechsjährige gestorben, »ohne tot zu sein« (ebd., S. 25). Dass sie sich der Schande, der Schwäche und des Schmutzigsein bezichtigt, zeigt: Sie gibt sich die Schuld an dem Verbrechen. Sie hat die Schuldgefühle des Verbrechers introjiziert (Ferenczi, 1984 [1933], S. 519). Dass der Täter Schuldgefühle hatte, deutet die Schokolade an. Von diesen Schuldgefühlen wird Lilly niemand entlasten. »Trotz wirrer Stimmen im Kopf bin ich noch klar genug bei Verstand, um den Mund zu halten, denn wer würde mir schon glauben?« (Lindner, 2011, S. 34). Es kommt schlimmer. Sie erinnert sich, wie grausam der Schmerz, damals, als sie sechs Jahre alt war, auf ihrer Empfindung gewütet hat, als ihre Mutter über den Mann, der sie immer und immer wieder vergewaltigt hat, sagte:

»›Er ist so höflich und aufmerksam! Jedes Mal, wenn er mich mit Einkäufen im Treppenhaus trifft, trägt er mir die Tüten hoch. Ich hoffe wirklich, du wirst irgendwann auch einmal so ein Mensch, Lilly‹. Ich erinnere mich an diese Worte, und sie schneiden so tief in mein Innerstes, so gnadenlos bohrend, dass es noch heute wie Jahrhundertfeuer brennt. […] Ich sehe mich dastehen, so sprachlos zur Seite geschoben und so verloren wie nie zuvor. Ich versuche immer noch, dieses Gefühl zu begreifen, dieses absolute Nichts, dieses stumme Resignieren. Aber alles, was ich daraus gelernt habe, ist zu schweigen. Wenn ich eigentlich um Hilfe rufen müsste« (ebd., S. 65f.).

Habe ich richtig gelesen? Ihre Mutter verlangt, sie solle den Vergewaltiger mögen, ihn sogar zum Vorbild, zum Ichideal nehmen und sich mit ihm identifizieren? Mit dieser Setzung falscher Signifikanten erzeugt sie bei ihrer Tochter eine Konfusion der Gefühle, irritiert ihre Wahrnehmung und treibt sie in einen schweren Konflikt mit ihrem Gewissen.

Lillys Reaktion ist bestürzend, aber folgerichtig. Sie ruft nicht um Hilfe, sondern nimmt sich eine Rasierklinge ihres Vaters und zeichnet Bilder auf ihren Unterarm. Es kommt also zu erneuter Einschreibung in den Körper. Nur eine Selbstverletzung mit Rasierklingen vermag die Spannung wegen der Todesangst und der vom Täter sowie der Mutter induzierten Schuldgefühle kurzfristig zu lösen – Rasierklingen als »Notausgang« (ebd., S. 347). Wir werden sehen, dass sie an diesen Weg der »Verarbeitung« des Realen mit Realem am Körper fixiert bleibt, freilich illusionär überfrachtet. Die Szene zeigt nebenbei, dass im Unbewussten der Vergewaltiger Aspekte des Vaters hat, denn die Rasierklinge ist ein Instrument des Vaters, mit dem Lilly in ihren Körper eindringt und sich eine blutende Wunde zufügt. Sie zeigt zugleich, wie sehr sie ihren Vater zur Affekt- und Erlebnisverarbeitung benötigt hätte. Sie musste sich mit einer Rasierklinge begnügen.

Man kann hier mangels Angaben im Buch nur spekulieren, dass die Mutter eine (sexuelle) Beziehung zu diesem Nachbarn imaginiert, den sie mit Eigenschaften ausstattet, die ihrem Mann vielleicht fehlten, der mehr zwanghaft-bürokratisch veranlagt gewesen zu sein scheint. Unbewusst und als *silent partner* könnte sie ihre Tochter beauftragt haben, ihren Wunsch zu agieren, oder hat den Weg dazu geebnet. Überdies dürfte die Ehe ihrer Eltern kein Vorbild gewesen sein, in der Lilly ihr Bedürfnis nach Triangulierung und ihr Begehren hätte gespiegelt sehen können. Möglicherweise hoffte sie in der vorgegebenen Freundlichkeit des Nachbars Anhaltspunkte für eine Alternative zu finden. Wenn dieser Mann ihrer Mutter galant die

Tasche trug, was dieser offensichtlich gefiel, fantasierte Lilly vielleicht eine befriedigende Beziehung der beiden. Gleichwohl liegt es immer »in der Verantwortung des Erwachsenen, Grenzen zu setzen, da nur er wissen kann, daß das Spiel kindgerecht, die voll realisierte sexuelle Beziehung aber Bedrohung, Ausbeutung und immer Schädigung bedeutet«, so Hirsch (1985, S. 228). Der Verbrecher teilte vielleicht die Fantasie seiner Nachbarin, die ihm Schuldgefühle machte. Ersatzweise könnte er seine Fantasie an ihrer Tochter ausgelebt haben. Vielleicht ging es um ein Verbrechen aus Schuldbewusstsein (Freud, 1916d, S. 389ff.). In diesem Fall ginge das Schuldgefühl dem Verbrechen voraus, für das er dann das Opfer bestrafen wollte.

Wegen der empfundenen Schande, der Schwäche und des Schmutzes, der an ihr klebe, glaubt Lilly, für ihre Eltern perfekt sein zu müssen, um trotz allem geliebt zu werden. In der Badewanne schrubbt sie sich zwischen den Beinen blutig, um die Schande wegzuwaschen und sich sagen zu können »Es ist doch nichts passiert« (Lindner, 2011, S. 19), um ihr Gewissen zu befrieden und ihr Selbstwertgefühl zu retten. Das Verleugnen funktioniert nicht. Mit verkrampften Händen dreht sie den Wasserhahn zu, schaut in den Spiegel und sieht ihr Spiegelbild Schritt um Schritt zurückweichen. Jetzt weiß sie: »Es gibt mich nicht mehr« (ebd.). Es sei merkwürdig, so Lilly, zu sterben, ohne danach tot zu sein. Man fühle sich leer und verloren, wisse nicht, wohin man gehöre. Alles sei auf einmal weit entfernt, nichts sei von Bedeutung, nichts ergebe einen vernünftigen Sinn (ebd., S. 25) – eine ergreifende Schilderung des Seelenmordes!

Als die Erzählerin mit 17 Jahren erneut vergewaltigt wird, begegnet sie der kleinen Lilly von einst; flashbackartig ist alles präsent und zwingt sich ihrem Handeln auf. Sie will rennen oder schreien, aber ihre Beine gehorchen ihr nicht mehr und ihr Mund bringt keinen Ton heraus. »Ein Goldfisch in einem ausgetrockneten Aquarium, das mitten im Meer treibt« (ebd., S. 106), sei nichts gegen sie – eine Metapher, die zu den stärksten des Buches gehört.

Plötzlich steht das kleine Mädchen vor ihr, zerbrechlich, mit langen braunen Zöpfen, in einem weißen Kleid mit Erdbeeren darauf (ebd.). Immer wieder erinnere sie sich genau an all die hässlichen kleinen Details, an den Klang seiner Stimme, die Möbel in der Wohnung, den abgestandenen Geruch, als wäre sie eben noch dort gewesen (ebd., S. 25). Aber es gibt eine Veränderung: Nicht mehr nur die Mutter und der Täter bereiten ihr Schuldgefühle, jetzt auch das kleine Mädchen von damals. Lilly möchte, dass es lacht, aber es lacht nicht. Nur mit riesigen traurigen Augen hätte es sie angesehen und gefragt: »Was hast du getan, wie konnte das passieren?« (ebd., S. 106). Lilly macht sich – typisch für Opfer – Vorwürfe, damals nichts gegen die Vergewaltigung unternommen zu haben. Was aber hätte sie als Sechsjährige tun können?

Auch in der Schule, wenn sich ihre Klassenkameraden über Partys, Läden oder Charts unterhalten, überfallen Lilly Flashbacks. Stumm und neidisch hätte sie danebengestanden und versucht, nicht ohnmächtig zu werden, weil ihr »plötzlich, wie aus dem Nichts, der Geruch des einen Mannes in die Nase fährt: Alkohol und ein Gestank, der mich benebelt. Schwer und erdrückend liegt er auf mir« (ebd., S. 44). Die Angst vor Männern generalisiert sich im Lauf der Jahre. Vielleicht, so ihre Mutmaßung, hat sie das Abitur verweigert, weil sie es nicht ertrug, mit vielen männlichen Lebewesen, die jede Sekunde hätten über sie herfallen können, gemeinsam im Klassenzimmer zu sitzen. Die Weisheit, die sie als Kind aus einem Schwanz gesogen habe, hätte sie gelehrt, jeder Mann, der ihr begegne, wolle nur zwei Dinge von ihr: ihren Körper und ihren Tod (ebd., S. 67).

Flucht in die Zukunft

Nach der Abspaltung des Körpers durchlebt die Sechsjährige eine forcierte, pathogene Progression, wird frühreif, bildet ein »falsches Selbst«, das sich zunehmend sozial isoliert, entwickelt eine pathologische Autonomie (Pseudoautonomie) und ist nur damit beschäftigt, das erlittene Trauma zu bewältigen. Wie jede Intrusion beschädigt die sexuelle Intrusion körperliche und psychische Struktur. Indem sie die Symbolisierungsfähigkeit zerstört, macht sie in jeder Hinsicht »sprachlos«. Die Strukturzertrümmerung wird mit forcierter Progression kompensiert. Lilly nimmt den Weg, den Ferenczi (1984 [1933]) in seiner Arbeit zum Einfluss der Leidenschaften der Erwachsenen auf die Charakter- und Sexualentwicklung der Kinder beschrieben hat, und die sich liest, als hätte er damals von Lindners Geschichte von 2011 Kenntnis gehabt. Er vergleicht die forcierte (pathologische) Progression mit dem vorzeitigen Reif- oder Süßwerden von Früchten, die der Schnabel eines Vogels verletzt hat (ebd., S. 522). Lindner schildert, wie sie am Tag ihres ersten Todes noch mit ihren Lieblingskuscheltieren »Sturmflut« gespielt hat – ihr Bild für die schmerzhafte körperliche, optische und emotionale Überschwemmung ihres kindlichen Selbst. Aber es sei kein wichtiger Abschnitt ihres Lebens gewesen, denn ein paar Stunden später habe sie alle Tiere in ihre Spielzeugkiste gestopft und den Deckel geschlossen, weil sie wusste, diese Zeit ist vorbei. Kinderspiele vertragen sich nicht mit den Regeln der Erwachsenenwelt, so ihre »bittere Erkenntnis« (Lindner, 2011, S. 25). Damit war auch der für die Kreativität und Symbolbildung so wichtige »potentielle Raum« (Winnicott, 1967) verriegelt. Sie beschließt, den »widerlichen Körper so bald wie möglich los zu sein und anschließend schnellstens erwachsen zu werden«, um in ein sicheres Haus, in ein neues Leben ziehen zu können: »Hauptsache weg – weit, weit weg« (Lindner, 2011, S. 23). Sie spricht kaum noch oder zu laut, zu aufgedreht, zu übermütig. Man hört den Schock und die manische Abwehr des Mädchens. Lilly streitet mit anderen Kindern, will alleine sein, verkriecht sich in der Ecke des Sandkastens, kneift in ihren Körper, streckt ihrem Spiegelbild die Zunge raus, weint nachts, badet in eiskaltem Wasser, bis ihre Lippen violett anlaufen und sie sich kaum noch bewegen kann. Offenbar sucht Lilly nach ihrem dissoziierten Körper.

Das geschilderte Syndrom ist charakteristisch für traumatisierte und den Eltern lästige Kinder. Immer sucht Lilly die Nähe ihrer Mutter. Die aber versteht sie nicht. Lilly ist ihrer Mutter lästig, weil sie zu viel Raum für sich beansprucht (ebd.). All das klingt, als hätte Lilly damals unter einer Art agitierter Depression gelitten, die sich bei Kindern in reizbarer Verstimmung als Reaktion auf die Umgebung äußert und Vorläufer einer späteren Depression ist. Ritalin scheint ihr jedoch erspart geblieben zu sein. Wartete sie Stunden vor der Wohnungstür, hinter der sich das Verbrechen ereignete, auf ihren Körper, dachten ihre Eltern, sie sei im Park spielen. Nein, Klettergerüste und Ballplätze hätte sie gehasst, und auch schon lange nicht mehr Fangen gespielt, sei sie doch »schon viel zu oft geschnappt« (ebd., S. 27) worden, so Lilly.

Auch körperlich reift sie rasch: Als Erste in der Klasse bekommt sie »große weiche Brüste« und ihre Periode. Die Jungs hätten Witze gerissen, die Mädchen getuschelt und gefragt, wie sich ein Tampon anfühle. Das findet sie alles schrecklich. Mit elf Jahren beginnt sie, die Tage zu zählen, bis sie endlich 18 ist, die Schule hinter sich hat und ausziehen kann (ebd., S. 26). Als sie älter wird, ist sie »zum absoluten Vollprofi darin geworden« (ebd., S. 63), immer die gewagtesten Grimassen aufzusetzen, das überzeugendste Lächeln zu tragen, Aufmerksamkeit vorzutäuschen und im richtigen Augenblick zu weinen. Sie beginnt ihr »falsches Selbst« zu idealisieren. Es gebe Menschen, die sie für jemanden hielten, der sie nicht sei. Allmählich frage sie sich, ob sie, würde sie nur lange genug die gleichen Lügen erzählen, damit die Wahrheit verändern könne (ebd.). Lilly fürchtet, das Falsche, das »als-ob« könnte zum Echten werden – eine nicht ungefährliche Entwicklung für ihre Realitätsprüfung.

Auch textformal zeigt sich die forcierte Progression: Aus Angst, depressiv zu werden, habe sie in den ersten Kapiteln des Buches alles aneinandergereiht und sich »schnell mal eben erwachsen werden lassen« (ebd., S. 100) – die Autorin erzählt im Zeitraffer. Später geraten ihr beim Erzählen mitunter die Zeitebenen durcheinander, was manche Lesende ärgert. Man kann es ihr nicht vorwerfen. Die Verwirrung ist traumabedingt und wird zum Stilmittel. Aufgrund von Flashbacks und der Abspaltung des Körpers geht die Orientierung in Raum und Zeit verloren. Vornehmlich in der Kindheit ist es der Körper, der das Gefühl für die Kontinuität des Daseins sichert. Das Trauma äußert sich auch in der Fülle an Satzfragmenten, die wie ein Stammeln wirken. Es ist die Sprache des Schocks. Mit anderen Worten: In *Splitterfasernackt* stimmen Form und Inhalt überein.

Lillys »falsches Selbst« heißt inzwischen »Felia«, ist magersüchtig und wird Prostituierte.[6] Sie wundere sich manchmal, dass viele Männer sie trotzdem hübsch finden und ihren Körper »mit vergötternden Blicken betrachten« (ebd., S. 142). Sie vermutet »zärtliche Knotenpunkte« (ebd.) in ihrer Anatomie, die bei Berührung mit männlicher Haut aktiviert werden, während »zärtliche Funken« (ebd.) aus ihren Poren jeden Mann in ihrer direkten Umgebung einnebeln. Welche Körperfantasie! Der Sache näher dürfte freilich ihre Vermutung kommen, ihre Kunden seien »einfach alle bekloppt oder abartig« (ebd.).

Auf Schritt und Tritt begegnet Lilly flashbackbedingt ihrem abgespaltenen Körper. Aber auch literarisch ist dies ein geschickter Zug, ermöglicht er doch den inneren Dialog, den die Erzählerin mit ihren zersplitterten Selbstanteilen führt, darzustellen. Kreisten ihre Gedanken, lege sie sich im Bordell aufs Bett und schreibe einen Brief an das kleine Mädchen. Dem ist zu entnehmen, dass der abgespaltene Teil »Lilly« zu einer Instanz geworden ist, die moralisierend auftritt. Man könnte »Lilly« als das personifizierte Überich Lillys bezeichnen. Jedes Mal habe das kleine Mädchen gefragt »Wie kannst du so etwas nur freiwillig machen?« (ebd., S. 136) und

6 Der Übersichtlichkeit halber werde ich sie weiterhin, mit wenigen Ausnahmen, »Lilly« nennen.

sie mit riesigen, anklagenden Augen angestarrt. Felia wollte »Lilly« erklären, wie das sei, älter zu werden, einen festen Freund zu haben, und dass Sex auch etwas anderes sein könne als nackte Gewalt. Aber sie habe nie den Mund aufbekommen. Der vorwurfsvolle Blick habe sie stets verstummen lassen, wissend, dass ihr das kleine Mädchen nie erlaube, Sex zu haben, weil es schön ist. Der innere Dialog zwischen der Kleinen und der Erwachsenen wirkt, als klage sie ihre Eltern an, sie nicht geschützt zu haben. Das Überich ist noch Introjekt und personifiziert. Es hat noch keine Identifizierung stattgefunden, es ist noch nicht assimiliert und zum Persönlichkeitsanteil geworden. Ebenso aber könnte Felia ihr Gewissen und ihre Schuldgefühle auf das kleine Mädchen projiziert haben. Wie auch immer, der Dialog zeigt die Bedrängnis, in die Traumatisierte mit ihrem Überich geraten.

Im Bordell stülpt Lilly das trügerische Bild eines lasziven jungen Frauenkörpers über ihren Körper, wenn sie halbnackt herumhüpft, sich »mit wiegenden Hüften aus einem knappen Minirock und dem dazu passenden knallengen Top« (ebd.) schält, ihre Hände spielerisch über ihre Brüste gleiten lässt und »ganz nebenbei mit wildfremden Männern« schläft (ebd.). Man muss sich das vorstellen: Lilly ist längst magersüchtig! Woher wiegende Hüften, woher Brüste nehmen, von denen sie andernorts sagte, sie habe – anorektisch bedingt – keine? Wie Lilly ihren Körper sieht, passt nicht zu dem, wie er ist. Sie projiziert auf ihren mageren Körper das Bild einer attraktiven, sexy Frau und sitzt einem verstaubten Körperbild aus ihrer Vorgeschichte auf. Sie bestätigt die Vermutung, dass Magersüchtige in ihrer Selbstwahrnehmung, z. B. im Spiegel, auf Körperbilder aus ihrer persönlichen Vorzeit zurückgreifen. Lilly hatte als Pubertierende »große weiche Brüste« – nicht jetzt.

Dass Felia immer wieder von »Lilly« eingeholt wird, zeigt, dass durch die forcierte Progression ein Riss entstanden ist, der durch die Persönlichkeit geht, und dass die Kleine von damals in sich vielfach gespalten ist. Mal ist sie die Vorwurfsvolle, mal die seelisch und körperlich Verwundete, tief erschrocken und völlig vereinsamt. Wir haben es mit einem Panorama an zersplitterten, zum Teil unverbunden nebeneinanderstehenden Selbstanteilen zu tun: Selbstsplitter, die durch andere Personen, hier Romanfiguren, repräsentiert werden – Figuren, die etwas mit Lillys Selbst zu tun haben. Es ist, als schaue Lilly in einen zersplitterten Spiegel – darum *Splitter(fasernackt)*.

Da ist Caitlin, Repräsentantin der Sechsjährigen. Mit ihr hat Lilly Kleider getauscht, Spur einer intimen Identifizierung, zumal Caitlin die Einzige war, die ihr in die Augen habe sehen können und dann Dinge über sie wusste, die Lilly ihr nie hat erzählen können (Lindner, 2011, S. 200). Wie Lilly geht Caitlin am Wunsch eines Mannes, ihres Vaters, zugrunde. Sie bringt sich um, weil sie kein eigenes Selbst haben darf. Suizidgedanken sind Lilly auch nicht fremd. Caitlins Eltern haben sich getrennt und ihre Mutter schob sie zum Vater ab. Dieser sei nett gewesen, lächelt aber nie und sagt nie Anerkennendes, sondern meckert ständig, ähnlich wie Lillys Vater. Caitlins Vaters besitzt klare Vorstellungen, was aus seiner Tochter werden soll, und hat sich immer durchgesetzt – offenbar mit Gewalt, denn Caitlin hat schon als Kind ständig blaue Flecken aufgewiesen. Lilly tröstet sie: »Bald sind wir volljährig […] Dann können wir ausziehen, ganz weit weg, irgendwohin, wo es keine Eltern gibt« (ebd., S. 205). Caitlin und Lilly – zwei um ihr Selbst betrogene Kinder.

Auch die Kinder, die Lilly im Kinderladen betreut und die »mindestens genauso viele Krisen haben wie ich« (ebd., S. 63), sind Repräsentant*innen ihres Selbst. Mit ihnen baut sie Sandschlösser, backt Eisenbahnkuchen, bastelt Lichterketten, und vergisst, wie schwer es ist, groß zu werden und »wie schwer es war, meine eigene Kindheit zu bestehen« (ebd., S. 287). Über die Arbeit mit diesen Kindern kann sie ihre eigene Geschichte ausblenden und über Anteilnahme an deren Entwicklung ihren Neid, keine Kindheit erlebt zu haben, mildern.

Lilly leidet nicht an Amnesie bezüglich der Vergewaltigung, sondern an Amnesie für die Zeit vor dem Verbrechen. Sie weiß nicht mehr, wer sie einmal war, und hat keine Ahnung, wie das ist, nie vergewaltigt worden zu sein. Es kommt ihr vor, »als stünde eine Mauer zwischen den weißen und den schwarzen Tagen« (ebd., S. 26). »Weiße Tage« kann sie nur anhand von Fremdschilderungen erinnern. Der erwachsene Chase und die kleine Haile, fünfjährige Tochter einer Freundin von Lilly, übernehmen diese Aufgabe. Lilly kennt Chase vom Kindergarten – genau wie sie, ist er frühreif gewesen. Zum Schrecken seiner Erzieher*innen hat er damals bereits Kafka zitiert (ebd., S. 127). Chase hat offenbar ein Inzestproblem, denn er beschäftigt sich mit »Zwischenräumen«, als seien diese zu seiner Mutter nicht eingehalten worden. Als er sich vom Dach eines Spielhauses stürzt, empfängt ihn seine Mutter mit den Worten: »Mein tapferer kleiner Chase. Was wolltest du auf dem Dach? Du weißt doch, dass du auch schon so immer ganz oben bist« (ebd., S. 130). Aus der mütterlichen Idealisierung resultieren also vermutlich die Frühreife und der spätere Charme. Die fünfjährige Hailie könnte für die Zeit vor der Vergewaltigung – die

»weißen Tagen« – stehen, in der auch der Vater (hier Chase) noch idealisierbar gewesen ist. Lillys verlorene Erinnerung wäre in Hailie aufgehoben. Als Hailie ihren Vater fragt, warum bei ihm das Licht immer erst langsam angeht, hebt dieser mit den Worten an: »Also, meine kleine Erbse, das ist so«, und fährt mit der Erklärung fort, die Glühbirnen seien besondere, weil in ihnen 107 Glühwürmchen leben, handgefangen von Somalis, die auf Wohngemeinschafts-Hausbooten wohnen: Jedes Mal, wenn Hailie den Lichtschalter betätige, erwachen die kleinen Würmchen, flattern aufgeregt hin und her, stoßen dabei aneinander und beginnen wegen ihrer zauberhaften Fantasie zu leuchten. Es dauere natürlich einen Moment, bis alle Glühwürmchen aufgewacht seien – der Grund, warum diese Lampen immer einen Augenblick länger brauchen, um zu leuchten (ebd., S. 391). Chase mache an dieser Stelle aus rhetorischen Gründen eine Pause, so die Autorin, weil er wisse, er brauche nur den Mund zu öffnen und alle weiblichen Wesen hingen begeistert an seinen Lippen, um jedes noch so sinnlose Wort von ihm aufzusaugen (ebd., S. 391f.). Man ahnt, Lilly könnte es selbst gewesen sein, die in ihren »weißen Tagen« ihren Vater als Geschichtenerzähler idealisiert hat.

Die zarten, langsam erwachenden Glühwürmchen stehen für die Notwendigkeit, als Kind gemächlich heranreifen zu dürfen, wozu Lilly ebenso wenig in der Lage ist wie Chase, der durch seine Mutter inzestuös verführt oder narzisstisch überflutet in die Frühreife gedrängt wurde. Eine Geschichte vom gemächlichen Erwachen ist in einem Buch, in dem es um forcierte Progression geht, fraglos von besonderer Bedeutung, weshalb sie die Autorin unter dem Kapitel »Hauptspiel« niederschreibt.

Manche Würmchen oder Erbsen wollen sich ihre Kindheit nicht stehlen lassen. Sie protestieren mit Langsamkeit, und darum ist die Geschichte noch nicht zu Ende:

> »Wenn du genau hinguckst, meine kleine Erbse, dann merkst du sogar, dass das Licht in den ersten Minuten immer noch ein wenig heller wird. Das sind die verspäteten Glühwürmchen, Spätaufsteherwürmchen werden sie auch genannt, sie fangen immer erst ganz zum Schluss an zu leuchten, wenn alle anderen schon längst wach sind« (ebd., S. 392).

Jetzt erhebt Hailies Mutter Einspruch, ihre Tochter sei nicht bescheuert, Chase solle mit dem »Schwachsinn« aufhören. Dieser kontert: »Und meine wundervolle kleine Erbse hier weiß ganz genau, dass Chase-der-große-Zauberer ihr nur eine Geschichte erzählt, nicht wahr meine Kleine?« (ebd.). Hailie lacht, nickt und fährt mit der Hand über Chases Bartstoppeln. Das macht sie gerne, denn sie findet, Chase fühle sich wie das Meerschweinchen ihrer besten Freundin an. Die männliche Gesichtshaut mit den Bartstoppeln stellt eine Alternative zum Körper der Mutter dar und ist wichtig für die Konstruktion des eigenen, hier weiblichen Körpers. Körperidentität bildet sich an der Differenz.

Wie auch immer: So könnten Lillys Jahre vor der Vergewaltigung ausgesehen haben, oder es war ihr Wunsch. Wir aber können ermessen, was das Verbrechen in der kleinen Lilly an Lebendigkeit zerstört hat. Von einer Stunde zur anderen wurde aus dem zarten Glühwürmchen »mit zauberhafter Phantasie« ein »ein kaltes, zerficktes Herz« (ebd., 335). Welch ein Absturz!

Die *no entry parents* und die Suche nach besseren Eltern

Lilly berichtet, seit Abschluss der Grundschule in allen Fächern nur noch beste Noten geschrieben zu haben. Da hätten ihre Eltern sie doch endlich lieben können, meint sie. Denen sei das aber egal, »weil sie zu wenig Zeit oder Lust haben, sich mit mir zu beschäftigen« (ebd., S. 31). Sie überlegt, ob es sinnvoll sei, mit einer Anzeige in der Zeitung nach anderen Eltern zu suchen, gäbe es doch nichts Schöneres als aufgefangen zu werden und in tragenden Händen zu liegen. Aber dann schlitze sie sich eben »einfach ein bisschen die Arme auf« (ebd.), so Lilly resigniert. In der Stille, die sie umgebe, während ihr Blut auf die Fliesen im Bad tropfe, lese sie immer wieder das erste Kapitel irgendeines Buches, bis sie jedes Wort auswendig kenne. Anschließend wische sie den Boden, pflastere ihren Arm und starre in ihr »zurückglotzendes Spiegelbild« (ebd.) – so einfach überwinde man Schmerzen. In der emotionalen Vereinsamung bleibt nur der Körper als Ersatz und Ort, an dem der Schmerz dargestellt werden kann. Sie verziehe sich dann ins Bett, wälze sich unruhig herum, rede sich gut zu, streiche über ihren Kopf, nehme sich in den Arm und säusele sich zu: »Alles wird gut, ich bin ja da, hab keine Angst, bald kannst du schlafen« (ebd., S. 76). So hat sie sich ihre Mutter gewünscht, gewünscht, sie stürme ins Zimmer, reiße den Vergewaltiger von ihr herunter, hebe sie hoch und bringe sie in Sicherheit, gewünscht, ihre Mutter schließe sie in ihre Arme, streichle sie, flüstere ihr sanfte Worte ins Ohr und verspreche ihr, so etwas werde nie wieder passieren, alles werde gut und sie zu einer wundervollen jungen Frau heranwachsen (ebd., S. 112). Lilly weiß genau, was ihr fehlt. An verschiedenen Stellen des Buches finden sich Hinweise darauf. Und sie ahnt, wie sich ihr früh abgespaltener Körper wieder integrieren lässt, denn bei einem Bad fühlt sie sich vom warmen Wasser eingehüllt. Ihre Gedanken seien »klar, aber trotzdem weich und verträumt« (ebd., S. 173). Thomas, ein Freund, wickelt sie in ein großes Handtuch, in dem sie fast verschwindet. Auf dem Bett ist ein weißes Laken ausgebreitet, samtiges Licht taucht den kleinen Raum in ein Meer von Geborgenheit:

> »›Möchtest du, dass ich dich ein bisschen massiere?‹, fragt er. Ich nicke und lege mich auf das Bett. Kurz darauf spüre ich, wie Thomas warmes Mandelöl auf meinem Rücken verteilt. Seine Hände gleiten über meine Beine, meinen Rücken, meine Schultern, und für etwa neunzig Sekunden fühle ich mich vollkommen. Nie zuvor war ich so nah bei mir selbst; nie zuvor war mein Körper so sehr ich« (ebd., S. 173f.).

Thomas ist der mütterliche Freund (Vater?), der *ami maternel.*

Prognostisch günstig ist, dass die Autorin über die Ressource, Bemutterung zulassen zu können, verfügt. Überdies gibt sie deutliche Hinweise an Eltern, was ihr Kind braucht, würde ihm solche Unbill widerfahren wie ihr. Ein warmes Bad, Salben, Öle und Geborgenheit helfen dem zersplitterten Selbst, sich zu konturieren und sich wieder vollkommen zu fühlen. Lilly hingegen hat sich selbst mütterlich versorgen müssen. Ihre Mutter perfektioniere lieber ihren Lieblingssatz »Ich hasse dich« in »zweihundert Varianten« (ebd., S. 41). Die Vernichtungsintention des Hasses erzeugt offenbar einen unwiderstehlichen Sog. Hätte ihre Mutter geschrien, sie nie wieder sehen zu wollen, hätte ihr Vater, ohne von seinem Buch aufzuschauen, zu ihr gesagt: »Sie meint das nicht so« (ebd., S. 21). Wie sie es meint, konnte er nicht erklären. Er will seine Tochter beruhigen, anstatt seine Frau zur Mäßigung aufzufordern und zu bitten, ihre Gefühle zu überprüfen. Lilly soll können, was die Erwachsenen nicht zustande bringen: Affektkontrolle. Weil die Aufforderung an seine Frau ausbleibt, erlebt Lilly ihren Vater als schwach. Mit seinem Herunterspielen macht er das Verhältnis Mutter-Tochter nur noch schwieriger, denn sie muss um seine Unterstützung fürchten, was sie in die Arme der sie hassenden Mutter treibt.

Gleichwohl hofft Lilly immer noch, in ihrer Mutter eine gute Mutter zu finden. Sie fragt sich, warum sie sie so liebe, dass es weh tue, warum sie süchtig nach ihr sei, obwohl ihre Mutter »herausragend darin ist, mich immer wieder aufs Neue zu verletzen« (ebd., S. 203). Mit ihren Stimmungsschwankungen treibt ihre Mutter sie in den Wahnsinn. Die unerfüllte Sehnsucht quält sie dermaßen, dass sie Suizidgedanken bekommt. Am Meer sitzend, überlegt sie, einfach so weit hinauszuschwimmen, dass sie nie wieder zurückkehren kann. Stattdessen schreibt sie den Eltern täglich zwei Briefe, dass sie sie liebe, vermisse und sich schrecklich wünsche, ebenfalls ein bisschen geliebt und vermisst zu werden. Wegen des »gefühlsduseligen Blödsinns« sei sie jedoch wütend auf sich und habe die Briefe nie abgeschickt (ebd., S. 204). Die Bemerkung zeigt, dass sie sich mit ihrer Mutter identifiziert und nun wie diese empfindet. Als sie mit 17 Jahren wieder vergewaltigt wird, will sie zu ihrer Mutter gehen, festgehalten werden und über die Haare gestrichen bekommen, »wie man es mit einem kleinen Kind macht, das Trost braucht. Aber ich wusste, so würde es nie sein« (ebd., S. 265). Sie hat Recht, ihre Mutter würde diesen Wunsch als »gefühlsduselig« abtun. Und auch vom Vater ist keine Unterstützung zu erwarten. Er mault den ganzen Tag herum. Dennoch würde sie niemals »Nein« sagen, würde er sie um einen Gefallen bitten. Zehnmal täglich würde sie den Müll hinuntertragen, wenn er nur einmal im Jahr »es ist schön, dass es dich gibt, Lilly« (ebd., S. 326) sagen würde. Wir ahnen: In Lillys unzufriedener Familie gibt es viel Beziehungsmüll zu entsorgen. Außerdem hat Lilly offenbar die Vorstellung, wenn jemandem Zuwendung, Anerkennung oder gar Liebe zuteilwerden, dass man dem anderen dann gerne seinen »Müll«, auch seinen seelischen, abnimmt. Diese Vorstellung muss sie sich anhand der Aussage ihrer Mutter gebildet haben, die sich freundlich über den Nachbarn, der ihr die Tasche trägt, äußert. Die Vorstellung ist eine deutliche Kritik an ihrer Mutter. Die hat nämlich genau in dieser Hinsicht versagt – sie hat ihrer Tochter nichts abgenommen. Sie steht nicht zur Verfügung, den Kummer ihrer Tochter zu »containen« und ihr darüber beim Verdauen ihres schweren Erlebnisses zu helfen. Da sie sich ihrer Tochter gegenüber verschließt, erweist sie sich als »no entry mother«[7]. Es wundert inzwischen nicht mehr, dass Lilly nicht über die Vergewaltigung reden kann, dass sie in einen partiellen Mutismus verfällt, und ihre Mutter nichts von der auffallenden Veränderung ihrer Tochter bemerkt. Sie hätte doch zumindest den fehlenden Schneidezahn bemer-

7 Ich beziehe mich hierbei auf den von Williams (1997) geprägten Begriff »no entry children«, mit dem sie die Unzugänglichkeit von anorektischen Patient*innen markiert.

ken müssen! Sie muss als Laie nicht wissen, dass die blutende Zahnwunde Symbol der schweren narzisstischen Verwundung, der Kastration ist, die eine Vergewaltigung anrichtet. Aber dieser Mutter ist offenbar Vieles nicht aufgefallen, weil sie nicht hingesehen hat, obwohl Lilly sie buchstäblich mit der Nase darauf stößt. Das Gegenmodell ist Caitlin – die Einzige, die ihr in die Augen hat sehen können und dann Dinge über sie wusste, die Lilly ihr nie hat erzählen können. Wir werden gleich erfahren, dass auch Lillys Vater auf seine Weise ein »no entry« ist, dass wir es mit »no entry parents« zu tun haben:

> »Meinen Körper misshandeln. Darin werde ich mit der Zeit richtig gut. Ich kratze mir meine Arme blutig, ich renne mit Absicht gegen Schränke und Türen, ich halte mir glühende Metallstäbchen auf die Haut und beiße mich, bis ich Blut schmecke. Meine Eltern merken nie etwas, und die Kratzer auf meinen Armen halten sie für Ausschlag« (ebd., S. 35).

Faktisch sind es die sichtbaren Zeichen, unter welcher Anspannung Lilly steht.

Diese ignoranten Eltern haben ihr Kind weder anzuerkennen, noch zu lieben vermocht, »als wäre ich vollkommen egal« (ebd., S. 21). Lilly hat sich nie als kleine Erbse ihrer Eltern fühlen können. Das Vertrauensverhältnis zu ihnen ist nicht intim genug, es kommt kein Dialog zustande. Lilly hätte ihre Eltern kratzen, gegen deren Körper rennen, sie beißen müssen, damit sie merken, woher die Wunden kommen. Lilly erklärt, sie habe begriffen, in der Stille zersplittert zu sein – in der Stille nach der Vergewaltigung und in der Stille

> »in dem Moment, in dem ich den Blick von meiner Mutter abgewendet habe, weil ich es nicht mehr ertragen konnte, ihr dabei zuzusehen, wie sie Sanskritschriften übersetzte, hoch konzentriert, mit versteinerter Miene, und wie sie mich dabei, ohne eine einzige Sekunde lang aufzublicken, gefragt hat: ›Geht es dir nicht gut? Ist irgendwas? Ich arbeite!‹« (ebd., S. 298).

Nur zur Erinnerung: Das Kind steht mit blutendem Mund und einer Zahnlücke vor seiner Mutter! Da begreift Lilly: »Ich werde es nie erzählen können. Sie wird mir nie aufmerksam genug zuhören. Und sie wird mir niemals mit sanfter Hand über den Kopf streichen und mir Geborgenheit schenken« (ebd.). Lilly kann ihrer Mutter nicht erzählen, weil sie ihr egal ist, wie sie dem Vergewaltiger egal gewesen ist. Auch sie setzt sich bei ihrem Tun über Lilly hinweg, schaut sie nicht einmal an. Oder, was auf dasselbe hinausläuft, ihre Mutter »rastet total aus und kreischt mich an, dass ich ein verlogenes Biest sei und mir meine Probleme nur einbilden würde« (ebd., S. 37). Für alle Zukunft bleibt die Möglichkeit, zu erzählen, verschlossen. Versuche enden damit, dass Lilly sich eine Rasierklinge in die Pulsader rammt, eine Packung Antidepressiva »mit einem Happs« verspeist, in die Psychoklinik wandert, ins Kinderheim flüchtet und sich mit Wänden anfreundet, oder ihre Mutter kurzzeitig auszieht, mit Stühlen wirft, ins Kloster will oder kein Wort mehr spricht (ebd., S. 20).

Ihr Vater sei ruhig und ausgeglichen, habe sich nie mitreißen lassen, nie getobt. Eine Bombe hätte neben ihm explodieren können, er hätte keine Notiz davon genommen. Er würde in aller Seelenruhe seinen Tee austrinken, um dann eine Runde mit dem Fahrrad zu drehen. Lillys Fazit: »Mein Vater ist nie da. Und wenn er doch da ist, dann ist er immer noch zu weit entfernt, um mich wahrzunehmen« (ebd., S. 41). Die »Bombe«, die neben ihm platzt – der Seelenmord an seiner Tochter – bemerkt er auch nicht. Aber der Zünder liegt blank. Kinder ignoranter Eltern versuchen alles, um sich Gehör zu verschaffen. Mit 17 Jahren ist es soweit: Mit einem Suizidversuch erzwingt Lilly eine Reaktion. Als sie mit ihrem Vater am Küchentisch sitzt, den Hals durch Erbrechen von hundert Tabletten verletzt, eröffnet er ihr mit vorwurfsvollem Ton, dem Schulleiter mitgeteilt zu haben, Lilly komme im nächsten halben Jahr nicht zur Schule (ebd., S. 22): »Weißt du, wie schwer es für mich war, ihm zu erklären, dass meine Tochter versucht hat, sich umzubringen?« (ebd.). Dieser Vater macht seinem Kind Vorwürfe, weil es ihn mit seinem Trauma in Schwierigkeiten gebracht hat. Das mag fassungslos machen, ist aber keineswegs ungewöhnlich. Nicht das Kind wird getröstet, sondern die Eltern fordern vom Kind Einfühlung in ihr elterliches Leid – eine Parentifizierung. Lilly bleibt nur zu sagen: »Danke […] weil mir nichts Besseres eingefallen ist« (ebd., S. 22). Aber egal, wie ignorant und wenig einfühlsam Eltern auch sein mögen, von ihren Kindern werden sie geliebt, und auch Lilly ist selbst von der spärlichsten und überdies negativen »Zuwendung« ihres Vaters gerührt. In seinen Augen habe kurz etwas aufgeleuchtet, was sie noch nie darin gesehen habe: Zärtlichkeit, Verzweiflung. Vor Rührung weint sie. Zuvor ist sie allerdings ins Bad geeilt, hat die Tür verschlossen, das Wasser aufgedreht, um möglichst viele Geräusche zu machen, und ihr Gesicht mit kaltem Wasser gewaschen, damit die roten Flecken verschwinden: »Wie könnte ich je zugeben, wie sehr meine Eltern mich berühren, mit jedem noch so winzigen Atemzug« (ebd., S. 22). Das sei zu viel »gefühlsduseliger Blödsinn« (ebd., S. 204), zu viel Nähe, die Angst mache, süchtig danach zu werden. Ihr Vater habe dann einen Bericht geschrieben, »als wäre unsere Familie, allen voran natürlich ich, einfach nur irgendein Projekt, dessen Entwicklung so sachlich und knapp wie möglich dokumentiert werden müsste« (ebd.). In ihm wird Lilly als »unfähig«, »eigensinnig«, als »nicht imstande für ein vernünftiges Zusammenleben mit ihrer Mutter« beschrieben, der Suizidversuch »mit genauer Zeit- und Ortsangabe und so kalt dahingeschrieben, als wäre ich tatsächlich erfolgreich gewesen«, und im »Lilly-Ordner« abgeheftet worden (ebd.) – ein die Tatsachen entstellender Signifikantenmix. Eine Therapeutin mahnt den Vater, von der Explosion offenbar nun völlig »taub«, es sei nicht taktvoll, ständig mit einer Akte über Lilly bei ihr aufzukreuzen und Kopien an Ärzt*innen und Psycholog*innen zu verteilen. Er solle seine Tochter nicht in der medizinischen Öffentlichkeit denunzieren, um sich selbst nicht schämen und Schuldgefühle haben zu müssen. Lilly zweifelt, dass er das verstanden hat: »Aber egal – ich würde ihm trotzdem jedes Jahr einen Geburtstagskuchen backen, wenn ich nur wüsste, dass er sich darüber freuen könnte« (ebd., S. 23). Es fällt auf, dass Lillys Vater ähnliche Eigenschaften wie der Vergewaltiger zeigt: Er ist ignorant, hat ein nur formales Verhältnis zu seiner Tochter, die für ihn nur eine Akte, ein Projekt, ein Ding ist. Dies bestätigt die klinische Erfahrung, dass der Vergewaltiger im Unbewussten Aspekte des Vaters repräsentiert. Lillys Dankbarkeit für geringste Zeichen von Zuwendung – »nur einmal im Jahr« – könnte tragischerweise Anlass gewesen sein, dem Nachbarn, dessen Freundlichkeit die Mutter gepriesen hat, Zärtlichkeitswünsche signalisiert zu haben. Es könnte von ihr eine gewisse *seductiveness* ausgegangen sein, die der Mann missverstand und das Recht daraus ableitete, sich Lilly gegenüber grob sexuell zu verhalten. Wir hätten es dann mit einer folgenreichen »Sprachverwirrung zwischen den Erwachsenen und dem Kind« (Ferenczi, 1984 [1933]) zu tun.

Ein Bordell als Sanatorium

Lillys Versuche, ihr Trauma zu bewältigen, die immer zugleich Traumaabwehr und Selbstheilungsversuche sind, beginnen unmittelbar nach der Vergewaltigung, wenn sie »beschließt«, kein Wort über ihre Schande zu verlieren, weil der an ihr klebende Schmutz niemals zu sehen sein darf (Lindner, 2011, S. 17). Dies ist der erste Versuch der Sechsjährigen, das Erlittene aktiv in den Griff zu bekommen. Dann »beschließt« sie, »den widerlichen Körper« (ebd., S. 23) so bald wie möglich los und schnellstens erwachsen zu werden. Als Nächstes versucht sie, in Geschichten und Tagträume zu flüchten – eine Maßnahme, die zum Repertoire der modernen Traumatherapie gehört, dort als »Glücksübung« (Reddemann, 2006, S. 170) bekannt. Manchmal, so Lilly, träume sie sich ein Leben zusammen, nicht ihres, nein, ein völlig fremdes mit einem ihr unbekannten Geschöpf ohne Mut zum Bekenntnis als Hauptperson. Aber die Dialogführung bestimme sie (Lindner, 2011, S. 68). Sie wolle nie wieder etwas empfinden müssen, alles solle ihr uneingeschränkt egal sein, niemandem gebe sie das Recht, sie zu verletzen oder ihr zu nahe zu kommen, sodass sie berührt werde (ebd., S. 32). Und schließlich ist es auch ein Bewältigungsversuch, sich ins Bett zurückzuziehen und dort den größten Teil der Freizeit, umgeben von Büchern, zu verbringen.

Dass sie sich am liebsten für den Rest ihres Lebens in Ketten legen würde, damit sie nicht noch mehr Katastrophen anrichtet (ebd., S. 33), zeigt, dass sie beginnt, sich mit dem Vergewaltiger zu identifizieren, der in Ketten gehört, um andere vor ihm zu schützen. Offenbar hat sie jetzt die Schuldgefühle des Vergewaltigers introjiziert (Ferenczi, 1984 [1933]). Was er mit ihr gemacht hat, macht sie nun mit ihrem Körper, der für sie zum Objekt geworden ist (Hirsch, 1998 [1989]): Ihn misshandeln, indem sie die Arme blutig kratzt, »mit Absicht« gegen Schränke und Türen rennt, sich glühende Metallstäbchen auf die Haut hält und sich beißt, bis sie Blut schmeckt. Es bedarf nicht viel Fantasie, um zu erkennen, dass diese Selbstmisshandlung zum einen das Vergewaltigungserlebnis kopiert, zum anderen Lilly selbst bestraft, um ihre vermeintliche Schuld zu tilgen.

Wir erfahren wenig über die Inhalte von Lillys Tagträumen, aber sie dürften die Funktion traumatischer Träume haben, deren ständige Wiederholung der Versuch ist, ein Trauma unter Ich-Dominanz zu bekommen, d. h., das Erlittene selbst zu gestalten. Ein Inhalt jedoch wird früh erkennbar: die Idee, ins Bordell zu gehen. Die hat sie schon als Kind, noch unbestimmt und doch zugleich klar, wie sich im Rückblick zeigt:

> »Da verändert sich das kleine Mädchen, es beginnt die Gedanken in seinem Kopf zu verdrehen, es erfindet neue Freunde, unsichtbare flüsternde Gestalten, mit denen es reden kann und die immer da sind. Es gibt eine Geheim-

> sprache, geheime Spiele, geheime Regeln. Dort, in dieser unwirklichen Welt, fühlt sich das Mädchen sicher, und es zieht sich dahin zurück, sooft es möglich ist« (Lindner, 2011, S. 23).

Allerdings erzählt Lindner in nachträglicher Rekonstruktion. Ich vermute, bei den »Gedanken«, den »flüsternden Gestalten« handelt es sich um Phänomene einer traumatischen Trance. Später im Buch sagt sie: »Denn damals, als ich das kleine Mädchen war, bin ich weggelaufen vor mir selbst, so weit es nur ging. Eine Seelenflucht. Bis ins rote Licht« (ebd., S. 331). Der Ort der Geheimsprache, der geheimen Regeln, ist das Bordell. Es verwundert deshalb nicht, dass die Autorin später das Bordell, in dem sie arbeitet, wie eine Kinderfantasie, eine Träumerei, oder in traumatischer Trance erlebt und beschreibt. Zentral sind dort das Himmelbett – schon in ihrer Kindheit Ort des Rückzugs und des Trostes – und die Kuscheltiere. Die flüsternden Gestalten von damals, die erfundenen Freunde, sind die anderen Prostituierten, ihre Leidensgenossinnen. Zwangsläufig muss Lilly das Bordell narzisstisch libidinös besetzen, sonst hätte sie es dort keinen Tag ausgehalten. Im Gefängnis Einsitzende mit langjähriger Haftstrafe müssen das auch, was manche nach ihrer Entlassung dazu treibt, schnell wieder hinter Gitter zu kommen. Bei Lilly liest sich die narzisstische Besetzung so:

> »In Ohnmacht fallen [wenn die Flashbacks kommen, T.E.] wird zu meinem neuen Lieblingshobby. Schade nur, dass ohnmächtig werden kein Leistungssport ist. Ich wäre mittlerweile reich und berühmt und würde bis zum Hals in Medaillen und Pokalen feststecken. Denn niemand sonst fällt so schön wie ich, niemand sonst fällt so überzeugend, und niemand sonst fällt so wunderbar lautlos. Eine winzige Erinnerung oder ein einziges falsches Wort reichen vollkommen aus, um mich zum Fallen zu bringen« (ebd., S. 71).

Das Trauma soll jetzt narzisstisch verarbeitet werden und Gewinn (»Medaillen«) bringen. Ist sie traumatophil geworden? Nein, sie versucht sarkastisch Abstand zu finden und genießt den Sarkasmus. Das Bordell mit Himmelbett, Kuscheltieren und Essen empfindet sie als ihr Zuhause. Sie liebe es, wenn alle wie eine große Familie zusammensitzen, Schüsseln und Teller um den Tisch reichen, durcheinander plappern, über abgedrehte Kunden lachen und Wetten darüber abschließen, wann das Klingeln an der Tür wieder beginne: »Diese Wärme ist einzigartig, ich habe sie noch nie zuvor gespürt« (ebd., S. 233). Bei den Eltern am Küchentisch ist es kalt und einsam gewesen, in der Klinik steril und monoton, im Kinderheim chaotisch und brutal. Aber im Bordell könne sie aufrecht am Tisch sitzen und der Störung in ihr wenigstens für einen Moment Einhalt gebieten (ebd.). An einsamen Tagen rollt sie sich unter einem Laken zusammen und kuschelt sich an einen großen, von einem namenlosen Mädchen im Bordell zurückgelassenen Bären (ebd., S. 200). Die anderen Prostituierten erlebt sie als »gute« Mütter.

Die Bordelltätigkeit beruht auf der Illusion, das Elternhaus mit all den damaligen Vorkommnissen unter Kontrolle zu haben. Darum die Charakterisierung des Bordells als »Elternhaus«. Die Schilderung hat der Autorin die Kritik eingebracht, das Bordelldasein zu beschönigen, gar zu idealisieren. Das ist zutreffend und zugleich nicht. Viele tendieren wie sie dazu, ihren Arbeitsplatz zu familiarisieren und dort erfahrene oder ersehnte familiäre Situationen zu inszenieren. Zulässig ist die Kritik nicht, weil Lilly ihr Trauma aus eigener Entscheidung heraus ins Aktive gewendet hat, indem sie im Bordell mit ihrem Körper das macht, was ihr als Kind aufgezwungen wurde. Dieser entscheidende Unterschied lässt sie das Bordell als ideal empfinden: »Und ich weiß: Wenn ich mit jedem Mann auf der Welt freiwillig ins Bett gehe, dann kann ich nie wieder vergewaltigt werden. Was für eine Erkenntnis« (ebd., S. 334). Diese gibt sie als Quintessenz in der »Danksagung« am Ende des Buches weiter: »Und an alle Mädchen, die ihre entblößten Körper in fremde Betten legen, um zu entkommen: Es sind die Männer, die kommen. Und sie kommen immer wieder. Aber wir können uns anziehen. Und gehen« (ebd., S. 399). Eben das konnte Lilly damals in der Nachbarwohnung nicht! Die Wendung des Erlittenen ins Aktive, in die Selbstverfügung und Selbstbestimmung über den Körper, ist ihr Selbstheilungsversuch. Würde sie das Bordell verteufeln, der Roman wäre nicht stimmig. Traumatisierende Erfahrungen wecken ein heftiges Bedürfnis, den anderen das erleben zu lassen, was man selbst erlebt hat (Chasseguet-Smirgel, 1988 [1971], S. 248). Rollenumkehr aber bedeutet, dass Lilly sich zur »Täterin« macht. Im Bordell wird die Introjektion des Täters erkennbar, erkennbar, dass sie sich mit dem Introjekt Vergewaltiger identifiziert und es assimiliert hat, sodass es zu einem Teil ihres Selbst wurde. Zwar lässt sie sich dort wieder und wieder vergewaltigen, fantasiert sich dabei aber in die Rolle der Aktiven, die sowohl den eigenen Körper, den sie zum Objekt gemacht hat, als auch die Männer misshandelt sowie kontrolliert und so über die Objekte triumphiert. Sie hat im Bordell die magisch omnipotente Kontrolle über die eigenen Körperöffnungen und über den Penis der Männer samt dem einen, der Ursache ihres Seelenmordes gewesen ist. Faktisch ziehen sich die Männer wieder an und die Frauen bleiben zurück und müssen für den Nächsten zur Verfügung stehen. Aber wir verstehen: Das sexuelle Trauma soll mit einem sexualisierten Trauma abgewehrt werden.

Bei dem Körper, den Felia den Freiern anbietet, handelt es sich nicht um den Körper einer erwachsenen Frau, sondern um den der Sechsjährigen. An deren Körperbild ist sie fixiert. Als Lilly mit 17 Jahren zum ersten Mal freiwillig Sex mit einem Jungen – »nicht mit einem Mann« (Lindner, 2011, S. 59) – hat, den sie wegen seiner frech abstehenden Haare süß findet, empfindet sie den Sex als »schrecklich; denn ich bin sechs Jahre alt, und mein Körper ist winzig. Das weiß ich. Auch wenn es nicht mehr so ist« (ebd.). Im Bordell ist sie die Kleine in der Hülle der Erwachsenen. Die aber ist magersüchtig, d.h. ohne Brust, ohne Menses, androgyn und damit präpubertär, oder wie Lilly sagt: »Wenn ich all den nutzlosen Sex aus meinem Lebenslauf streiche, bin ich eigentlich noch Jungfrau« (ebd., S. 158). Das bedeutet: Das furchtbare Erlebnis wird mit Idealisierung abgespalten. Jenseits aller Idealisierung wiederholt Lilly im Bordell mit den Freiern unablässig den pädophil-sadistisch-perversen Modus von damals. Fixiert an das frühe Körperbild aus der Zeit der Vergewaltigung findet sie die dazu passenden Freier. Diese suchen nicht die erwachsene Frau, sondern das in der Magersucht aufgehobene kleine »ungefickte« Mädchen. Ich erwähnte bereits, Lilly wundere sich, warum viele Männer sie »mit vergötternden Blicken betrachten« und dass sie vermutet, ihre Kunden seinen »einfach alle bekloppt oder abartig« (ebd., S. 142). »Bekloppt oder abartig« heißt: Sie sind pädophil wie ihr Seelenmörder damals. Streicht man Lillys Idealisierung, ist das Bordell nichts anderes als die Wohnung des Nachbarn, in der ein kleines Mädchen vergewaltigt wird. Sie sagt es selbst: »Natürlich zweifele ich an meinem Verstand. Es ist ein vorübergehender, trügerischer Waffenstillstand, dass Sex auf einmal etwas anderes geworden ist als pure Gewalt. Im Hinterhalt lauern versteckt die Männer mit den zu großen Schwänzen« (ebd., S. 136). Der Erzählerin sind ihre verschiedenen, von einander abgespaltenen Ich-Zustände bewusst. Das ist grenzwertig, aber nicht psychotisch, und erklärt, warum Lilly ihre Bordelltätigkeit beendet, als sie wieder Brüste bekommt und zumindest vom äußeren Erscheinungsbild betrachtet kein Kind mehr ist.

Mit »Männer mit den zu großen Schwänzen« meint sie den einen aus der Kindheit – sein Penis war viel zu groß. Sie bedient sich hier eines Mechanismus, den man aus Träumen kennt: Treten viele Personen auf, geht es meist um eine, aber für die Psyche signifikante Person. Man könnte sagen: Viele stehen für bzw. verdecken einen. Die Autorin weiß das. Sie grübelt, mit wie vielen Männern sie mittlerweile Sex hatte, achthundert, tausend, tausenddreihundert, gar zweitausend? Aber der eine sei ihr »so deutlich in meinen Kopf gebrannt, dass ich ihn unter Millionen von Menschen wiedererkennen würde; der Mann, dem ich gehört habe, als ich sechs Jahre alt war« (ebd., S. 316). Das Bordell ist die Umkehrung des Traumas. Aus Lillys Sicht vergewaltigt sie jetzt die Männer. Zugleich ist es ihr Versuch, zu einer Triangulierung zu kommen. Unbewusst sind die Freier der Vater, der helfen soll, die Vergewaltigung zu verarbeiten. Treffend beschreibt die Autorin, wie man sich ein gewaltsam eingedrungenes Objekt, das im Seelenleben zum Introjekt wird, vorzustellen hat: wie ein unlöschbares Brandmal. Auch textformal spiegelt sich das »Viele-für-Einen«: Lindner benötigt an die zweihundert Seiten, also die Hälfte des Buches, für die Thematik des Bordells.

Kurzum, sie benötigt die vielen Männer zur Selbstheilung. Sie habe erkannt, »Männer haben mir meinen Körper weggenommen. Also müssen sie ihn mir auch wieder zurückgeben. Sie schulden mir einen Körper. *Meinen* Körper, um genau zu sein. Und tausend Entschuldigungen. Und Zärtlichkeit. Und Normalität« (ebd., S. 89). Sie beschließt, viele Männer verrückt nach ihr zu machen, dass ihr schlaues Gehirn eines Tages sagt: »Okay. Jetzt ist alles wieder gut« (ebd.). Die Hoffnung lautet:

> »Ein Körper ist nur ein Körper, und mein Körper soll der Körper sein, den alle Männer besitzen wollen, den sie aber nur dann haben können, wenn sie dafür bezahlen. Das finde ich gut. Das ist ziemlich simpel. Damit ist die Schuld beglichen. Was kann da noch schiefgehen? Und am Ende darf mein Körper wieder ein Teil von mir sein. Ich werde ihn an mich binden und festschnüren und nicht mehr hergeben« (ebd.).

Die »Schwänze« sollen das Trauma, das der eine angerichtet hat, wiedergutmachen. Das klingt paradox und erinnert an die Redewendung »den Teufel mit dem Beelzebub austreiben«, was Lilly auch registriert, denn sie räumt ein, Sex mache sie mehr als alles andere auf der Welt verletzlich, und gesteht sich ein, etwas zu wollen, was ihr angetan wurde, etwas, »das falsch war und so viel zerrissen hat: mich und meine Seele« (ebd., S. 330).

Lilly mag keinen Sex und keine Männer (ebd., S. 316). Identifiziert mit dem Vergewaltiger und dem Vater, macht sie jetzt andere zum Ding, aus Sex einen Verwaltungsakt, ein Projekt. Wer kann es ihr verdenken, aber deshalb kommt es mit keinem auch noch so netten Mann zu einer für sie befriedigenden Beziehung. Bis auf eine, allerdings zweifelhafte Ausnahme: »Einmal hat ein Freund mich geschlagen, einmal nur, weil ich ihn gereizt habe, weil ich es darauf angelegt habe. Und der Schmerz war ganz deutlich und klar. So nah war mir ein Mann nur selten« (ebd., S. 68). Klar, es ist immer noch besser, sich den Schmerz selbst zuzufügen (oder zufügen zu lassen), als ihn hilflos erleiden zu müssen.

Verleibt sich Lilly also Tausende Schwänze ein, sei es oral, anal oder vaginal, dann mit der Absicht, den einen, der einst gewaltsam in ihren Leib eindrang, aus diesem und ihrer Seele wieder hinauszubefördern. Das Introjekt »Vergewaltiger« muss externalisiert werden. Mit vielen Penissen den einen entfernen, ist eine bulimische Abwehr. Die Vielzahl an Penissen signalisiert zugleich, wie überschwemmend der eine für Leib und Seele war, weshalb sie ihn wie eine »Sturmflut« erlebte:

> »Aber ich kann es nicht lassen, mir die Finger so fest in die Arme zu krallen, bis ich blute, und ich kann nicht aufhören, mir von den Augenblicken zu erzählen, in denen ich sechs war und grässlichen Sex hatte, den ich weder wegwaschen kann noch auskotzen oder weghungern. Und ausbluten kann ich ihn auch nicht« (ebd., S. 131).

Ausbluten, Auskotzen, Ruminieren, Weghungern – nichts hilft, das Trauma zu externalisieren.

Trotzdem ist ihr Versuch der Selbstheilung partiell erfolgreich: Nachdem sie zwei Monate einmal täglich eine vernünftige Mahlzeit zu sich genommen hat, sieht sie gesünder aus, zwar noch dünn und winzig, aber sie hat wieder Brüste. Sie hasse ihren Körper weniger und beim Gedanken an Sex drehe sich ihr nicht mehr der Magen um. Sie könne »einen Schwanz angucken, ohne vor Angst im Erdboden oder vor Übelkeit im Bad zu verschwinden« (ebd., S. 211). Ihre Heilung schreitet voran, als sie *Human Trafficking* sieht, einen Film über Frauenhandel. Ihr wird klar: Sie ist ihr eigener »Zuhälter«. Nicht ein böser Mann foltert und zwingt sie zur Prostitution, nein, sie selbst drängt sich dazu, ihren Körper zu verkaufen, den Mund zu halten (ebd., S. 315) und sie selbst verbietet sich, um Hilfe zu bitten oder wegzulaufen. Schließlich sorgt sich die Erzählerin, nicht verständlich machen zu können, ausgerechnet in der Prostitution den Teil von ihr wiedergefunden zu haben, den sie vorher sorgfältig versteckt hat (ebd., S. 218). Ihre Sorge ist unbegründet, aufmerksam Lesenden konnte sie es nahebringen.

Trauer über die Frühreife und den Verlust der Kindheit begleitet den Gesundungsprozess. Als ein kleiner Busen sprießt, weint sie fassungslos. Sie fühle sich wie ein verzweifeltes Kind, das gerade verstanden habe, dass man aus jedem Lieblingspullover einmal herauswachsen muss, egal wie schön man die Elefanten darauf findet. Eine innere Stimme streicht ihr sacht über die Wangen, wischt ein paar Tränen beiseite und flüstert ihr ins Ohr: »Du bist eine Frau, meine Süße. Du bist eine schöne, selbstsichere und junge Frau. Es ist okay, Brüste zu haben« (ebd., S. 346). Jetzt wird verstehbar, weshalb Lilly gesundet. Sie hat Kontakt zu einem guten inneren Objekt gefunden, vielleicht zu einem Objekt aus der Zeit vor dem Verbrechen, einer Tante, einer Oma. Ich konnte keine Angaben finden. Im Roman ist die zur Weiblichkeit ermunternde Stimme die ihrer Freundin Lady, Hailies Mutter.

Weiß man um die Rückfallgefahr Traumatisierter, hält man den Atem an, denn Lillys Seelenleben ist auch von missgünstigen Objekten bevölkert, die jetzt auf den Plan treten könnten. Sie lassen nicht lange auf sich warten: »Also weine ich weiter. Meine Brüste fühlen sich weich an [...]. Und ich weiß, dass ich sie vermisst habe, als sie nicht mehr da waren« (ebd.). Sie liebe es, Frauen mit schönen Brüsten nachzuschauen, aber ihre eigenen seien ihr fremd, gehörten nicht zu ihr. Da sie so nicht leben könne, müsse sie wieder aufhören zu essen. Zum zehnten Mal an diesem Tag stellt sie sich auf die Waage und beschließt, nächste Woche fünf Kilo abzunehmen, um sich wieder in Richtung 40 zu bewegen. Dann würde alles gut.

Ana, Mia und die Magersüchtige

Haben wir in *Splitterfasernackt* Eckpunkte für Verständnis und Ätiologie der Magersucht ausmachen können, so gibt das Buch auch Einblick in die Wirkmacht der virtuellen Figur »Ana« (siehe Kap. 2). Sie schien verantwortlich für den Widerstand gegen Lillys Gesundung, denn als ihre Brüste wieder wachsen, ruft Lilly verzweifelt: »Ana. Ana? Verlass mich nicht« (Lindner, 2011, S. 347), und beschließt, fünf Kilo abzunehmen, weil dann alles gut würde. Was bedeutet Ana für Lilly?

Sie sagt, die Tage mit Ana seien »die stärksten und mächtigsten Tage, denn nichts will meine vergewaltigte Seele mehr als Kontrolle und Befehlsgewalt über diesen geschundenen Körper« (ebd., S. 183). Ana scheint Kontrolle und Befehlsgewalt zu ermöglichen. Lilly ergänzt: »Es ist spät am Abend und ich würde mich gerne in mein Bett legen und anfangen zu träumen. Aber Träume bedeuten Verlangen und Hoffnung, und Ana hält nichts von dem großen Sehnen. Selbstmord auf Raten. Das ist Anas Hoheitsgebiet« (ebd., S. 237). Will man Ana auf die Spur kommen, scheint Ehrfurcht geboten, immerhin betritt man Hoheitsgebiet! Wenn Ana nichts vom »Sehnen« hält, heißt das, Ana verbietet Zukunft. Wer sich auf sie einlässt, ist dem Tod geweiht.

Für uns ist von Interesse, welchen Platz und welche Bedeutung Ana im Seelenleben Lillys bekommt. Aus ihren Beschreibungen lässt sich ermitteln, dass es sich bei Ana um eine unsympathische, strenge Person handelt, die man normalerweise ersuchen würde, gefälligst das Weite zu suchen. So muss man vor Anas partikularer Moral »eine Rechtfertigung nach der nächsten geben« (ebd., S. 184). Ana kreischt wie eine Furie, isst man ein Stück Kuchen; nicht mal frühstücken darf man (ebd., S. 241). Ana kontrolliert die Kleidung und ihre Regel Nummer eins lautet: »Wir haben keinen Hunger!«

Die Aufforderung, den Hunger zu verleugnen – ein Aspekt der partikularen Moral Anas, die sie in ihrem »Hoheitsgebiet« skrupellos und keine Widerrede duldend durchsetzt – ist lebensgefährlich. Ana verpflichtet auf ihre partikulare Moral, die sie normativ begründet: »Du gehörst nur zu uns, wenn du dich unterwirfst. Andernfalls gehörst du zu den Feinden.« Essen scheint Anas größter Feind zu sein, ihn zu befriedigen ein schweres Vergehen. Demzufolge verbietet Ana Kontakt mit Personen, die zum Essen verführen könnten. Bei Zuwiderhandlung reißt Ana Lilly das Handy aus der Hand und wirft es zum Fenster hinaus (ebd., S. 189f.). So konkretistisch greift die virtuelle Figur Ana in den Alltag ein. Wütend wie eine Schlange kann sie zischen, dass man mit dem Kopf voraus gegen den Schrank kracht. Oder sie wird zum Drachen mit rabenschwarzen Augen und funkensprühendem Blick, verstößt man gegen die Regel Nummer eins; ein Drache, der Lilly zutiefst zu erschrecken vermag, wenn er »überaus freundlich daran erinnern möchte, dass ich gefälligst noch zu erbrechen habe. Wir seien hier ja schließlich nicht im Ferienparadies« (ebd., S. 282). Ana hat etwas von der Sphinx, die junge Menschen tötet und »so das Land verwüstete«, wie es heißt. Damit aber die jungen Menschen zu ihr kamen, musste sie zugleich Faszination auf sie ausüben. Sie war also gleichzeitig furchteinflößend und anziehend (Grunberger, 1976 [1971], S. 312).

Dass Ana keine Männer zulässt, wundert nicht, denn die sind Feinde wie der verführerische Hunger: »Seit wann denkst du darüber nach, mit dem Feind essen zu gehen?«, faucht Ana. Ana verbietet die Triade. Deshalb sind auch Brüste gefährlich, denn seit Lilly wieder Brüste hat, verlieben sich noch mehr Männer in sie (Lindner, 2011, S. 346); »›Untersteh dich‹, kreischt Ana« (ebd., S. 241). Ana ist die eifersüchtige Freundin. Nicht für die Männer, für Ana soll sich die Magersüchtige sexy machen: »Ana schnaubt verächtlich, denn in ihren Augen ist ein so glibbriges und fettes Vieh von 41 Kilo ganz bestimmt nicht perfekt und auch nicht annähernd sexy« (ebd., S. 285). Ana bestimmt das Ideal, dem die Magersüchtige zu entsprechen hat. Man kann hier von einer homoerotischen Beziehung zwischen dem Ich und seinem Überich bzw. Ideal ausgehen, denn das Ichideal ist weiblich, da es sich an der frühen Mutter bildet. Niemand habe sie je fester gehalten oder zärtlicher berührt als Ana, versichert uns Lilly (ebd., S. 203).

> »Meine aufmerksame und selbstlose Freundin Ana ist natürlich sofort zur Stelle, um mich zu unterstützen. ›Lilly‹, flüstert sie mir verführerisch ins Ohr. ›Komm, lass uns wieder so wunderschön leicht und frei sein wie damals mit 37 Kilo … weißt du noch?‹ […] ›Bis zum Ende …‹, raunt Ana und legt ihre Hand auf meine Taille« (ebd., S. 183).

So schwört man sich's am Traualtar. Kein Mann wolle begreifen, dass sie, Lilly, ein lesbisches Verhältnis mit Ana, ihrem Überich bzw. Ichideal hat, weil Lesbie den Mann ausschließt. An dieser homoerotischen Website-Beziehung dürften sich die Fantasien der Essgestörten entzünden, die dann im sadomasochistischen Umgang mit dem Körper autoerotisch befriedigt werden. Das ist kein Widerspruch zu Lillys Bordelltätigkeit. Die Männer dort dienen einzig der Elimination des Vergewaltigers. Dieser Männergebrauch ist vor Ana statthaft.

Dennoch ist Ana nicht nur feminin: Lilly erzählt, von ihrer Mutter damals aufgefordert worden zu sein, ihren Peiniger zum Vorbild zu nehmen, weil er höflich und aufmerksam sei. Und tatsächlich schildert Lilly uns Ana auch als mit Zügen des Vergewaltigers ausgestattet. Hört man genau hin, erfährt man, Ana hat »rabenschwarze Augen«. Die hatte der Seelenmörder auch – sicher kein Zufall.

Essen gehen wäre nicht nur eine Ana erzürnende Regelverletzung, sondern würde auch bedeuten, dem Feind zu unterliegen – eine Katastrophe für das Selbstwertgefühl. Ana würde mit Vernichtung drohen:

> »Wenn Ana sich zu ihrer vollen Größe ausstreckt, dann kann ich noch so viel mit mir selbst kämpfen, sie macht mich mit einem knochigen Finger platt. Ana kann ein Käsebrötchen mit so viel Verachtung anstarren, dass es einfach verschwindet. Und mich natürlich auch« (ebd., S. 233).

Während Ana eine strenge »Freundin« für Magersüchtige sein will, ist die für Bulimikerinnen zuständige Mia weniger gebieterisch und bärbeißig. Mit Mia kann man streiten, sie stellt sogar Fragen. Ana faucht, Mia wispert, umarmt und steht den Männern näher, ist als virtuelle Bulimikerin triebfreundlicher, was die klinische Erfahrung bestätigt. Ana hingegen ist der reine Zynismus: »›Ich glaube, ich sterbe‹, flüstert Mia. ›Au ja, bitte!‹, freut sich Ana« (ebd., S. 302), der Mia viel zu normalgewichtig ist. Das virtuelle Gerangel zwischen Ana und Mia erinnert an das reale Gerangel zwischen Magersüchtigen und Bulimikerinnen auf Krankenhausstationen.

Anas Spuren tauchen schon früh in Lillys Leben auf: Kurz nach der Vergewaltigung mit sechs beginnt Lilly Gedanken in ihrem Kopf zu verdrehen, erfindet unsichtbare flüsternde Gestalten, mit denen sie in einer Geheimsprache kommunizieren und geheime Spiele mit geheimen Regeln spielen kann. All dies erinnert an die Welt der Ana. Bereits damals habe sie sich in dieser unwirklichen Welt sicher gefühlt und sich dorthin zurückgezogen, sooft dies möglich war (ebd., S. 23). Die »flüsternden Gestalten« tauchen in der Schulzeit wieder auf, wenn sie auf dem Bett liegend ihre »Psychotabletten« anstarrt. Eine Stimme in ihrem Kopf sagt: »›Schluck sie alle auf einmal runter!‹«; eine andere: »›Au ja, und dann noch eine Schachtel Aspirin als Nachspeise!‹«; eine dritte flüstert: »›Eine Tablette für den Anfang kann auf gar keinen Fall schaden‹« (ebd., S. 45). Und uns sagt eine Stimme, dass Lilly ihren Sarkasmus benötigt, um Distanz zu den sie bedrängenden qualvollen Gefühlen und Erlebnissen zu finden.

In *Splitterfasernackt* taucht Ana meines Wissens zum ersten Mal auf Seite 64 auf: Lilly hat gerade die Schule geschmissen, sich von einem Freund getrennt und die Arbeit in einem Kinderladen aufgenommen. Jetzt müsse sie sich endlich für eine Form der Essstörung entscheiden, so Lilly. Das Hin und Her zwischen Bulimie und Anorexie sei sie leid; »Ana und Mia – das sind die beiden Stimmen in meinem Kopf, die sich um jeden noch so kleinen Kekskrümel streiten können, als ginge es um den Lauf der Welt. Und mittlerweile sind die zwei alles, worüber ich mich definieren kann« (ebd., S. 64). Anas makellose Maske sei ihr größter Alptraum, »die Hingabe, mit der ich ihre Rolle spiele, lässt mich zuweilen in ihr verlorengehen« (ebd., S. 336). Lilly ist jetzt mit ihrem Überich identifiziert. Als Sechsjährige ließ sich Lilly, um »nach Strohhalmen zu greifen« (ebd., S. 16), von der Stimme fortführen, weg von dem Sofa, weg von dem Mann, weg von ihrem Körper, jetzt von Ana: »›Komm‹, wispert mir da eine leise Stimme ins Ohr; die Stimme gehört mir, aber ich erkenne sie nicht. ›Komm‹, flüstert sie, ›Ich bringe dich weg von hier, vertrau mir‹« (ebd., S. 15f.). Wir hören die Schlange in der Sphinx (Grunberger, 1976 [1971], S. 313) – noch in Gestalt der Retterin – mephistolisch zischeln. Schließlich

> »verkaufe ich meine Seele an Ana. Ana bis zum Ende. Das ist ein Versprechen, das stumm besiegelt wird. Und so verzieht sich Mia in den hinteren Teil meines Gehirns, während Ana mit ihren streichholzdürren Armen um mich herumtanzt und tatsächlich glaubt, sie könne fliegen, wenn ihr BMI nur unter 16 bleibt« (Lindner, 2011, S. 65).

Hier taucht ein weiteres Motiv für Anas strenges, partikulares Regelwerk auf: Dem Hunger widerstehen »beflügelt«. Ana wirbt mit dem uralten Traum des Menschen: dem Ideal, fliegen zu können. Anas partikulares Regelwerk gaukelt Idealität vor und fördert Größenfantasien und Hochmut.

Ana ist die Karikatur des partikularen Überichs der Magersüchtigen. Sie erlaubt einen tiefen Einblick in die Wirkmacht dieses über das Internet verbreiteten Überichs. Dieses neuzeitliche externe, personifizierte aber unpersönliche und rigide System in Form eines fiktiven Objekts drängt sich aus dem Netz heraus der Magersüchtigen auf und setzt sich offenbar umstandslos und mit konkretistischen Anweisungen an die Stelle seiner Vorläufer, der Eltern, wird zum inneren Objekt und zwingt Heranwachsende und Erwachsene in die infantile Position. Abgesehen von der bemerkenswerten Funktion, die das Internet hier bekommt, geht es bei diesem Überich oder Ichideal aus psychoanalytischer Sicht um eine frühe und damit noch unreife Form. In *Splitterfasernackt* lässt sich diese Instanz nur bis ins sechste Lebensjahr zurückverfolgen. Erkennbar ist aber, dass Ana das Surrogat einer absurde und gefährliche Ideale fordernden analen Mutter ist.

Sie fordert von Magersüchtigen, niemals dem Hunger nachzugeben, »till the end« (Atte), wie es in der Welt der Ana heißt. Dazu Lilly: »Ja, ich weiß, wir Frauen sind die einzigen Lebewesen, die Intelligenz, Glück und Reichtum in Kilogramm messen können. Und ausgerechnet in dieser Disziplin muss ich auch noch herausragend sein. Genau wie meine Hüftknochen« (ebd., S. 346).

Dass Magersüchtige dieser Ana die Chance einräumen, in ihrem Seelenleben einen alles beherrschenden Platz einzunehmen, sie auf Ana »abfahren«, lässt ein subjektives Entgegenkommen vermuten, vermuten, dass ihr Überich bzw. Ichideal an einen frühkindlichen, unreifen, rigiden Zustand fixiert geblieben sein muss und es sich deshalb als problemlos anschlussfähig an die Ana-Ideologie erweist. Wir ahnen: Die hoch konzentrierte, mit versteinerter Miene und ohne eine einzige Sekunde lang aufzublicken arbeitende Sanskritübersetzerin, die »Geht-es-dir-nicht-gut-ist-irgendwas-ich-arbeite-Mutter« könnte die Ur-Ana der frühen Jahre gewesen sein.

Der Hunger als »neues Problem« bekommt seine Bedeutung in der Pubertät: Ab jetzt ist er für jede Magersüchtige der Teufel, der zum Essen verführt.

> »Aber Lady schiebt den Brotkorb so nah an mich heran, dass er gegen meine Brüste stoßen würde, wenn ich noch welche hätte, und reißt mich aus meinen Gedanken. Dann pustet sie mir eine kleine Rauchwolke entgegen, die aussieht wie ein Wolf. Ein Werwolf. Ich habe Angst. Nicht vor dem Wolf. Vor dem Tapasteller. Und dem Brot« (ebd., S. 203).

In welche Not Magersüchtige mit dem Hungern kommen, zeigt folgende Stelle:

> »Und dann sage ich das, was ich niemals sagen durfte, das, was ich meinem Körper niemals zugestehen konnte. Das, was ich mir ausdrücklich verboten habe, und das, was mich so grausam in meine leeren Zwischenräume verbannt hat. [...] Aber ich sage es doch: ›Ich habe solchen Hunger‹. Die Tränen, die mir dabei in die Augen schießen, sind salzig, sie brennen schlimmer als alle zuvor. Etwas zerbricht in mir, etwas zersplittert; ich spüre die nackten Scherben in jede Faser meiner Haut stechen – scharfkantig und wütend. Ana starrt mich an, aus rabenschwarzen Augen. Tag für Tag hat sie mir die Regel Nummer eins erklärt: Wir haben keinen Hunger! Hörst du? Niemals! Wir haben keinen Hunger!« (ebd., S. 385).

Wir erfahren, was *Splitterfasernackt* noch heißt: Scherben in jeder Faser der Haut! Ana ist der magische Versuch, den Teufel Hunger zu verleugnen und damit jeder Verführung vorzubeugen. Der Hunger soll ebenso wenig Bedeutung bekommen, wie der Vergewaltiger damals, als sich Lilly sagte: »Es ist nichts passiert. Es ist doch nichts passiert« (ebd., S. 18). Und wie der Hunger sollen magisch die Sexualität, die Gier, die Hoffnung, »das große Sehnen« verleugnet werden. Ana fordert Askese.

Hunger haben ist gefährlich, weil er zur Befriedigung des abgewehrten Wunsches verführt, die »Made im Speck« zu sein. Wegen der Abwehr ist diese Made das Feindbild der Magersüchtigen, und diese Made sieht sie im Spiegel. Der Spiegel ist der Magersüchtigen keine Reflexionsfläche, sondern Projektionsfläche für ihren verpönten Wunsch. Sie sieht nicht ihren faktischen Körper, sondern ihren Wunschkörper – und ist entsetzt. Das Körperbild wird gestört, weil die Magersüchtige anachronistisch sieht. Sie sieht sich als die Adipöse von früher, so wie sich Lilly in Felia als die damals vollbusige Pubertierende sieht, die sie auf ihren magersüchtigen Körper projiziert. Und im Übrigen: Weist die Magersüchtige bestürzt darauf hin, sie sähe doch fett aus, so ist das ein Trick, auf die alle hereinfallen und antworten sollen: »Nein, nein, Du bist viel zu dünn«. Exakt das will sie hören, weil es ihr bestätigt, dass ihre Abwehr funktioniert und Ana mit ihr zufrieden sein kann.

Wenn Lilly Anas Regel bricht, muss sie befürchten, »dass die Stimmen in meinem Kopf anfangen, mich zu beschimpfen, und Ana sich mit mörderischem Blick auf mich stürzt« (ebd., S. 339). Die Gefahr, wegen des quälenden Hungers die Regel zu übertreten, ist die Krux der Magersüchtigen. Gibt sie ihm nach, verliert sie die Liebe Anas, d. h., sie fühlt sich vom Überich bzw. Ichideal fallengelassen und verstoßen, empfindet Schuld, Schande und fühlt sich schmutzig – wie damals als Sechsjährige. Es ist, als sage jetzt Ana, wie früher die Mutter: »Ich hasse dich«. Mit anderen Worten: Die Magersüchtige gerät in einen depressiven Zustand. Das Gefühl, vor dem Ichideal eine Niederlage erlebt zu haben, schwächt, lässt das Selbstwertgefühl absinken, und Lilly muss verzweifelt betteln: »Ana, Ana, verlass mich nicht«.

Anders liegen die Verhältnisse, wenn die Magersüchtige hungert, dem (Körper-)Bedürfnis oder der Sexualität nicht nachgibt. Sie erfährt die (homoerotische) »Liebe« Anas, ihres Gewissens; ihr Ich befindet sich im Einklang mit dem Ichideal oder Überich. Der Hunger ist jetzt Freund, der Teufel besiegt: »Das ist ein Anfang, dann kann ich mich wieder in Richtung vierzig bewegen. Dann wird alles gut« (ebd., S. 347). Sie hat ein gutes Gewissen – bekanntlich ein sanftes Ruhekissen. Dann sind die Tage mit Ana »die stärksten und mächtigsten Tage« (ebd., S. 83), d.h., die Magersüchtige wird hypomanisch, also »beflügelt«. Dafür opfert sie bereitwillig ihre Gesundheit. Vor dem Hintergrund dieser anorektischen Logik verliert der oft gehörte Satz »Der Hunger macht mich stark« sein Rätselhaftes. Depression und Hypomanie alternieren je nach Füllungsstand des Magens. In der Regel sind Magersüchtige morgens eher guter Laune, abends hingegen depressiv. Der Grund ist, dass sie tagsüber etwas gegessen haben, also eine Niederlage hinnehmen mussten, und sich Anas Zorn zuziehen. Darum ist jeder Tag ein Kampf, »seit Ana und Mia Anspruch auf mein Leben erheben« (ebd., S. 289). Wenn Lilly also konstatiert, alle Tage mit Ana seien nicht nur die »stärksten«, d.h. die siegreichen, sondern auch »die schwächsten und isoliertesten, die ich je hatte« (ebd., S. 183), dann nämlich, wenn sie gegessen hat, also eine Niederlage erlitten hat, dann ist diese Logik stringent, mithin nicht paradox.

Diese für die anorektische Logik zentralen innerpsychischen Vorgänge sind der Grund, warum ich nicht bereit bin, manche Bausteine der klassischen psychoanalytischen Persönlichkeitstheorie und die von ihr abgeleiteten klinischen Vorstellungen zur Melancholie über Bord zu werfen. *Splitterfasernackt* legt nahe, daran festzuhalten. Kombiniert man diese Bausteine mit einem modernen, kommunikativen Setting, in welchem die Patient*innen nicht durch Konfrontation mit Schweigen aufseiten der Therapeut*innen ins Leere fallen, ließe sich mit Lilly therapeutisch arbeiten.

Man kann an der Bedeutung von Ana und Mia für das Seelenleben auch ermessen, was passiert, nimmt man therapeutisch nur die Essstörung in den Blick und versucht, Maßnahmen gegen den Hunger durchsetzen. Die Patient*innen würden nicht nur in einen schweren Konflikt mit ihrer introjizierten partikularen Moral, sondern auch in eine narzisstische Krise geraten, weil ihr Ich ihrem Ichideal nicht gerecht wird. Unterwandert man die Abwehr durch Essmaßnahmen, riskiert man eine psychotische Dekompensation. Die Kranken würden solches Vorgehen wie »nackte Sexgewalt« (ebd., S. 108) erleben, es aus Scham und Schuld jedoch vermeiden, auf den »fehlenden Schneidezahn« aufmerksam zu machen. Würde man nur am konkreten Hunger arbeiten, nicht aber an seinen Vorläufern, man käme nie an die Wurzeln der Hilflosigkeit, Verzweiflung und Hoffnungslosigkeit, die die Seele dieser Patient*innen seit ihrer Kindheit quälen.

Hilfreiche Objekte

Man muss also davon ausgehen, dass ein pathologisches partikulares Überich bzw. Ichideal-System namens »Ana« zum entscheidenden Widerstand gegen eine Gesundung wird. Lilly bleibt an Anas Welt fixiert: »Aber mein Leben dreht sich trotz allem weiterhin nur um vier Dinge – um Ana, um Mia, um das kleine Mädchen und um Schadensbegrenzung. Ich bin total besessen« (ebd., S. 221). Es wäre schön, wieder ein normales Mädchen sein zu können, so Lilly, aber sie sei »splitterfasernackt«. Der Begriff erscheint in diesem Kontext putzig, als wolle Lilly ein kleiner Nackedei sein. Ich würde sagen, sie ist gesplittert, gefasert, geknackt. Auch wenn sie manchmal halbwegs gesund aussähe, hieße sie seit Jahren »Ana«. Ana und Mia würden nie auch nur einen einzigen Schritt von ihrer Seite weichen (ebd., S. 303). Trotzdem kommt es zu einer, wenn auch instabilen Besserung ihres körperlichen und seelischen Befindens. Dies hängt damit zusammen, dass Lilly zwar *till the end* hungern will, gleichzeitig aber »nichts mehr möchte als endlich leben. [...] Ich weiß: Das ist eine kaputte Satzinteraktion« (ebd., S. 66) – und eine paradoxe. Lilly entschuldigt sich, Anas Sprache sei schwer zu übersetzen, sie würde unverständlich, sobald man versuche, sie zu erklären (ebd.). Tatsächlich ist es Merkmal partikularer Moralen, sich nicht zu erklären und Begründungen zu geben. Sie sollen befolgt werden. Es ist die Ambitendenz zwischen Triebwunsch/Körperbedürfnis und Gewissen/Perfektion/Reinheit, die Ambitendenz zwischen *till the end* und Wunsch, Hoffnung und Sehnsucht, die für die kaputte Satzkonstruktion verantwortlich ist.

Es ist Lillys Wunsch zu leben, der die Fixierung an Ana lösen will. Sie wisse, stelle sie sich klug an, werde sie Ana eines Tages an irgendeiner »überfüllten Kreuzung« abschütteln und wieder frei sein, auch wenn sie dann die nächsten Jahre auf der Flucht vor ihr sein müsste (ebd., S. 300f.). Jetzt ist Ana der Feind. Der Kampf gegen das Überich beginnt – verwirrend, wie die Dinge der Seele verschiedene Rollen und Bedeutungen einnehmen können.

Wie also Ana abschütteln? Lilly versucht es mithilfe einiger Personen, die wir kennen, z.B. der verstorbenen Freundin Caitlin:

> »Vielleicht könnte Caitlin eines schönen Tages wieder auferstehen, und wir könnten nachts um drei bei mir in der Küche stehen und eine Torte mit rosafarbenem Zuckerguss und Marzipanblüten darauf backen. Ich wäre so

> glücklich [...], ich würde begreifen, dass es nicht wichtig ist, jede einzelne Rippe unter der Haut hervorstechen zu sehen. [...] Ich würde es irgendwann wagen, Ana mit einem Tritt vor meine Tür zu befördern und Mia gleich mit. Ich würde den beiden die Stirn bieten und jeden Tag einen winzigen Schritt weiter zu mir selbst und zu den schrecklichen Kilos kommen, die ein Recht darauf haben, Platz in dieser Welt einzunehmen« (ebd., S. 184f.).

Die schreckliche Ana lässt sich nur nachts – da »schläft« das Überich – und/oder mit netten Frauen vertreiben, denn »Ana und Mia seien kein guter Ersatz für ein so großes und gütiges Herz wie das von Caitlin« (ebd., S. 290). Nur ein gutes (inneres) Objekt vermag von Ana zu erlösen.

> »Aber an diesem Sonntag bin ich ohne Ana unterwegs. Also teile ich mir mit Amy eine Streuselschnecke und trinke ein Glas Orangenlimonade dazu. Es ist ein Abenteuer. Das letzte Mal, dass ich ein Getränk mit Zucker oder Süßstoff zu mir genommen habe, ist schon ewig lange her« (ebd., S. 233).

> »[...] doch an diesem Abend esse ich trotzdem etwas. Nicht viel, aber mehr als sonst. Für Lady, weil sie meine beste Freundin ist« (ebd., S. 203).

Auch Thomas, dem *ami maternel*, gelingt es, Ana zu vertreiben, genauer: zu ertränken. Er reicht Lilly die Hand, um ihr in die Badewanne zu helfen. Lilly steigt hinein und fühlt, wie das warme Wasser sich um sie legt. Die Temperatur ist wohltuend und Lilly vergisst, dass sie ihren Körper hasst; »Ana wispert etwas. Es geht unter und ertrinkt« (ebd., S. 172).

Caitlin, Amy, Lady, Thomas – sie alle stehen auf der Kreuzung und helfen Lilly, Ana abzuschütteln. Allerdings bräuchte Lilly wegen der Rückfallgefahr auch professionelle Hilfe. Sie weiß das. Sie werde erst wieder sie selbst sein können, ist ihr Körper wieder Teil von ihr.

> »Also muss ich ihn zurückbekommen, um jeden Preis Aber wie soll ich das schaffen? Von wem hole ich meinen Körper zurück? Und wie kann ich ihn anschließend an mir befestigen? Sekundenkleber, Isolierband, Nägel, Schrauben, Heftklammern, Tesafilm oder gleich ein Schweißbrenner? Wie füge ich mich zusammen, und womit bedecke ich die verräterischen Nähte?« (ebd., S. 89).

Auf die Idee, eine neue Therapie anzufangen, käme sie nicht (ebd., S. 92). Schade, zumal sie manchmal versucht, sich zu erinnern, und »besessen« ist von einem »ungefickten« Rückblick, »als hätte ich die Chance, noch alles zu verändern« (ebd., S. 26). Wir haben es mit einer für eine analytische Therapie motivierten Patientin zu tun, »besessen« davon, ihre Lebensgeschichte aufzuarbeiten, ihren partiellen Stimmverlust zu beheben und das Stimmengewirr in ihrem Kopf zu sortieren: »Ich bin süchtig nach dieser Stille; dem Augenblick, wenn all die anderen Stimmen in meinem Kopf endlich aufhören zu schreien, zu toben und wenn die Angst in mir kleiner wird, immer kleiner, bis sie kaum noch zählt« (ebd., S. 317). Also sollte sich zu den Objekten an der Kreuzung noch eine Analytikerin hinzugesellen. Die Behandlung Lillys könnte an der Sehnsucht, Körper und Selbst zusammenzufügen, ansetzen. Behutsam, um eine Retraumatisierung zu vermeiden, könnte man mit dem »kleinen Mädchen« imaginär in die Wohnung gehen, in der das Verbrechen geschah, was der Selbstheilungskraft der Patientin Rechnung tragen würde, schildert sie doch, wie sie nach ihrem Körper suchte, nachdem der Verbrecher ausgezogen und aus ihrem äußeren Leben verschwunden war, »als hätte es ihn nie gegeben« (ebd., S. 27). Stunden-, tage-, monatelang hat sie vor der leeren Wohnung des Verbrechers darauf gewartet, dass ihr Körper herauskommt, um wieder mit ihm zusammen sein zu können, wie sie in einem Brief an das kleine Mädchen schreibt. Ihm gilt ihre Sehnsucht und mütterliche Liebe, nach der sie sich selbst unendlich sehnt. Der Brief zeigt die Begabung der Ich-Erzählerin, ihre Not auf den Begriff zu bringen, und dass das kleine Mädchen in ihr noch lebendig ist. Damit lässt sich therapeutisch arbeiten:

> »Du bist noch immer jeden Tag bei mir – das hat die Zeit nicht geändert, da kann sie laufen und rennen so viel, wie sie will, abschütteln wird sie dich nie. Wie alt bist du eigentlich? Sechs, oder schon sieben? Deine Haare sind länger als meine und ganz weich, sie reichen dir fast bis zu deinen Hüften. Du bist noch so klein und immer leicht gebräunt, auch wenn gar nicht Sommer ist. Schau mich an, ich bin immer weiß und blass, egal, wie schön die Sonne draußen scheint. Ich kann dich sehen: Du bist einsam, weil du nicht weißt, wie man mit anderen Kindern spielt; du fühlst dich fremd, wenn du deine Freunde besuchen gehst, denn bei dir zu Hause ist alles anders. Du weißt nicht, wie es ist, sich in Sicherheit zu wiegen. Dafür weißt du, wie es sich anfühlt, wenn man einen Schwanz im Mund hat und versucht, nicht zu

> weinen – weil er es mag, wenn du weinst und zappelst. Aber am Abend, in deinem Bett, da weinst du dann. Jede Nacht. Jede verdammte Nacht. Du sagst: ›Mama, ich liebe dich.‹ Und deine Mutter antwortet: ›Ich habe jetzt keine Zeit.‹ Da drehst du dich um. Und läufst davon. Du versteckst dich in deinen Gedanken« (ebd., S. 311).

Die Tragik ist in dem Satz »Mama, ich liebe dich« verdichtet. Er drückt ihre unerfüllt gebliebene Sehnsucht nach einem guten Objekt aus, das sie vor dem Bösen schützt. Auf die Rückkehr ihres verlorenen Körpers wartet Lilly vergebens und bleibt einsam. Sie schließt die Augen: »›Bitte, bitte lass mich gesund werden‹, sage ich an niemand Bestimmten gerichtet« (ebd., S. 312). Nirgendwo kann sie das kleine Mädchen entdecken. »›Der Nebel hat sie verschlungen‹, flüstert eine Stimme in der Nacht. ›Hörst du sie um Hilfe rufen, hörst du sie schreien?‹ Ich schüttele den Kopf. ›Dann hör genau hin‹, sagt die leise Stimme warnend und verschwindet« (ebd.). Die leise Stimme könnte die einer Analytikerin sein – ich meine, Lilly braucht eine Frau mit stabil internalisierter männlicher Identifizierung, damit sie ihr Mutter und Vater[8] bieten kann –, die nicht mit spitzen Fingern, falsch verstandener Abstinenz oder theoriegeleitet (Sanskrit übersetzend) agiert, die sich nicht durch »eine gewisse verdrossene Indifferenz«, die geeignet sei, so Freud, bei Patient*innen Widerstände zu wecken (Freud, 1963, S. 120f.), zur »Ana« macht, sondern intersubjektiv-kommunikativ vorgeht. Sie würde die blutende Zahnwunde, Symbol der narzisstischen Verwundung, sehen und Lilly erlauben, ein »langsam erwachendes Glühwürmchen« zu sein, das Gegenmodell zu ihrer Turboentwicklung.

Der Brief zeigt, es ließe sich auch die Technik anwenden, Lilly sich vorstellen zu lassen, das abgespaltene Kind sei ihr eigenes Kind, eine Technik, die insbesondere bei Esskranken, die ihren Körper malträtieren, hilfreich ist, weil sie aus dieser Perspektive deutlich wahrnehmen, was sie ihrem »Kind« antun. Lilly hat Zugang zur mütterlichen Haltung:

> »Und wenn ich dort bei dir wäre, meine Kleine, ich würde mich zu dir niederknien, damit ich auf Augenhöhe mit dir wäre, ich würde dein Gesicht ganz sanft in meine Hände nehmen, ich würde dir über deine hübschen Wangen streichen, deine zarten Augenbrauen mit den Fingerspitzen nach-

8 Die Bedeutung des Vaters bei Esskranken handle ich in den nächsten Kapiteln ab.

> zeichnen und dir kein Wort über deine Zukunft verraten« (Lindner, 2011, S. 311).

Da Lillys Mutter eine solche Haltung nicht aufbringen konnte, imaginiert Lilly hier eine Wunschmutter, die warmherzig und lebendig ist und einen fülligen Körper mit großen Brüsten hat.

Eine analytische Therapie auf »Augenhöhe« wäre indiziert. Die Prognose wäre günstig, zumal die »Patientin« weiß, was sie erreichen möchte: Ihren Körper fühlen, begreifen, dass beide zusammengehören. »Ich will noch so viel erleben. Ich will Kinder kriegen. Ich will Schokolade essen. Ich will einmal sagen können: ich liebe dich. Und ich will es ernst meinen« (ebd., S. 181). Sie will mit einem Mann schlafen können, ohne sich vorstellen zu müssen, dazu gezwungen worden zu sein, will einen Orgasmus haben, der sie »umhaut, der die Welt zum Stehen bringt, sie von mir aus auch gleich aus ihrer Umlaufbahn schleudert« (ebd., S. 212). Der Seelenmörder hat das alles verhindert. So liegt ihr »erstes Mal« noch vor ihr. Um genitale Gefühle haben zu können, muss Lilly erst ihren Körper, namentlich ihr Genitale, zurückerobern. Dieses ist ihr mit sechs Jahren geraubt worden, weshalb sie die Bordelltätigkeit ertragen konnte. Das, was mit sechs Jahren passiert sein dürfte, hat Fenichel anhand der Not einer Patientin beschrieben, die sich im Genitalbereich hätte von einem Arzt untersuchen lassen müssen. Da sie exhibitionistische Neigungen mit einem Schamgefühl überkompensierte, sträubte sie sich lange,

> »fürchtete, sie könne diese Situation gar nicht überleben. Als es soweit war, geschah etwas Merkwürdiges: Sie verlor plötzlich ihr Körpergefühl. Ihr Unterkörper war ihr ›fremd‹, gehörte nicht mehr zu ihr – und nun konnte sie sich auch untersuchen lassen« (Fenichel, 1977 [1928], S. 45).

Für die Organfremdheit sei die Frigidität ein Beispiel, bei der die Genitalgegend während des Verkehrs nicht gespürt werde. Fenichel verweist auf Bernfeld, der meinte, wir seien immer geneigt, ein unfolgsames Organ aus dem Körper auszuschließen (ebd., S. 47). Der Begriff »unfolgsam« ist in Lillys Fall irreführend, trifft dennoch zu, weil auch sie sich schämt und wegen der Vergewaltigung Vorwürfe macht, als hätte sie unfolgsam gehandelt. Fenichels Beispiel zeigt überdies, wie sich die Zeiten geändert haben. Heute würde sich eine Frau nicht mehr wegen Exhibitionswünschen schämen, ihr Genitale zu zeigen, sondern weil sie keine »Designer-Vagina« vorweisen kann. Die Scham hat sich nicht geändert, nur deren Grund. Die Sorge um die Unfolgsamkeit gegenüber dem Überich wurde abgelöst von der Sorge um die Ästhetik, dem Ichideal. *Wo Überich war, ist Ichideal geworden.* Die Angst vor dem Überich wurde von einer Genitaldysmorphophobie, der Angst, nicht ideal auszusehen, abgelöst.

Die Schilderung der Autorin ist eine Absage an alle, die einem forcierten therapeutischen Vorgehen das Wort reden. Die Gefahr einer Retraumatisierung wäre viel zu groß und käme einer Vergewaltigung der Seele gleich. Forcierte Progression lässt sich nicht mit therapeutischen Schnellverfahren behandeln. »Glühwürmchen« müssen langsam erwachen dürfen – ein hochaktuelles Thema, wenn man bedenkt, was Kindergartenkindern heute alles von Eltern abverlangt wird. Ein Heer von um ihre Kindheit betrogenen Frühreifen oder ihr Gegenstück, von »Spätaufsteherwürmchen«, dürfte auf uns zukommen.

Eine »Glücksübung«

Zum Abschluss soll ein Versuch der Selbstheilung, den Essgestörte häufig machen, nicht unerwähnt bleiben. Lindner nennt ihn im letzten Kapitel »Hauptspiel«, dessen Bedeutung ich zuvor gewürdigt habe: das Schreiben eines Tagebuchs. Ein Tagebuch ist als Container und Beziehungspartner für Essgestörte von großer Bedeutung (Ettl, 2013 [2001]). Barwinski Fäh berichtet, bei ihrer Patientin Martina hätte sich »eine merkliche Verbesserung ihrer massiven Symptome« gezeigt, als sie ihre Missbrauchserlebnisse aufschreiben konnte und danach ihre Notizen in einer Schublade ablegte, die sie öffnen und schließen konnte – d.h., die Kontrolle darüber hatte, wann sie sich mit ihren schrecklichen Erfahrungen konfrontieren wollte und wann nicht (Barwinski Fäh, 2001, S. 33). Lindner bedient sich noch einmal der Fremdschilderung, wieder an der Figur der ihr kindliches Selbst vertretenden Hailie. Und wiederum ist es Chase, der ihr eine Geschichte erzählt, diesmal von einer Kleinen mit langen Prinzessinnenhaaren und einem »Lachen voller Sterne«, die allein in einem Schloss an einem See lebt, denn ihr Vater umsegelte gerade die Weltmeere, und ihre Mutter war auf der Suche nach dem ewigen Licht der Güte. Sie fühlte sich verlassen und vermisste ihre Eltern. Eines Tages kommt ein Vogel geflogen, der ein Päckchen in seinem Schnabel trägt. Als die Kleine ihre Hand danach ausstreckt, lässt der Vogel es in ihre Hand gleiten und fliegt davon. Sie öffnet das Päckchen und ist verdutzt über den Inhalt – ein Buch mit leeren Seiten. Dazu findet sie einen Zettel:

> »›Dies ist ein Zauberbuch‹, ›Jede Geschichte, die Du in dieses Buch schreibst, wird durch die Welt fliegen und anschließend zu Dir zurückkommen, um von einer zauberhaften Reise zu berichten. Du wirst sie alle kennenlernen, die Kobolde, die Hexen, die Flammentänzer und die Hüter der Freiheit. Du brauchst nichts weiter zu tun, als mir ein paar Worte zu schenken‹« (Lindner, 2011, S. 393f.).

Aufgeregt nimmt die Kleine einen Stift zur Hand und schreibt über ihren Vater, »der immer die schönsten Schätze mit nach Hause brachte« und von ihrer Mutter, »der anmutigen Fee, mit den goldenen Flügeln« (ebd.). Kaum waren die ersten Sätze geschrieben, begann das Buch zu leuchten und es ertönte ein Flüstern und Knistern, das näher und näher kam.

> »Und von diesem Tag an musste das kleine Mädchen nie wieder einsam oder traurig sein, denn das Zauberbuch hielt sein Versprechen und wisperte Wort um Wort, bis die Stille in dem großen leeren Schloss gefüllt war mit den Geschichten der Welt, an denen das kleine Mädchen von da an teilhaben durfte« (ebd., S. 394).

Was für eine Geschichte! Aber nicht mehr überraschend für uns: Es ist die Geschichte eines zarten, einfühlsamen Hineinwachsens in die Welt der Erotik, hier als Reise beschrieben, auf der das kleine Mädchen alle Aspekte der Sinnlichkeit kennenlernen wird: Kobolde, Hexen, Flammentänzer. Und auch einen Hüter der Freiheit. Den braucht sie, damit kein Vergewaltiger ihr die Freiheit nehmen kann. Und es ist die Geschichte einer Triangulierung.

Wieso »Welt der Erotik?«, werden Lesende fragen, und wie kommt sie in dieses Buch voller Schrecklichkeiten? Weil sie die Gegenwelt zur Welt des Bordells ist, und deshalb unter »Hauptspiel« zu finden ist. Sie erzählt davon, dass sich die Heranwachsende den Penis aneignen muss, indem sie aus dem anatomischen Penis eines Geliebten einen persönlichen Penis für sich macht. Das hat nichts mit Penisneid zu tun, sondern damit, dass sie für sich selbst herausfinden muss, wie sie ihn in ihre Fantasiewelt einbauen und für ihre Lust nutzen kann, so wie sie auch ihre anatomische Vagina zu ihrer persönlichen Vagina machen muss. Auch Jungen müssen diesen Entwicklungsschritt machen, es geht nicht um Geschlechtsspezifisches. Vor diesem Hintergrund kann man die Geschichte, die Chase Hailie erzählt, lesen. Das leere Buch könnte für die Empfängnisbereitschaft der Frau stehen. Da wir es hier aber mit einem kleinen Mädchen zu tun haben, dürfte es ein Tagebuch sein, in das die Prinzessin bzw. Erbse als langsam erwachendes Glühwürmchen Seite für Seite ihre Fantasien über die Sexualität hineinschreiben kann, um sich allmählich die Welt der Erotik zu erschließen. Der Vergewaltiger hat Lilly die Möglichkeit sanfter und gemächlicher Aneignung gründlich zerstört, indem er ihr den Penis brutal aufzwang. In der forcierten Progression haben Geschichten, Märchen und Träume keinen Platz mehr. Kinder aber brauchen Märchen. Es scheint, als habe Lilly sich trotz aller erlebter Schrecken eine zarte Seite ihres Selbst retten können, und diese kommt wieder zum Vorschein, je mehr Kontakt sie zu sich aus der Zeit vor der Vergewaltigung findet. Und deshalb steht diese Geschichte unter »Hauptspiel«, um die Rolle der Erotik im Leben zu betonen. So lässt sich am Ende von *Splitterfasernackt* im Getöse einer pornografisierten Welt doch noch die leise Stimme der Seele vernehmen.

Soweit Lilly Lindner, wie sie im Buche steht.

4 Die anorektische Logik (II)

Dass Lillys Magersucht ein Versuch der Traumabewältigung ist, hat die Erzählerin mehrfach angedeutet. Dabei räumt sie gründlich mit dem alltagsklinischen Mythos auf, Magersucht sei eine Erkrankung an falscher Ernährung, und auch mit demjenigen, Magersucht sei eine Erkrankung, die erst in der Pubertät beginne. Die Auskünfte, die Lindner diesbezüglich erteilt, sind in ihrem klinischen Wert unschätzbar. Schritt für Schritt führt sie vor, dass beide Symptomkomplexe, die Magersucht und das mit ihr verschwisterte selbstverletzende Verhalten (SVV), Symptome einer Erkrankung an intrusiven und damit traumatogen wirkenden Beziehungserfahrungen sind. Da diese mit Nahrungs- bzw. Genussmitteln verknüpft sind, manifestiert sich ihre Magersucht im weiteren Verlauf sekundär als gestörtes Essverhalten, namentlich als Hungern. Dieses spielt fortan für das Selbstwertgefühl der Kranken, für ihre narzisstische Integrität eine zentrale Rolle: Es dient einzig der psychischen Stabilisierung, weshalb Hungern von nun an zum alles bestimmenden Motiv der Magersüchtigen wird. Dieser Funktion ist bei der Behandlung unbedingt Rechnung zu tragen (siehe Kap. 9).

Wie aber kommt Lilly auf den Trick mit dem Hungern? Sie verrät uns ihr »Geheimrezept«, um nicht »durchzudrehen«:

> »Ich schaffe mir *ein neues Problem, das groß und schrecklich genug ist, um an erste Stelle zu stehen*, und beschäftige mich in jeder freien Minute, in der andere schlimme Dinge meine Seele plagen könnten, nur damit: Nichtessen. Essen. Erbrechen. Verhungern. Das macht unglaublich viel Spaß« (Lindner, 2011, S. 64, Hervorhebung T. E.).

Sie bringt die anorektische Logik auf den Nenner: Das Hungern wird zum »neuen schrecklichen Problem« auserkoren, um mit ihm andere, ältere schreckliche Probleme zu verdrängen. Damit ist das »Geheimrezept« Magersucht eindeutig als Abwehr- und Ersatzsymptom diagnostiziert. Wie die Bulimikerin ihren Zorn auf das traumatisierende Objekt in Fressanfällen ausagiert, agiert die Anorektikerin ihren Zorn mit ihrem »Geheimrezept« aus. In Wut erstarrt, ohne mit der Miene zu zucken, wird das Objekt entmachtet und die Kontrolle selbst in die Hand genommen. Das Objekt und der eigene Körper werden zur Zielscheibe narzisstischer Wut. Mit anderen Worten: Das »Geheimrezept« ist die Umkehrung des Traumas, das Lilly durch die narzisstische Verwundung der Vergewaltigung und den unsensiblen Umgang ihrer Eltern damit zugefügt wurde. Mit der Wendung vom passiv Erlebten hin zum Aktiven versucht sie Omnipotenz und Autonomie zu erreichen, um ihr Selbstwertgefühl stabil zu halten und den Sieg und den Triumph über bis dahin unbezwingbare, nicht-beherrschbare, demütigende und beschämende Objekte, hier den Vergewaltiger und ihre Mutter, feiern zu können. Das Rezept hat manische Qualität: »Und ich weiß: Wenn ich mit jedem Mann auf der Welt freiwillig ins Bett gehe, dann kann ich nie wieder vergewaltigt werden« (ebd., S. 334). Das »Geheimrezept« soll magische Kräfte haben. Mit ihm hat eine Täterintrojektion stattgefunden – mit dem Ergebnis, dass Lilly zur Täterin wird. Und sie versucht, mit einem Kontrollzwang der Ohnmacht und Hilflosigkeit zu entkommen, um eine drohende psychotische Dekompensation, das »Durchdrehen«, abzuwenden. Die Folge ist eine anorektische Erkrankung. Nüchtern betrachtet ist diese magische Strategie eine Illusion, denn sie macht mit ihrem eigenen Körper nichts anderes, als vormals andere mit ihm gemacht haben. Dieser Logik zufolge bedeutet Essen, also dem Hunger nachzugeben, eine Niederlage.

Das Rezept hat Nebenwirkungen: Es kommt zu einem Rückzug aus der Welt der Menschen, denn an »erster Stelle« steht jetzt »in jeder freien Minute« die Beschäftigung mit »Nichtessen. Essen. Erbrechen. Verhungern« (ebd., S. 64). Aber es hat auch gegenüber dem Schrecklichen früher den Vorteil, dass Lilly das Gefühl haben kann, den Hunger unter Kontrolle zu haben. Ihn kann sie bezwingen, vom Vergewaltiger wurde sie bezwungen. Das macht das Hungern und die Anorexie so therapieresistent, zumal beide Lilly als Schutzzone dienen. Ihre Logik lautet, auf einer Waage könne man nicht zum Sex gezwungen werden. Das Symptom schützt vor Gewalt. Überdies dient ihr das Hungern als »Ausdruck meiner Wortlosigkeit in diesem sprachverlorenen Raum« (ebd., S. 386). Hungern ist die körperliche Reaktion auf die sprachlos machende Gewalterfahrung mit sechs Jahren. Auf das »Genießen« des Anderen als dem Realen kann nur mit dem Körper als Realem geantwortet werden. Im Klartext heißt das: Das Hungern hat eine Vorgeschichte, denn es ist als »neues Problem« nur ein altes in neuem Gewand, Substitut aller früheren unverdaulichen Erlebnisse mit Personen und dem eigenen Körper. Mit »Hungern« ist damit immer eine Szene mit unterschiedlichen Motiven gemeint. In ihm wird die Sehnsucht agiert, die unerträgliche Kindheit verdrängen zu können, indem es zur Prophylaxe aktueller und zukünftiger Kränkungen eingesetzt wird, die an frühe Kränkungen erinnern könnten. Zugleich wird mit Hungern auch das am eigenen Körper Erlittene reinszeniert. Bei Lilly hat das Hungern einen Namen: den des Nachbarn mit all dem durch ihn Erlittenen. »Hungern« ist für sie Äquivalent einer Gewalterfahrung, einer intrusiven und damit signifikant traumatogenen Beziehungserfahrung. Das gewaltsame Eindringen in den Körper des kleinen Mädchens ist eine Erfahrung, die zwangsläufig jede spätere Internalisierung pathologisch verzerrt.

Magersucht wie selbstverletzendes Verhalten haben bei Lilly eine selbstheilende Funktion: »Wir können nicht ausdrücken, was uns wirklich bewegt, wir können nicht erklären, woher die große Sehnsucht kommt. Und unsere Seelen in unseren Körpern halten können wir auch nicht – aber hungern, das können wir!« (ebd., S. 367). Über das Bordell äußert sie sich ähnlich, wenn sie sagt, es seien die Männer, die immer wieder kommen, aber die Mädchen könnten sich anziehen und gehen (ebd., S. 399). Was die Realität betrifft, ist das ein untauglicher Selbstheilungsversuch, aber vor dem Hintergrund ihrer Vergewaltigung verstehbar, denn damals wäre sie gerne gegangen, während der Vergewaltiger, wie sie es interpretiert haben muss, zu seiner Tat aus inneren Gründen gezwungen war.

Zu den erwähnten Gründen für ihre Bordelltätigkeit möchte ich noch einen hinzufügen: das Bedürfnis, der missbrauchsbedingten Spaltung zwischen Körper und Seele zu entkommen und sich lebendig fühlen zu können. Martina, eine Patientin von Barwinski Fäh, die ab dem Alter von sieben Jahren regelmäßig von ihrem Großvater missbraucht wurde, lebte ständig in der Angst, von Eindrücken überflutet zu werden oder sich in sozialer Isolation zu verlieren. Schließlich fand sie einen Kompromiss: Sie liebte es, am Bahnhof zu sitzen, weil sie sich dort durch die sie umgebende Hektik bewegt und lebendig fühlte. Mittels Dezentrierung habe sie Abstand gewonnen und gleichzeitig gespürt, dass Lebendigkeit um sie herum herrschte. So fühlte sie sich nicht tot, aber auch nicht verantwortlich und unter Druck. Barwinski Fäh versteht die Dezentrierung als Zwischenschritt aus der objektlosen Einsamkeit hin zur Welt der Objekte und dem

Gewahrwerden der eigenen Gefühlswelt (2001, S. 32). Nach einer solchen Dezentrierung muss Lilly im Bordell gesucht haben. Wie erwähnt, klagte Lilly, ein Goldfisch in einem ausgetrockneten Aquarium, das mitten im Meer treibt, sei nichts gegen sie (Lindner, 2011, S. 106) – ihr Bild für die orientierungslose, weil objektlose Einsamkeit.

Das Buch zeigt unabweislich: Das Hungern hat eine Vorgeschichte, d. h., der Beginn der Erkrankung und ihre ätiologischen Wurzeln liegen in der Kindheit, im hiesigen Fall bei der Sechsjährigen. Und dort bekommen Details Bedeutung: So isst Lilly unmittelbar nach der Vergewaltigung, nachdem sie sich gewaschen hat, die Schokolade, die sie achtlos auf den Fußboden geworfen hatte, hastig auf. Die Schokolade steht für die Szene mit dem Vergewaltiger. Wenn sie sich die Schokolade einverleibt, ist das der erste Schritt, den Täter und die Tat zu introjizieren. Man wird fragen, welchen Sinn das ergibt. Ich denke, das Vertilgen hat die Funktion, das Schlechte und Böse in der Außenwelt zu löschen, um es verleugnen zu können. Es ist, als würde man Augen und Ohren verschließen; »durch die Identifizierung, sagen wir Introjektion des Angreifers, verschwindet dieser als äußere Realität und wird intrapsychisch, statt extra; […] Jedenfalls hört der Angriff als starre äußere Realität zu existieren auf« (Ferenczi, 1984 [1933], S. 519). Ist das Schlechte draußen getilgt, ist es allerdings im Innerseelischen als böses Introjekt, als Täterintrojekt, abgelegt.

Dies erzwingt eine weitere Maßnahme: Nachdem Lilly die Schokolade gegessen hat, geht sie wie in Trance ins Bad, beugt sich über die Toilette und würgt so lange, »bis auch der letzte Krümel wieder aus dem elenden Körper heraus ist« (Lindner, 2011, S. 19). Anschließend wäscht sie sich Hände und Gesicht mit eiskaltem Wasser, bis sie erst blau und dann violettlila anlaufen. Der Schmerz beruhigt, und sie fühlt, wie ihre Fingerspitzen zittern, beben und taub werden. »Es ist nichts passiert. Es ist doch nichts passiert« (ebd.), suggeriert sie sich. Mit verkrampften Händen dreht sie den Wasserhahn zu, schaut in den Spiegel und sieht ihr Spiegelbild Schritt für Schritt zurückweichen. Jetzt weiß sie: »Es gibt mich nicht mehr« (ebd.). Auf einmal hätte sie einen Geistesblitz gehabt: »Je mehr von mir auf dieser Welt ist, desto schlimmer. Wenn ich verschwinden könnte, wäre alles besser« (ebd., S. 35). In diesen Szenen ist bereits manches enthalten, was eine spätere Essstörung ausmacht. Als Magersüchtige möchte sie wie viele ihrer Leidensgenossinnen unsichtbar sein und versuchen, über Hungern zu verschwinden. Nachdem sie versucht, das einverleibte unbekömmliche Objekt, den Vergewaltiger, durch Erbrechen wieder aus ihrem

Inneren zu entfernen, was offenbar nicht gelang, blieb ihr als letzter Weg, ihr Selbst unsichtbar, nicht existent zu machen. Der Vergewaltiger soll sie nicht mehr sehen können.

Auch der Perfektionsanspruch, der auf Schuldgefühlen basierende Reinheitszwang, mit dem die narzisstische Beschädigung abgewehrt werden soll, ist schon bei der Sechsjährigen zu beobachten. Er steht in direktem Zusammenhang mit dem erlittenen Trauma:

> »Ich bin sechs Jahre alt […]. Glücklichsein ist wichtiger als Schmerzen empfinden, das habe ich schon im Kindergarten gelernt. Denn Eltern mögen glückliche Kinder. Eltern mögen lachende Kinder. Wenn man lächelt, mit Grübchen in den Wangen und mit leuchtenden Augen, wenn man lange, vom Wind zerzauste Haare und ein süßes Puppengesicht hat, dann wird man leichter geliebt als andere. Perfektion ist Sicherheit, Perfektion ist Macht. Meine Eltern brauchen ein perfektes Kind; ich muss funktionieren, ich darf auf keinen Fall ein Fehler sein« (ebd., S. 18).

Essgestörte klagen unisono, als Kinder ihren Eltern mit ihren Sorgen, Schmerzen und Fehlern oft lästig gewesen zu sein. Lilly war »verzweifelt«, war ihr Handtuch nicht weiß, »denn weiß ist beruhigend, weiß ist sauber, weiß ist rein« (ebd., S. 18). Später wird sie, um sich makellos rein zu halten, alles um sich herum unpersönlich gestalten: Bilder entfernen, das Bett weiß beziehen, die Regale mit weißen Laken verhängen und nur wenige Dinge aufbewahren. Trotzdem geht es ihr nicht besser, weil sie Gefühle hat. Lieber wäre sie ein Stein (ebd., S. 33).

Lilly erklärt, warum Hungern für ein stabiles Selbstwertgefühl zentral bzw. warum Essen gefährlich ist und als Niederlage empfunden wird. Schokolade, Toast, Spiegeleier sind unmittelbar an die Gewalterfahrung mit sechs Jahren gekoppelt, also mit dem Trauma assoziiert.

> »Der Mann lässt uns gehen. Mich und den Körper. Wir stehen vor seiner Wohnungstür, er drückt uns eine Tafel Schokolade in die Hand und sagt: ›Das ist unser kleines Geheimnis. Du wirst es niemals jemandem erzählen. Hörst du? Niemals! Wenn dir dein Leben lieb ist‹« (ebd., S. 17).

Schokolade ist an ein Mitteilungsverbot und eine Todesdrohung geknüpft. Älter geworden, schleicht sie, wenn ihr die Nacht lang erscheint, in die Küche, macht sich Toast mit Spiegeleiern und trinkt Orangensaft. Das sei das Letzte, was sie damals als sechsjähriges Mädchen gegessen habe, sie wisse es noch genau. Dann spült sie ab, wischt den Tisch, schrubbt den Herd, obwohl er sauber ist, und geht ins Bad, um Toast, Eier und Saft zu erbrechen. Erst wenn ihr Bauch leer sei, dürfe sie wieder atmen (ebd., S. 68). In der Frühform der Magersucht ist Lilly, wie oben ausgeführt, noch – was nicht ungewöhnlich ist – bulimisch, und zeigt, dass sie mit der Täterintrojektion beschäftigt ist.

Durch die Vergewaltigung ist Lilly mit dem »Genießen des Anderen« (Borens, 2001) zusammengestoßen. Der Vergewaltiger konfrontiere das Subjekt mit seinem nicht durch Sprache vermittelten, nicht dem Gesetz unterworfenen und dadurch nicht zum Begehren transformierten Triebgeschehen. Der dem »Genießen« Ausgesetzte werde der Subjektstatus aberkannt, er werde zum reinen Instrument. »Er wird mit dem Genießen des Anderen überflutet, das sich über ihn ergießt und sich in seinen Körper einschreibt« (ebd., S. 264). Überfluten, Ergießen, Einschreiben – genau dies ereignet sich real bei einer Vergewaltigung, d. h., sie gehört dem Register des »Realen« an. Genießen ist transgressiv, nicht symbolisierbar, also nicht in Signifikanten umsetzbar. Bei Lilly kommt noch etwas Entscheidendes hinzu: Glaubte der Täter zunächst, nicht dem Gesetz unterworfen zu sein, so hat ihn offenbar nach der Tat das Gesetz eingeholt, denn er verordnete ein Mitteilungsverbot über Lilly unter Androhung der Todesstrafe. Sein Genießen hat ihm entsetzliche Angst gemacht. Er weiß, dass sein Verbrechen Strafe verdient, weil er ein Mörder, ein »Seelenmörder« ist. Lilly, zunächst brutal, kalt, skrupellos und schonungslos mit Gesetzlosigkeit konfrontiert, wird unmittelbar danach ebenso brutal mit der partikularen Moral dieses Mannes konfrontiert, wodurch das Trauma potenziert und, unter dem Signifikanten »Todesstrafe« stehend, seine Verarbeitung unmöglich wird. Nicht der Täter ist schuldig und hat seine Strafe verdient, sondern Lilly. Der Täter spielt sich moralisierend als Gesetzeshüter und als Opfer auf, womit er sich gerne rechtfertigt. Lilly ist zum Opfer und zugleich zur Täterin gemacht. Diesen Vorgang müssen wir uns merken, denn die Irritation, die dadurch entsteht, dass Lilly gleichzeitig die Rolle des Opfers und der Täterin – also eine Doppelidentität – zugewiesen bekommt, spüren wir bei der Behandlung Magersüchtiger in der Gegenübertragung (siehe Kap. 9).

Die partikulare Moral des Verbrechers besteht darin, dass er als Vergewaltiger für die »Anzeige seiner Tat«, also für ein normales, gerechtfertigtes Bedürfnis des Opfers, die Todesdrohung als Strafe verhängt. Seine

Moral liegt quer zur universellen Moral, die den Verbrecher straft. Lilly, das Opfer, bleibt in Todesangst vor dem partikularen Überich des Vergewaltigers zurück, das mit aller Strenge gegen sie vorgeht. Durch die Todesdrohung wird die Introjektion des sexuellen Traumas erzwungen und dessen Externalisierung verboten, das Kind zum Mutismus verurteilt. Es ist, als würde ihm etwas Unverdaubares in den Mund gestopft und dieser dann zugehalten, sodass es nicht ausspucken kann, sondern schlucken muss. Die Todesdrohung zeigt, dass »Genießen« der Weg zum psychischen Tod ist, ein Schicksal, dem der Täter ausweichen will, weshalb er Lilly auf diesen Weg schickt. Sie zeigt zugleich, in welcher Angst der Täter lebt und welche Macht die Sechsjährige dadurch über ihn bekommt, ohne dass sie, selbst in Todesangst, damit etwas anfangen könnte, zumal sie keine Unterstützung der Eltern hat. Im Gegenteil: Nicht nur der Signifikant »Todesstrafe« hat das Trauma potenziert und seine Verarbeitung unmöglich gemacht, sondern auch der falsche Signifikant »höflicher und aufmerksamer Nachbar«, den die Mutter setzte, ein Signifikant, der diametral zur Erfahrung ihrer Tochter stand. Damit ist jeder Symbolisierung der Weg verschlossen. Das Trauma als »Reales« kann nur immer wiederholt werden. Sie tut es im Bordell mit einer Art sexualisierter Bulimie, dem Einverleiben tausender Schwänze.

Als ihr ihre Mutter zu Ostern einen mit Schokolade überfüllten Korb schenkt, versucht Lilly zu lächeln und sagt »Lecker! Vielen Dank! Schokolade! Wow, so viel!« (Lindner, 2011, S. 69). Ihre Assoziation dazu ist:

> »Er hat mir danach jedes Mal Schokolade gegeben. Mein Leben gegen einen Schokoriegel, ein fairer Tausch. Ich habe nicht versucht zu handeln. Die Schokolade habe ich immer ausgekotzt oder weggeworfen. Wie dumm von mir. Ich hätte sie aufbewahren können, als Andenken« (ebd.).

Der ignoranten Mutter kann Lilly nur mit zynischem Sarkasmus begegnen. Die wegen ihrer Abwehr ahnungslose Mutter gibt ihrer Tochter den untauglichen Hinweis, wie man traumatische Erlebnisse zu verarbeiten hat: mit viel Schokolade. Lilly macht es später so im Bordell, allerdings nicht mit Schokolade, sondern mit vielen Männern. Und auch das Erbrechen hatte schon damals die Funktion, die es später in der Essstörung einnimmt: Es ist der Versuch, Personen und mit ihnen assoziierte traumatische Erfahrungen im Inneren zu löschen, denn Mutter und Vergewaltiger werden mit der Nahrung zusammen einverleibt. Im Klartext: Essen ist für Lilly ein schlimmes »Andenken«, ein »Denken an« lauter traumatisch beschädigende Erlebnisse. Essen bedeutet, von einem Objekt vergewaltigt werden, heißt, es zu introjizieren samt den Schuldgefühlen, der Scham, dem empfundenen Schmutz. Mit jedem Bissen würde sie sich das Trauma wie einen Brotaufstrich erneut einverleiben. Da bleibt nur kotzen oder verhungern. Mit anderen Worten: Jedes Essen ist eine Retraumatisierung. Darum wird Mutters Osterkörbchen bei Nachbarn vor die Tür gestellt, die Schokolade verweigert und sich »ein bisschen mit Rasierklingen beschäftigt« – anstatt »Todesschokolade« lieber eine Selbstverletzung. Sich schrubben, bis die Haut rot und geschwollen ist, Hände und Gesicht mit eiskaltem Wasser waschen, bis sie blau anlaufen, sind die juvenilen Vorläufer späterer Selbstverletzungen, deren Funktion hier klar benannt wird: »Der Schmerz beruhigt« (ebd., S. 67). Außerdem muss Lilly prüfen, ob ihre Haut sie vor dem Eindringen von Bösem aus der Außenwelt schützt. Und der Schmerz betäubt: »Mein Kopf wird von einem höllischen Schmerz durchbohrt, als ich ihn so fest, wie ich kann, gegen den Türrahmen von meinem Zimmer schlage und anschließend benebelt auf den Boden sinke« (ebd., S. 29). Eines Tages gesteht sie einem Freund, sie könne es nicht lassen, sich die Finger fest in die Arme zu krallen, bis sie blute. Die Selbstverletzung ist im Laufe der Jahre zum Zwang geworden. Mehr noch: Sie ist zum »Genießen« der Magersüchtigen geworden – wie gleich zu sehen ist.

Schmerz (und Hunger) kann die Magersüchtige selbst bestimmen und damit unter Kontrolle nehmen, weil sie ihn sich eigenhändig zufügt, ein bedeutsamer Unterschied zu von anderen zugefügten Schmerzen. Sie hat es selbst in der Hand, wie bei einer fantasierten Vergewaltigung. Das unterscheidet selbstverletzendes Verhalten von einer Fremdverletzung. Die eine tut gut, die andere weh. Das kleine Mädchen Lilly

> »zerkratzt sich seine Arme, um einen anderen Schmerz zu spüren, einen greifbaren, der abklingt und verheilt; es boxt sich in den Bauch, liegt nackt und zitternd bei weit geöffnetem Fenster auf dem Fußboden und friert, weil es nicht Besseres verdient hat, weil sein Körper leiden muss« (ebd., S. 24).

Fast unmerklich, weil nur durch ein Semikolon getrennt, sind zwei unterschiedliche Motive für Selbstverletzung in diesen Satz gepackt: Der erste Teil spricht den Kontrollzwang, mithin den Selbstheilungsversuch an, der zweite den Wunsch nach Bestrafung wegen der Schuldgefühle. Im gesprochenen Wort ist es schwerer, diese Unterscheidung zu hören. Kurzum: Im ersten Teil des Satzes ist Lilly Täterin (sie fügt sich Schmerzen zu), im zweiten Teil Opfer (sie liegt leidend auf dem Fußboden). Dieser Doppelidentität werden wir noch öfter begegnen.

5 Das Mädchen, das nicht zunehmen wollte

Die Geschichte einer Magersüchtigen *till the end* (I)

Schlenderte man 2007 über die Mailänder Modemesse, wurde man Zeuge einer aufsehenerregenden Aktion. Wo immer man hinschaute, man begegnete hauswandgroßen Plakaten, die eine unbekleidete, bis auf die Knochen abgemagerte Frau zeigten, die sich von Starfotograf Oliviero Toscani für die Fotokampagne »No-Anorexia« des italienischen Modelabels No-l-ita für spärliche 700 Euro hat ablichten lassen. Fotos in Zeitungsanzeigen flankierten die Kampagne. Die Nackte – Isabelle Caro, 25 Jahre alt, Französin und inzwischen verstorben – wurde weltweit bekannt und ihr Konterfei zu einem der *celebs*, die sich mit hervorstehenden Knochen und Stäbchenbeinen präsentieren.

Die Plakate, wegen ihrer überlebensgroßen Personendarstellung unter die Kategorie »Schlagbild« fallend, ermöglichen ein rasches Erfassen der Bildaussage. Als *bone picture* zur Abschreckung vor Magersucht inszeniert, funktionierten sie als Gefühlsgenerator. Viele der sie Betrachtenden reagierten gesteigert emotional, zumal der Kontext – eine Modemesse – der Textilfreien eine provozierende Bedeutung verlieh. Es war, als mache man auf einer Fleischerversammlung Reklame für vegetarische Kost. Oder stellte die Fashionszene ihr eigenes Opfer aus? Wären die Plakate mit dem Skelettkörper Teil einer Dokumentation der Alliierten über die Befreiung aus dem KZ, würde man denken: Gott sei Dank, die Frau wurde gerettet. Auf der Mailänder Modemesse ausgestellt, im *modelspace*, erzeugten sie Entsetzen bei den einen, Empörung bei den anderen. Die Sensationspresse zeigte sich fasziniert vom aggressiven Exhibitionismus der Plakate. In Windeseile verbreiteten sie sich auf diversen Plattformen und in Medien – und lösten heftige Diskussionen aus.

Betrachtende beider Geschlechter lassen jedoch nur in ihren Kopf, was sie emotional akzeptieren. Denen, die Hungern nicht im Sinn haben und nicht mit Magersucht liebäugeln, versichern die Schreckensbilder die eigene ungefährdete Position. Sie wenden sich ab, erleichtert darüber, nicht betroffen zu sein. Die, die kein Verlangen verspüren, sich öffentlich dar- und bloßzustellen, lassen sich auch nicht zur Zielgruppe machen. Sie alle könnten es mit Lukrez halten, der meinte, »wonnevoll ist's bei wogender See, wenn der Sturm die Gewässer aufwühlt, ruhig vom Lande zu sehn, wie ein andrer sich abmüht, nicht als ob es uns freute, wenn jemand Leiden erduldet, sondern aus Wonnegefühl, dass man selber vom Leiden befreit ist«. Andere wiederum dürften die Plakate als Zumutung empfinden und ihre Sinne angesichts des Skeletts in Farbe missbraucht fühlen. Und diejenigen, denen so viel fantasiezertrümmernde Knochenschau die Pupille nicht erotisch kitzelt, winken ohnehin ab.

Die Kampagne stieß auf Kritik, weil befürchtet wurde, die Knochenschau könnte, anstatt abzuschrecken, Frauen zur Magersucht inspirieren. Diese Sorge war berechtigt, denn die Plakate erfüllten alle Bedingungen, die die ProAna-Bewegung an Thinspos stellt, um ihre Hunger-Religion werbewirksam an die Frau zu bringen.

Tatort Körper

Die Plakate sind als Tatort inszeniert. Tatort ist der Körper einer Frau. Wir sehen ihn gepeinigt, geschunden, ausgezehrt, wie bis auf die Knochen abgenagt. Bei dem Verbrechen könnte es sich um einen Raubüberfall mit Todesfolge handeln. Schließt man sich der Unterscheidung an, die die Philosophische Anthropologie zwischen Körper und Leib trifft, erkennt man, dass dieser Körper um seinen Leibanteil beraubt ist, weshalb er weder Lebendiges, noch Individuelles zeigt, sondern nur anatomisches Rohmaterial.

Bei diesem Raubüberfall muss ein Kampf um Sieg und Niederlage stattgefunden haben. Caro muss sich als Siegerin gefühlt haben, denn ihr dürrer Körper scheint ihr Zeichen des Triumphes zu sein und die Bedeutung einer Trophäe zu haben. Ist sie siegreich, weil es an diesem Skelett nichts mehr zu nagen und zu rauben gibt? Oder sind die Knochen der Überrest einer Niederlage, an den sie sich klammert, wie es die verhungernden Thinspos tun, die ihre Not zum erstrebenswerten Lifestyle machen möchten?

Spurensuche

»Unter der Fotografie eines Menschen ist seine Geschichte wie unter einer Schneedecke vergraben.«
Siegfried Kracauer (1927, zit. n. Stiegler, 2006, S. 93)

Sollte unter den Plakaten Caros die Geschichte des Beutezugs eines Nagers vergraben sein, dessen letzter Biss der des Fotografen ist? Ich begebe mich auf Spurensuche. Der erste Biss könnte bereits in der Kindheit erfolgt sein.

Caro hat eine Autobiografie geschrieben – *La petite fille qui ne voulait pas grossir* (2008) –, von ihrem Verlag unter der Rubrik »Témoignage« (Zeugenschaft) publiziert. Zeug*innen sind weder Opfer noch Täter*innen. Sie haben einem Geschehen beigewohnt. »Témoignage« – winzig auf dem Cover, größer auf dem Titelblatt gedruckt, lenkt den Blick auf ein Merkmal der an Anorexie Erkrankten: ihren Wunsch, dem Selbst zu entkommen und in ein Alter Ego oder eine Rolle zu flüchten. Caro steht mit Blick auf den Beutezug an ihrem Körper und ihrer Seele neben sich und berichtet aus der Zuschauerposition, was intensives Erleben jedoch nicht ausschließt.

Diese Zeugenaussage sich anzuschauen und in Relation zu klinischen Erfahrungen mit anderen an Anorexie Erkrankten zu setzen, lohnt: Die eingangs erwähnten Vorbehalte gegen Autobiografisches sind dabei zu berücksichtigen, zumal Esskranke zur Idealisierung tendieren und dem Zwang zur Perfektion erliegen. Aber auch die Mitteilungen unserer Klientel sind naturgemäß autobiografisch, hagiografisch und von Lebenslügen gefärbt – Essstörungen sind eine Spielart des gesellschaftlichen Trends zur Idealität.

Da Caros Autobiografie chronologisch verfährt, folge ich dieser Vorgabe und beginne mit der Geschichte ihrer Großeltern.[9] Die Ich-Erzählerin berichtet, ihre Großeltern mütterlicherseits, eine arme katholische bretonische Familie, hätten den frühen Tod ihrer zweiten Tochter zu beklagen gehabt. Das Mädchen sei im Alter von 18 Monaten an Diphtherie verstorben, weil es wegen eines Schnupfens nicht geimpft war. In ihrer

9 Ich interpretiere im Folgenden einen Text, der von Personen und deren Interaktion handelt, die real so nie existiert haben müssen. Dabei nenne ich die Autorin bei ihrem Vornamen, weil sie sich den Nachnamen »Caro« (angeblich) erst später gab.

Trauer hätte die Großmutter nicht geahnt, bereits mit Magdeleine, der Mutter Isabelles, schwanger zu sein. Drei Jahre nach deren Geburt gebar die Großmutter den ersehnten Sohn Louis. Beide Mädchen, Jacotte, die Ältere, und Magdeleine fühlten sich im Stich gelassen. Jacotte erkrankte an einer Melancholie und warf sich als Erwachsene unter einen Lastwagen. Magdeleine habe ein unbestimmbares Gefühl von Unglück im Sinne Zolas[10] empfunden. Auch sie wird später Suizid begehen.

Louis erkrankte im Alter von vier Jahren an Poliomyelitis – ein Schock für die Familie. Seine Erkrankung habe die ganze Fürsorge und Gebete der Mutter erfordert. Magdeleine, sieben Jahre alt, wurde zu einer Tante gegeben, die sie wie ihre eigene Tochter aufnahm. Sie habe sich dort wohlgefühlt, aber ständig unerfreuliche Nachrichten von zu Hause befürchtet. Nach einem Jahr kehrte sie zu den Eltern zurück. Da Louis Pflege benötigte, die im dörflichen Milieu nicht zu leisten war, zog die Familie in die Stadt. Magdeleine besuchte dort eine Schule, fühlte sich jedoch als Proletariermädchen nicht angenommen. Zudem irritierten sie der Lärm und das Fremde der betonierten Umgebung. In ihrer Familie habe es kein Lachen gegeben, nur Unglück, Tränen, Mühsal, Religion und Pflicht. Magdeleine habe sich einsam gefühlt und an ihrer depressiven Schwester keinen Halt gefunden, so Isabelle. Mit zwölf erkrankte sie an Rheumatismus, der sie für längere Zeit von Schulbesuch abhielt. Sie habe sich zu einem hübschen Mädchen entwickelt, das die Aufmerksamkeit der Jungs auf sich zog. Mit zwanzig lernte sie auf einem Feuerwehrball ihren späteren Ehemann Josef kennen und war von dessen Schmeicheleien betört. Nichts Rechtes gelernt, habe Josef nach der Eheschließung wenig erfolgreich ein Geschäft eröffnet. Das Paar geriet in Misskredit, als er mit der Kreditkarte seiner Frau krumme Geschäfte machte, verließ die Bretagne und zog nach Lyon. Dort begann Magdeleine für den Popsänger Bobby zu schwärmen. Sie malte für ihn *poulbots*[11] – sie hatte die Akademie der Beaux-Arts besucht – und schickte ihm die Gelungensten zusammen mit Bewunderungsbriefen. Schließlich verliebte sie sich in ihr Idol und projizierte ihre Wünsche in eine mit ihm fantasierte Beziehung, so Isabelle.

---

10 »ma future maman, puisera un indéfectible sens du malheur dans cette enfance à la Zola« (Caro, 2008, S. 16).

11 Benannt nach Francisque Poulbot (1879–1946), der mit Zeichnungen von Pariser Straßenkindern brillierte.

Als der »größte Artist der Welt, der definitiv ultimative Sänger«[12] in Bordeaux ein Konzert gab, hätte ihre Mutter nichts mehr in Lyon gehalten und ihrem Mann in den Ohren gelegen, dorthin zu fahren. Bei seinem Auftritt habe sich Magdeleine am Ziel gesehen: Ihr »Gott« hätte nur für sie gesungen und sie dabei angesehen. Josef witterte derweil die Chance, seine Erfahrung mit der Installation von Hi-Fi-Geräten für Homestudios und Konzerte an den Mann zu bringen. Mit dem Auftrag, Josef solle sich um die Tontechnik, Magdeleine um die Dekoration des Hauses kümmern, erreichte das Paar, im Anwesen des Sängers zu logieren. Magdeleine zerfloss: Sie mit ihrem Star unter einem Dach!

Zu dieser Zeit gebar die Geliebte Bobbys ein Kind, woraufhin er sie heiratete. Magdeleine war schwanger und brachte fünf Monate später Isabelle zur Welt, ungläubig erstaunt über ihre Kreation.[13] Sie sei für ihre Mutter – »schrecklich banal«[14] – das schönste Baby der Welt gewesen, und überglücklich, sie im Arm zu halten. Ihr Schicksal sollte das einer Prinzessin sein. Und ihr Vater? Der hat aus Dankbarkeit in der Kathedrale eine Kerze angezündet. Bobby hingegen fühlte sich von zwei Babys in seiner Kreativität gestört. Die Familie musste ausziehen und baute in der Nähe eine Hütte. Es sei wie Weihnachten gewesen, nur Ochs und Esel hätten gefehlt, so Isabelle in dem ihr eigenen Sarkasmus. Zwei Jahre sei sie gestillt worden. Eine Kinderkrippe besuchte sie nicht, weil sie noch zu klein war. Isabelle glaubt, in den ersten Jahren glücklich gewesen zu sein. Sie erinnert ihre Mutter als eine Frau mit großen, arabisch schwarz gefärbten Rehaugen, die sie an sich presste und mit »Küssen verschlang«. Wir hören den Nager am Werk. Freud sagt, die rührende, imgrunde kindliche Elternliebe sei nichts anderes als der wiedergeborene Narzissmus der Eltern, der in seiner Umwandlung zur Objektliebe sein einstiges Wesen unverkennbar offenbare (1914c, S. 158). Was hat es nur mit den schwarzen Augen auf sich? Ana hat rabenschwarze Augen, Lillys Vergewaltiger hatte schwarze Augen und nun Isabelles Mutter? Es symbolisiert das verfolgende und bestrafende, aber auch das aufmerksame und beschützende Objekt, dem unerlaubte Handlungen nicht ent-

12 »le plus grand artiste du monde, le chanteur ultimate, définitif« (Caro, 2008, S. 31, dt. Übersetzung aus dem Original hier und im Folgenden von T. E.).

13 »seulement l'émerveillement incrédule devant sa création« (ebd., S. 38).

14 »qui est affreusement banal« (ebd., S. 39).

gehen (Mayr, 2000, S. 100). Das Schwarze dürfte auf die depressiven Anteile dieses Objekts hinweisen.

Die Kindimago der Eltern

Warum beginnt diese Autobiografie mit den Großeltern? Isabelle erklärt, die Geschichte ihrer Familie sei untrennbar mit der ihrigen verwoben und unerlässlich für das Verstehen ihrer eigenen Geschichte. Dem stimme ich zu. Wie sehr die Ereignisse in der Großelterngeneration ihr Leben geprägt haben, werden wir später sehen.

Was haben wir bisher aus der Vorgeschichte erfahren? Mutter und Tante Isabelles mussten als kleine Mädchen Deprivationserfahrungen hinnehmen. Der frühe Tod der erkrankten Schwester ließ die Großeltern in Trauer fallen, was für beide einen Verlust an Zuwendung bedeutet haben dürfte und Magdeleine in die wegen fehlender Anerkennung der Differenz zum verstorbenen Geschwister für die Identitätsentwicklung schwierige Rolle des Ersatzkindes, eines »replacement child«, brachte. Als nach drei Mädchen der ersehnte Sohn geboren wurde, dieser erkrankte und die Fürsorge seiner Mutter beanspruchte, mussten sich die beiden Mädchen verstoßen gefühlt haben.

Wir erfahren ferner, dass Isabelles Mutter präzise Vorstellungen von einem zukünftigen Baby hatte. Dass sie vor Geburt ihrer Tochter *poulbots* malte und ihrem Idol schickte, zeigt, wie sie ihr zukünftiges Kind imaginierte. Hat sie sich ein solches Kind von ihm gewünscht? Solche pränatalen Vorstellungen der Eltern, solche »Vorausbilder« und »Vorausfantasien« nenne ich »Kindimago«. Diese ist wie ein Archiv, das bewusste und unbewusste Fantasien, Vorstellungen und Wünsche der Eltern beinhaltet, wie ihr Kind aussehen, welches Geschlecht, welche Zukunft es haben soll. Erfahrungen aus der eigenen Kindheit mit den eigenen Eltern und Geschwistern sind ebenso Inhalt, wie ihr Körperselbst, ihre Haltung zur Weiblichkeit und Männlichkeit, die sie von ihnen übernommen haben. Kurzum, das virtuelle Kind wird von den Eltern aus Zuschreibungen, Befürchtungen und Hoffnungen über ihre Beziehung zu ihm konstruiert. Die Kindimago beinhaltet den frustrierten Narzissmus der Eltern. Es bestünde ein Zwang, so Freud, dem Kind alle Vollkommenheiten zuzusprechen. Es solle »Seine Majestät das Baby« sein, solle die unausgeführten Wunschträume der Eltern erfüllen, anstelle des Vaters Held werden oder zur späten Entschädigung der Mutter einen Prinzen heiraten (Freud, 1914c, S. 157f.). Die Kindimago als Wunschgebilde der Eltern gibt dem Kind eine Zukunft, weil Wünsche per se zukunftsorientiert sind. Flaubert (1984 [1877]) hat die Wirkmacht der Kindimago in einer Erzählung geschildert.[15] Die früheste Wirklichkeit eines Säuglings sei das Unbewusste seiner Mutter, so McDougall (1985 [1978], S. 245). Die Kindimago manifestiert sich in der konkreten Alltagspraxis im Umgang mit dem Kind über Worte und leibsprachlich über Tonfall, Gestik, Mimik.

Grieser (2003) betont die triangulierende Funktion der Kindimago, davon ausgehend, Triangulierung werde vor der Geburt und vor der Zeugung des Kindes in den Fantasien der Eltern über ihr zukünftiges Kind vorbereitet. In diesen Fantasien befinde sich das erwartete Kind in der Position eines Dritten, der zur Elterndyade hinzutritt und diese zur Triade erweitere. Im fantasierten Beziehungsdreieck Vater – Mutter –Kind würde dem Kind vor dem Hintergrund der internalisierten triadischen Beziehungserfahrungen der Eltern mit den Großeltern, seine Position zugewiesen. Diese innere Triangulierung der Eltern sei Voraussetzung, dass sich das Kind von Anfang an im Rahmen einer triadischen Beziehungsfantasie entwickeln könne. Auf dieser Basis würden sie ihre triadischen Beziehungsfantasien mit ihrem Kind entwerfen (S. 102ff.).

Die Kindimago ist die erste soziale Umgebung des Babys. Die in ihr aufgehobenen Entwürfe und Konstruktionen der Vorgenerationen werden transgenerationell vermittelt und geben ihm Struktur und Zukunft. In ihr ist der kulturelle und historische Kontext verdichtet, in dem die Eltern leben. Gesellschaftliche Machtstrukturen und Werturteile sind ebenso Inhalt wie zeitgenössische Ideologien über Eltern, Kinder und Kindererziehung. Aus der Kindimago sprechen in diesem Sinne nie nur die Eltern, sondern der »transpersonale Andere«, vertreten durch Niederschläge der »medialen Identität« (Ermann, 2003, S. 181). Die Eltern geben die ihnen »einsozialisierten« kulturellen Normen weiter, gebrochen durch ihre eigene lebensgeschichtliche Aneignung.

Bereits der Fötus kommt über die mütterliche Innenwelt und die moderne Ultraschalldiagnostik mit der Gesellschaft in Kontakt. Spätestens auf

15 In Flauberts Text wird einer Mutter bei der Geburt ihres Sohnes eingeflüstert, er werde ein Heiliger, seinem Vater, sein Sohn werde zum Mörder seiner Eltern. Soviel sei hier verraten: Er wird Mörder *und* Heiliger.

dem Wickeltisch tritt das Baby dann, vermittelt über seine Mutter, in eine reale Wechselbeziehung mit der Gesellschaft ein.

Kurzum: Die Kindimago ist die Vorgeschichte des Kindes in der Psyche seiner Eltern. Nach der Geburt übertragen bzw. projizieren die Eltern diese Vorgeschichte auf ihr Kind. Dieses wiederum lebt Loch (1972) zufolge im Status der Gegenübertragung. Aus genetischer Perspektive seien die sich uns in der Analyse enthüllenden Übertragungen der Kranken Gegenübertragungen und unsere Gegenübertragungen Übertragungen – nämlich Identifikationen mit deren Bezugspersonen. Die Übertragungen der ersten Bezugspersonen stellten für die sich entfaltende Psyche des Kindes ein »Realitätsprinzip im weiteren Sinne« dar. Es gehe um »die Einpassung des Neugeborenen in die bewusste, vor allem aber in die unbewusste Lebenswelt der bestimmenden Beziehungsperson« (ebd., S. 174f.). Wenn von ihrer Herkunft her Übertragung Gegenübertragung ist, reagiert das Kind auf das, was die Eltern ihm mit ihrer Projektion anbieten. An den Übertragungen der Eltern und seinen Reaktionen darauf entwickelt sich sein frühes Selbst.

Für das Gedeihen des Neugeborenen ist die Kindimago unerlässlich. Sie ist das Einzige, worin das Kind lebt. Sie schützt wie eine Eierschale, funktioniert wie eine Wiege, ist sozusagen der externe, der soziale Uterus. Über sie bekommt das Baby seinen Platz, möglicherweise den falschen, in der Familie zugewiesen. Kinder vergewaltigter Frauen tun sich manchmal schwer damit, einen psychischen Ort zu finden, wenn ihre Mütter wegen ihrer traumatischen Erlebnisse Vorstellungen über ihr zukünftiges Kind verweigern. Die Kindimago kann für manche Kinder ihr Leben lang zum »Leit-Bild« (Richter, 1969 [1963]) werden, nicht immer zu ihrem Vorteil.

Die Kindimago ist nicht nur für das Seelenleben des Säuglings performativ. Da das Baby anfangs nur über einen anatomischen Körper verfügt, lebt es zunächst auf Rechnung seiner Mutter, d. h. in einem von ihr (in ihrer Kindimago) erstellten Körperentwurf, den sie ihm zur Verfügung stellt. Bei Isabelle war ein solcher vorgeburtlicher Entwurf das *poulbot.* Direkt nach ihrer Geburt aber war »das schönste Baby der Welt« für ihre Maman ein Vergnügen, ihr Körper von ihrer Mutter narzisstisch hoch besetzt, denn Magdeleine war stolz auf ihre Schöpfung. Überdies hatte sie Pläne, wie das zukünftige Leben ihrer Tochter aussehen sollte: wie das einer Prinzessin,[16] womit sie zugleich ihren eigenen Status definierte, denn die Eltern einer

16 »Mon destin sera celui d'une princesse, elle se le jure« (Caro, 2008, S. 39).

Prinzessin sind ein Königspaar: Sie und der in ihrer Fantasie mit ihr liierte Bobby.

Gleichwohl muss Magdeleine, die seit ihrer Kindheit ein unbestimmtes Gefühl von Unglück empfand, Dunkles geahnt haben, denn *poulbots* sind »Stereotypen von elenden und erbärmlichen Kindern, die Gesichter mit Sommersprossen übersäht«[17]. Straßenkinder haben den Nimbus von verstoßenen, verlassenen, ausgesetzten Kindern. Bekommen wir es mit einer Prinzessin zu tun, die, von armen Eltern ausgesetzt, später eine Berühmtheit wird, also mit einem *Mythos von der Geburt des Helden* (Rank, 1909)? Oder kam Isabelle als Prinzessin zur Welt und wurde später ausgesetzt – die schlechtere Version? Es muss die Schlechtere sein, denn Isabelle erzählt, ihre Mutter sei zur Zeit ihrer Geburt glücklich gewesen, habe vom goldenen Zeitalter, vom Paradies gesprochen und dauernd den Liedern ihres Barden gelauscht, Lieder, die quasi zum Wiegenlied Isabelles wurden. Halten wir noch fest, dass Isabelle in der Frühphase gegessen hat, wie es der Hunger verlangte. Dieses Phänomen mag bei Esskranken überraschen, ist aber nicht ungewöhnlich. Viele berichten Entsprechendes aus ihrer Lebensgeschichte. Borecký erwähnt allerdings eine Patientin, die schon als Säugling die Nahrung verweigerte (1992, S. 46). Es dürfte bei seiner Patientin schon früh Konflikte mit der Mutter gegeben haben, die ersatzweise über die Nahrungsaufnahme ausagiert wurden. Prophylaktische Maßnahmen bezüglich des Essens, wie sie heutzutage schon der Kindergarten anbietet, um den Kindern gesundes Essen beizubringen, beruhen auf einer Fehleinschätzung der Erkrankung, zumal es bei Essstörungen um eine Verdauungsstörung geht, wie ich ausführen werde. Sinnvolle Prophylaxe sollte – meinen mehrjährigen Supervisionserfahrungen in Kindertagesstätten zufolge – vielmehr an den sich bereits im Kindergarten ankündigenden Beziehungsproblemen ansetzen.

Die depressive Mutter

Die Bekanntschaft mit Bobby fand wegen einer Unachtsamkeit Josefs ein jähes Ende. Während er schwimmen war, hatte er sein Auto, in dem er Bobbys teure elektrische Klaviere transportierte, unverschlossen am Strand

17 »Des stérétypes d'enfants misérieux et pitoyables, aux visages parsemés de taches de rousseur« (ebd., S. 27).

zurückgelassen. Die Geräte wurden gestohlen, worauf der Barde den Kontakt mit unschönen Worten beendete. Erneut gab es einen Riss im Leben der Familie, wiederum verursacht durch Josef. Die Familie zog in die Nähe von Paris. Die Fahrt dorthin erinnert Isabelle als trübselig. In einem Tunnel bei Lyon habe das Auto Feuer gefangen. Nur ihr Stoffhase wurde im letzten Moment gerettet. Stunden habe es gedauert, bis sie sich beruhigte. Noch lange hätten die Flammen von Lyon ihr Alpträume bereitet. Kein Wunder: Maman hatte ihren Geliebten, der Papa seinen Job, die Tochter um ein Haar ihr Stofftier verloren.

An die Zeit mit Bobby erinnert sich Isabelle kaum. Manchmal, wenn Josef unterwegs war, sei er abends gekommen. Bei der letzten Begegnung mit ihm hätte sich ihre Mutter mit Tränen in den Augen an ihn geschmiegt. Ob Tränen des Glücks oder des Schmerzes, Isabelle weiß es nicht. Einzig die Leidenschaft für ihn und seine Musik blieben ihr. Später hätte ihre Mutter diese Zeit immer als ihr goldenes Zeitalter beschrieben. Bobby blieb wohl ihr heimlicher Geliebter und Isabelle das Kind von ihm.

Inzwischen befinden wir uns in Isabelles viertem Lebensjahr: Ihr Leben hat sich geändert. Ihre Eltern hätten sich aufgeführt, als seien sie wie Adam und Eva aus dem Paradies vertrieben worden. Ihr Vater war viel unterwegs und nur am Wochenende, manchmal nur alle 14 Tage zu Hause. Ihre Mutter sei in eine bodenlose Depression versunken, habe das Haus nicht mehr verlassen und ihre Zeit mit Weinen verbracht, sich kaum noch geschminkt und ihre Kleidung vernachlässigt. Da sie nichts hätte wegschmeißen können, sei die Wohnung verwahrlost. Immer wieder beteuerte sie, Isabelle sei alles, was ihr geblieben sei und ihr einziger Grund zu leben. Isabelle erklärt, sie sei in der Traurigkeit und dem Leid ihrer Mutter untergegangen. Sie konnte nicht verstehen, warum sich ihr Leben so brutal geändert hatte, traute sich indes nicht, ihre Mutter zu fragen, ob sie Böses getan habe und ihre Mutter deshalb weine. Sie fürchtete, ihr mit solchen Fragen zusätzlichen Kummer zu machen. Es gab auch niemanden, den sie hätte fragen können, denn sie verließ das Haus fast nicht, weil ihre Mutter im TV gehört hatte, frische Luft begünstige das Wachstum der Kinder und das Letzte, was ihre Mutter wünschte, war, dass ihre Tochter wachse. Sie sollte ein kleines Mädchen bleiben wie zu jener Zeit, als sie selbst eine glückliche junge Frau war. Demzufolge wurden alle Uhren aus der Wohnung beseitigt. Mütter würden zwar immer das Wachsen ihrer Kinder beklagen, seien letztlich jedoch bereit, die Frucht ihres Leibes loszulassen. Nicht so ihre Mutter. Es sei eine Zeit der Düsternis, des Schmerzes, der Einsamkeit und des Eingesperrtseins gewesen. Zuhause ersticke man, keucht Isabelle, ihre Mutter hätte sämtliche Risse im Haus zugeschmiert, damit keine Frischluft eindringe – als sei frische Luft ein Dämon. Stickige Luft vertreibe alle anderen Gerüche. Überdies bewahre ihre Mutter alles auf, obwohl jedes Erinnerungsstück sie zum Weinen brächte.

Ihrem Vater zu sagen, Maman weine dauernd und ließe sie nicht im Freien spielen, wagte Isabelle nicht. Sie tröstete sich damit, ihre Mutter hätte ihre Gründe, obwohl sie es als schrecklich empfand, eingesperrt leben zu müssen. Nur selten sei es ihr erlaubt gewesen, sich 20 bis 30 Meter vom Haus zu entfernen und auch nur, wenn sie das Gesicht mit einem Schal verhülle. Ging sie mit ihrer Mutter ausnahmsweise in den Supermarkt, schauten die Leute sie irritiert an, weil ihr Gesicht wie bandagiert wirkte. Allmählich verfestigte sich bei ihr der Eindruck, nicht normal zu sein, und sie vermutete darin den Grund, weshalb ihre Mutter sie nicht zu Schule schickte, sondern, selbst Lehrerin, sie zu Hause unterrichtete. Da irrt sich Isabelle, denn es war ihre Mutter, die sich während ihrer Schulzeit als Proletariermädchen nicht angenommen fühlte, weshalb sie eine Schulaversion entwickelt haben dürfte. Die Schule, so ihre Mutter, sei nicht spaßig und sie, Isabelle, sei sicher zufrieden, zu Hause bei ihrer Maman zu sein: »Oui, Maman«. Hätte sie einer Frau, die leidet, etwas anderes sagen können, fragt Isabelle. Sie könne ihr nicht das bisschen Glück, das ihr bliebe, auch noch nehmen. Sie liebe Maman sehr, und wünsche nichts sehnlicher, als dass sie ihr verlorenes Lächeln wiederfinde.

Hier beschreibt ein Kind seinen Alltag mit seiner depressiven Mutter. Bezeichnend für solche Kinder ist die quälende Frage, ob sie böse waren und deshalb Ursache der mütterlichen Depression sind. Bezeichnend ist auch, dass sie eine Antwort nicht zu erfragen wagen, weil sie fürchten, der Mutter noch mehr Anlass zu Unglück und Weinen zu geben. Zudem wird Isabelle über die von ihrer Mutter wiederholte Beteuerung, ihr einziger Lebensgrund zu sein, in die Depression hineingezogen und darin verwickelt.

Eine Besonderheit dieser Mutter ist ihre Furcht vor »frischer Luft«, die das Wachstum fördert und sie zu ihrer isolierenden Sonderpraxis veranlasst. Dieses seltsame Motiv dürfte Symptom ihrer Depression bzw. ihres partikularen Überichs sein. Magdeleine will die Zeit anhalten, still stellen und konservieren. Nicht die »frische Luft« ist schuld, sondern sie möchte die Zeit mit Bobby lebendig halten. Wird Isabelle größer, könnten ihre Erinnerungen verblassen und verloren gehen. Deshalb macht sie aus der Wohnung ein Mausoleum, wird zum Messie und will ein Wachsen ihres

Kindes verhindern. Die oral-historische Variante erzählt Isabelle in einem Interview:

> »Bis ich vier Jahre alt war, ging es mir einigermaßen gut. Danach wurde es schlimm. Meine Mutter fiel in eine starke Depression, blieb oft tagelang im Bett, weinte, brüllte, weil sie von ihrem Liebhaber verlassen wurde. Von diesem Tag an verbot sie mir zu wachsen. Sie sagte: ›Bleib immer mein kleines Kind‹. Ich durfte nicht altern, ich durfte das Haus nicht verlassen, ich durfte keine Emotionen zeigen, nicht weinen, nicht lachen. Ich wollte eine gute Tochter sein, ich wollte meine Mutter glücklich machen« (Batthyany, 2007, S. 48).

Dennoch: Der Signifikant »frische Luft« macht hellhörig. Ich vermutete, Magdeleine habe wegen Louis' Geburt und seiner Erkrankung die Zuwendung ihrer Mutter verloren. Louis litt wahrscheinlich poliomyelitisbedingt an Atemnot. Als Magdeleine mit sieben Jahren wegen der Erkrankung ihres Bruders zur Tante geschickt wurde, fürchtete sie, schlechte Nachrichten von zu Hause zu erhalten. Verbarg sich hinter ihrer Angst der Wunsch, Louis möge den Erstickungstod erleiden, damit sie zu den Eltern zurückkehren kann und wieder geliebt wird? Verweigert Magdeleine Isabelle »frische Luft«, lässt sie ihre Tochter quasi ersticken. Das hieße, die Aggression ihrem Bruder gegenüber gälte stellvertretend Isabelle, eine begründete Annahme, denn Magdeleine wird viele Jahre später die damals »gefürchtete« Todesnachricht erhalten, wenn ihre Tochter (angeblich) anorexiebedingt an einer Lungenentzündung verstirbt. Außerdem war ihre Schwester wegen einer unversorgten Atemwegserkrankung (Schnupfen) an Diphtherie verstorben – wir hätten ein Beispiel für die pathogene Wirkung von Vorkommnissen in der Großelterngeneration mit entsprechender Auswirkung auf die Enkelgeneration.

Versichert Isabelle, sie liebe Maman sehr und wünsche sehnlichst, sie fände ihr verlorenes Lächeln wieder, macht sie auf etwas Entscheidendes aufmerksam: Sie hadert nicht mit ihrer Mutter, sie hadert mit deren Depression. Wir werden es bei ihrer späteren Anorexie mit einer Erkrankung an dieser Erkrankung ihrer Mutter zu tun bekommen. Überdies werden wir Zeuge, wie und warum die Depression eines Elternteils Einfühlung und Altruismus bei Kindern frühzeitig forciert und überstrapaziert. Isabelle steuert hier auf die »masochistische Falle« (Klöß-Rotmann, 2002) zu. Sie beginnt, sich einem weiblichen Ideal zu verpflichten, das das Wohlergehen der anderen über das eigene stellt. Diese Frauen nehmen oft die Stärke der konfrontierenden Reaktionen des Objekts nicht wahr, sondern deuten sie als gerechtfertigte Bedürfnisse des Gegenübers. Sie übergehen ihre eigenen Empfindungen, Bedürfnisse und Interessen solange, bis sie krank werden (ebd., S. 120).

Isabelle stellt alles Eigene zurück, um ihre Mutter zu schonen, und entwickelt darüber allmählich ein pathologisches Selbstbild. Sie glaubt, für die Depression ihrer Mutter verantwortlich zu sein, eine Annahme, die ihr Maman diktiert. Das Geheimnis der mütterlichen partikularen Moral, die zur Sonderpraxis des Einsperrens ihrer Tochter führt, lüftet der von Magdeleine stereotyp wiederholte Vorwurf: »In Cannes hast du mich beschämt, weil du am Abend geweint und geschrien hast, weil du nicht schlafen gehen wolltest«.[18] »Cannes« steht für die Zeit mit Bobby. Magdeleine könnte sich für ihre widerspenstige Tochter geschämt und sie verflucht haben, weil diese ihren Wunsch, sich ihrem Idol als ideal und begehrenswert zu präsentieren, durchkreuzte. Kurzum: Isabelle hat ein ersehntes Tête-à-Tête mit Bobby gestört, wenn nicht vereitelt – falls Bobby überhaupt ein solches wollte. Magdeleines Groll rührt daher, wieder wegen eines Kindes das Nachsehen zu haben und einen Verzicht hinnehmen zu müssen. So war Isabelle, wie sie ahnte, schuld, weil sie unbequem und lästig war, ihrer Mutter im Weg stand und sie beschämte. Sie musste annehmen, dass ihr damaliger ödipaler Protest der Grund war, weshalb ihre Mutter sie heute versteckt. Lindner, Isabelles Leidensgenossin, schreibt, sie habe schon im Kindergarten gelernt, glücklich zu sein sei wichtiger als Schmerzen zu empfinden, denn Eltern wollten glückliche, lachende Kinder mit Grübchen in den Wangen und leuchtenden Augen, mit langen, vom Wind zerzausten Haaren und einem süßen Puppengesicht – und keine, die Liebesabenteuer vereiteln. Ihre Eltern hätten ein perfekt funktionierendes Kind gebraucht (»Ich darf auf keinen Fall ein Fehler sein« [Lindner, 2011, S. 18]). Isabelle war ein solcher »Fehler«. Esskranke berichten häufig von ihrem Eindruck, als Kinder mit Bedürfnissen, Sorgen, Schmerzen und Fehlern ihren Eltern lästig gewesen zu sein, weil sie deren Befriedigungen oder bei der Berufsausübung im Wege gestanden hätten.

Bei seltenen Verwandtenbesuchen rief die Großmutter erstaunt aus, Isabelle sei ja so gewachsen, worauf ihre Mutter zischte: »Mais non, mais

18 »À Cannes tu me faisais honte à pleurer et crier le soir, parce que tu ne voulais pas aller te coucher« (ebd., S. 58).

non«. Isabelle sollte nicht wachsen. Auch präparierte Magdeleine ihre Tochter für solche Besuche mit Lügen. So sollte sie sich Namen imaginärer Lehrer*innen und Klassenkamerad*innen ausdenken, um der Großmutter den Schulbesuch vorzutäuschen. Magdeleines partikulare Moral galt explizit für Vater und Tochter, weshalb die Großmutter belogen werden musste.

Zuhause schlief Magdeleine auch dann im Zimmer ihrer Tochter, wenn Josef zugegen war. Damit es ihr nicht zu kalt werde, durfte sich Isabelle selbst bei 30 Grad im Schatten nicht im Badezimmer waschen, weil es dort zog. Gewaschen wurde sie in einer Plastikwanne für Babys, die mitten im Wohnzimmer stand. Haare galt es mit Mineralwasser zu waschen, weil Leitungswasser kalkhaltig war und die Augen verderben könnte. Auf die Toilette durfte Isabelle nicht, sondern musste einen Babytopf benutzen. Noch als sie längst sieben Jahre alt war, fürchtete Magdeleine, ihre Tochter könnte ins Bett machen.

Mit dieser ängstlich-überbesorgten Praxis konnte Magdeleine ihre feindseligen Impulse in Schach halten. Nach allem, was wir erfahren haben, dürfte sie sich ein bettnässendes Kleinkind gewünscht haben. Oder litt Magdeleine selbst mit sieben Jahren, als sie von ihrer Mutter getrennt wurde, unter diesem Symptom? Dann könnte sich Magdeleine in ihrer Tochter wiederfinden und gespiegelt sehen.

Obwohl sie viele Spielsachen hatte, vorwiegend Puppen zum Baden und Anziehen, langweilte sich Isabelle. Was sie nicht haben durfte, waren Barbiepuppen. Die hielt Maman für vulgär – Barbies waren in ihren Augen erwachsene Frauen. Isabelle bekam Puppen, wie sie selbst für ihre Mutter eine sein sollte. Von Bobby allerdings bekam sie eine Barbie geschenkt, was sie toll fand. Sie fühlte sich von ihm in ihrer Weiblichkeit anerkannt. Eine meiner Magersüchtigen wünschte sich immer eine Barbie, weil ihre Mutter ihr nur Märklin-Baukästen schenkte. Mit ihren Puppen spielte Isabelle all das, was ihr verboten war. Mangels Spielkameraden wurden sie wie in einem Klassenzimmer auf das Sofa gesetzt, oder so, als mache sie mit ihnen eine Zugfahrt. Und sie verprügelte ihre Puppen in Anwesenheit ihrer Mutter, um ihr zu zeigen, wie man mit bösen Mädchen umgeht. Sie hätte es ertragen, so Isabelle, hätte ihre Mutter ihr mit einem Gürtel eine Tracht Prügel verabreicht. Vielleicht hätte sie dann aufgehört, zu weinen und traurig zu sein. Nichts dergleichen geschah. Im Gegenteil: Wurde Isabelle mal wegen eines Widerwortes geohrfeigt, wurde sie von ihrer Mutter »deux secondes« später aufs Heftigste umarmt und mit Küssen zugepflastert. Magdeleine entlastete sich auf diesem Weg von Schuldgefühlen, womit sie ihre Tochter zugleich mit ihrer Wut erstickte, einer Wut, die sie auf ihre eigene Mutter gehabt haben dürfte, als die sie nach der Geburt von Louis im Stich ließ. Isabelle ahnte, wie es um das Unbewusste ihrer Mutter bestellt war, ahnte, dass ihre Mutter an gegen ihr eigenes Ich gerichtete Aggression aus ihrem Überich litt, ein Grundzug der Depression. Der moralisch-masochistische Wunsch zeigt die Schuldgefühle, die dieses überbehütete Mädchen wegen der Depression seiner Mutter gequält haben müssen. Noch aber findet sie Wege, ihren Wunsch nach entlastender Bestrafung im Spiel darzustellen und zu artikulieren.

Isabelle weinte nie in Anwesenheit ihrer Mutter. Sie weinte nachts, nachdem ihre Mutter eingeschlafen war. Oder, wenn Schmerz und Angst unerträglich wurden, tröpfelte sie Wasser in die Augen ihrer Puppen und ließ sie an ihrer statt weinen, um ihre Mutter »sanft«[19] auf ihr Unglücklichsein aufmerksam zu machen. Die jedoch betrachtete diesen Wink nur mit leerem Auge: »Nichts zu machen, sie blieb unbeeindruckt«[20], so Isabelle resigniert.[21] Sie hatte keinen Einfluss auf ihre Mutter, konnte bei ihr nichts bewirken, konnte sich nicht als Ursache von etwas erfahren, als wäre sie nicht existent. Nur pathogene Ursache der Depression ihrer Mutter zu sein, wurde nach und nach zum Baustein ihrer Identität.

Das pathologische Überich und der enttäuschende Vater

Als Magdeleine einen Verwandten in der Bretagne besuchen und Isabelle, um die fünf Jahre alt, mit ihrem Vater allein lassen musste, legte sie ihren Zeigefinger, den Taktstock ihres Überichs, unter das Kinn ihrer Tochter, damit diese ihr in die Augen sah, um den folgenden Verhaltensmaßregeln Nachdruck zu verleihen:

> »›Vor allem verlässt du das Haus nicht, hörst du, selbst wenn dein Vater es dir vorschlägt. Du weigerst dich. Du musst es mir versprechen, es schwören. Gehorchst du mir, bringe ich dir viele Spielsachen mit. Solltest du zuwider-

19 »en douceur« (ebd., S. 58).

20 »Rien à faire, elle ne percute pas« (ebd., S. 59).

21 Die Mutter mit leerem Auge ist die tote Mutter, von der André Greens Buch *Die tote Mutter* (2004) handelt.

handeln, werde ich das erfahren und du bekommst nichts‹ – ›Ja, Maman, ich verspreche es heilig.‹«[22]

Sie widerspreche ihrer Mutter nie, so Isabelle, sie wolle ein gutes kleines Mädchen sein, ihrer Mutter Vergnügen bereiten, damit sie sie sehr liebt. Anstatt mit ihrer Tochter argumentierend oder erklärend umzugehen, droht Magdeleine mit Bestrafung. Wie hätte sie das Ausgehverbot auch vernünftig begründen sollen?

Kaum war ihre Mutter abgereist, wollte Josef seine Tochter zum Brot holen ins Dorf mitnehmen. Durchs Fenster sah Isabelle die Äste der Bäume im Wind wehen und sehnte sich danach, Regen und Wind ohne den wie ein Maulkorb wirkenden Schal im Gesicht zu spüren und in vollen Zügen frische Luft einzuatmen. Ihren Körper, Freiheit, frische Luft und dieses Kribbeln in den Beinen, das sie zur Tür dränge, zu spüren, sei verwirrend gewesen. Kein Wunder: Isabelle hätte dringend diese sinnliche Hauterfahrung benötigt, um einen »intersensoriellen Raum« zur Vorbereitung der Symbolisierung zu schaffen (Andina-Kernen, 1994, S. 357). Doch als wäre ihre Mutter in ihrem Kopf anwesend, hört sie deren rhythmisierte, unablässig hämmernde, entrüstete Stimme: »Du darfst nicht ausgehen, tust Du es, werde ich es wissen« (Caro, 2008, S. 64).

Hier wird ein normales kindliches Bedürfnis von Magdeleines Überich, das inzwischen deutlich partikulare Züge zeigt, wie ein verpöntes Laster behandelt. Es ist Magdeleines Depression, die Isabelle dominiert und bei ihr die Angst induziert, Maman unzufrieden zu machen und sie zum Weinen zu bringen, wenn sie ungehorsam ist. Deshalb wagt Isabelle nicht, das Angebot ihres Vaters anzunehmen: »Ich höre mich antworten: ›Nein, ich bleibe lieber zu Hause.‹«[23]

Sie hatte noch einen anderen Grund, Vaters Angebot abzulehnen. Sie traut ihrem Vater genauso wenig, wie ihm ihre Mutter traut. Magdeleine ahnt, dass Josef intrigieren würde. Das Misstrauen beider ist gerechtfertigt, denn Josef wartet, bis seine Frau außer Haus ist und verführt dann seine Tochter zum Ungehorsam gegen ihre Mutter, zur Übertretung des freilich

---

22 »Surtout tu ne sort pas, hein? Même si Papa te le propose, tu refuses. Tu dois me le promettre, me le jurer. Si tu m'obéis bien, je te rapporterai plein de cadeaux. Mais si tu sort, je le saurai et tu n'aurais rien. Tu as bien compris; tu ne sors pas‹! – ›Oui Maman, promis juré.‹« (Caro, 2008, S. 63)

23 »Je m'entends répondre: ›Non, je préfère rester à la maison‹« (ebd., S. 64).

fragwürdigen mütterlichen Gesetzes. Er sabotiert, denn am gleichen Tag schlägt er ihr vor, im Garten zu spielen, es sei nicht kalt und die Sonne scheine. Welche Verführung! Keine Chance. Magdeleine hat angedroht, ein Zuwiderhandeln an Isabelles Verhalten zu bemerken. Isabelle ist sich sicher, Ungehorsam nicht überzeugend vertreten zu können, zumal sie, käme es zu Streitigkeiten mit der Mutter, den Kampf alleine ausfechten müsste, da sie ihrem Vater nicht zutraut, in offenem Diskurs mit seiner Frau zu fordern, sie solle ihrer Tochter die Loslösung ermöglichen, und er überdies immer wieder für Wochen auf Geschäftsreise wäre. In der Tat hätte es Josefs Zeigefinger bedurft, um Magdeleine zu signalisieren, die kindgemäßen Bedürfnisse ihrer Tochter nicht zu torpedieren. Streitereien mit ihrer Mutter kann und will Isabelle nicht riskieren und opfert dem mütterlichen Überich ihre Bedürfnisse nach Kontakt mit ihrem Vater, mit anderen Kindern, nach Spielen im Freien, kurz: nach dem Hinausgehen in die Welt. Hier beginnt die für die spätere Anorektikerin typische Verleugnung des Selbst zugunsten der Bedürfnisse anderer. Grund der Verleugnung ist die Angst vor der Depression der Mutter, die Angst, sie zu enttäuschen und ihre Liebe zu verlieren. Später wird Isabelle, wie alle ihre Leidensgenossinnen, aus dieser Selbstverleugnung eine Tugend machen, stolz darauf sein, niemanden und nichts zu benötigen, von allen und allem unabhängig zu sein und sich als besonders altruistisch zu heiligen. Die später behauptete Selbstständigkeit zeigt jedoch jetzt schon ihren Pseudocharakter.

Die partikulare Moral der Mutter ist zur inneren Stimme, d. h. zum inneren Objekt geworden, das Isabelle nun kontrolliert. Der Zeigefinger unter dem Kinn, typische Geste des Eintrichterns, wird zur magischen Geste der Aufforderung, den mütterlichen Auftrag zu introjizieren. Mit diesem Überich wird ein innerer Begleiter aufgerichtet, der nicht Teil des Selbst, sondern wie ein Beifahrer ist, der einem unfreundlich Anweisung erteilt, was man zu tun hat. »Unfreundlich« heißt: ohne Begründung und keinen Widerspruch duldend. Weil auch Josef eine Begründung für die Forderung seiner Frau fehlt, agiert er hinter ihrem Rücken, was Magdeleine wiederum Anlass gibt, ihm zu misstrauen. Gleichzeitig verdächtigt sie ihre Tochter, ihre Regeln zu unterlaufen, womit sie sie nicht nur der Untreue verdächtigt, sondern auch einer gegen sie gerichteten Komplizenschaft zwischen Tochter und Vater, der sie damit Vorschub leistet.

Isabelle gerät angesichts der Verführung ihres Vaters in einen Gewissenskonflikt: Sie möchte ungehorsam sein, aber der Kraft, die sie Sekunden zuvor zur Tür drängte, seien Schreck und Schuldgefühl entgegengetreten und hätten ihre Füße am Boden festgenagelt, so Isabelle, als sei sie gelähmt. Hört sie sich antworten: »Nein, ich bleibe lieber zuhause«, antwortet ihr Selbst dem Introjekt, das noch nicht assimiliert ist, denn noch hört Isabelle die Stimme ihrer Mutter. Das Überich spricht noch nicht mit der Stimme des Selbst. In einem weiteren Schritt kann es dann zur Identifikation mit dem partikularen Überich kommen. Ist das Introjekt assimiliert, also ins Selbst hineingenommen, glaubt man, seine eigene Stimme zu hören. Esskranke begegnen in diesem Fall anderen Personen, wie dem personifizierten Überich, z. B. mit strenger Miene.

Introjektion und Assimilation bzw. Identifikation mit dem Introjekt sind entscheidend für die Strukturbildung. Eine Störung beider Prozesse hat Folgen für die Struktur des Selbst. Erfolgt keine oder keine ausreichende Identifikation, wird ein unverdautes Überich-Introjekt extern bleiben, meist wird es sich dabei um ein Feindliches, Verfolgendes handeln, entsprechend einem Objekt, mit dem eine Versöhnung nicht möglich war (Hirsch, 1993, S. 296).

Die rhythmisierte, unablässig hämmernde Stimme, die Isabelle in sich hörte und Lindner bei »Ana« vernahm, signalisiert, dass es sich um eine intrusive Stimme handelt, die auch deshalb von Bedeutung ist, weil mit der Introjektion des mütterlichen Überichs der Vater ausgeschlossen wird – die Mutter verbietet gewissermaßen den Vater. Damit ist Isabelle in die Dyade mit der Mutter gezwungen, was dem mütterlichen Eintrichtern, der Intrusion, noch besondere Wucht verleiht, weil ein Dritter als Korrektiv der partikularen Moral fehlt, was verhängnisvoll ist, zumal Magdeleine ihre Sonderpraxis, ihre privatpädagogischen Normen unwidersprochen durchsetzen kann. Dass bei der anorektischen Erkrankung immer wieder »schwarze Augen« als Signifikanten wirken – sie sind Symbol des düsteren, melancholischen, alles sehenden omnipräsenten Überichs – verweist auf die Bedeutung dieser pathologischen Instanz. Für Isabelle sind sie vermutlich Symbol der Depression ihrer Mutter, die sie dauernd anstarrt. Deren Blick steht für die mütterliche Projektion, für das Eindringen, für die Funktionalisierung als Selbstobjekt,[24] für die Verfügung über den Körper Isabelles. Er steht für das »unbestimmbares Gefühl von Unglück im Sinne Zolas« (Caro, 2008, S. 16). Schwarze

24 Der Begriff meint, das Kind repräsentiert einen Selbstanteil seiner Mutter. Lacan (1973/1975 [1966]) spricht vom Kind als Phallus der Mutter, Khan (1983 [1979]) vom »subjektiven Objekt«.

Augen tauchen wieder auf, als die erwachsene Isabelle auf einer Party einer Freundin auf der Geige *Les Yeux noirs* vorspielt. Ana wird zum Drachen mit rabenschwarzen Augen und funkensprühendem Blick, verstößt man gegen die Regel Nummer eins (Lindner, 2011, S. 282). Marinov, der vom »Vampir-Auge« spricht, vermutet, die Anorektikerin wolle sich klein und leer machen, um sich dem mütterlichen Blick zu entziehen (2001, S. 64).

Esskranke beschreiben manchmal ihr introjiziertes Überich als »schwarzen, den Kopf einengenden Kasten« oder als »schwere Platte, die niederdrückt«, womit sie dessen Herkunft aus einer depressiven Bezugsperson zu bestimmen versuchen. Kuiper (1991), der an einer Depression erkrankte, gibt eine eindrucksvolle Beschreibung der Wirkmacht des Überichs:

> »Als ich durch Krankheit, Fieber und Kopfschmerzen geschwächt war, erhob sich meine Mutter in meinem Innern und erschlug mit ihrer Axt mein Seelenleben. Ihre Gebote und Normen, ihre Auffassungen von Sexualität waren es, die mich wieder beherrschten, und in meinen Wahnvorstellungen kam ich in die Hölle, an die sie auf so quälende Weise geglaubt hatte. Offensichtlich war sie, trotz all meiner Versuche, die Welt anders zu sehen als sie, in meinem Innern noch immer ganz lebendig« (S. 48).

Kuiper beschreibt eine innere Mutter mit partikularer Sexualmoral, die sie gewaltsam (mit der Axt) durchsetzt. Borecký spürte den Druck des Überichs seiner Patientin in der Gegenübertragung. Der Druck auf ihn, sie zu verurteilen, sei immer heftiger inszeniert worden. Er habe gewusst, dass er dieses gerade nicht tun durfte, aber es sei ihm außerordentlich schwergefallen (1992, S. 49). Die Patientin will, dass der Analytiker ihr das »Genießen« ihrer Qual mit dem Überich ermöglicht. Hinz beobachtete bei seiner Patientin zerstörend-bissige Angriffe ihres Überichs gegen ihr beziehungssuchendes Ich (2006, S. 318), Angriffe, die Lindner (2011) bei »Ana« vernahm. Bei ihr war der Vergewaltiger mit seinem Redeverbot und der Todesdrohung das vergewaltigende Überich. Hinzu kamen die abweisende Mutter, die nicht aufschaut, und der ihr Vorhaltungen machende Vater. Bei Isabelle bekommt das restriktive, prohibitive und persekutorische Überich der Mutter die Qualität eines intrusiven Täters.

Als Magdeleine tief in der Nacht zurückkehrte, brachte sie viele Geschenke mit – das ist die gute Mutter. Die depressive Mutter jedoch nahm Isabelle ins Verhör: »Du bist nach draußen gegangen, nicht wahr? Es hat keinen Zweck, es zu leugnen«.[25] Obwohl Isabelle bei den vier Evangelisten ihre Unschuld beteuert, glaubt ihr die »Depression« nicht. Über Tage plagt die Mutter ihre Tochter damit, zu gestehen, nach draußen gegangen zu sein. Man hört Ana zischeln. Welche Verbitterung muss Magdeleine geplagt haben, dass sie so erbittert, quasi inquisitorisch ihre Tochter auf Ungehorsam festnageln muss? Vermutlich hätte Magdeleine einen Ausflug Isabelles mit ihrem Vater als Untreue interpretiert, hätte sich ausgeschlossen und gekränkt gefühlt. Eine gesunde Mutter wäre erfreut, hätte sich der Vater während ihrer Abwesenheit (und nicht nur dann) um ihr gemeinsames Kind gekümmert und sich beide amüsiert. Isabelle zeigt nichts vom Stolz jenes Kleinkindes, auf dessen Brustlatz ich folgende Inschrift las: »Sagt Mama ›Nein‹, frage ich Papa«.

Die Szene zeigt den Konflikt, in den das Kind mit der Depression seiner Mutter bzw. deren pathogen wirkenden Moral gerät. Faktisch war Isabelle gehorsam, der Verdacht jedoch, sie hätte nicht gehorcht, fokussierte ihren Wunsch, und mit dem, obwohl nicht verwirklicht, hat sie sich schuldig gemacht, denn sie wäre fahnenflüchtig geworden, steht sie doch im Dienst der mütterlichen Pathologie. Klagt sie, eine Zuwiderhandlung nicht überzeugend vertreten zu können, weil sie, gäbe es Streit mit ihrer Mutter während ihr Vater für Wochen auf Geschäftsreise ist, den Kampf alleine ausfechten müsste, so spielt sie darauf an, dass sie ihren Vater als schwach erlebt, weil er sich ihrer Mutter gegenüber nicht durchzusetzen vermag und nicht dafür sorgt, dass sie ihre normalen kindlichen Bedürfnisse befriedigen kann. Sie hätte ihn an ihrer Seite gebraucht. Um ihren Wunsch der Mutter gegenüber zu behaupten und durchzusetzen, stand die dafür notwendige Introjektion eines starken Vaters auf zu schwachen Füßen. Ein Kampf hätte die vaterdeprivierte Fünfjährige überfordert. Kurzum: Es fehlte ihr das Sicherheit gebende Gefühl, einen Vater im Rücken zu haben. Mehr noch: Dürfte es Isabelle schon schwerfallen, ein inneres Bild von einem stabilen Vater zu errichten, so wird der Introjektionsvorgang selbst noch zum Problem, weil Isabelle zwischen Wunsch und Verbot, mithin zwischen Vater und Mutter hin- und hergerissen ist. So untersteht sie dem Verbot, den Vater, gleich ob schwach oder stark, zu introjizieren.

Die gebieterische Stimme des Gewissens wird Isabelle von nun an tyrannisieren – ein Schicksal, das sie mit anderen Esskranken teilt (Ettl, 2006b).

25 »Tu es sortie, n'est-ce pas? Je sais que tu es sortie, pas la peine de mentir. [...] Dis-le que tu es sortie, mais dis-le, qu'on en finisse!« (Caro, 2008, S. 65).

Maman sei zum Kerkermeister geworden, so Isabelle, und es sei »keiner mehr gefangen als der, der mit seinem Kerkermeister kollaboriert.«[26] Die Depression der Mutter treibt das Kind in einen spannungsgenerierenden Konflikt, eine Spannung, die von Esskranken oft nur mit einer Selbstverletzung zu lösen ist. Rasierklingen werden zum »Notausgang«, wie Lindner sagt (Lindner, 2011, S. 347). Bei ProAna konnte man sich von der Tyrannei des Überichs einen Eindruck verschaffen. Dort war es Ana, die wie eine strenge, restriktive Instanz auftritt, keinen Mann zulässt – denn Männer sind Feinde wie der verführerische Hunger, weshalb Essen eine Regelverletzung ist, die Ana erzürnt. Wer dem anal-sadistischen Regelwerk nicht gehorcht, wird zum Nichts, eben ausgelöscht.

Als ihr Vater ohne sie loszog, um Brot zu holen, fühlte Isabelle eine Mischung aus Erleichterung und Niedergeschlagenheit. Sie hat der Mutter gehorcht, damit ihr Gewissen befriedet und darf mit der Liebe ihrer Mutter rechnen. Das erleichtert. Niedergeschlagen ist sie, weil sie diese Erleichterung mit dem Verzicht auf ihre kindgemäßen Wünsche erkaufen musste.

Faktisch haben wir es mit zwei Gescheiterten zu tun: Mit einem vor Schreck und Schuldgefühl gelähmten Kind, das kein Subjekt sein darf, und einem Vater, der ohne seine Tochter das Haus verlassen muss, also kein Vater sein darf. Die eine zieht es vor, zu Hause zu bleiben, der andere musste das Weite suchen. Das mütterliche Überich hat beide erstickt. Kam der Vater am Wochenende nach Hause, wollte er seine Ruhe haben und beschimpfte seine Frau, wenn sie Isabelle nicht ruhig halten konnte. Entsprach das Essen nicht seinem Geschmack, polterte er am Tisch, sodass Dinge zu Boden fielen und zerbrachen. Gab es Streit, warf Josef die Tür hinter sich zu und verschwand, während Isabelle mit der weinenden Mutter zurückblieb. Dabei hätte sie, die gerne in die Schule gegangen wäre, sich Freundinnen und Freunde wünschte und und nicht länger so tun wollte, als wären ihre Puppen mit Hanf auf dem Kopf Schulkameraden, sämtliche Spielsachen, nein, sogar einen Arm geopfert für eine Viertelstunde Spiel mit Gleichaltrigen an der frischen Luft und ohne verschleierten Kopf. Das sind Wünsche, die nichts Regressives oder Verpöntes zeigen. Doch so cholerisch und wenig einfühlsam ihr Vater auch sei, hätte er am Montag zur Abreise seine Sachen gepackt, sei sie wegen seiner Abwesenheit unglücklich zurückgeblieben. Lindner, deren Vater ihr gegenüber gleichgültig war, empfand ähnlich: »Aber egal – ich würde ihm trotzdem jedes Jahr einen Geburtstagskuchen backen, wenn ich nur wüsste,

26 »Il n'y a pas plus prisonnier que celui qui collabore avec son geôlier« (ebd., S. 64).

dass er sich darüber freuen könnte« (ebd., S. 23). Es ist beider Versuch, sich den Dritten zu erhalten, um nicht in die Dyade zu versinken. Vielleicht, so träumt Isabelle, hätte Josef, wäre er öfter zu Hause, ihre Mutter daran gehindert, sie einzusperren. Noch versucht sie damit, das bröckelnde innere Bild ihres Vaters zu retten. Und ernüchtert: Er mache sich die Situation offenbar nicht klar. Warum tue er nichts, »warum verteidigt er mich nicht?«.[27]

Isabelle introjiziert die Szenen zwischen der gebieterischen und misstrauischen Mutter und dem verführerischen, intriganten Vater, introjiziert den Vater in Beziehung zu seiner Frau samt seiner Angst vor deren rätselhaftem partikularen Überich, und die wegen Josefs zaghaftem Auftreten zur magischen Person idealisierten, gefährlichen und als dominant, erdrückend und mit dem Zeigefinger ihr Überich eintrichternd erlebten Mutter. »Ich bevorzuge es, zuhause zu bleiben« (»Je préfère rester à la maison«) zeigt Isabelles Angst vor dem mächtigen Überich der Mutter, dem sie sich masochistisch unterwirft, einem Überich, das seine Wirkmacht aber erst wegen der Schwäche des Vaters, der nicht Vater sein will, sondern selbst fast noch Kind ist, voll entfalten kann und dadurch zum »Täter« wird. Introjiziert wird auch ein Vater, der sich in seiner Beziehung zu seiner Tochter als ein gegen ihre Mutter konspirativ, subversiv und subordinativ auftretender Mann präsentiert und für Spannung und Erregung (das »Kribbeln in den Beinen«) sorgt. Und schließlich introjiziert das Kind alle Gefühle, die ihm diese Szenen bereiten: »The infant eats all his objects, and he eats them in love, in hate, in rage and in fear« (Heimann, 1989 [1948/1949], S. 64). Die Säuglingsforschung förderte zutage, dass das Kind nicht Einzelheiten, sondern die »Gesamtheit der Interaktion« speichert, wozu die Wahrnehmung der Mutter, die eigene innere Erregung, die eigene Affekttönung, die propriozeptive Wahrnehmung der eigenen Bewegung usw. gehört (Andina-Kernen, 1994, S. 363). Später werden Mehrpersonenszenen samt diskursiver Elemente introjiziert und können z. B. als Selbstvorwürfe auftauchen. Abraham (1969 [1924]) berichtet von einem Patienten, »der sich als völlig untüchtig, als für das praktische Leben unbrauchbar« erklärte. Wie seine Analyse ergab, sei das eine übertreibende Kritik des stillen, wenig aktiven Wesens seines Vaters gewesen, mit dem er identifiziert war. Seine Mutter hingegen galt ihm als Vorbild praktischer Tätigkeit. Die Selbstkritik war eine vom Patienten introjizierte Szene zwischen der abfällig urteilenden Mutter über den stillen, wenig aktiven Vater (ebd., S. 150), die sich

27 »Pourquoi ne me défend-il pas?« (ebd., S. 69).

mehrfach zwischen den Eltern abgespielt haben dürfte. Objekt- und Selbstrepräsentanz sind sozusagen der gemeinsame Nenner oder die signifikante Überschrift aller Szenen. In der Behandlung werden dann diese den Repräsentanzen zugrunde liegenden introjizierten Szenen reinszeniert.

Nicht nur die depressive Stimmung seiner Frau dürfte Josef in die Flucht getrieben haben. Auch seine Tochter empfand er als Last, vermutlich, weil Isabelle ihrer Mutter allmählich in die depressive Stimmung folgte. Setzte sie sich zum Schmusen auf sein Knie, forderte er sie auf, herunterzusteigen. Sie sei zu schwer und tue ihm weh, er hätte einen »Krampf«. Josef konnte das kleine Weib mit seinem kindlich-zärtlichen Begehren weder annehmen noch anerkennen, wie sein großes vermutlich auch nicht. Ihr noch kaum reflektierbares Wünschen und Wollen ist in der konkreten Interaktion mit ihrem Vater nicht sinnlich-konkret erfahrbar, sondern wird zurückgewiesen. Er macht sich dadurch unerreichbar für Isabelle. Die mehrfach empirisch belegte besonders zärtliche Beziehung des Vaters zu seiner Tochter *(daddy's little girl)* ist hier nicht zu finden. In aller Regel sei die Beziehung von Vätern zu ihren Töchtern Seiffge-Krenke zufolge desexualisiert: Diese Desexualisierung sei jedoch nicht einfach zu erreichen, da Väter zugleich sehr stark die Weiblichkeit ihrer Töchter betonten und markierten (2001, S. 60). Von »erotic excitement« kann auch keine Rede sein, weil Isabelle die identifikatorische Liebe sucht. Sie wünscht sich, sich spielerisch mit ihrem Vater zu identifizieren, will so sein wie er, was er ihr bestätigen soll. Es geht ihr um den Wunsch nach Gleichheit, Spiegelung und um die Anerkennung seitens ihres Vaters. Bei ihrem Vater könnte ein *erotic excitement* eine Rolle gespielt haben, immerhin wird ein Bein steif.[28] Wie auch immer, Isabelle hatte *no entry* mit Blick auf Vaters Knie und wird in die Arme ihrer Mutter getrieben, muss deren Depression ertragen und fürchten, mit ihr zu verschmelzen, womit die erreichte partielle Ablösung zunichtegemacht ist. Sie ist wieder ganz Objekt (Phallus) der Mutter.

Im TV, neben Büchern für sie die einzige Tür zur Welt, sah sie einen *vrai papa*, der sich anders verhalten habe. Warum liebt mein Vater mich nicht, fragt sie sich, warum glaubt sie, er denke an sie, wenn er mit Souvenirs von seinen Geschäftsreisen zurückkommt? Offene Fragen. Stattdessen meckert er sie an, wenn sie bei seiner Rückkehr seine Aufmerksamkeit einfordert.

28 Es ist hier nicht meine Aufgabe, Signifikantenketten zu bilden, ich mache es aber trotzdem spielerisch, weil sie sich in Josef gebildet haben könnte: Auf dem Knie – Krampf im Bein – steifes Bein – Erektion.

Früher, als sie noch klein war, sei er viel freundlicher gewesen. Leider könne sie ihm nicht sagen, wie sehr sie ihn liebe, zu groß wäre ihre Sorge, Maman könnte sich verlassen fühlen und eifersüchtig reagieren.

Was meint sie damit, sie liebe ihren Vater? Wie angedeutet, möchte sie sich mit ihrem Vater identifizieren und sein wie er. Zu dieser Zeit sieht Isabelle in ihm noch die Alternative zur Mutter, glaubt, er repräsentiere das Anderssein und könne ihr darüber ein Spektrum an Differenzerfahrungen zur Mutter bieten. Sie will dem Vater ähnlich sein, weil auch sie anders als ihre Mutter sein will und nach einer eigenen Identität sucht. Noch erlebt sie ihn als unabhängig, glaubt, er tauge als Vorbild für ihre Wünsche nach Ablösung und Abgrenzung von der Mutter. Noch repräsentiert er die Freiheit und die Welt draußen, nach der Isabelle sich sehnt. Das unterschiedliche Geschlecht der Liebenden spielt bei dieser identifikatorischen Liebe keine Rolle.

Der Vater ist für die Entwicklung des narzisstischen Regulationssystems des Mädchens, für seine Loslösung bzw. Autonomie und Subjektivierung und Individuation von gleicher Bedeutung wie für den Jungen. Das kleine Mädchen braucht die Anerkennung des Vaters, weil es die triadische Erfahrung zur Entwicklung seiner kognitiven Struktur benötigt. Mit der frühen Triangulierung würde ein »kognitiver Quantensprung« vollzogen, so Grieser (2001). Die dreidimensionale Struktur der inneren Welt des Kindes würde auf der Basis seiner Erfahrungen im dreidimensionalen Beziehungsraum zwischen Kind, Mutter und Vater verankert. Diese Verfügbarkeit eines inneren triangulierten Raums sei Voraussetzung für ein mit dritten Objekten kommunizierbares, d. h. nicht psychotisches Denken. In den Fragen des Kindes über seine Objekte (»Wie ist der Vater im Vergleich mit der Mutter? Wie ist die Mutter im Vergleich zum Vater?«) manifestiere sich, angeregt durch die Existenz des Vaters, der selbstreflexive Modus. Mütterliche und väterliche Imago würden sich wie eine Kippfigur zueinander verhalten, bei der die eine ohne die andere nicht wahrnehmbar ist, auch wenn die andere gerade nicht zu sehen sei (ebd., S. 70). Es gibt keinen Vater ohne Mutter, keine Mutter ohne Vater und ohne beide kein Kind. Alle definieren sich wechselseitig. Ist diese Wechselseitigkeit gestört, fehlt ihnen die Orts- und Grenzbestimmung. Alle geraten in Identitätsschwierigkeiten, weil sie keinen Platz in Familie und Generation finden und einnehmen können, was in einem genealogischen Desaster endet.

Isabelles Sorge, Maman könnte sich verlassen fühlen und eifersüchtig werden, ist berechtigt, denn oft fordere ihre Mutter sie auf, sich zwischen

Papa und ihr zu entscheiden: »Kannst du besser mit Papa oder mit Maman? Ich bin sicher, du ziehst Papa vor«.[29] Hier wird Magdeleines Groll auf ihre Tochter und ihren Mann sichtbar, denn sie unterstellt beiden eine heimliche Beziehung, aus der sie ausgeschlossen ist, womit sie aber fördert, was sie befürchtet. Ein Kind kann bei Eltern wie den hiesigen eine solche Frage nicht beantworten, bei gesunden schon, aber die würden eine solche Frage nicht stellen. Später wirft ihr Magdeleine vor, sie liebe Papa mehr, und stürzt ihre Tochter damit in einen heftigen Loyalitätskonflikt. Magdeleine scheint Inzestwünsche zu wittern, eine verhängnisvolle Umdeutung der strukturbildenden identifikatorischen Liebe zur ödipalen Liebesaffäre, die zeigt, wie sehr sich Magdeleine vor den kommenden ödipalen Wünschen ihrer Tochter fürchtet. Hier hätte der Vater eingreifen und entgegenhalten müssen: »Nein, sie liebt den Papa anders als die Mama«. Magdeleine will nicht sehen, dass Vertrautheit und Eigenständigkeit sich nicht ausschließen. Müsse gleich zu Beginn der ödipalen Phase die Frage beantwortet werden, in wen das Kind verliebt ist, wie das die Mutter hier fordert, falle der *play space*, in dem das ödipale Drama gespielt würde, in sich zusammen. Das notwendige Pendeln zwischen Vater und Mutter, zwischen Weiblichkeit und Männlichkeit, sei dann verhindert, weil die Mutter das ödipale Begehren ihrer Tochter als Verrat an ihr interpretiert. Außerdem stellt sie sich nicht als Übergangsobjekt zur Verfügung, das den Eintritt in die ödipale Beziehung zum Vater gutheißt (Ogden, 1995 [1989], S. 140). Magdeleine ist eine zutiefst frustrierte Frau, die ihrer Tochter den Vater nicht gönnt. Die Szene zeigt erneut, dass der Ödipus*komplex*, nicht der Ödipus*wunsch*, ein Komplex der Erwachsenen ist, in den sie das Kind verwickeln, wie dies bereits bei König Ödipus war, der vom Vater aus Angst vor seinem Sohn ausgesetzt wurde. Hier fürchtet eine Mutter, aus der Beziehung zwischen Vater und Tochter ausgeschlossen zu werden. Durch die »Sprachverwirrung« (Ferenczi, 1984 [1933]) zwischen Mutter und Tochter wird die Beziehung zum Vater unnötig, aber folgenreich sexualisiert. Der Klischeehaftigkeit wegen treffen grob sexuell interpretierte Zärtlichkeitswünsche an den Vater immer. Der Vater wird dabei gleich mit verdächtigt. Des Mädchens Chancen, ohne übermäßige Schuldgefühle und Depression zu psychischer Unabhängigkeit zu gelangen, hingen weithin von der Bereitschaft der Mutter ab, ihre Tochter unabhängig werden zu lassen und ihr bei ihrer sexuellen Identifizierung zu helfen, so McDougall (1985

29 »Tu es mieux avec Papa ou avec Maman? Je suis sûr que tu préfères Papa« (Caro, 2008, S. 69).

[1978]). Dies setze voraus, dass die Mutter ihre Tochter als Rivalin mit weiblichen Zielen und Wünschen anerkennt und ihre Liebe zum Vater akzeptiert. Deutlich setze dies auch eine bestimmte Einstellung des Vaters dem Mädchen gegenüber voraus. Er müsse bereit sein, seine Kraft und Liebe anzubieten und ihm dabei helfen, sich von seiner Mutter zu lösen« (ebd., S. 89). Solche Hilfestellung lassen Isabelles Eltern vermissen.

Die für das Kind bisher harmlose Zärtlichkeit auf Vaters Knie wird zu einer gegen die Mutter gerichteten strafwürdigen Handlung, sodass Isabelle gespalten ist, »schuldlos und schuldig zugleich« (Ferenczi, 1984 [1933], S. 519). Dies klingt nach ödipalem Gerangel zwischen Mutter und Tochter, ist aber Zeichen einer »Sprachverwirrung« im Innern Magdeleines. Sie verwechselt ödipales Begehren, das bei ihrer Tochter hier nicht vorliegt, mit narzisstischer Zufuhr. Sie ist eifersüchtig und beneidet Josef und Isabelle um die Zuwendung, die sich beide geben könnten, weil sie selbst Isabelles Zuwendung benötigt. Durch Magdeleines Interpretation wird Isabelle der Weg in die ödipale Phase erschwert, wenn nicht vereitelt. Nie wird sie so unbefangen sein können wie jene Vierjährige, die »Vaters Frau« sein wollte und nach dem Grund befragt, erklärte: »Ich möchte so gern wissen, wie das ist; und dann kann ich auch endlich mal probieren, wie Kaffee schmeckt« (Abraham, 1969 [1917], S. 237). Sollten sexuelle Motive bei Magdeleines »Sprachverwirrung« eine Rolle spielen, dann nicht wegen eines Verlangens nach Sex, sondern – wie Khan differenziert – wegen Sex aus Absicht. Absicht schließe die Ausübung von Willen und Macht zur Erreichung ihrer Ziele mit ein, während die Befriedigung von Verlangen mit einem gegenseitigen Austausch verbunden sei (1983 [1979], S. 282). Isabelle indes hofft, mithilfe ihres Vaters sowohl den Prozess der Triangulierung fortsetzen, ausbauen und stabilisieren zu können, als auch über die identifikatorische Liebe zu einer Identität zu finden. Das ist nicht im Sinn ihrer Mutter, die sie auf die Dyade mit ihr verpflichten will, weil sie jede Hinwendung Isabelles zum Vater als Bedrohung erlebt.

Da die Mutter den Vater, der Vater die Mutter nicht begehrt, kann Isabelle in der gesuchten Identifikation mit dem Vater nicht erkennen, wie es ist, wenn ein Mann eine Frau, und eine Frau einen Mann liebt und man die Aufmerksamkeit des und der anderen sucht. Sie erfährt nichts über die Modi, mit denen Männer die Zuwendung der Frauen suchen und umgekehrt. Sie lernt nur: Lässt man seine Zärtlichkeit einem Mann zuteil werden, bekommt der einen »Krampf«. Ihr Vater ist in keiner Weise ein Vorbild, das sie nachahmen könnte. Wir begegnen später einer Isabelle, die sich reichlich orientierungslos in Männerbeziehungen bewegt. Sie bekommt aber auch keine Anhaltspunkte für ihre eigene Liebe zu ihrer Mutter, mithin keine Anleitung, wie man die Liebe der Mutter erlangen kann (Gläser, 1994, S. 251f.). Danach aber sucht sie und glaubt, durch Anpassung und Verzicht auf alles Eigene ihr Ziel zu erreichen.

Isabelle sollte Violine spielen lernen, weil man nach Meinung ihrer Eltern damit am besten früh beginne. Sie bekam eine Minivioline, eine für Vierjährige. Maman versprach ihr, sie käme später ins Fernsehen, ein Auftrag, der, wie zu erkennen, dem mütterlichen Narzissmus entspringt. Isabelle wird ihn später in pervertierter Form erfüllen, wenn sie anstatt mit der Geige mit ihrer Anorexie im Fernsehen auftritt.

Da Josef selten zu Hause war, hatte ihre Mutter nur sie zum Reden. Ihr Ohr müsse wie ein Schwamm sein, beschwert sie sich. Maman pflege von früher, von heute und grundsätzlich alles durcheinander zu erzählen – und vor allem von Josef, der der Grund ihres Weinens sei. Josef sei nicht liebenswürdig. Nie sei er da. Fern von allem, ohne Auto, in einer Gegend, in der es immer regne, in einem Haus, in dem es ziehe, feucht und kalt sei, überlasse er ihr das Schleppen von 35 Kilogramm schweren Gasflaschen. Er mache sich ein schönes Leben, reise, übernachte in Luxushotels, Palästen, esse in Restaurants und besitze noch die Frechheit, Postkarten zu schicken. Es hört sich an, als hämmere Magdeleine ihre ganze Unzufriedenheit in das Ohr ihrer Tochter, sodass über die akustische Introjektion, sozusagen über Hammer und Amboss, deren inneres Bild vom Vater zertrümmert wird. Böse seien die Männer – mit Ausnahme des Barden versteht sich, denn ihm wird eine eigene Moral zugestanden. Zwar sei auch er egoistisch, aber er hätte eine Entschuldigung: Er sei »le plus grand artiste du monde« (Caro, 2008, S. 31). Bevor sie auf die Welt gekommen sei, so Maman zu ihrer Tochter, hätten Josef und sie in seinem Haus gelebt. Es sei das Paradies gewesen. Dass Josef Geld verdienen muss, wird nicht mitbedacht, weil es nicht ins Bild passt. Magdeleine hätte auch verdienen können, sie war schließlich Lehrerin.

Während Magdeleine das Vaterbild zertrümmert, überlege ich, ob ihre Anklagen unbewusst ihrem Elternhaus gelten, das für sie solange ein Paradies hätte gewesen sein können, bis Louis zur Welt kam und beide Schwestern vom Thron der elterlichen Zuwendung in die anaklitische Depression[30] stürzten. Der Großvater taucht kaum auf. Hatte er nur

30 Eine kindliche Form der Depression vor der Bildung des Überichs, die nach dem Verlust einer Bezugsperson auftreten kann.

Augen für seinen Sohn, und/oder neigte er wie Josef zum »Krampf«, wenn seine beiden Töchter Trost bei ihm suchten? Zumindest ist er in Isabelles Seelenleben nicht präsent, vermutlich weil er im bewussten Seelenleben ihrer Mutter wenig präsent war. Gleichwohl wird er in ihrer Autobiografie im zweiten Satz erwähnt. Er war Eisenbahner und an Tuberkulose erkrankt. Grieser zufolge sind Väter trotz erheblicher Beziehungsdefizite für das Fantasieleben Depressiver keineswegs ohne Bedeutung. Zwar verleugnet, sei das Vaterbild dennoch lebendig und wirksam. In der Fantasie dieser Kinder spiele der Vater als »Nicht-Existenter« eine starke Rolle (2001, S. 72). So nicht-existent Ehemann Josef für Magdeleine war, so nicht-existent könnte ihr Vater für sie gewesen sein. Isabelle würde dann die gleiche Vaterdeprivation wie ihre Mutter erfahren. Dass Josef mit seiner Tochter gespielt hätte, dass es Zärtlichkeiten gegeben hätte – davon ist nichts bekannt. Dafür umso mehr davon, dass Konflikte zwischen den Eltern die häusliche Atmosphäre überschatteten, ohne dass Isabelle eine Möglichkeit gefunden hätte, ihrer Frustration und Wut Luft zu machen.

Ihre Mutter, so klagt sie, habe sie auch mit ihren Ängsten angesteckt. Vor jedem unbekannten Geräusch sei sie erschrocken. Abends sollte sie in ihr Zimmer gehen und zweimal abschließen, bevor sich ihre Mutter nach draußen wagte, um nachzusehen, ob jemand herumlungerte. »Herumlungernde«? Dies könnten die bösen Männer sein – aber auch der Schlagerbarde. In diesem Fall hätte sich Magdeleine nicht für ihre Tochter schämen müssen, denn die hatte sich verängstigt in ihrem Zimmer verkrochen, das Schlimmste befürchtend, hätte also ein Tête-à-Tête mit dem Idol diesmal nicht vereitelt.

Das abendliche Ritual erinnert an die Zeit, als Magdeleine bei ihrer Tante untergebracht war und schlechte Nachrichten fürchtete. Der »Herumlungernde« könnte damals Louis gewesen sein, der plötzlich vor der Tür stand und das Trauma des Verstoßenwerdens verursachte. Für Magdeleine kommt die Gefahr stets von außen, von der »frischen Luft«, die wie Muttermilch dem Kind das ungewollte Wachstum beschert, vom Bruder, den ihr die Eltern zugemutet haben, und von den entweder idolisierten, vor allem aber den ungehobelten Männern wie Josef, die sie im Kalten stehen und schwere (psychische) Lasten tragen lassen. Moersch schreibt, beim damaligen Stand der Therapie Irmgards musste es noch offenbleiben, ob die Gefahren, die Mutter und Tochter drohten, von außen kamen oder aus den unbewussten Fantasien der Tochter stammten (1980, S. 175). Im

Falle Isabelles kam die Gefahr aus dem Unbewussten ihrer Mutter, aus deren unbewussten Fantasien.

Isabelle hat eine andere Sorge: Sie glaubt, eine Gefahr für ihre Mutter zu sein, weil sie sich die Schuld für die Depression ihrer Mutter gibt. Sie fragt ihre Mutter, warum die Welt draußen für ein kleines Mädchen gefährlich sei. Die Antwort bleibt aus. Vermutlich weiß es Magdeleine selbst nicht, sodass Isabelles Befürchtung, ein Monster zu sein, das man besser eingeschlossen hält, nur konsequent ist. Sie muss so denken, fehlt ihr doch die Referenz, was ihren Körper und ihre Seele anbetreffen. Eine Korrektur ihres inzwischen verzerrten Selbstbildes, z. B. durch eine Peergroup, unterbleibt. Das Vorgehen und Benehmen der Erwachsenen erscheint ihr normal, ihre eigenen Reaktionen darauf unnormal. Einzig der Fernsehapparat und ihre Fantasie kommen ihr zu Hilfe – für sie »la seule porte«, die »einzige Tür«, zum wahren, wirklichen Leben, wie sie sagt (Caro, 2008, S. 87). Ihm verdanke sie die Überzeugung, es gebe noch eine andere Welt als die, in der sie eingesperrt ist. Anstatt des Vaters wird nun der Fernsehapparat zum Repräsentanten der Außenwelt. Dank ihm sind die Heroen der Serien und Zeichentrickfilme ihre Freunde. Mit ihnen vergisst sie ihre Tristesse. Die Episoden seien jedoch viel zu kurz gewesen und wenn sie zu Ende waren, fühlte sie sich einsamer denn je. In dieser Fernsehwelt soll Isabelle gemäß dem Auftrag ihrer Mutter später als Prinzessin und Geigenvirtuosin ihren Auftritt haben – im Klartext: in der Welt der Konzerte und Events von Bordeaux und Cannes, der Welt des Bobby. Isabelle träumt vor dem Fernsehapparat von ihrer Zukunft, ihre Mutter von gestern. Der Fernsehapparat wird hier zum Repräsentanten des Vaters. Er bebildert die Tatsache, dass die Außenwelt, die der Vater vertritt, nur eine vom Kind subjektiv erlebte Außenwelt sein kann, wobei das Entscheidende die wahrgenommene Alternative zur Dyade, der Welt der Mutter, ist. Gerade für Isabelle in ihrer Funktion als Selbstobjekt der Mutter wäre besonders wichtig gewesen, dass sie sich mit ihrem Vater in seinem Anderssein hätte identifizieren können, um ihre Subjektivierung und Autonomie erreichen zu können (Benjamin, 1988). Verlässt ein Vater früh die Familie, so sehnen sich insbesondere Mädchen danach, die Mutter möge bald wieder einen Mann finden. Das kann ödipale Gründe haben, ist zuallererst aber der Wunsch nach einer triadischen Erfahrung, um die Angst vor einer Fusion mit der Mutter, dem Mangel an Mangel, dem Zuviel abzuwehren. Dies dürfte auch der Grund dafür sein, warum Isabelle später ein Verhältnis ihrer Mutter mit Bobby fantasiert. Wäre die

Mutter anderweitig beschäftigt, würde sie ihrer Tochter ersparen, durch ihr Begehren zum Objekt gemacht zu werden. Isabelles Mutter aber stellt das Außen, mithin den Vater, als gefährlich dar. Sie könnte ihrer Tochter auch das Außen vermitteln, würde sie z. B. als Berufstätige, als Lehrerin, zwischen Innen und Außen pendeln. Die Familie pflegte jedoch die traditionelle Arbeitsteilung.

Fluchtversuch aus der Dyade

Eines Tages kommt Isabelle eine Idee: In einem Buch liest sie von einer Katze, die zu einer Appendektomie ins Krankenhaus muss. Dort lernt sie andere Katzen kennen, die zu ihren Freunden werden. Das war's! So will sie es auch machen. Leider ist sie bei bester Gesundheit. Als ihre Mutter ihr ausnahmsweise einen Ausflug in den Garten erlaubt, ergreift sie die Gelegenheit und lässt sich in den Zierteich fallen. Es ist beeindruckend, welche Raffinesse Isabelle jetzt entwickelt, die Angst ihrer Mutter zu bestätigen und sich zugleich ihren eigenen Plan zu erfüllen. Damit erspart sie sich den Konflikt mit dem Überich der Mutter. In dieser Hinsicht scheint sie mit ihrem Vater identifiziert zu sein, der auch über solche Raffinesse verfügt.

Die wie eine Rakete heranzischende Magdeleine zerrt sie aus dem Teich und zurück ins Haus. Dort weigert sich Isabelle, zu essen, und täuscht Unwohlsein vor. Am ersten Tag hat sie Hunger, am zweiten ist ihr übel und sie erbricht, am dritten sei das Hungergefühl verschwunden. Ihre Mutter misst Fieber und befürchtet, obwohl Isabelle keines hat, eine Appendizitis, was Isabelle nur recht ist und wozu sie schweigt. Ein Arzt wird gerufen, kann nichts feststellen, verabreicht Medikamente gegen das Erbrechen und bittet darum, ihn zu rufen, falls Isabelles Zustand sich nicht ändere. In den Tagen darauf quält sie der Hunger und sie nippt ein wenig am Kartoffelbrei. Der Arzt veranlasst ihre Einweisung ins Krankenhaus. Magdeleine findet es furchtbar, Isabelle hingegen denkt, jetzt weiß sie wenigstens, warum sie weint. In eine Decke gehüllt, die Schals um den Kopf gewickelt, bringt sie Isabelle ins Krankenhaus, dort alles in Bewegung setzend, um mit ihrer Tochter zusammen aufgenommen zu werden. Tags darauf jedoch entführt Maman sie wieder aus dem Krankenhaus. Alles umsonst, die ganze Aktion vergebens. Ihre Mutter würde sie nie alleine lassen, nie werde sie Spielkameraden finden, Isabelle resigniert. Sie fühlt sich wie eine Gefangene, die man nach gescheitertem Fluchtversuch zurück ins Gefängnis bringt. Ihre Mutter sei zu mächtig und spiele »die perfekte Mutter«, sodass niemand an ihr zweifle.[31]

Wir halten fest: Isabelle erfindet eine Krankheit, hoffend, dem Eingesperrtsein zu entkommen. Sie will sich endlich von ihrer Mutter lösen und Kontakte zu Gleichaltrigen finden. Mit anderen Worten: Sie muss krank sein, um ein gesundes, zufriedenes Leben führen zu können. Das wäre ein Krankheitsgewinn. Mehr noch: Isabelle entdeckt, dieser Mutter geht es besser, wenn ihre Tochter krank ist. Maman hätte weniger geweint und sich mehr um sie gekümmert. Das hat sie sich immer gewünscht. Sie bekommt Zuwendung – auch ein Krankheitsgewinn. Als Magdeleine auch noch Babynahrung für ihre Tochter kauft, gefällt das beiden, weil sie sich an glückliche Tage erinnert fühlen. Kurzum: Isabelle spielt ihrer Mutter zuliebe Kleinkind und erfüllt ihr damit den Wunsch nach einem Prinzesschen.

Hier sind Momente der Anorexie vorgezeichnet: Krankheit bringt mehrfachen Gewinn. Dies erklärt, warum die Anorexie so therapieresistent ist und das Risiko zu sterben beinhaltet. Da der Tod im Unbewussten nicht repräsentiert ist, weil dazu keine Bilder zur Verfügung stehen, bedienen sich Menschen aus dem Archiv vorhandener Erfahrungen und fantasieren sich den Tod als Rückkehr in einen primärnarzisstischen, mutterleibsähnlichen paradiesischen Zustand ohne Einbrüche von Reizen in das fantasierte Befriedigungskontinuum (Gerisch, 2002). Auch wenn die pränatale Psychologie die Vorstellung, im vorgeburtlichen Leben herrsche objektloses Wohlbehagen und ungetrübte Harmonie, als Mythos ausgewiesen hat – der Fötus riecht, hört, schmeckt –, interessiert die Fantasie diese Ergebnisse nicht. Solange Burn-out, Überreizung und *excitement* das Bedürfnis nach Ruhe provozieren, versuchen Menschen, sich mittels der Fantasie ihre Welt in eine bessere Ordnung zu versetzen. Im intrauterinen Paradies hat es so zu sein, wie es der Wunsch und nicht die mythen- und fantasiezertrümmernde Wissenschaft diktiert. Nach Ferenczi ist es eine universelle Fantasie, in den Mutterleib zurückzukehren. Magersüchtige fürchten den Tod nicht, denn er bedeutet die Verschmelzung mit der Mutter, wohlgemerkt: mit der Mutter, nicht mit deren partikularem Überich! Dort sind sie allmächtig, empfinden, »daß man alles hat, was man will, und man nichts zu wünschen übrighat« (1970 [1913], S. 151). Das ist der selige Zustand der

31 »Elle est trop forte, elle joue si bien le jeu de la mère parfaite que personne ne se doute de rien« (Caro, 2008, S. 75).

Bedürfnislosigkeit, in den sich die Magersüchtige mit Haut und Knochen hineinfantasiert.

Isabelle, der die Außenwelt, frische Luft, andere Kinder oder die Schule wie das Paradies erscheinen müssen, für das sie alle Spielsachen und sogar einen Arm geopfert hätte, erwägt zu fliehen. Leider kennt sie weder die Umgebung noch Leute. Und dann gibt es noch Père Lustucru, eine Gestalt, die dem im Badischen bekannten Nachtkrapp vergleichbar ist, mit der man Kindern Angst macht, denn Père Lustucru sperrt herumstreunende Kinder in einen Sack, auf dass man sie nie wiedersieht, weder lebendig noch tot. So unterlässt es Isabelle vorerst, zu fliehen, bis sie es eines Tages nicht mehr aushält, ein paar Sachen zusammenrafft und zum Fenster eilt. Der Wunsch nach dem Paradies »Außenwelt« ist stärker, als die Angst vor dem gefährlichen Dritten Père Lustucru.

Gerade hat sie einen Fuß in die Freiheit gesetzt, als sie ihre Mutter zurückkehren sieht. Wieder nichts. Auch dieser Fluchtversuch ist gescheitert. Danach habe sich in ihrem Körper eine derartige Spannung aufgebaut, dass sie sich »wie eine zum Platzen bereite Bombe«[32] gefühlt habe. In lebhaftester Unruhe sei sie gleich einem Hamster im Laufrad im Haus herumgetobt, treppauf, treppab, um die Spannung abzuschütteln. Die auf Befriedigung drängende Fluchtbereitschaft, durch Mutters Rückkehr blockiert, führt bei Isabelle zu psychophysiologischen Reaktionen, ähnlich den »Übersprungshandlungen« bei Hunden, zieht man ihnen die Wurst vor der Nase weg – Reaktionen, die zu Hochdruckerkrankungen führen können: »Mein Blut pulsiert in meinen Adern, in meinem Kopf, meiner Kehle, ich ersticke, will schreien, um mich schlagen«[33]. Esskranke empfinden häufig solche Momente der Anspannung. Bulimiker benötigen dann eine Fressattacke oder hetzen stundenlang durch die Stadt; Anorektiker tun, was Isabelles Mutter angesichts ihrer herumtobenden Tochter tut: sie predigt »beherrsche Deinen Körper!«[34] Das Verb »beherrschen« habe ihre Mutter in allen Tonlagen konjugiert.[35] Den Körper nach asiatischer Manier zu beherrschen, sei das Ideal ihrer Mutter gewesen, eine Art übergeordnete Wahrheit. Beherrschen, so Isabelle, müsse sie nicht nur ihren

32 »Parfois je me sens comme une bombe prête à exploser« (ebd., S. 77).

33 »Mon sang pulse dans mes veines, dans ma tête, dans ma gorge, j'étouffe, je voudrais crier, frapper« (ebd.).

34 »Maîtrise ton corps!« (ebd.)

35 »Le verbe ›maîtriser‹, elle ne cesse de me le conjuguer sur tous les tons« (ebd.).

Körper, sondern auch ihr Benehmen und ihre Impulse. Das Durchkonjugieren zeigt, dass das Beherrschen Züge einer Ideologie angenommen hat, die zwanghaft insistierend durchgesetzt werden muss, ganz wie die ProAna-Religion das tat, und die auch an Lindners Mutter erinnert, die ihren Lieblingssatz: »Ich hasse dich« in »zweihundert Varianten« perfektioniert hat (Lindner, 2011, S. 41). Das den Ideologien inhärente »Doppelgespann von Terror und Reinheit« (Grunberger, 1986, S. 51) richtet sich gegen den Leib. Befriedigt wird mit einer solchen Reinheit das narzisstische Ideal »von Allmacht und absoluter Souveränität (Wohlbefinden) [...] aus dem die Triebdimension völlig ausgeschlossen wird« (ebd., S. 47). Man erkennt die strukturelle Homologie von partikularem Überich und Ideologie. Wie aber die Spannung abführen? Lindner würde sagen: Da bleibt nur der »Notausgang« Rasierklinge (Lindner, 2011, S. 347).

Père Lustucru ist der Angst und Respekt einflößende böse, gefährliche Vater, der, wenn es dunkel wird, nahelegt, in der Nähe der Mutter zu bleiben. Isabelles Angst vor ihm scheint jedoch nicht so groß zu sein, dass sie ihre Vatersehnsucht hätte erstickt, weshalb sie die Flucht vor der Dyade mit der Mutter in die Vaterwelt, die Triade wagt. Père Lustucru ist auch die böse Mutter, denn er lässt die Kinder in einem Sack (Mutterleib) auf Nimmerwiedersehen verschwinden. Der Mutterleib bedeutet nicht nur Idylle, sondern auch den Tod von Individualität und Identität. Isabelle hat die Wahl zwischen zwei Toden, entweder im Mutterleib fusionsbedingt die Identität zu verlieren oder in der Dyade zu ersticken.

Als ihre Mutter vom Verwandtenbesuch zurückkehrt, obsiegt Isabelles Angst vor deren Überich und ihrem Groll auf sie. Es bleibt ihr nur zu ersticken. Mit anderen Worten: Hätten Esskranke ein starkes Vaterbild introjiziert, wären sie vor dem Todesrisiko geschützt bzw. erst gar nicht anorektisch erkrankt, denn das partikulare Überich der Mutter wäre nicht so mächtig und die Regression in den Mutterleib überflüssig. ProAna empfahl, sich dem Überich, also der gefährlichen, anspruchsvollen, besitzergreifenden, hart und kalt strafenden Mutter bzw. Ana *till the end* zu unterwerfen. »Till the end« bedeutet demnach Flucht zur idealisierten Mutter, also Flucht vor der bösen Mutter und dem bösen Vater zur ideal-guten Paradiesmutter. Birkstedt-Breen bringt es auf den Punkt: »In Wirklichkeit bedeutet alles außer dem Tod Unvollkommenheit« (2006 [1989], S. 270). Dass in Arkadien ein anderer Tod lauert, wie Gerisch (2002) ausführt, verschwieg ProAna.

Zum Beweis, dass ihr Predigen erfolgreich war, erzählte Magdeleine ihrer Mutter voller Stolz, Isabelle habe sich mit sieben Jahren zur Fastenzeit entschlossen. Diese Bemerkung ist ein Seitenhieb auf Josef, den das Predigen seiner Frau nerven dürfte, denn er isst und trinkt gerne und hat einen dicken Bauch. Magdeleine hätte am liebsten auch ihrem Dickbauch, dem sie sein Luxusleben neidet, den Zeigefinger unter das Kinn gelegt. Zum dicken, durstigen Josef fällt mir Bruder Louis ein, der Neuankömmling, der zur Entwicklung eines strengen Überichs bei Magdeleine indirekt seinen Beitrag geleistet haben dürfte, weil sie sich ihren Neid auf ihn verbieten muss. Magdeleine hätte einen »Diätwettbewerb« für die Familie ausrufen sollen, wie es die Mutter einer Magersüchtigen tut. Wer abnimmt, bekommt Geld (Wieland, 2001). Isabelle wäre die Anerkennung ihrer Mutter sicher gewesen und dabei noch reich geworden.

Die Kindimago als Hindernis

Ist die Kindimago für das Baby anfangs für seine Körperkonstruktion, sein Selbst und seine Platzzuweisung in der Familie lebenswichtig, gilt es für die Eltern nach der Geburt einen Umgang mit der Differenz zwischen ihrer Kindimago und ihrem wirklichen Kind zu finden, denn die Kindimago beinhaltet die Gefahr, dass die Mutter ihr reales Kind »als ein völlig bekanntes und vorhersagbares inneres Objekt erlebt, für das sie einen lange bestehenden, klar definierten Katalog von Abwehrmaßnahmen bereithält« (Ogden, 1995 [1989], S. 213). Das Kind muss jedoch zu einem eigenen Lebensentwurf finden und entscheiden dürfen, was es introjizieren und mit wem es sich identifizieren möchte und mit wem nicht. Sehen und erkennen Eltern ihr reales Kind mit seinem beginnenden zarten Selbst nicht an, können also von ihrem Entwurf keinen Abstand nehmen und ihm nicht genügend Spielraum für eine eigenständige Entwicklung einräumen, wird ihre Kindimago, ihr Phantasma zum Hindernis. Ihr Kind bleibt Objekt, imaginärer Phallus, ein statischer, lähmender und mitunter zum Tod führender Status.

Bei den hier zur Debatte stehenden Eltern späterer Esskranker scheint das Kind den elterlichen Entwurf zwanghaft erfüllen zu müssen, wie die Geschichte Isabelles zeigt. Gerade Eltern mit »Problem-Einstellungen« würden weniger das wirkliche Kind lieben oder hassen als ein illusionär verzerrtes Bild des Kindes, das sie unter Einfluss von Projektionen unbewusst geschaffen haben, so Richter (1969, [1963] S. 51). Räumt Isabelle ein, Mütter würden zwar das Wachsen ihrer Kinder beklagen, seien letztlich aber bereit, die Frucht ihres Leibes loszulassen, so war das bei ihrer Mutter nicht der Fall. Isabelle ahnt den Unterschied zwischen partikularer und universeller Moral.

Anlass ihrer Klage ist der letzte Kinderarztbesuch, bei dem dieser festgestellt hat, sie wäre gewachsen und ginge nach ihrem Vater, woraufhin ihre Mutter nur das Gesicht verzogen hätte. Beide Befunde fügen sich nicht ihrem partikularen Entwurf. Der Arzt vertritt das Reale, nämlich Fakten. Maman würde sie oft am Türrahmen messen. Da jeder Zentimeter für sie eine Katastrophe zu sein schien, beugt Isabelle leicht die Knie, hoffend, mit dieser Faktenfälschung ihrer Mutter das Unvermeidliche ersparen zu können. In ihren Gebeten habe Maman Maria angefleht: »Ich bitte Sie, heilige Jungfrau, machen Sie, dass meine Tochter klein bleibt«.[36] Warum ihrer Mutter das wichtig ist, weiß sie nicht und traut sich auch nicht zu fragen. Die partikulare Moral wird nicht begründet, sondern ist zu befolgen. Als sie bereits sechs Jahre alt ist, kauft ihre Mutter noch Kleidung für Vierjährige. Selbst die Schuhe sind zu klein, aber lange denkt Isabelle, beim Schuhe-Tragen Schmerzen zu haben, sei normal.[37]

Magdeleine steht offenbar unter dem Druck ungelöster Probleme. Unter dem Diktat ihrer Kindimago stehend, kann sie sich nicht vom Sosein ihrer sechsjährigen Tochter anregen lassen, sondern passt diese ihrem Entwurf an. Das funktioniert bis Isabelle vier Jahre alt ist. Mit sechs gelingt das nicht mehr. Es kommt zu Spannungen. Die Schmerzen am Fuß stehen dafür, nicht eigenfüßig und schon gar nicht in die Loslösung marschieren zu dürfen. Ihre Befangenheit in der Kindimago macht Magdeleine blind für den realen Körper- und den Seelenstatus ihres Kindes. Sie kann ihre Tochter nicht aus der Funktion eines Selbstobjekts entlassen. Isabelle, ihr einziger Grund zu leben, wie sie immer wieder betont,[38] bleibt für sie ein Fragment der Vergangenheit, wie »Fliegen im Bernstein« (Wollen, 1984, zit. n. Stiegler, 2006, S. 93), im mütterlichen Phantasma eingesperrt und soll für immer Vierjährige bleiben.

---

36 »Je vous en prie, Sainte Vierge, faites que ma fille reste petite« (ebd., S. 48).

37 Das erinnert an Lars von Triers Film *Der Antichrist*, in dem eine Mutter ihrem kleinen Sohn, ohne es zu bemerken, stets den linken Schuh an den rechten Fuß schnürt, sodass der Junge einer Fehlbildung wegen an unsicherem Standvermögen leidet, was ihn zum Straucheln und zum tödlichen Sturz aus dem Fenster bringt. Der Film stellt allerdings die Beobachtung der Urszene, den Sex der Eltern, in den Vordergrund.

38 »›Je ne vis plus que pour toi, tu es tout ce qui me reste, ma seule raison de vivre‹, me répète-t-elle sans cesse« (Caro, 2008, S. 46).

Dass der Körper der Tochter im Besitz der Mutter bleibt, mitunter lebenslang, ist ein Wesenszug der Ätiologie Esskranker. Diese verfügt über ihn nach ihrem Gutdünken, indem sie Hunger, Ausscheidung, Hygiene und Schlaf manipuliert. Die Kranken sind Leibeigene ihrer Mutter. Sie weiß, was ihr Kind fühlt und denkt und glaubt, hellsehen zu können. Sie tut so, als kenne sie ihr Kind und hüllt es wie eine Spinne in ein Netz aus ihren Gedanken, Gefühlen und Empfindungen. Mit dieser pathologischen projektiven Identifizierung schützt sie sich vor Rat- und Hilflosigkeit (Ogden, 1995 [1989], S. 213). Die Auskünfte der Kranken sind eindeutig: Ihr Körper sei nicht ihr Körper, in ihrem Körper herrsche die Mutter, oder: »In diesem Körper bin ich nur drin, aber er ist nicht meiner, und deshalb kann ich ihn auch schädigen«, oder kurz und bündig: »Warum soll ich essen? Meine Mutter isst für mich mit«. Magdeleines partikulare Forderungen setzen am Körper an, und deshalb schreibt sie die Körpergröße und das Verrichten der Körperbedürfnisse nach Maßgabe eines Kleinkindes vor. Isabelle ist überdies Leibeigene im mentalen Bereich, wenn ihre Mutter ihr Denken manipuliert, ihr suggeriert, nicht zur Schule gehen zu wollen und ihr aufträgt, die Großmutter diesbezüglich zu täuschen. Magdeleine verfährt hier selbstherrlich, als wäre sie den Schulgesetzen nicht unterworfen, und bringt ihre Tochter dazu, zu lügen, sich also nicht an die universelle Moral zu halten.

Der in der Kindimago niedergelegte narzisstische Wunsch ist die treibende Kraft der Funktionalisierung des Kindes. Er bestimmt deren Merkmale und Ziele und setzt sich dominant gegen die Bedürfnisse des Kindes durch. Das Kind wird in die Imago gezwängt und manipuliert, bis es dieser entspricht. Dann erst ist es fungibel für die Reparation des Selbstwertgefühls seiner Eltern. Dass Magdeleine *poulbots* malte – Stereotypen von elenden und erbärmlichen Kindern ohne Persönliches, Individuelles, manipulierbare Puppen – ließ bereits nichts Gutes ahnen. Die Fixierung an die mütterliche Kindimago verhindert nunmehr schon bis ins sechste Lebensjahr, dass Isabelle sich aus ihrem anatomischen Körper hätte eine Körper-Leib-Einheit herstellen können, in der sie leben und auf der sie ein psychisches Selbst hätte errichten können. Damit die Körper-Leib-Konstruktion gelingt, bedarf das Kleinkind des Glanzes im Auge seiner Mutter, deren Verliebtseins in ihr Kind. Fehlt diese wärmende Verliebtheit, mangelt es ihm an Energie zur Paarbildung von Körper und Leib. Es resigniert, hat keine Möglichkeit, sich narzisstisch zu besetzen und zu lieben, und bleibt lebenslang darauf angewiesen, von Anderen immer wieder seine Existenz und Bedeutung bestätigt zu bekommen. Isabelle hat als Baby den Glanz im Auge ihrer Mutter erfahren. Er scheint erloschen, als sie älter als vier Jahre wurde.

Zur Paarbildung von Körper und Leib benötigt das Kind den Körper seiner Eltern. Das Kind muss mit Mutters und Vaters Körper spielen, ihn anfassen, an ihm zupfen, ihn beschmieren dürfen. Eltern Esskranker lassen ihren Körper hierzu nicht gebrauchen. Es fehlt ihnen an der dafür erforderlichen Zärtlichkeit und Zuwendung. Geschmust hätten ihre Mütter nie mit ihnen, unisono Magersüchtige. Von Irmgard berichtet Moersch, sie hätte die Körperqualitäten ihrer Mutter als kühl, weiß wie Marmor, ohne Leben, als die einer Statue mit dämonischen Zügen erlebt. Sie hätte weder Körperwärme noch Eigengeruch gehabt. Von ihrem Bett, deren Betttücher glatt und kühl gewesen seien, hatte sie die Vorstellung, es sei ein Sarg. Unlustvolle und zum Teil bedrohliche Erfahrungen am Körper der Mutter hätte es Irmgard nicht ermöglicht, eine befriedigende Beziehung zu ihrem eigenen Körper aufzubauen (Moersch, 1980, S. 177). Irmgards Mutter war nicht existent, durch keinen Körpergeruch vertreten, es konnte zu keiner Berührung durch Geruch zwischen Mutter und Tochter kommen (Ogden, 1995 [1989], S. 60f.). Und die Väter? Bei Lindners Vater kann man sich Körpernähe nur schwer vorstellen; Isabelles Vater, der sich später als »heißblütiger Mensch« (Bopp, 2011) bezeichnen wird, bekommt einen »Krampf«, will sich seine Tochter auf sein Knie setzen. Das Bett von Irmgards Vater sei allerdings zerwühlt gewesen und habe Körperwärme und -geruch ausgeströmt. Er repräsentiert das verpönte Sinnliche: »Sinnlichkeit hieß das alle körperlichen Bedürfnisse disqualifizierende Wort in der Familie, und die stand lediglich dem Vater zu« (Moersch, 1980, S. 180). »Verpönte Sinnlichkeit« – das ist tatsächlich einer der vorherrschenden Signifikanten, dem Magersüchtige unterstellt sind.

Das Trauma »Julie«

Als Magdeleine über die Sommerferien die vierjährige Julie als Pflegekind aufnimmt, gerät Isabelle, bald acht Jahre alt, in eine fundamentale Krise. Dieses Mädchen darf alles, was ihr verweigert wurde: Ins Freie gehen, im Garten spielen, die Mutter in den Supermarkt begleiten – und all dies ohne Schal um den Kopf. Ihre Mutter sei nur für Julie da, klagt Isabelle, und auch ihr Vater begegne Julie mit einer Freundlichkeit, die sie nie erfahren hätte. Fragen über Fragen schwirren ihr durch den Kopf: »Warum darf die, was ich nicht darf? Warum ist Maman so zufrieden über deren Anwesenheit? Heißt das, sie liebt mich nicht mehr, oder sollte sie mich gar nie geliebt haben? Warum muss ich mein Gesicht verbergen? Was habe ich verbrochen? Bin ich ein Monster?« Eines ist ihr klar: Sie ist zu groß geworden, um ihrer Mutter noch zu gefallen. Folglich findet sie sich zu alt, zu groß, zu dick, zu hässlich, zu dumm und damit unwürdig, geliebt zu werden. Und je größer sie wird, desto unwürdiger werde sie, so ihre Sorge. Ihre Mutter habe sich daran »ergötzt«, Julie und sie identisch zu kleiden, was dazu führt, dass sich Isabelle wie ein tölpelhafter Riese an der Seite einer graziösen Elfe vorkommt.

Bei einem Zoo-Besuch zeigt Magdeleine Julie die Tiere, während Isabelle wie ein Hund im Auto bei geschlossenen Scheiben zurückbleiben muss – eine feindselige Aktion ohne Begründung. Isabelle ist zur gefallenen Prinzessin geworden. Jetzt sitzt Julie in der Rolle der vierjährigen Magdeleine auf dem Thron. Julie ist ihr Alles, die achtjährige Isabelle ein Nichts – wie Magdeleine vermutlich nach Ankunft ihres Bruders. Die einst idealisierte Isabelle wurde entwertet, fäkalisiert, als sei sie aus dem Darm der Mutter geboren (Ettl, 2006b, S. 87). Julie ist es, die jetzt ins Bild vom mütterlichen Selbstobjekt passt, zumal sich Magdeleine für sie nicht schämen muss, gibt es mit ihr doch keine konflikthafte Vorgeschichte. Julie ist die Gute, Isabelle Kot. Das uneinfühlsame Auftreten Magdeleines Isabelle gegenüber lässt es wahrscheinlich erscheinen, dass sie früher ihre feindseligen Gefühle Isabelle gegenüber in Überbesorgtheit maskiert hat.

Julie zeigt, dass Isabelles körperliches Heranwachsen zur existenziellen Gefahr für sie wird. Wächst sie, geht ihrer Mutter das in ihr gespiegelte Selbst verloren, d.h., Isabelles Körper hat für ihre Mutter seine Funktion verloren. Sie benötigt ein Pflegekind als Ersatzspiegel. Überdies eignet sich Isabelles Körper jetzt nicht mehr dazu, ihrer Mutter Illusion zu bestätigen, die Zeit anhalten oder zurückdrehen zu können. Isabelle verliert die narzisstische Besetzung ihrer Mutter und wird wie eine ausgepresste Zitrone weggeworfen, was einem Auslöschen gleichkommt. Als Erwachsene wird Isabelle Ähnlichkeiten zwischen Medea und ihrer Mutter entdecken und konstatieren, sie sei mit vier Jahren von ihrer Mutter »getötet« worden ist.[39] Genau genommen hat ihre Mutter sie mit einer Vierjährigen »ge-

39 »Maintenant je sais: je suis la fille de Médée, elle m'a tuée quand j'avais quatre ans« (ebd., S. 170f.).

tötet«, was die Vermutung bestätigt, dass Isabelle im Seelenleben ihrer Mutter den Bruder Louis repräsentiert, wegen dessen Erkrankung sie zur Tante abgeschoben worden ist und gegen den Magdeleine unbewusst Todeswünsche gehegt haben dürfte.

Um dieses transgressive Wüten gegen Isabelle, diese uneinfühlsame, schonungslose Desillusionierung und den Narzissmus Isabelles schwer beschädigende und damit traumatisierende Entgleisung Magdeleines einzuordnen, bedarf es einer Rekonstruktion: Bei solchen Entgleisungen handelt es sich meist um unbewusste Inszenierungen. Zunächst will ich festhalten, dass die narzisstische Deprivation, die Magdeleine ausagiert, einer psychischen Vernichtung gleichkommt. Wir sind diesem Phänomen bei Lindner begegnet, als der Vergewaltiger ihr als seinem Opfer mit der Todesstrafe droht, falls sie über den Missbrauch reden würde. Das Gleiche tut Magdeleine hier. Weil ihre Tochter nicht der partikularen und illusionären Forderung ihres Überichs entspricht, sondern wächst und wächst, womit sie sich dem absurden, mit nichts zu begründenden Wachstumsverbot entzieht – was hätte sie auch anderes tun können – wurde sie mit Verachtung »getötet«. Caro wie Lindner sind mit einem Überich konfrontiert, das ihre Verarbeitungsmöglichkeiten bei Weitem übersteigt. Für ihre partikulare Moral geben die Inhaber keine Begründung. Skrupellos und ohne jedes Gefühl, etwas falsch zu machen, wird »So wird es gemacht« diktiert – Merkmale, denen wir schon bei der Regelliste von ProAna begegnet sind und die auch dem Vergewaltiger von Lindner eigen sind.

Magdeleine kann ihre rätselhaften Forderungen und Maßnahmen nicht begründen, weil sie aus ihrem Unbewussten kommen, weshalb Isabelle sie nicht verstehen kann, wie sie die Depression ihrer Mutter nicht verstehen konnte, zumal das Partikulare für Julie nicht gilt. Isabelles Frage »Was will meine Mutter von mir« bleibt unbeantwortet, weil es die Mutter selbst nicht weiß. Sie kann es nur agieren. Zurück bleiben bei Isabelle Irritationen, Schuldgefühle und Selbstvorwürfe. Man kann hier sehen, wie das Auftreten der Mutter das Kind darin verunsichert, was normal, was unnormal ist, zumal Isabelles Frage, was ihre Mutter von ihr wolle, in jeder Hinsicht ohne Antwort bleibt.

Die Kälte und das Unerbittliche, mit der Magdeleine ihre Maßnahmen durchsetzt, deuten auf die partikularen Moralen inhärente Empathiestörung hin. Ihre Moral muss ihren Grund haben. Ich habe vermutet, dass ein Mädchen bis zu vier Jahren für sie einen Teil ihres Selbst repräsentiert, also Funktion eines Selbstobjekts innehat. Diese Instrumentalisierung ist nur möglich, wenn Isabelle sich engstens an die mütterlichen Forderungen hält, damit sich keine Differenz zur Vorgabe auftut. Wie kommt Isabelle zu ihrer Rolle?

Aufgrund der spärlichen Datenlage kann ich nur hypothetisch rekonstruieren: Als Magdeleine drei Jahre alt ist, kommt der ersehnte und von den Eltern narzisstisch hoch besetzte Sohn zur Welt, womit er Magdeleine und Jacotte vom Thron stürzt. Zumindest für Magdeleine könnte dieser Sturz eine fundamentale Erschütterung ihres noch instabilen Selbstwertgefühls bedeutet haben. Vielleicht fühlte sie sich in der Zeit vor Louis' Geburt als putzige Kleine, als graziöse Elfe, als Prinzessin, zumal sie das *replacement child* für die zuvor verstorbene Schwester ist, von den Eltern aus Angst vor einer Wiederholung und/oder wegen unbewusster Selbstvorwürfe vielleicht mehr als üblich behütet und gepäppelt, in solchen Fällen nicht ungewöhnlich. Nach Louis' Geburt jedoch könnte sie sich im Vergleich zum Baby wie ein tölpelhafter Riese oder Monster gefühlt haben – und kastriert, denn mit drei Jahren und der Ankunft eines Jungen samt der Begeisterung der Eltern könnte ihr die Bedeutung des Geschlechtsunterschiedes drastisch bewusst geworden sein.

Um den Verlust der Zuwendung zu kompensieren, dürfte Magdeleine künftig versucht haben, von Anderen ersatzweise die verlorene Anerkennung zu bekommen. Der sie anfänglich umschmeichelnde Ehemann, dann die Geschichte mit Bobby, von dem sie glaubte, er sehe nur sie, dürfte ihrer Hoffnung Nahrung gegeben haben, das früh Verlorene wiederzufinden. Tragischerweise wiederholt die idolisierte Beziehung zu Bobby ihre Frühgeschichte, denn wiederum wurde sie von einem Baby, der Tochter des Barden, aus dem Paradies (an der Côte d'Azur) vertrieben. Ihr nächster Versuch besteht darin, sich die verlorene Zuwendung selbst zu geben, indem sie ihre Tochter zu einem Objekt funktionalisiert, in dem sie sich spiegeln und bewundern kann, was ihr damals als Vierjährige strukturbedingt noch nicht möglich gewesen ist. Magdeleine braucht Isabelle als Prinzessin, um selbst Prinzessin sein zu können und sich darüber narzisstisch zu besetzen. Sie nimmt ihre Tochter nicht als von ihr getrennt wahr, sondern als Teilaspekt oder Fortsetzung ihres Selbst. Mit diesem kann sie weiterleben, als wäre sie noch die Prinzessin von einst und kann zugleich die Existenz des Bruders verleugnen. Dies führt aber dazu, dass sie sich nicht in ihr Kind hineinversetzen kann, weil es keinen Subjektstatus für sie hat, sondern Selbstobjekt (ihr Phallus) wie ein austauschbares Ding ist.

Josef, immerhin spürend, woran seine Tochter zu erkranken droht, schlägt ihr vor, während Magdeleine und Julie den Zoo besuchen, Autofahren zu lernen. Zumindest unbewusst hat er erfasst, dass es seiner Tochter an Getrenntsein, an »*Auto*nomie« fehlt. Während sie – endlich – auf seinen Knien sitzen darf und lenkt, bedient er die Pedale. Sie bestimmt, wohin es geht, er, wie schnell. Isabelle hält den Kopf zum Fenster hinaus, damit der Wind mit ihren Haaren spielen kann und spürt auf ihrem Gesicht eine sanfte Brise wie das Streicheln eines Engels. Dies sei ein Glücksgefühl gewesen, das sie lange nicht empfunden habe, so Isabelle wehmütig. Das Erlebnis erinnert an Lindner, die in der Badewanne fühlt, wie das warme Wasser sich um sie legt. Die Wassertemperatur ist richtig, sodass sie vergisst, dass sie ihren Körper hasst. Es sind diese Hautgefühle, die dem Körperich eine Basis geben und der Seele guttun.

Was für eine gelungene Szene zwischen Isabelle und ihrem Vater! Doch das Glück ist nur von kurzer Dauer. Erbost und angesichts der in ihren Augen ungeheuerlichen Regelverletzung laut schimpfend eilt Magdeleine herbei und setzt dem Autonomieversuch ein jähes Ende. Ihr Vater hätte mit keinem Wort protestiert, so Isabelle. Wieder ist der Versuch einer Loslösung und des Überlaufens in die Welt des Vaters vereitelt. Sagen wir, beim Auftauchen der Mutter wirft Josef das Handtuch, oder, um im Bild zu bleiben, nimmt den Fuß vom Gas. Wie aber in die Freiheit der Triade, der Separation, der Differenz steuern, wenn der väterliche Antrieb fehlt? Josef macht mit seinem Rückzug Magdeleine zum Monster, vor dem er offenbar erzittert, und zerstört damit das Vaterbild in seiner Tochter.

Will Isabelle die Bürde der Funktion als Selbstobjekt abwerfen, reagiert Magdeleine mit Empörung, weil Vater und Tochter gegen ihre partikulare Moral verstoßen. Vater und Tochter werden auch jetzt wieder zusammen verurteilt, als wären sie Komplizen, über die die Mutter eine Richterfunktion ausübt. Faktisch aber ist es die Mutter, die mit ihrer Moral aus der Vater-Tochter-Beziehung eine Komplizenbeziehung konstruiert. Es empört Magdeleine, dass sich beide ihrer partikularen Moral entziehen und sich befreien. Das macht ihr Angst, weshalb sie sich hyperästhetisch gebärdet und, als wäre sie von der Tarantel gestochen, herbeieilt – wie damals, als Isabelle in den Teich gefallen ist, weil sie sich von ihrer Mutter hat lösen wollen.

Julie hätte kein Trauma sein müssen, wäre Isabelle in einer funktionierenden Triade aufgewachsen. Der Vater hätte die mütterliche Moral korrigieren, der rasenden Furie Einhalt gebieten und zu den Unternehmungen mit seiner Tochter stehen müssen. Er hat es nicht getan.

Barwinski Fäh zufolge versuchen Opfer von Misshandlungen ihre Traumata zu bewältigen, indem sie sich weigern, den Wunsch der »Betreuungsperson«, ihnen zu schaden, zu realisieren. Die traumatische Situation wäre nicht repräsentiert, weil sie nicht gedacht werden dürfe, weil sich bei Traumata die Abwehr gegen die wahrgenommene bedrohliche Wirklichkeit richte. Es handele sich dabei um eine Abwehr der Fähigkeit zur Mentalisierung (2001, S. 27). Isabelle, von den partikularen Maßnahmen ihrer Mutter misshandelt, spürt zwar deren Aggression, will sie jedoch nicht wahrhaben. Erst als Erwachsene findet sie mit ihrem Medea-Vergleich offenbar zur Mentalisierung dieses für sie lange zurückliegenden Traumas, mit Julie »getötet« worden zu sein.

Die Erfahrung mit Julie ist bitter, fraglos, aber auch eine Chance. Magdeleine könnte endlich ihre Tochter in ihrem Sosein anerkennen und annehmen. Isabelle wäre aus der Funktion, Selbstobjekt zu sein, entlassen und könnte sorglos wachsen. Einen Vorteil hat Julie: Isabelle wird nachts nicht mehr in die Decke eingewickelt und darf anstatt auf den Baby-Nachttopf auf die Toilette gehen. Ob sie diesen Vorteil, den sie mit der Kränkung bezahlen muss, wertschätzen kann, ist fraglich, zumal sie bald erfahren muss, keineswegs entfunktionalisiert zu sein, denn nun hat sie das depressive Selbst ihrer Mutter, das Selbst nach deren Entthronung durch den Bruder, zu übernehmen. Fortan ist sie die verstoßene, die ausgesetzte Prinzessin, das erbärmliche Straßenkind, ein *poulbot*. Magdeleines düstere Ahnung bei der Geburt ihrer Tochter erfüllt sich. Unbewusst hat sie die Zukunft ihrer Tochter schon bei deren Geburt oder lange vorher, als sie *poulbots* für Bobby malte, vorbereitet. Das Partikulare kennzeichnete wohl schon ihre Kindimago.

Die Entgleisung Magdeleines dürfte Zeichen einer frühen Kränkung sein. Kohut weist darauf hin, dass der bzw. die Gekränkte in der narzisstischen Wut nicht das geringste einfühlende Verständnis für den Beleidiger aufbringe (1975, S. 234). Es muss diese Empathiestörung sein, die in der partikularen Moral wirksam ist. Das Wachstum Isabelles (die Beleidigung) muss Magdeleines alte Kränkung getriggert haben, sodass sie unversöhnlich und voller Rache ihre Tochter fallen lässt – diese Mutter wiederholt mit ihrer Tochter all das, was sie als Kind selbst erlebt hat.

Ich gehe davon aus, dass Isabelle im Unbewussten ihrer Mutter auch die Rolle der an Diphtherie verstorbenen Schwester einnimmt, denn diese muss damals die Fantasie der kleinen Magdeleine beschäftigt haben. Leider ist über dieses Mädchen nichts zu erfahren. Ich bin sicher, diese tote Tante hätte in einer psychotherapeutischen Behandlung Magdeleines oder Isabelles eine signifikante Rolle gespielt. Wie schon erwähnt, werden Magdeleine und ihre Schwester Jacotte Suizid begehen und Isabelle wird wegen ihrer Anorexie versterben. Die Großeltern haben demnach vier tote Mädchen unter ihren Nachkommen zu beklagen. In dieser Familie scheint das Weibliche entweder nicht lebensfähig oder nicht liebenswürdig (»der Liebe würdig«) zu sein.

Die Lebensgeschichte Esskranker zeigt immer wieder die pathogene Wirkung von Ereignissen in der Großelterngeneration: Meist handelt es sich um Katastrophen: ein despotischer Großelternteil, ein Suizid, ein Verbrechen, Verletzungen der Generationsbarrieren oder der Intimgrenzen. Sie wirken bis in die Enkelgeneration, machen diese krank, ohne dass sie wüsste, warum. Die vielen Fragen Isabelles an ihre Mutter bezeugen, dass dieser transgenerationelle Zusammenhang weder für Mutter noch Tochter durchschaubar ist, weshalb Isabelle die Schuld bei sich sucht. Erarbeitet man mit Esskranken diese Weitergabe über Generationen, verstehen sie schnell und haben nicht selten Aha-Erlebnisse, worüber sich die Vorwürfe ihres Überichs mildern und damit die Symptomatik. Sie fühlen sich erlöst, weil sie von Beginn an mit quälenden Fragen diesbezüglich beschäftigt gewesen sind und in ihrer Not – wie Isabelle – viel Fantasie haben entwickeln müssen:

> »Ich entweiche noch anders, durch die einzige Tür, die nicht verriegelt ist, durch die, die meine Imagination in meinem Kopf öffnet. Ich träume, durch fremde Länder zu fahren und die Bekanntschaft einer Menge Leute zu machen. Ein einfaches Foto in einem Magazin reicht mir, um zu starten.«[40]

Die emotionale Not forciert das Reifen der intellektuellen Fähigkeiten oftmals auf Kosten der emotionalen Reifung. Diese Intelligenz kann eine Therapie nutzen, bevor sie sich der emotionalen Bedrängnis zuwendet, zumal die kompensatorische Erziehung gelehrt hat, dass es wenig Sinn ergibt, am Mangel anzusetzen, sondern wirkungsvoller ist, vorhandenen Fähigkeiten zu nutzen. Also fährt man mit diesen Patientinnen imaginativ in das ihnen

40 »je m'évade autrement, par la seule porte qui n'est pas verrouillée, celle que mon imagination ouvre dans ma tête. Je rêve que je parcours des pays étrangers et que je fais la connaissance de tout un tas de personnes. Une simple photo dans un magazine me suffit pour décoller« (ebd., S. 87).

fremde Land der Großeltern, um dort deren Bekanntschaft zu machen und die Quelle ihres Leidens zu ermitteln (siehe Kap. 9).

Im folgenden Sommer dasselbe Spiel mit einem anderen vierjährigen Mädchen: Im Unbewussten muss Isabelle beschäftigt haben, wie ihre Mutter ohne Josef zu immer neuen »Kindern« kommt. Gläser schreibt, wenn der Vater wenig präsent sei, entstehe fast zwangsläufig eine »Madonnen«-Konstellation,[41] in der die Mutter wieder nur als auf ein Baby und nicht »als Frau auf einen Mann« bezogen erlebt werden könne. Ein solcher »Madonnenkomplex« könne nicht Markierungspunkt normaler weiblicher Entwicklung sein, sondern sei eher so etwas wie eine »Nottriangulierung« vaterdeprivierter Mädchen, welche zur Überidentifizierung mit der Mutterrolle führe (Gläser, 1994, S. 253).

Isabelle, inzwischen neun Jahre, beginnt sich Sorgen um die bevorstehende Pubertät zu machen, Sorgen wegen der unvermeidbaren körperlichen Veränderungen, die sie noch weiter vom Kindstatus und dem Wohlwollen ihrer Mutter entfernen würden. Ihr Wissen darüber bezieht sie aus dem Fernsehen. Magdeleine kümmert sich nicht darum, was ihre Tochter dort sieht. Isabelle präferiert Horrorfilme, liebt Phantome, die sich durch Mauern von einer Welt in die andere bewegen, ohne von ihren Körpern daran gehindert zu werden. Sie stellt sich vor, wäre sie ein Phantom, könnte sie Leute, selbst Tote, treffen. Vielleicht die an Diphtherie verstorbene Tante? Mit Sicherheit verfolgt sie die medial verbreiteten Körperideale, Puppen, die nicht essen, nicht ausscheiden, keine Gefühle zeigen, keine Schlafstörungen haben, nicht quengeln und eifersüchtig sind – solche, die Maman nicht zur Last fallen und für die sie sich nicht schämen muss.

Beim *mirror checking* entdeckt sie ihr Alter Ego, eine Gleichaltrige, die sie Rébecca nennt und die alles macht, was sie nicht darf. Unterwerfung unter Mutters Willen erscheint ihr inzwischen selbstverständlich, sodass sie sich nicht dagegen auflehnt. Was man als Rebellion werten könnte, dient dazu, Mutters Zorn zu erregen, damit sie aufhöre zu weinen, so Isabelle. Doch ihre Mutter reagiert nicht wie beabsichtigt, sondern erwidert: »Wie kannst du wollen, dass ich mit einem schlecht erzogenen Mädchen ausgehe?«[42] Vermutlich kann Isabelle ihren Zorn und ihren Neid auf die Pflegekinder doch nicht immer im Zaum halten, was ihr diesen Vorwurf

41 Gemeint ist ein prädipales Dreieck aus Mutter, Tochter und einem Baby.

42 »Comment vieux-tu que je sorte avec une petite fille aussi mal élevée?« (Caro, 2008, S. 97).

der Mutter einbringt – kein Wunder, denn die Pflegekinder sind *revenants* des an Poliomyelitis erkrankten Bruders, mit denen Magdeleine das wiederholt, was sie bei ihrer eigenen Mutter sieht, wenn diese den kleinen Louis anhimmelt. Isabelle wäre in diesem Fall in der Rolle der kleinen Magdeleine, die neidvoll dem Hofieren des Bruders beiwohnen muss. Insofern lässt Magdeleine ihre Tochter erbarmungslos spüren, wie sie damals unter dem kleinen Bruder gelitten hat.

Isabelle, die erleben muss, dass die Depression ihrer Mutter erhebliche Aggression beinhaltet, unterschätzt die narzisstische Störung, die eine Depression kennzeichnet. Ihre Mutter fürchtet die öffentliche Beschämung durch eine schlecht erzogene Tochter, weil sie *la mère parfaite* sein möchte. Dazu bedarf es einer vorbildlichen Tochter. Auch diese Furcht Magdeleines dürfte weit in ihre Kindheit zurückreichen, in jene Zeit, als sie wegen der Erkrankung ihres Bruders zur Tante gegeben wurde. Damals wird sie mit Zorn und Neid – in den Augen ihrer Mutter »schlecht erzogen« – rebelliert haben. Dass wir über Isabelles Verhalten und Gefühle nach und nach Details über Magdeleine als kleines Mädchen erfahren, ist kein Wunder, denn Isabelle ist nach wie vor in der Funktion des Selbstobjekts, jetzt als die damals kleine depressive Magdeleine. Den Vorwurf, schlecht erzogen zu sein, projiziert Magdeleine nun auf ihre eigene Tochter, kurioserweise nicht bemerkend, dass ein solcher Vorwurf immer auf die Eltern zurückfällt.

Eines Tages gelingt es Josef, die ihm einst aus dem Auto gestohlenen Instrumente wiederzufinden, sodass es zu einer Kontaktaufnahme mit Bobby kommt. Magdeleine weigert sich, ihn wiederzusehen, was sie nicht daran hindert, mit emotionsfeuchter Stimme von ihm zu sprechen und für seine Musik zu schwärmen. Er ist ohnehin immer präsent, denn sie hielt im Garten Hühner einer speziellen japanischen Art, die auch der Barde in seinem Garten gezüchtet hat. Isabelle soll wohl auch so eine Art japanisches Huhn sein, wie ein Haustier in der Macht der Mutter gefangengehalten, wenn sie schon nicht das Kind von Bobby ist. Zumindest dürfte sie sich später, als sie als Erwachsene in Japan einen Auftritt hat, so gefühlt haben. Möge Magdeleines Verhalten Isabelle auch vorgeführt haben, wie es ist, wenn eine Frau begehrt, so fehlt diesem Begehren doch die Anwesenheit eines Adressaten, sodass sie nur eine virtuelle, idolisierte Vorlage und überdies die einer unglücklichen, weil gekränkten Frau auf Backfischniveau vorfindet.

Es ergibt sich, dass Isabelle in einem Musikclip Bobbys den Violinpart übernehmen darf, zur Freude ihrer Eltern, die sich einbilden, Eltern einer Virtuosin, gar eines zukünftigen »Yehdi Menuhin im Petticoat«[43] zu sein – Beispiel für deren narzisstisch aufgeblähte Kindimago. Magdeleine, so heißt es, habe ihre Tochter für den Auftritt als lebende Puppe ausstaffiert. Isabelle genießt das Spektakel um sie herum, ist begeistert, fühlt sich von den Blicken der Umstehenden getragen und wittert ihre Freiheit. Nachdem sie ihren Part absolviert hat, brüstet sich ihr Vater: »Das ist meine Tochter, Sie haben gesehen, wie begabt sie ist! Sie wird es weit bringen, das ist sicher.«[44] Isabelles Hoffnung auf Freiheit ist damit gleich wieder zunichtegemacht, da ihre Eltern ihre narzisstischen Pläne wie eine Fußfessel an ihre Tochter heften.

Die Blicke, die ihre Mutter Bobby zuwirft, zeigen ihr, dass Mamans Gefühle für ihn nichts an Intensität eingebüßt haben, so Isabelle. Sie sei sich plötzlich sicher gewesen: Bobby ist ihr eigentlicher Vater. Von nun an nennt sie Josef nur noch bei seinem Nachnamen, wie ihre Mutter das seit Langem tut. Damit ist Josefs biologische Bedeutung geleugnet, er um seinen Vornamen kastriert und zum fremden Objekt gemacht. Isabelle verweigert künftig jede zumindest bewusste Identifizierung mit ihm.

Durch Isabelles Entdeckung eines idealisierbaren Vaters wohnen wir der Konstruktion eines »Familienromans« (Freud, 1909c) mit einem Wunschvater bei. Isabelle, jetzt um die zehn, sucht nach besseren Eltern, um ihr Selbstwertgefühl aufzupäppeln. Sie stammt vom »plus grand artiste du monde« (Caro, 2008, S. 31), also vom göttlichen Bobby ab, von dem ihre Mutter mit ihr schwanger war. Josef hat zu all dem nichts beigetragen. Ihn verbannt sie in eine »Josefsgeschichte«. In der Hütte mit Ochs und Esel ist er der Esel. Und sie? Da ihre Mutter vom göttlichen Bobby schwanger ist, kann sie nur Jesus sein. Real bleibt der entwertete Josef ihr leiblicher Vater. Sie wird später seine, nicht Bobbys Körpergröße erreichen. Aber im Erleben ihrer Mutter – das ist entscheidend – ist sie das Kind von Bobby. Mit ihrer Überzeugung, Bobby sei ihr Vater, artikuliert sie den Wunsch ihrer Mutter und macht sich deren Familienroman zu eigen. Bei Esskranken ist ein solcher Wunschvater ein aus Scham und narzisstischer Verletzung entstandenes omnipotentes Spaltungsprodukt, ein zum *all good* idealisiertes Objekt, das der Gekränkten den verlorenen Narzissmus erset-

43 »d'une future Yehudi Menuhn en jupon« (ebd., S. 106).

44 »C'est ma fille, vous avez vu comme elle est douée! Elle ira loin, ça, c'est sûr« (ebd., S. 108).

zen soll. Außerdem entspringt die Fantasiekonstruktion eines Wunschvaters dem Bedürfnis nach der Triade als Schutz vor der Dyade.

Die Tochter Bobbys, Melinda, fünf Monate älter als Isabelle und einst Grund der Vertreibung der Eltern aus dem Haus an der Côte d'Azur, erzählt Isabelle aus ihrem Leben, vom Collège, ihren Kameraden und den Klamotten, die ihr Vater bezahlt. Isabelle hat zu all dem nichts beizutragen, kommt sich stupide und, obwohl sie beide wie Schwestern seien, wie in einer anderen Welt lebend, wie ein Alien vor. Ihre Mutter bewahrt derweil Bobbys Zigarettenstummel wie eine Heiligenreliquie auf. Die Depressive liest das verlorene Objekt von der Straße auf, hier aus dem Aschenbecher (Abraham, 1969 [1924], S. 135).

Das Tor zur Freiheit fliegt krachend ins Schloss, als die aktuelle Freundin Bobbys sich weigert, weiterhin mit Isabelle zusammen im Clip zu musizieren. Verschlossen ist damit auch die Chance, sich mit dem (Wunsch-)Vater Bobby über dessen Beruf zu identifizieren. Josef besteht hartnäckig darauf, seine Tochter sei eine Virtuosin, und erigiert in seiner Fantasie in die Rolle des Impresarios, glaubt, über seine Tochter zur bedeutenden Persönlichkeit aufzusteigen und Ruhm zu ernten. Dabei hat er nicht einmal seine Hausaufgaben als Vater in Sachen Loslösung gemacht. Berauscht vom erhofften Empfang zukünftiger Ehren und der Wichtigkeit der eigenen Person meldet er Isabelle als Schülerin mit siebenjähriger Erfahrung am Konservatorium in Fontainebleau an. Bei der Aufnahmeprüfung raufen sich die Professoren die Haare und schicken die vom Vater Hochgelobte in die Klasse der Anfänger, für ihre Eltern eine unerträgliche Desillusionierung – nichts mit »C'est ma fille douée! Elle ira loin, ça, c'est sûr« (Caro, 2008, S. 108). Josef und Magdeleine wähnten sich im Besitz eines vergoldeten Phallus, der von den Professoren der Musikhochschule als falscher, als analer Phallus enttarnt wird (Chasseguet-Smirgel, 1981 [1975]). Isabelle, mit dem hochstapelnden elterlichen Phallus identifiziert, stürzt mit ab. Als Opfer der durch Selbstsucht verzerrten Realitätsprüfung ihrer Eltern, muss sie sich, tief beschämt, von der maßgeblichen Professorin, despektierlich behandeln lassen. Diese lässt in ihrer »Gegenübertragung« auf die eingebildeten Eltern ihren Frust über die Zumutung, die sie als Kränkung empfunden haben muss, an Isabelle ab. Als sich Isabelle von ihr mit »Bon week-end, madame« verabschiedet, bekommt sie entgegengeschleudert: »Ich wünsche dir kein bon week-end, hau ab!«[45]

Mit der Realität bekannt gemacht, nicht über dem Boden zu schweben,

45 »Elle me jette: ›Eh bien moi je ne te souhaite pas un bon week-end, va-t'en!‹« (ebd., S. 116).

hätten sich die Eltern bescheiden und ihrer Tochter eine an ihre vorhandenen Fähigkeiten anknüpfende Ausbildung ermöglichen können, anstatt gekränkt und sie der Blamage überlassend, nun entrüstet abzumelden.

Als der Arzt anlässlich einer Angina Isabelles Körpergröße ermittelt und anmerkt, für 39 Kilogramm Gewicht sei sie mit 151 Zentimetern nicht sehr groß, fragt sie ihre Mutter beunruhigt, ob sie zu dick sei. Inzwischen zwölf Jahre alt, ist ihre Sorge, eine zu große Last für ihre Mutter zu sein, weil sie mehr wiegt als die Gasflaschen, die ihre Mutter mühsam schleppen muss. Magdeleine empfiehlt ihr, wie Tänzerinnen nur grüne Bohnen zu essen. Ab diesem Moment habe sie auf ihr Gewicht geachtet. Sie beginnt, Techniken des Hungerns zu entwickeln und nimmt ab. Ihrer Mutter gaukelt sie vor, noch an den Weihnachtsmann zu glauben, und wünscht sich eine Waage, die sie auch bekommt. Sie wiegt sich und ist erleichtert: nur 37 Kilogramm. Fortan besteigt sie mehrmals täglich die Waage. Im Supermarkt entwendet sie eine Flasche Konjac – eine Brause zum Abnehmen – und mixt sich einen Appetitzügler. In einem Wutanfall zerschmettert ihre Mutter die Waage, was Isabelle jedoch nur anstachelt, noch mehr abzunehmen. Kein Gramm will sie zunehmen. Jetzt beginnt die Anorexie.

Zu diesem Zeitpunkt nimmt Magdeleine über die Sommerferien wieder ein Mädchen von vier Jahren in Pflege, erneut signalisierend, auf welche Altersspanne sie fixiert ist. Jeweils im Sommer scheint sie unbewusst mit diesen Pflegekindern ihre Erinnerung an die Zeit mit Bobby an der Côte d'Azur und an ihre eigenen Kinderjahre vor der Geburt ihres Bruders zu wiederholen. Mit Isabelle, jetzt zu alt, geht das nicht mehr.

Der Muttermord

»Ich kann nur fruchtbar sein, wenn meine Mutter tot ist. Aber dann verliere ich den Boden unter den Füßen.«
Patientin von Jongbloed-Schurig (2006)

Jacotte, von Beruf Krankenschwester,[46] macht Magdeleine darauf aufmerksam, dass Isabelle an Anorexie erkrankt sei und fügt hinzu, in der Pubertät

46 Ich vermute, diese Berufswahl ist der unbewusste Versuch, den an Polio erkrankten Bruder zu betreuen, sei es, um die Aggression gegen ihn wiedergutzumachen, sei es, um die Liebe der Eltern zurückzugewinnen.

sei das nicht selten. Magdeleine kontert, Isabelle sei noch nicht in der Pubertät, zieht aber irritiert ein Lexikon zurate, um festzustellen, ihre Tochter habe keine Anorexie, weil sie nicht den Appetit verloren habe, sondern sich zu essen weigere. Wie? Es ist doch gerade die Nahrungsverweigerung, die die Anorexie kennzeichnet. Magdeleine denkt anders: Die Physiologie stimme, an allem anderen sei Isabelle schuld. Einer solchen Krankheitsverleugnung seitens der Eltern begegnet man häufig in den Lebensgeschichten Magersüchtiger. Während Außenstehende die Magersucht längst registriert haben, sperren sich die Eltern der unangenehmen Tatsache. Bei ihnen nützt es nichts, »zu Hilfe!« zu rufen, nein, man muss »Feuer!« brüllen, damit sie zum Fenster eilen.

Die Großmutter brüllt »Feuer!« und irritiert Magdeleines Logik, als sie von einem anorektischen Mädchen erzählt, das gesund geworden sei, als seine Mutter starb. Das saß! Magdeleine entgegnet entrüstet gegenüber ihrer Tochter: »Du willst meinen Tod, nicht wahr, das ist es, was Du willst!‹[47] Isabelle wird hier von ihrer Mutter in Form einer Deutung unsensibel mit einem unbewussten Wunsch konfrontiert, weil Maman begriffen hat, dass mit ihr was nicht stimmt und sie in Bedrängnis gerät. Jetzt muss sie nicht mehr nur fürchten, durch Isabelles »schlechtes Benehmen« beschämt zu werden, sondern auch noch ihr Leben für die Gesundung ihrer Tochter opfern zu müssen. Wünscht Isabelle ihr den Tod, muss sie den Muttermord fürchten. Muttermordfantasien sind Bestandteil der Psychodynamik Essgestörter. So erläutert auch Irmgard gegenüber Moersch: »Erst wenn die Mutter als Urheberin dieser von Irmgard auf ihre eigene Weise umgestalteten Ideale tot wäre, so meinte sie einmal, würde sie aus diesem Teufelskreis, den sie als unlustvoll und berauschend zugleich erlebte, herauskommen können« (Moersch, 1980, S. 181) – ein treffendes Beispiel für das »Genießen« Magersüchtiger. Oft fragen Mütter ihre Töchter mit vorwurfsvollem Ton, wenn diese sich mager präsentieren oder aggressiv essen: »Warum tust Du mir das an?« Das ist einfach zu beantworten: Um den Ruf der omnipotenten Mutter zu zerstören. Rufmord ist Muttermord. Die aggressiv-destruktive Fantasie, die Mutter zu ermorden, ist nicht spezifisch für Essgestörte, sondern lässt sich auch bei vielen psychosomatisch Erkrankten finden. Bei der psychosomatischen Symptombildung als Folge der Abwehranstrengungen gegenüber den aggressiv-destruktiven Impulsen gehe es um Fragen von Leben und Tod, von Existenz oder Vernichtung,

47 »Tu veux ma mort, hein, c'est ce que tu veux!« (Caro, 2008, S. 126).

so de Boor (1986). So sagte eine Asthma-Patientin, es sei doch besser, sie bekomme einen Asthmaanfall, als dass sie ihrer Mutter das Messer in die Kehle stieße, eine Migräne-Patientin träumte von Hinrichtungen mit dem Henkerbeil, und an einem Herzinfarkt, an einer Neurodermitis oder einem Karzinom Erkrankte wiesen in die gleiche Richtung (ebd., S. 192f.).

Isabelle wünscht sich den Tod ihrer Mutter – Magdeleine hat mit ihrer Deutung ins Schwarze getroffen. Angesichts des gierigen Essens ihrer Mutter geniert sie sich, in deren Anwesenheit zu essen, weil dies ein »obszöner Akt«[48] wäre. Eine ungewöhnliche Formulierung! Wie ist sie zu verstehen? Man kann das Attribut »obszön« durch Synonyme wie »unschicklich«, »frech«, »verdorben«, »schmutzig«, »schlüpfrig« oder »schamlos« ersetzen und davon ausgehen, dass diese Attribute bei anderen Entrüstung hervorrufen. Es ist also zu vermuten, Isabelle zeigt mit dem Essen ihre Wollust, ihre Gier oder ihren Kontrollverlust, und fürchtet Mutters Missbilligung, weil diese Kontrolle gepredigt hat. Obszönes kann aber auch der Beleidigung höhergestellter Personen dienen. Geniert sich Isabelle vor ihrer Mutter zu essen, könnte das damit zu tun haben, dass sie die von ihr zur »allmächtigen und bewunderten Gottheit«[49] erhobene Mutter durch Essen bzw. Verdauen zu entwerten trachtet – und die Göttern eigene partikulare Moral gleich mit. Nimmt Isabelle also die Entrüstung ihrer Mutter vorweg, weil diese ihr Essen als Beleidigung auffassen könnte? Das Obszöne am Essen hätte dann etwas mit dem Rufmord an der Mutter zu tun.

Wie das? Nahrungsmittel sind im Unbewussten Stellvertreter für Personen, meist für die Mutter, wie Kindergartenkinder bei einem Ausflug vorführen, wenn sie nach dem Abschied von ihren Müttern zunächst ersatzweise Butterbrote und Süßigkeiten auspacken, um die Trennung von ihr erträglicher zu machen. Zu einer solchen »symbolischen Gleichsetzung« komme es in regressiven Zuständen (Segal, 1990 [1957], S. 212), hier veranlasst durch den Schmerz der Trennung. Borecký (1972) schreibt, das Essen sei wie ein symbolisches Bild der Mutter, sozusagen ihr direkter Ersatz. Die pubertäre Patientin könne über das Essen endlich frei entscheiden und hätte damit ihr Ziel erreicht: Sie könne die Mutter symbolisch essen, erbrechen, annehmen, vernichten usw. (S. 46). Nimmt Isabelle also Nahrung in den Mund, könnte sie unbewusst ihre Mutter zwischen

48 »Cela me gêne de manger devant elle, comme si c'était un acte obscène« (ebd., S. 134).
49 »La divinité toute-puissante et adorée« (ebd., S. 13).

die Zähne nehmen. Da auch »tierisch« ein Synonym für »obszön« ist, könnte man sagen, sie frisst ihre Mutter. Da sich bei einer extrem Magersüchtigen die Gesichtshaut fettlos über die Wangenknochen spannt, sieht sie aus, als fletsche sie die Zähne. Stellen wir es uns vor: Isabelle sitzt ihrer Mutter Zähne fletschend gegenüber. Muss sich ihre Mutter nicht fürchten und denken: »Tu veux ma mort, hein, c'est ce que tu veux!«? Da der Verdauungsvorgang bei den Zähnen beginnt, muss Magdeleine zusehen, wie sie ihrer Fäkalisierung zugeführt wird. Keine erquickliche Vorstellung, zumal an deren Ende nichts als ein stinkendes Häufchen von »La divinité« übrigbleibt. Verdauen ist eine anal-aggressive Tätigkeit: Der Darm verdichtet, homogenisiert, fäkalisiert, beim Obszönen geht es also um die Mobilisierung der analen Komponente (Grunberger, 1976 [1971], S. 312). Nachvollziehbar, dass sich Isabelle angesichts dieser Obszönität, zumal zusätzlich mit der Aktivierung kannibalistischer Impulse konfrontiert, geniert. Da auch Magdeleine offenbar gierig isst, geht es wohl um einen Fresskampf zwischen Mutter und Tochter. Welchen Titel soll dieses Drama tragen? »Mutter verschlingt ihr Selbstobjekt« oder: »Mutter wird von ihrem Selbstobjekt verschlungen«? Von einer Variante eines solchen Kampfes berichtet Meyer (2008): Streitet sich Elena mit ihrer Mutter, weil sie sich von ihr kontrolliert fühlt, was offenbar häufiger vorkommt, weil diese ihre Grenzen nicht respektiert, schubst Elena ihre Mutter herum, erst mit Worten, dann mit Händen. Mannoni berichtet, wie bereits erwähnt, von einer Mutter, die zu ihrer magersüchtigen Tochter sagt, Essen sei ein »Verbrechen« (1976 [1973], S. 51). Vor einem strengen Überich ist Essen immer ein Verbrechen. Als Vorform der Identifizierung ist es der magische Versuch, sich die Stärke des Objekts, in manchen Fällen des Gegners, einzuverleiben, weshalb Fenichel davon ausgeht, die vollzogene Identifizierung sei ein Äquivalent des Raubes (1981 [1939], S. 162). Boreckýs Patientin erklärt: »Wenn ich erbreche, bin ich unbestrafbar« (1972, S. 52). Erbrechen soll das Verbrechen, den Muttermord, ungeschehen machen. Welldon berichtet von einer Patientin, der, als sie gerade eine Grapefruit isst, das Bild hochkommt, die Frucht stelle das Gehirn ihrer verstorbenen Mutter dar – oder dass sie andere Teile der Mutter isst, was regelmäßig zum Erbrechen des toten Fleisches geführt habe (2003, S. 132).

Würde die Bedrohung durch die Aggression zu stark, betone das Mädchen seine Verbundenheit mit der Mutter und beteuere, keine bösen, weil unerlaubten Wünsche nach der Trennung samt der sie begleitenden Aggression zu fühlen, so Bielstein. Die Wut würde nach innen verbannt und verbleibe in archaischen unbewussten Formen, die gerade durch ihre Verbannung aber wesentlich dramatischere Gestalt annähmen, als sie eigentlich an Potenzial beinhalten würden. Entzögen sich diese Gefühle einer Bearbeitung und Reifung und blieben auf eine frühe Form fixiert, könnten sie immer nur das Schlimmste, die gegenseitige Vernichtung, repräsentieren. Die abgekapselten archaischen Wutgefühle könnten mit der Angst verbunden sein, unbeherrschbar zu sein (Bielstein, 2003, S. 288).

Pubertät und Adoleszenz

Magdeleine ordnet an, ihre Tochter solle Sport machen. Ein gesunder Geist in einem gesunden Körper – das sei die Lösung. Ihr Vater drängt auf einen Klinikbesuch, weil man sie dort zwinge, zuzunehmen – die schlimmste Androhung für eine Magersüchtige, ein heftiges Argument,[50] so Isabelle. Beide Eltern erkennen jetzt die Krankheit an, aber Magdeleine fordert weiterhin »Maîtriser le corps«, Isabelles Vater intrusive Maßnahmen.

Sie darf zum Tanzunterricht und zum Eiskunstlauf. Trotz ihrer dreizehn Jahre wird sie zum Debütantenkurs eingeteilt. Die Kinder im Kurs, sieben bis acht, manche zehn Jahre alt, überragt sie um Kopfgröße. Im Vergleich erlebt sie ihren Körper disproportioniert, monströs. Ihre Mutter verlangt nach wie vor, dass sie sich das Gesicht bandagiert; sie dürfe den Schal aber auf der Eisfläche ablegen, obwohl es dort kälter ist als draußen. Magdeleines Entscheidung klingt unlogisch, ist sie aber nicht, denn Isabelle sollte eine (Eis-)Prinzessin sein und die muss Gesicht zeigen. Beide Sportarten zusammen überfordern jedoch das magere Mädchen und man rät ihr, eine aufzugeben. Magdeleine entscheidet: Isabelle bleibt beim Eiskunstlauf, obwohl sie dort friert und ihr die Beine wehtun. Ihr Vater bringt ihr das Schwimmen bei. Im Schwimmbad können alle ihren mageren Körper sehen, was sie schmerzt, doch das Wasser und die Leichtigkeit, die es vermittelt, gefallen ihr. Magdeleine nimmt sie mit nach Giverny in den Garten Claude Monets. Im Restaurant bestellt sie eine Crêpe. Zwei sind zu teuer. Isabelle klagt, immer müsse sie sich im Lokal mit ihrer Mutter einen Teller teilen. Wir wissen: Sie darf sich nicht über Mutters Tellerrand hinausbewegen.

Mittlerweile hat die Krankheit ihren Platz in Isabelles Alltag eingenommen. Für ihren Vater sei nur die Anorexie und ihre Zukunft als Violinvir-

50 »C'est la pire menace pour une anorexique, l'argument massue« (ebd., S. 127).

tuosin Gegenstand unerschöpflicher Konversation, in der er sich als Opfer sieht. Wegen ihr könne er nicht mehr arbeiten – ein praktisches Alibi, so Isabelle. Ihre Mutter instrumentalisiere ihre Krankheit und lamentiere über ihr Unglück als »ergebene Mutter«,[51] die von einem kranken Kind heimgesucht werde. Solchem Lamentieren begegnet man auch in Büchern, die Mütter manchmal über die Essstörung ihrer Töchter schreiben. Sie fallen unter das Kapitel: »Mutter beschämt Tochter«. Isabelle sind solche literarischen Offenbarungen erspart geblieben, ihre Krankheit wird anderweitig instrumentalisiert: Ihrer Mutter bietet sie Gesprächsstoff. Sie selbst sähe sich einmal mehr auf den zweiten Platz verwiesen: »Ich existiere nur durch meine Krankheit und meine Geige.«[52]

Sie beginnt für ihre Mutter zu kochen und sie zu füttern, weil die zu mager sei, was ihr Angst mache, weshalb sie sich daran ergötze, wie es ihr schmecke. Die Mutter schonen, die Mutter füttern, sie retten ist ein Rückzug aus der Realität in die archaische Omnipotenz. Wir werden dieser Heilsbringer-Haltung Isabelles später wieder begegnen.

Beim Eiskunstlauf lernt sie andere Jugendliche kennen. Sie stellt fest, dass sie, außer man reibe die Unterkörper aneinander, was sie bei den Pudeln ihrer Mutter gesehen hat, nichts über Sexualität weiß. Sie gewinnt zwei gleichaltrige Teenies als Freundinnen. Die Mutter der einen arbeitet in einer Kosmetikfirma. Isabelle entwendet aus Mamas Portemonnaie 100 Franc, um dort einen Großeinkauf zu machen und schminkt sich.[53] Sie malt sich Rehaugen und einen Puppenmund ins Gesicht. Magdeleine findet das vulgär. Dafür sei sie viel zu jung. Mit dem Schminken und den Freundinnen endet es wie immer: »Non, je préfère rester à la maison«, wie Isabelle zu sagen pflegt. Der Kontakt versandet, weil Isabelle sich ihre Wünsche verbieten muss und keinen Anschluss an die Interessen, die Lust und die Arten und Weisen der Befriedigungen der Freundinnen findet.

Andere Mädchen halten ihr vor, zu dünn zu sein, was sie als Kompliment versteht, da die Kritik ihr bestätigt, dem Essen widerstanden, sich unter Kontrolle zu haben und ihrer Mutter gehorsam zu sein.[54] Auf Pro-Ana-Websites diskutierten die Mädchen über »tolle« Körper, d.h. solche,

51 »Mère dévouée« (ebd., S. 133).

52 »Je n'existe que par ma maladie et mon violon« (ebd., S. 156).

53 Zur Kleptomanie bei Essstörungen vgl. Borecký, 1992; Ettl, 2001 und Hinz, 2006.

54 »Tu es trop maigre ›sonne à mes oreilles comme‹ Tu as su résister à la tentation et te contrôler« (Caro, 2008, S. 137).

die »fertig und zerbrechlich« sind. Gesundes Aussehen sei ein Synonym für einen fetten Körper, mithin für eine Niederlage. Isabelle erzählt, ihre Mutter habe stets das Opfer, die Privation und die Magerkeit vorgezogen, und für sie zähle nur, was ihre Mutter mag. Aber Isabelle spürt, es tut sich zwischen den anderen und ihr eine unsichtbare Wand auf, die verhindert, mit ihnen in Kontakt zu treten.

Von anderen Mädchen erfährt Isabelle vom Erbrechen mit dem Finger im Hals. Und dann, mit knapp vierzehn, gibt es untrügliche Zeichen, dass ihre Kindheit zu Ende ist. Sie entdeckt Blutspuren in ihrem Slip. Eine »schlechte Nachricht«,[55] die sie ihrer Mutter vorenthält und sich mit Toilettenpapier behilft. Die Nachricht, die ihr Körper überbringt, bringt sie in Schwierigkeiten, weil die Dissoziation im Körperselbst – ein Teil wurde an die Mutter abgetreten, der andere, der wachsen wollte und mit autoerotischen Bedürfnissen verknüpft ist, über die wenig zu erfahren ist – bisher versteckt werden konnte. Nun ist die Spaltung in Gefahr. Drei Monate später lässt sich die Menses nicht länger verbergen. Tampons? Nein, die seien vulgär, so Maman. Schon wieder? Ja, denn um sie einzuführen, müsse man sein Genital berühren, und das sei eine schmutzige Angelegenheit, weshalb es Isabelle auch verboten sei, ihr Genital beim Waschen zu berühren. Schnell müsse sie mit dem Waschlappen drüberfahren, ohne es mit den Fingern zu berühren, so die Intimitätsregulation ihrer Mutter, die ein Onanieverbot beinhaltet, das die libidinöse Besetzung des Körpers behindert. Die Waschvorschriften, die Isabelle hinnehmen muss, wären bei einem Jungen unmöglich. Isabelle ist keine Befriedigung gestattet, die nicht in das restriktive Überich Magdeleines passt. Manchmal haben Magersüchtige das zutreffende Gefühl, mit einer Lust am eigenen Körper der Mutter ihre Machtbefugnis zu entziehen (Ettl, 2013 [2001], S. 347). Jede Triebbefriedigung oder Ich-Bereicherung des Kindes, die zur Steigerung seines Wertgefühls beiträgt und als solche bekräftigt wird, nimmt in seinem Unbewussten phallischen Charakter an, während das Fehlen von Bestätigung oder eine Abwertung ohne anschließende narzisstische Kompensation von ihm als Kastration erlebt wird (Grunberger, 1976 [1971], S. 209). Was Magdeleine nicht ahnt, ist dass ihre Intimitätsregulation zu extremer Erogenisierung des Genitalbereichs führen kann, die heftige Konflikte mit dem Überich nach sich zieht

55 »mauvaise nouvelle« (ebd., S. 143).

und deshalb verdrängt werden muss. Gleich wird zu sehen sein, wie das mütterliche Hygienereglement jede lustvolle Empfindung am Genitale verunmöglicht. Das Onanieverbot und alle anderen Einschränkungen, die Isabelle durch ihre Mutter hinnehmen muss, haben, weil autoritär, d. h. ohne sinnvolle Begründung, die Bedeutung einer Kastration im Sinne einer narzisstischen Verwundung und stören die narzisstische Integrität dieses Mädchens.

Die Menstruation ist für Magersüchtige noch aus einem anderen Grund eine »schlechte Nachricht«: Zu ihren Körperfantasien gehören aggressive Vorstellungen über die Menstruation. Sie kann als Folge einer Beschädigung des Bauches durch einen Kampf mit dem Introjekt imaginiert werden, oder als »Prügel im Unterleib« (so eine Patientin), wenn sie mit einer Strafe wegen Onanie in Verbindung gebracht wird. Die Periode wird dann – wie in den Märchen »Dornröschen« oder »Frau Holle« – als Verletzung durch die böse (Stief-)Mutter fantasiert.

Insbesondere ab der Pubertät empfinden Magersüchtige ihren Körper wegen seiner Bedürfnisse und physiologischen Vorgänge als Störenfried. Er löst die »nervende« Mutter ab, wenn die Menstruation als Last, als vom Körper aufgezwungene »Regel« und die Beziehung zum Körper als »Forderbeziehung« erlebt werden. Die Patientinnen fühlen sich wie bisher unter der Dominanz des Narzissmus ihrer Mutter jetzt unter dem Diktat des Körpers stehend. Was sie bis dato nicht erreichen konnten: die omnipotente Kontrolle über die Mutter, suchen sie jetzt über den Körper zu erreichen. Überdies hieße Menstruieren, »schmutzig« zu sein, was nicht zu Mutters Vorstellung vom »sauberen Kind« passt. Zum Reizschutz wird der Körper von der Psyche getrennt und folglich das Kohärenzerleben des Selbst gestört bzw. beeinträchtigt. Magersüchtige, die sich besonders ihres Körpers schämen, haben sich als Kinder wegen ihrer Mutter geschämt, als habe die Scham über den Körper die Scham über die Mutter abgelöst. Dass Isabelle nur wie mit einem Maulkorb, dem bandagierten Gesicht, an die Öffentlichkeit darf, ist ihr »voll peinlich«, wie Jugendliche sagen. Peinlich ist die partikulare Moral ihrer Mutter, die solches Auftreten befiehlt. Zugleich kann der Körper die Rolle des Kindes in der Patientin übernehmen, mit dem sie als Erwachsene nicht einverstanden ist. Das Verhältnis der Magersüchtigen zum eigenen Körper spiegelt in diesem Fall dann das Verhältnis ihrer Mutter zu ihr, als sie Kind war. Sie lieben den Körper nicht, sondern trimmen ihn, oder – wie eine Patientin sagte: »Ich schmeiße meinen Körper abends so ins Bett, wie ich früher abgelegt wurde«. Bei mir flog sie krachend auf die Couch, sodass ich mir vorstellen konnte, wie das früher war.

Isabelle presst ihre wachsenden Brüste mit einem Handtuch unter der Kleidung platt, weil es die Brüste sind, die ab der Pubertät nicht länger ermöglichen, an einem männlich-phallisch orientierten Körperbild, einem Jesus, festzuhalten und die Nähe des eigenen Körpers zu dem der Mutter zu verleugnen. Isabelle ängstigen ihre Brüste, weil ihr jedes Wachstum Angst macht, bedeutet es doch einen weiteren Schritt weg aus der Funktionalisierbarkeit als Selbstobjekt ihrer Mutter. Schamhaare rasiert sie ab, weil sie den netten und sauberen Unterleib eines kleinen Mädchens haben will, um für ihre Mutter kein »schmutziges Kind« zu sein. Vermutlich ist Magdeleines Ideal ein aggressionsfreies, reines Mädchen, das entschlossen allen sexuellen Aktivitäten entsagt (Chasseguet-Smirgel, 1981 [1975], S. 165). Bielstein schreibt, die Körperpflege von Mädchen erfolge in der Regel durch die Mütter, die ihre Töchter in dieser Hinsicht strenger und rigider erziehen würden als ihre Söhne, weshalb Mädchen ihre Mütter beim Waschen und Pflegen der Genitalien kontrollierender und eindringender erleben könnten als Jungen. Eine forcierte Sauberkeitserziehung und die damit legitimierte Herrschaft der Mutter könnten sie als Interesse am Besitz ihres Körperinhaltes interpretieren, selbst wenn dieser sich noch im Körperinneren befinde. Damit sei die Vorstellung verbunden, das Körperinnere selbst gerate unter die mütterliche Kontrolle (ebd., S. 285).

Die Familie steckt in finanziellen Schwierigkeiten. Isabelle ist besorgt. Außerdem breitet sich eine Psoriasis auf ihrem Körper aus. Die Großmutter schickt Geld, damit sie ihren Violinunterricht am Pariser Konservatorium Rachmaninov fortführen kann. Isabelle verdient sich mit Geigenspiel zusätzlich Geld. Damit die Leute nicht denken, sie brauche Geld für Alkohol oder Drogen, legt sie in ihren Geigenkasten einen Zettel mit dem Hinweis, das Geld sei für ein Geschenk für ihre Mutter gedacht. Sie wolle dokumentieren, nur legitime Bedürfnisse zu haben, und Bedürfnisse seien nur legitim, wenn sie ihrer Mutter dienten. Sie behält keinen Cent für sich. Nun hat die Anorexie Isabelle schon ganz im Griff: Meldet sich ein Bedürfnis, das nicht der Befriedigung anderer dient, befürchten Magersüchtige sofort, egoistisch zu sein, und unterdrücken ihr Bedürfnis.

6 Die anorektische Logik (III)

Da Isabelle in die Pubertät kommt, werden durch das sich verändernde Körperbild und Körpergefühl folgenreich Weichen gestellt. Hungern wird ab jetzt zum Lebensinhalt. Lindner zufolge hat das Hungern eine Abwehrfunktion. Wenn sie in *Splitterfasernackt* schreibt, sie habe ein »Geheimrezept«, um nicht »durchzudrehen«, indem sie sich »ein neues Problem, das groß und schrecklich genug ist, um an erster Stelle zu stehen«, schaffe, mit dem sie sich »in jeder freien Minute, in der andere schlimme Dinge meine Seele plagen könnten«, beschäftige, nämlich nur: »Nichtessen. Essen. Erbrechen. Verhungern« (Lindner, 2011, S. 64), dann ist das Hungern eine Kontrollstrategie, um damit ihre traumatische Vorgeschichte abzuwehren. Letztlich soll das »Geheimrezept« – Birkstedt-Breen spricht von »Patentrezept« (2006 [1989], S. 278) – eine psychotische Dekompensation abwenden.

Wie *Splitterfasernackt* räumt auch *La petite fille qui ne voulait pas grossir* mit den Mythen auf, Magersucht sei eine Erkrankung an falscher Ernährung und beginne in der Pubertät. Beide Autobiografien zeigen, dass ihre ätiologischen Wurzeln in einer pathogenen Kindheit liegen. Bei Lindner ist die körperliche und die anschließende seelische Vergewaltigung – das Genießen – und der ignorante Umgang ihrer Eltern damit das Trauma, bei Isabelle die Depression und die ihr inhärente partikulare Moral ihrer Mutter. Das Hungern wird zum »neuen Problem« auserkoren, um mit ihm unverdaute und unverdauliche Erlebnisse mit Personen und dem eigenen Körper zu verdrängen. Die Magersüchtige ist überzeugt, ihr »Geheimrezept« habe den Vorteil, das zum Signifikanten erhobene Hungern unter Kontrolle zu haben. Die Kontrollfunktion rückt das Hungern ins Zentrum ihres Alltags und macht es später so therapieresistent.

Um ihren beschädigten Narzissmus zu sanieren, macht die Magersüchtige aus der Not eine Tugend und glaubt, das »Geheimrezept« in einer bewusst vorgenommenen Entscheidung erfunden zu haben. Faktisch jedoch ist es ein altes Problem in neuem Gewand: Kontrolle als anale Tätigkeit kommt aus dem Sphinkter-Überich (Ettl, 2006b, S. 54). Das »Geheimrezept« ist also die idealisierte Neuauflage der Kontrolle durch das mütterliche Überich bzw. Ichideal, dem es seine Herkunft verdankt. Während das »Geheime« das Besondere, das Ideale beinhaltet, verweist das »Rezept« auf ein Ritual. Beides sind Khan zufolge Momente der Perversion, hinter der seelische Wut und Qual stünden. Der Perverse suche die Herrschaft (Kontrolle) über ein Objekt (1983 [1979], S. 293ff.). Die Magersüchtige sucht über einen perversen Weg die oral-anale Herrschaft über die Mutter zu gewinnen. Mit dem Mutterersatz Nahrung als Opfer verwirklicht sie ihre Absicht. In der Pubertät erfolgt mit dem »Geheimrezept« die Umkehr des Traumas, die Wende vom Passiven ins Aktive. Hungern wird zum Mittel omnipotenter Kontrolle über Körpervorgänge uminterpretiert. Die Kranke macht jetzt mit ihrem Körper, den sie zum Objekt mache (Hirsch, 1998 [1989]), was bisher mit ihr gemacht wurde.

Isabelle erklärt, ihre Kilos nicht aus ästhetischen Gründen verlieren zu wollen. Sie habe sich nie schön gefunden, mit Ausnahme ihres Alter Egos Rébecca, jetzt klar erkennbar als ihr Ichideal. Sehe sie ihren nackten Körper im Spiegel, schäme sie sich und versuche, die Zeichen pubertätsbedingter Metamorphose zu verleugnen. Mit Hungern will sie der erstickenden Vereinnahmung durch ihre Mutter entkommen, will die empfundene Ohnmacht angesichts der als dominant erlebten Depression ihrer Mutter in der Beziehung zum Magen ins Gegenteil wenden und damit ihren Körper selbst bezwingen. Ihre Mutter soll ihn nicht länger »maîtriser«. Ihr Ziel sei, die Kontrolle über ihre Existenz selbst zu übernehmen, »sie der zu entziehen, die sie – mit welch eifersüchtiger Sorgfalt! – seit meiner Geburt ausgeübt hat«.[56] Lindner versucht mit Hungern, was ihr mit dem Vergewaltiger nicht möglich gewesen ist: die Kontrolle über ihn zu gewinnen. Sie will über den Körper die Welt in eine für sie bessere Ordnung versetzen, was andere (auf gesünderem Weg) über das Fantasieren versuchen. Beide Pubertierenden arbeiten darauf hin, die Dominanzverhältnisse zu ändern. Darum das Entsetzen der Anorektikerin bei minimalster Gewichtszunahme – es ist für sie Hinweis auf einen drohenden Machtverlust.

Isabelle will ihre Ernährung auch selbst kontrollieren, um ihren Körper

56 »Mon but est de reprendre le contrôle de mon existence, de le soustraire à celle qui l'a exercé – avec quel soin jaloux! – depuis ma naissance« (ebd., S. 124).

nach eigenem Gutdünken zu gestalten und ihn zu ihrer eigenen Kreation zu machen. Sie will nicht länger das Geschöpf ihrer Mutter sein.[57] Alle Zeichen stehen jetzt auf Enteignung der Mutter. Den Körper über Hungern mager zu halten, auf den Leib zu verzichten, im leiblosen Körper zu leben – also der pathologische Weg –, erscheint ihr als die einzige Möglichkeit, selbst die Kontrolle zu übernehmen. Die Waage ist Symbol des Hungerns und der Magerkeit als mutterfreiem Territorium. Lindner, als Kind vergewaltigt, hat es in ein eindrückliches Bild gefasst: Sie habe noch nie von jemandem gehört, der auf einer Waage zum Sex gezwungen worden sei: »Eine Waage – mein sicherer Hafen« (2011, S. 64).

Doch so einfach lässt sich die Mutter nicht enteignen. Dass sie die Waage zerschmettert, als sie merkt, dass sie auf den »Weihnachtsmann« reingefallen ist, zeigt, dass die Waage Isabelles Verbündete im Kampf gegen sie sein sollte. Das kann Magdeleine nicht zulassen. Was wird Isabelle tun?

Ein Blick auf die inzwischen gelöschten ProAna-Websites zeigte, was zu befürchten ist: Isabelle verfällt wie Lilly der partikularen Moral ProAnas. Dort wurde uns vorgeführt, dass Esskranke, sich Ana unterwerfend, das eroberte mutterfreie Terrain wieder an die Mutter abtreten. Ich habe ausgeführt, dass »Freundin« Ana mit der Art ihres Auftretens an die Mütter Esskranker erinnert. Ana galt im Netz als Göttin der Hungerreligion. Die dort von ihr zu hörenden besitzergreifenden Bemerkungen wird Isabelle bald auch von ihrer Mutter zu hören bekommen. Die Magersüchtige enteignet sich eigenhändig. Man kann sich dieses Phänomen mit der Übertragung oder dem Wiederholungszwang erklären: Magersüchtige kennen es nicht anders. Das eigentliche Motiv dürfte indes sein, dass sie von ihrer Mutter bzw. Ana geliebt werden möchte. Und so auch Isabelle, die von dem Teil ihrer Mutter geliebt werden möchte, der nicht von der Depression kontaminiert ist. Darum sieht sie sich gezwungen, trotz der Enteignung durch ihre Mutter, ihr deren Wunsch, sie solle Kind bleiben, zu erfüllen. Darum das »Je préfère rester à la maison«, womit sie zugleich ihren Masochismus befriedigt. Hungern macht das möglich, denn es fixiert an den präpubertären, prämenstruellen, den androgynen Körper. Einen solchen Körper zu behalten, ist Ziel aller Magersüchtigen. Die Fantasie, einen männlichen Körper zu besitzen, aufgerichtet und mager, ohne offensichtliche Öffnungen, sei kein seltener Aspekt in den Fantasien Magersüchtiger,

57 »Je maîtrise mon alimentation pour sculpter mon corps à ma guise, pour devenir ma création et ne plus être la creature de ma mère« (ebd.).

so Lawrence (2006 [2002], S. 177) und Nikulka (2006). Eine meiner Patientinnen erlebte ihren Körper als »Pfeil« (Ettl, 2013 [2001], S. 413); bei Isabelle habe ich vermutet, sie fantasiere sich als Jesus.

Vielfach wird als Grund hierfür angegeben, Magersüchtige hätten Angst davor, eine Frau zu werden. Auskünften meiner – allerdings erwachsenen – Patientinnen zufolge hat die Angst einen anderen Grund. Esskranke haben keine Angst davor, eine Frau, sondern Angst, wie ihre Mutter zu werden (ebd., S. 418f.) – ein erheblicher Unterschied (zum Themenkomplex der Muttermorphophobie siehe Kap. 8). Nicht die Differenz zur Frau muss gewährleistet sein, sondern die zur Mutter, sowohl zu deren körperlichen als auch seelischen Eigenschaften. »Die Frau will kein Mann sein, sie will sich von der Mutter befreien und vollkommen, autonom, *Frau* sein«, schreibt Chasseguet-Smirgel (1981 [1964], S. 166). Dieser Wunsch wird in der Pubertät und Adoleszenz noch vom Zwang, prämenstruell bzw. Junge sein zu müssen, überdeckt. Bei erwachsenen Esskranken meldet sich der Wunsch, Frau zu sein, in der Angst, zu wenig weiblich zu wirken und in sexuellen Dingen für unerfahren gehalten zu werden.

Ich habe mit Blick auf *Splitterfasernackt* darauf hingewiesen, dass die Magersüchtige vor dem Spiegel »trickst«: Sie zeigt einen dürren Körper, sieht im Spiegel aber ein fettes Mädchen, d.h., sie sieht mit dem biografischen Auge, sieht, was sie früher mal war: ein Pummelchen. Das Spiegelerlebnis ist ein treffliches Beispiel dafür, wie sehr das biografische Auge die Wahrnehmung verzerren kann. Von anderen jedoch will sie hören, sie sei viel zu dünn, weil ihr das bescheinigt, dass ihre Abwehr funktioniert und ihr Gewissen – Mutter bzw. Ana mit ihr zufrieden sein kann. Die Magersüchtige sieht im Spiegel ihre zwei Körper: den anorektischen Abwehrkörper und den abgewehrten, den gierigen Körper. Es sind die Körper, die ständig durch dick und dünn gehen.

In welche Falle die Spiegeltherapie, die eine Veränderung des Körperbildes anvisiert, mit Magersüchtigen gerät, ahnt man. Wie einer Zeitungsmeldung zu entnehmen ist, soll diese Therapieform vor allem für sie Behandelnde anstrengend sein (Meyer, 2008), was nachvollziehbar ist. Abgesehen davon, dass es sich bei dieser Therapie wieder um ein Laborieren am Symptom handelt, befriedigt der Aufwand insgeheim die Patientinnen, weil er ihnen bestätigt, auf der sozial-distinktiven Seite der Askese zu stehen, d.h. keine Bulimikerin zu sein. Je besorgter die Umwelt, desto größer die Gewissheit, gegen den Hungerteufel gesiegt zu haben und desto stärker die Überzeugung, auf dem richtigen Weg zu sein. Das Laborieren am Symptom berücksichtigt nicht, dass ein jeder im Spiegel nicht nur die Realität sieht, sondern auch seine Projektionen, Befürchtungen und Wünsche, weshalb sich die Wahrnehmung des Selbst im Spiegel nach dem je aktuellen Befinden richtet. Das aber hängt sehr vom unbewussten »Szenario von Phantasievorstellungen« ab, das keiner Aktivierung durch äußere Reize bedürfe. Dieses Szenario gehorche den Gesetzen des Primärvorgangs, d.h., zeitliche Orientierungspunkte werden zusammengedrängt, Vergangenheit und Gegenwart überlagern sich, die Orte verschmelzen. Eine Sache und ihr Gegenteil können zusammen bestehen, ohne sich zu widersprechen. Das Subjekt könne zugleich es selbst und jemand anders sein, männlich und weiblich, hier und anderswo, in der Vergangenheit und in der Zukunft. Die Signifikanten der Fantasievorstellung hätten keine Entsprechung zu den Signifikaten der Außenwelt und der konkreten Wirklichkeit (Ansermet & Magistretti, 2005, S. 158f.). Und so können auch »dick sein« und »dünn sein« zusammen bestehen. Deshalb gibt es auch Phasen, in welchen die Patientinnen mit ihrem Körper durchaus zufrieden sind oder ihn sogar schön finden, wobei es zu Verzerrungen, diesmal in entgegengesetzter Richtung kommen kann. Einer meiner Patientinnen sah eines Morgens ihr Ideal Audrey Hepburn aus dem Spiegel entgegen. So hat eine jede ihre »Rébecca«. Bezeichnenderweise treten solche Phasen auf, wenn es zu einer Annäherung des Ichs an sein Ichideal gekommen ist und demzufolge das Überich intermittierend außer Kraft gesetzt wurde. Die Körperwahrnehmung gerät dann bar der Realitätskontrolle des Überichs in den Sog der Selbstidealisierung. Die Patientinnen befinden sich im hypomanen Zustand und empfinden ihren Körper nicht nur als »superattraktiv«, sondern auch als omnipotent und unverletzbar. Das Körperideal ist zum Idealkörper geworden, Körperich und Körperideal sind verschmolzen.

Weil die Spiegeltherapie so anstrengend sei, neigen Therapeut*innen dazu, ihren Patientinnen vorzuschlagen: »Reden wir lieber über ihre Mutter« (Meyer, 2008). Eine Pfiffige würde auf die abwehrende therapeutische Vorgabe kontern: »Dann fangen Sie mal an!« Aber keine Frage, auf unbewusster Ebene führt dieser Vorschlag auf die richtige Spur. Streeck-Fischer zitiert eine Siebzehnjährige, die mit beginnender Adoleszenz eine Essstörung entwickelt: »Es ist furchtbar, wenn ich mich im Spiegel angucke, dann sehe ich seit einiger Zeit genau das Bild meiner Mutter. Früher sah ich ganz anders aus«. Wegen ihrer noch mangelnden Trennung von der Mutter könnten weibliche Jugendliche leicht von Selbstentwertungen, die oft das Körperselbst betreffen, überschwemmt werden und gerieten in depressive Zustände. Diese unterschiedlichen narzisstischen Stabilisierungen hingen mit der Nähe zum gleichgeschlechtlichen Elternteil zusammen (2008, S. 299).

Dass Magersüchtige, obwohl spindeldürr, sich im Spiegel als zu fett empfinden, liegt auch daran, dass sie sich mit der Mutter verschmolzen fühlen, dass das Fett, das sie sehen, die Mutter ist. Mit der Verschmelzung kann zwar die Trennung von der Mutter verleugnet werden, da sie aber gleichzeitig die Autonomie bedroht, wird sie gefürchtet. Zunehmen wäre wie die Mutter werden – eine Niederlage. Davon will die Magersüchtige vor dem Spiegel nichts hören – sondern eher hören, kein Gramm Fett am Körper zu tragen. Das Fehlen des Fettes bereitet ihr ein triumphales Gefühl, ist es ihr doch Bestätigung, die Mutter besiegt und sich erfolgreich von ihrer Mutter abgegrenzt zu haben. Das ist ihr wichtig, denn es geht ihr wie der Patientin Irmgard, die Moersch gegenüber sagte, sie hätte sich in bestimmter Hinsicht als »›nicht geboren, wie in einer Blase‹ erlebt« (1980, S. 175). Man muss es sich nur bildlich vorstellen: Steht die Patientin vor dem Spiegel, dann sieht sie den (fetten) Körper der Mutter, in deren Uterus sie sitzt. Es gibt auch die gegenteilige Vorstellung: So sagte eine Patientin, deren Mutter früh verstorben war, sie säße »im Uterus ohne Mutter«.

Nun ist es nicht ungewöhnlich, »Dominanz« oder »Macht« konkretistisch mit »Fett« gleichzusetzen. Wir drucken Wichtiges im Text »fett« oder sprechen vom »dicken« Auto als Symbol der Macht. Ferenczi berichtet von einer Patientin, die über ihre Fettsucht meint: »All dies Fett ist meine Mutter«. Hatte sie sich vom unheilvollen (introjizierten) Muttervorbild innerlich freier gefühlt, merkte sie die Abnahme des Fettpolsters und des Körpergewichts auf der Waage. Ein Patient habe in der Woche, in der er seiner grausamen Mutter zum ersten Mal defensiv entgegentrat, die Abnahme seines Körpergewichts beobachtet (1984 [1930], S. 229). Man kann also davon ausgehen, dass Fett mit der Dominanz, der Macht, der Grausamkeit oder dem Unheilvollen einer signifikanten Bezugsperson assoziiert, und dass ein Ekelgefühl sich gegen alles richtet, was als zu stark, zu mächtig, zu »dick aufgetragen« erlebt wird. Eine meiner Patientinnen stellte fest, »wenn ich dick bin, ist für nichts anderes Platz«, eine andere: »Nur wenn ich dünn bin, kann ich einen Mann zulassen und mich verlieben«. In der Fusion mit der Mutter hat der Vater also keinen Platz. Sind die Patientinnen dünn, fühlen sie sich autonom, aus der Dyade mit der Mutter befreit und für den Vater offen. Eine Patientin war in Sorge, wäre sie dick, könnte sich ihr Vater vor ihr ekeln, weil er sich an seine dicke

Mutter erinnert fühlte. Kurzum: Die Bemühungen der sie Behandelnden können angesichts dieser heimlichen Befriedigung wahrlich anstrengend, wenn nicht aussichtslos sein, zumal das Gerippe, der Restkörper aus Haut und Knochen, der den Patientinnen übrig bleibt, nachdem sie sich die Mutter vom Leib gehungert haben, narzisstisch hoch besetzt und entsprechend geschmückt wird, wie die Thinspos vorführen.

Auf den starken, weil subjektivierenden Wunsch nach Abgrenzung, nach Differenz wurde ich kategorisch hingewiesen, als ich eine Patientin mit »Frau S.« begrüßte, worauf sie mich entrüstet korrigierte: »Frau S., – das bin ich vielleicht für Sie, für mich ist das meine Mutter«, wobei sie die Nase rümpfte. Eine andere Patientin machte sich über Aussehen, Verhaltensweisen und Handeln ihrer Mutter Eintragungen in ihr Tagebuch, um von Zeit zu Zeit nachzulesen, wie sie *nicht* werden wollte. Wieder eine andere artikulierte zu Beginn ihrer Behandlung ihre Sorge, es könne herauskommen, sie sei wie ihre Mutter, und zählte allerlei Eigenschaften auf, die mir den Unterschied zur Mutter dokumentieren sollten. Eine Ähnlichkeit hatte sich ihrer Kontrolle indes entzogen: Eines Tages stellte sich heraus, dass ihre Mutter exakt diese Angst, der Mutter ähnlich zu sein, auch hatte. Das hatte meine Patientin nicht bemerkt. Eine andere Patientin mit großer Angst vor der Dunkelheit, entwickelte eine Spinnenphobie, als ihr Vater die Familie verließ und sie sich der mächtigen, bedrohlichen Mutterimago ausgeliefert sah.

Vor allem sehen Esskranke in der Brust die Ähnlichkeit zur Mutter, die ihnen Angst vor einer Identitätsdiffusion macht. Das Brustwachstum drängt unerbittlich ins Ebenbild der Mutter. Es aktiviert archaische Teil-Imagines von der (rein körperlich erlebten) Mutter. Darum sind die Pubertierenden ängstlich darauf bedacht, dünn, d.h. knabenhaft, respektive männlich zu bleiben, weil die Differenz zum Körper der Mutter – mit einem brustlosen Mädchenkörper noch leicht zu fantasieren – aufrechterhalten werden kann.

Eine Patientin hatte als Kind oft mit ihrem Bruder und anderen Jungen Fußball gespielt und sich stets geärgert, wenn sie urinieren musste, nicht wie die Buben den nächsten Baum aufsuchen zu können. In der Pubertät schlug sie auf ihre wachsende Brust ein. In ihrer Behandlung hatte ich die Gelegenheit, zu beobachten, wie sie ihre schöne große Brust wie mit einer Zwangsjacke wegschnürte. Es schien, als habe sie ihre Brüste in den Achselhöhlen verschwinden lassen. Es ging ihr nicht darum, die Brust vor mir zu verbergen, denn bisweilen ließ ihre Kleidung keinen Zweifel über ihren

Reichtum. War sie jedoch mit Kontrollthemen befasst oder stand mit sich oder ihrer Mutter auf Kriegsfuß, hatte die Brust zu »leiden«. Später in der Behandlung, als sie wieder einmal »weggeschnürt« zu mir kam, und ich sie fragte, ob sie heute mit mir Fußball spielen wolle, sagte sie schmunzelnd: »Ja, wenn ich als Frau mitspielen darf.«

Die zunehmende Ähnlichkeit mit dem Körper der Mutter macht hilflos, wütend und kränkt, weil sich das Wachstum weiblicher Körpermerkmale dem Kontrollzwang entzieht. Der Körper wird zum lästigen, bedrohlichen Objekt, das die Mutter, die schon nicht kontrollier- und beherrschbar war, ablöst. Jede Abhängigkeit von Anatomie, Biologie und Physiologie will die Magersüchtige magisch-omnipotent kontrollieren und will Einfluss darauf haben, ob die Periode ausbleibt oder wiederkommt (Moersch, 1980, S. 183). Ähnlichkeit mit dem Mutterkörper wird zum Sinnbild nicht kontrollierbarer körperlicher und psychischer Prozesse. Derjenige, der keinen Penis hat, so Mendel, ist den ältesten Zerstörungsfantasien, der Imago der bösen Mutter, ohne Unterstützung durch den Vater, preisgegeben (1972 [1968], S. 119). Kurzum: Eine »magere Figur« wird nicht aus ästhetischen Gründen zum Ideal erkoren, d. h., Magersucht hat wenig mit dem Schönheitskult zu tun, sondern ist der Versuch der Abgrenzung gegen die »fette Figur« der als mächtig und dominant erlebten Mutter.

Isabelle hat noch andere Gründe, vor dem weiblichen Körper zu bangen: Da sich ihr Wachstum nun nicht mehr durch Beugen der Knie verbergen lässt, muss sie erst recht fürchten, Ursache der Depression ihrer Mutter zu sein. Überdies ängstigt sich Magdeleine, eine erblühende Tochter an Josef zu verlieren: »Du liebst den Papa mehr als mich«. Ein Körper ohne Busen, ohne Knackhintern und Menstruation schont die Mutter, weil er der durch vielfachen Verlust narzisstischer Zufuhr Traumatisierten das Wahrnehmen der Vergänglichkeit erspart. Folglich muss Isabelle den gefürchteten erogenen Körper zum Gegenkörper herunterhungern, der nichts Erotisches mehr ausstrahlt, wie das bei manchem zur Schönheit Operierten der Fall ist. Bloß nicht Barbie, also erotisierende Puppe werden, denn die liebte Bobby und früher auch Isabelle. Jetzt wird Barbie zum Ärgernis, zumal Magdeleine und Isabelle, sehr zu beider Verdruss, mit den wechselnden Liebschaften Bobbys inzwischen unerfreuliche Erfahrungen gemacht haben.

In der Pubertät zeigt die Störung der Introjektion ihre Wirkung, die in der Kindheit angelegt wurde. Bei Isabelle erfolgt sie durch die paranoide Haltung ihrer Mutter gegenüber allem, was aus der Außenwelt nach innen dringen könnte, bei Lilly durch den Zwang zur Einverleibung eines Penis, der sie zerriss. In beiden Fällen haben wir es mit einer intrusiven Attacke, einer erzwungenen Introjektion zu tun – mal auf körperlicher, mal auf seelischer Ebene. Das Hungern ist ein Versuch, die traumatische Introjektion bzw. Einverleibung durch Vermeidung zu bewältigen, mithin ein Versuch der Selbstheilung. Der aber taugt nicht, weil sich eine Krankheit nicht durch eine andere Krankheit behandeln lässt. Faktisch fixiert das Hungern nicht nur an den Kindkörper, sondern wegen der ständigen Beschäftigung damit auch an das Hier und Jetzt, weshalb Esskranke bisweilen wie Wesen ohne Geschichte, ohne Herkunft und Zukunft wirken, als schwebten sie – wie die Thinspos – im luftleeren Raum.

Wer ist der Hunger? Die Frage mag überraschen, ist aber berechtigt, denn Körperbedürfnisse können, wie Organe und Gefühle auch, Personen repräsentieren. ProAnas Credo lautete: Der Hunger ist der Teufel, weil er zum Essen verführt. Lindner schildert, in welche Not Magersüchtige mit dem Hunger kommen:

> »Und dann sage ich das, was ich niemals sagen durfte, das, was ich meinem Körper niemals zugestehen konnte. Das, was ich mir ausdrücklich verboten habe, und das, was mich so grausam in meine leeren Zwischenräume verbannt hat. [...] Aber ich sage es doch: ›Ich habe solchen Hunger‹« (2011, S. 385).

Der Hunger ist des Teufels, weil er zur Befriedigung des Wunsches verführt, »Made im Speck« zu sein – das Feind- und Schreckensbild aller Magersüchtigen. Dass mit dem Teufel der Vater gemeint ist, bedarf keiner Erläuterung. ProAna verbot den Mann bzw. Vater, weil er zum Essen verführt. Isabelles Mutter verbietet ihn, weil er zum Ausgehen verführt. Hungern heißt: »Non, je préfère rester à la maison«.

Da der Hunger, wenn er ungestillt ist, sich zur Gier steigert, bekommt die Magersüchtige Angst, vom Teufel überwältigt zu werden. Darum ist sie alarmiert und ständig auf der Hut. Widersteht sie dem Hunger, hat sie den Teufel bezwungen. Magerkeit interpretiert sie als Zeichen ihres Sieges über den Teufel. Ihren dürren Körper nimmt sie als Trophäe. Je abgemagerter er ist, desto größer ihr Triumph. Hat sie den Teufel besiegt, hat sie das Fleisch besiegt, wie in den Evangelien geschrieben steht. So konstatiert Isabelle: »Wenn ich meinen Körper und seine Bedürfnisse kontrolliere, werde ich nicht länger von Scham überwältigt, sie bleibt auf erträglichem Niveau«.[58] Nimmt sie zu, muss sie sich schämen, weil sie eine Niederlage vor dem Teufel hinnehmen muss.

Isabelles Narzissmus erfährt außer in der Frühphase keine ausreichende Zufuhr mehr und kann demzufolge – wie bereits erörtert – nicht die Erfahrung machen, mit ihren Körperbedürfnissen und Wünschen auf ihre Eltern Einfluss zu haben. Das Überich ihrer Mutter duldet keinen Einfluss. Deren Depression muss äußerst zurückhaltend begegnet werden – und vom Vater wird sie abgewiesen. Spielkameraden, an denen sie ihren Einfluss zur Existenzbestätigung hätte erproben können, hat sie nicht. Erst mit 16 »hatte ich zum ersten Mal eine Freundin in der Nachbarschaft« (Batthyany, 2007). Deshalb ist die omnipotente Einflussnahme auf den eigenen Körper ihr so wichtig. Erfolgreiche Hungerkontrolle soll das früh beschädigte Selbstwertgefühl reparieren. Aus diesem Grund ging es bei ProAna auch nur vordergründig um Magerkeit, sondern um den verbissen zu führenden Kampf gegen den Hunger. Von Lindner haben wir erfahren, dass es sich um einen Kampf gegen den Dritten, den Teufel und die Männer handelt. Freundin und Mutter Ana duldet keine fremden Götter neben sich. Der *skeletal look* wird als sichtbares Ergebnis dieses Kampfes zum Siegeszeichen stilisiert. Ein magerer Körper verspricht codiert Triumph und Macht, d.h. narzisstische Befriedigung, die jeder für sein Selbstwertgefühl benötigt. Die ProAna-Religion akklamierte nicht falsche Bedürfnisse, um eine verquere Hungerideologie durchzusetzen, sondern den Missbrauch seelischer Grund- und Alltagsbedürfnisse. Die Verheißung von narzisstischem Gewinn ist das Verlockende und macht therapieresistent.

Sieg, Ehre und Triumph befriedigen das auf Askese ausgerichtete Ichideal der Magersüchtigen. Isabelle wählt mit beginnender Pubertät, in der allmählich eine Umstrukturierung des Ichideals nötig wird, da die Eltern sich zum Ichideal nicht mehr eignen, Thérèse de Lisieux[59] zu ihrem Ichideal aus. Mit ihr kann sie sich problemlos identifizieren, weil die Heilige selbstvergessen lebte, um nur für andere da zu sein und ihnen eine Freude zu machen. Isabelle muss sich auch selbst vergessen, damit

---

58 »Si je contrôle mon corps et ses appétits, je ne serai pas submergée par la honte, elle restera à un niveau supportable« (ebd., S. 154).

59 Thérèse de Lisieux (1873–1897) verstand ihren Lebensweg als einen Weg der Hingabe an Gott und die Mitmenschen. Ihr eigenes Leben war die unauffällige, von der Welt kaum bemerkte Existenz einer in Klausur lebenden Ordensfrau.

ihre Mutter nicht weint. Thérèse de Lisieux ist also mit dem Ideal Isabelles kompatibel.

Das Ich bewundert sein Ideal, will aber auch von seinem Ideal bewundert werden – eine Gesetzmäßigkeit, die sich in jeder Seele finden lässt. Bezeichnend ist die Fehlleistung eines Fans in einem Brief an sein Idol: »Ich liebe Dich, *ich bin* Dein Idol fürs Leben« (Grunberger, 1976 [1971], S. 311). Magdeleine, die ihren Bobby als Idol bewundert, ist überglücklich, als sie glaubt, dass er von der Bühne aus nur sie sieht, als wäre sie sein Idol. Ob das wirklich so ist, spielt keine Rolle. Entscheidend ist: Magdeleine hat es geglaubt. Bei Isabelle ist das nicht anders. Ihre Josefsgeschichte mit Ochs und Esel legt nahe, dass sie in ihr die Rolle des gefeierten Jesus beansprucht. Als das »Kind in der Schatztruhe« hat Grunberger (1976 [1971]) diesen Status bezeichnet. Von Thérèse de Lisieux heißt es, sie habe ihr ganzes Leben dem von ihr bewunderten Jesus geopfert. Voilà! Isabelle hat sich den verlorenen Glanz im Auge ihrer Mutter über Thérèse, Mamans Nachfolgerin in Isabelles Ichideal, zurückgeholt, kann sich jetzt als Thérèses Idol betrachten und hat endlich eine Mutter, die ihr Leben der Tochter widmet und nicht umgekehrt. Gleichwohl hat sich Isabelle jetzt in der Adoleszenz vollkommen der Mutter unterworfen und sich mit deren idealisiertem Körper- und Lebensentwurf identifiziert. Isabelle hat den Weg der Züchtigung und Kasteiung ihres Körpers eingeschlagen, das »Genießen« der Magersüchtigen, das später ihren Körper zerstören wird.

Ihre Mutter hingegen verehrt die Mystikerin Marthe Robin,[60] die sich angeblich über Jahrzehnte nur von einer geweihten Hostie ernährte. Isabelle identifiziert sich auch mit diesem Hungerideal ihrer Mutter; sie kann ein gutes Gewissen haben, was zeigt, dass das depressiv machende Überich bzw. die Ichideal-Struktur der Mutter zum pathogenen Agens der Anorexie der Tochter wird. Hungert die Magersüchtige, befindet sie sich nicht nur in Einklang mit ihrem Gewissen, sondern hofft, von ihrem Gewissen geliebt zu werden, hofft, in der Askese die homoerotische Liebe der Mutter bzw. Anas zu erfahren. Diese Liebe macht stark, der Teufel ist besiegt: »Das ist ein Anfang, dann kann ich mich wieder in Richtung vierzig [Kilogramm, T.E.] bewegen. Dann wird alles gut«, schreibt Lindner (2011, S. 347). Sie hat ein gutes Gewissen und die Tage mit Ana sind »die stärksten und

60 Marthe Robin (1902–1981) konnte mit 28 Jahren aufgrund verschiedener Erkrankungen nicht mehr schlucken und außer der Kommunion keine Nahrung mehr zu sich nehmen. Auch ihre Introjektionsmöglichkeiten waren gestört.

mächtigsten Tage« (ebd., S. 183), d. h., die Magersüchtige wird »beflügelt«, also hypomanisch. Dafür opfert sie bereitwillig ihre Gesundheit.

Isabelles Gegenideal ist ihre Tante Jacotte, die zu groß ist und zuviel isst. Sie ist ihr *l'horreur absolue*, denn Jacotte hat dem Teufel nachgegeben und ist ihm verfallen. Isabelle schwört sich aufzupassen, damit ihr solche Schande niemals widerfährt. Wir verstehen: Gibt man dem »Ich habe solchen Hunger« nach, begeht man ProAna zufolge eine schwere Regelverletzung. »Ana starrt mich an, aus rabenschwarzen Augen. Tag für Tag hat sie mir die Regel Nummer eins erklärt: Wir haben keinen Hunger! Hörst du? Niemals! Wir haben keinen Hunger!« (ebd., S. 385). Die imperativ vertretene Beschwörungsformel ist der magische Versuch, jeder Verführung vorzubeugen, damit der Teufel Hunger keine Chance bekommt. Ebenso sollen Sexualität, Gier, Hoffnung, »das große Sehnen« (ebd.) verleugnet werden, denn Ana fordert Askese. Dem Hunger widerstehen, heißt bei Isabelle: »Non, je préfère rester à la maison«. Damals hat sie dem verführerischen Angebot ihres Vaters, Vorläufer des Hungerteufels, zum Ungehorsam gegen die Mutter widerstanden. All dies geschah bereits vor Ausbruch der Erkrankung. Ab jetzt dient Hungern der Stabilisierung des Selbstwertgefühls, und ihn zu bezwingen, wird zum stärksten Lebensmotiv und zur Hauptbeschäftigung. Die Unfreiheit, die dieses »Je préfère« beinhaltet, die Askese, ist jetzt zum Ideal geworden. Ziel ist die narzisstische Homöostase: keine Niederlage, absolute Kontrolle und Unabhängigkeit von allen und allem – eine grandiose, alle realen Abhängigkeiten verleugnende Fantasie, die die Tatsache übersieht, dass der Körperkontrolle durch Anatomie, Biologie und Physiologie Grenzen gesetzt sind. Für Irmgard sei es eine Gewissheit, »dass ihr Körper begonnen hatte, nach einer nur ihm eigenen Gesetzmäßigkeit zu funktionieren«. Sie glaubte, der physiologischen Ordnung, die für andere eine Selbstverständlichkeit sei, nicht mehr zu unterliegen. Diese wahnhafte Verkennung hätte bei ihr über weite Strecken die Oberhand gehabt (Moersch, 1980, S. 173).

Verletzt die Magersüchtige die Regel Nummer eins, muss sie befürchten, »dass die Stimmen in meinem Kopf anfangen, mich zu beschimpfen, und Ana sich mit mörderischem Blick auf mich stürzt« (Lindner, 2011, S. 339). Dies erinnert an die Bedrängnis, in die Isabelle angesichts des Ausgehverbots geriet. Wie sie befürchten alle Magersüchtigen, die Liebe des Überichs zu verlieren, von ihm bestraft und fallengelassen zu werden. Lilly bettelt verzweifelt: »Ana, Ana, verlass mich nicht« (ebd. S. 347). Haben sie dem Überich gehorcht und nachts nichts gegessen, fühlen sich Magersüchtige morgens eher stark und bei guter Laune. Abends hingegen, haben sie tagsüber etwas gegessen, werden sie depressiv, weil Essen nicht nur den Verlust der Liebe des Überichs, sondern auch eine Niederlage im Kampf gegen den Teufel bedeutet, und die eine Katastrophe für das Selbstwertgefühl ist, weil das Ich sich vor seinem Ideal schämt. Isabelle wäre wie Tante Jacotte geworden, die vor der heiligen Thérèse nicht hätte bestehen können. So beginnen Depressionen. Isabelle hat mit Verlassenheitsangst und Verstoßenwerden schon lange vor ihrer Pubertät Erfahrungen gemacht – immer dann, wenn ihre Mutter Pflegekinder betreute. Wie sehr ihr Körper- und Selbstwertgefühl dabei absank, hat sie beschrieben.

Mit anderen Worten: Von den narzisstischen Ansprüchen der Elternobjekte und späterer Interaktionspartner erdrückt, versuchen die Kranken ersatzweise über einen triumphalen Sieg über den Hunger ihr beschädigtes Selbstwertgefühl zu reparieren und ihr narzisstisches Gleichgewicht zu finden. Sieg und Triumph vermitteln das Gefühl omnipotenter Kontrolle. Kontrollverlust hingegen wird als Niederlage und Ausgeliefertsein empfunden. Die Konzentration auf die Hungerkontrolle sensibilisiert für alle damit verbundenen Themen und desensibilisiert für alle anderen Lebensbereiche. Sorgen, Ängste, Vergangenheit, Zukunft, Lust und Liebe werden bedeutungslos bzw. dem Genießen der Qual geopfert.

Die Hungerideologie ist die partikulare Moral der Anorektikerin. Moersch spricht bei ihrer Patientin Irmgard von »strengen sittlichen Grundsätzen« (1980, S. 172). Die Teufelsmetapher deutet auf die religiöse Ausrichtung dieser Moral hin. Hungert sie, befindet sie sich auf der moralisch guten Seite. Sie ist Asketin, absolut unabhängig, ohne Gier, ohne Aggression und damit besser als die anderen. Aus diesem Status wird viel Stolz, also narzisstischer Gewinn bezogen. Die anorektische Bilanz lautet: »Wir können nicht ausdrücken, was uns wirklich bewegt, wir können nicht erklären, woher die große Sehnsucht kommt. Und unsere Seelen in unseren Körpern halten können wir auch nicht – aber hungern, das können wir!« (Lindner, 2011, S. 367). Studierte man die ProAna-Websites, enthüllten sich schnell sozial-distinktive Motive: Die Anorektikerin will sich von allen unterscheiden, die essen, also gierig und damit die Verlierer im Kampf mit dem Teufel sind. Sie sind die zu verachtenden Ungläubigen – eine Verachtung, die bisweilen fanatische Züge trägt. Asket sein gelingt natürlich nur, wenn die Umgebung schlemmt, weshalb Magersüchtige gern andere bekochen. Zur Abgrenzung braucht die Dünne die Dicken, denen sie sich überlegen fühlen kann, weil sie mehr Kontrolle über sich hat. So kann sie sich den Auserwählten zugehörig fühlen. Die anorektische Logik bestimmt: Nicht Essen hält Leib und Seele zusammen, sondern Essen ist für Leib und Seele lebensgefährlich. Die Realität aber zeigt, dass diese Logik, die das Ideal der Askese auf ihrem Schild führt, wie jede Idealität nur *till the end* zu denken ist, sei dies der Tod oder bei überlebenden, aber unbehandelten Magersüchtigen eine schwere Zwangsneurose als Spätfolge.

Isabelle möchte Lust haben, zu essen, um nicht ständig müde zu sein – eine Formulierung, die zeigt, dass nicht das Essen, sondern die verbotene Lust darauf das Problem ist. Seit Monaten spüre sie jedoch eine Gegenkraft, die die Lust töte. Gleichzeitig und widersprüchlich, wie ihr auffällt, übe sie Kontrolle aus, um ihrer Mutter zu gefallen. Alles was sie tue, gelte ihr, damit diese sie weiterhin liebe. Es ist das mütterliche Überich, das befriedet werden will, und dem die (Ess-)Lust geopfert wird. Das erleichtert und macht zugleich niedergeschlagen, wie Isabelle früh spürt.

Nun fordert die unausweichliche Pubertät mit ihren anatomischen, biologischen und physiologischen Veränderungen ihr Recht, und Isabelle fürchtet, die Liebe von Maman endgültig zu verlieren. Dass deren Liebe auf Selbstliebe beruhen könnte, wagt Isabelle nicht zu denken, aber ahnt es: »Ich kann weder mit ihr noch ohne sie leben.«[61] So war es auch bei Irmgard. War sie zornig oder traf eigenmächtige Entscheidungen, sei sie in Unruhe geraten, so Moersch, denn Trennung sei für sie genauso gefährlich gewesen wie Nähe. Nähe hätte Verschmelzung und Selbstverlust bedeutet. »Irmgard konnte nicht ohne die Mutter, aber auch nicht mit ihr leben« (1980, S. 176). Mit Maman leben kann Isabelle nicht wegen deren Depression, ohne sie nicht, weil sie sich dann einsam fühlen würde. Später wird sie in eine ähnliche Falle geraten: Würde sie ihre Krankheit verlieren, würde sie den auf ihrer Krankheit beruhenden medialen Ruhm verlieren.

Die Anorexie als Angst vor der Verdauung

Angeregt vom Szenenreichtum beider Autobiografien habe ich die Anorexie als eine der Paranoia nahe Angst vor der Verinnerlichung einer für Leib und Seele als gefährlich erachteten Außenwelt dargestellt, repräsentiert entweder durch das Überich einer Bezugsperson, oder der paranoiden Projektion wie bei Isabelles Mutter, einer Angst, die ursächlich für die Sucht

61 »Je ne peu vivre ni avec elle ni sans elle« (Caro, 2008, S. 125).

nach Hungern ist und zu ihrer treibenden Kraft wird. Schaut man sich das Essverhalten genauer an, lässt sich die Angst präzisieren und es zeigt sich, dass sie eine Angst vor dem Verdauen ist, und die beginnt, wie erwähnt, bei den Zähnen. Über Essenszubereitung wissen Esskranke Bescheid und kochen bereitwillig für andere opulente Mahlzeiten, ohne selbst einen Bissen davon zu kosten. Sie ziehen es vor, den Stolz auf ihre Enthaltsamkeit zu genießen. Auch Isabelle behauptet, gerne für andere eine Dorade mit Fenchelgemüse zuzubereiten. »Falsches« Essen kann also nicht das Problem sein.

Die Bulimikerin führt vor, dass es sich bei der Essstörung um eine Verdauungsstörung handelt. Sie bricht den Verdauungsvorgang durch Erbrechen ab. Die Anorektikerin hingegen lässt es durch Nahrungsverweigerung erst gar nicht zur Verdauung kommen. Isabelle erklärt, der Bissen im Mund sei nicht das Problem, sondern das Herunterschlucken. Ihre Gurgel ziehe sich zusammen, sie habe ein Kloßgefühl im Hals, das sie am liebsten mit einem Flaschenreiniger beseitige. Manchmal habe sie auch das Gefühl, zerbrochenes Glas herunterzuschlucken oder fühle ihren Bauch unermesslich gebläht, weshalb sie den zweiten Bissen vermeide. Die den Reiz in Speiseröhre und Magen begleitenden Fantasien sind meist phobischer Natur und können bei länger anhaltender Krankheit hypochondrisch bis paranoid werden.

Da das Verdauen ein Entwerten der Nahrung, die für die Mutter steht, bedeutet, macht es Schuldgefühle. Essen sei ein Verbrechen, sagte die Mutter zu Sidonie. Es wird als obszön empfunden und hinterlässt das Gefühl, sich beschmutzt zu haben. Befindet sich die Nahrung im Verdauungskanal, meldet sich die oben genannte Befürchtung, den Schutz und die Versorgung der Mutter zu verlieren. Es folgen Selbstvorwürfe und die Verurteilung durch das Gewissen – Vorgänge, die Merkmale der Depression zeigen. Darüber erst wird verständlich, warum der Hunger zum Teufel wird: Er verführt zum Essen und Verdauen, d. h. zur Fäkalisierung der Mutter. In ihren Fantasien wälzen die Kranken ihre Sorge hin und her, was die Nahrung (Mutter) im Körper anrichten könnte. Meist wird ihre zerstörerische Rache befürchtet, die sie an inneren Organen ausüben könnte. Manche Esskranke bekommen bei ihren Fressanfällen plötzlich Angst vor einem Magenriss.

Mit Erbrechen wird versucht, die Fäkalisierung ungeschehen zu machen. Bezeichnend ist, dass manche der Fäkalisierung zuvorkommen möchten, indem sie Nahrung mit abgelaufenem Haltbarkeitsdatum verzehren. Dass

Tote nicht ein zweites Mal getötet werden können, mildert die Schuld. Elena berichtet, wenn es zu Streitereien mit ihrer Mutter gekommen sei, habe sie auf das Mittagessen verzichtet, nur eine Cola light getrunken und einen Kaugummi in den Mund gesteckt (Meyer, 2008). Da gab es nichts zu verdauen, die Mutter blieb verschont. Nur die orale Aggression konnte Elena zulassen, die anale mied sie. Manche Magersüchtige leiden unter hartnäckiger Verstopfung und zeigen demzufolge einen Kugelbauch. Bei einer anorektischen Patientin von Rodulfo trat an die Stelle einer »leichtgängigen Verdauung eine hartnäckige Verstopfung, und ein hübsches Bäuchlein umkleidete sie« (1997, S. 8). Auch die Einnahme von Laxantien wirkt schuldmindernd, weil nicht das Ich, sondern das Abführmittel den Frevel der Verdauung übernimmt. Eine Idealisierung der Mutter, zu der z. B. Isabelle tendiert, kann den Hass, der zu ihrer Fäkalisierung veranlasst, verdecken. Hagiografisch wird das Übelriechende parfümiert. Mit anderen Worten: Die Verdauungsstörung zeigt die für die Phobie bzw. Paranoia charakteristischen Abwehrmechanismen: Vermeidung durch Erbrechen – McDougall spricht von »phobischem Erbrechen« (1985 [1978], S. 126) – und Verschiebung auf Ersatzobjekte.

Der von Elena erwähnte Kaugummi ist keineswegs ein marginales Objekt, sondern eines mit wichtiger Funktion: Er dient der Abwehr der Verlassenheitsangst – bei Elena nach dem Streit mit ihrer Mutter. Die Angst kommt, wenn die wie ein Trojanisches Pferd übers Essen in das Körperinnere eingedrungene Mutter fäkalisiert wird, weshalb die dadurch Verlorene mental durch Introjizieren oder real durch erneutes Essen wieder ins Innere aufgenommen werden muss, um der Einsamkeit zuvorzukommen, was die Wiederholung der Fressanfälle erklärt. Diese sind nämlich wie das Kaugummikauen ein Wiederkäuen, als müsse das verlorene Objekt ständig im Mund mitgeführt werden. Isabelle wird später nach einem Objektverlust nachts bei ihren Streifzügen durch Paris in Mülleimern nach Essbarem stöbern, darauf herumkauen und wieder ausspucken. Ihre Mutter hat Zigarettenstummel von Bobby gesammelt. Das entwertete und damit verlorene Objekt wird von der Straße aufgelesen, um seinen Verlust rückgängig zu machen. Dass sich Isabelle bei dieser Gelegenheit mit Clochards, den sozial Entwerteten, anfreundet, weil sie sich ihnen nahe fühlt, wundert nicht. »Man ist, was man isst« – wie der Volksmund weiß, und so tut es auch jene Anorektikerin, die erzählte, am Abend zuvor im Lokal Wildschwein gegessen zu haben und später in derselben Sitzung, aber in anderem Zusammenhang, dass sie sich auf dem Heimweg ihrem Freund gegenüber »wie Sau« benommen habe. Boreckýs Patientin Eva sah sich von jeder kleinsten narzisstischen Kränkung so bedroht, dass ihre Abwehr so stark wurde, dass es ihr nicht mehr nur darum ging, Essen zu verzehren, sondern – stand keines zur Verfügung – es zu stehlen oder aus den Abfallcontainern auf der Straße zu essen (1992, S. 48f.). Das wundert nicht, denn bei jeder Kränkung droht das Selbst verlorenzugehen – sozusagen im Mülleimer zu landen.

In gewisser Hinsicht ist die Anorexie eine abgewehrte Bulimie. Die Bulimikerin führt vor, was die Anorektikerin vermeidet: die Fäkalisierung des Objekts. Sie wehrt ab, was sich die Bulimikerin teilweise erlaubt. Kommt bei der Bulimikerin die Moral nach dem Fressen, also hinter den Zähnen, kommt sie bei Magersüchtigen vor den Zähnen und erlaubt der Nahrung keinen Zutritt zum Verdauungsapparat. Der strikten Abstinenz wegen kommt über die konsekutive Gier das Thema Hungern ins Spiel. Die Aufmerksamkeit gilt nicht länger der Mutter als Objekt der Außenwelt, sondern ersatzweise dem Hunger, der fortan wie ein inneres Objekt behandelt wird. Nicht selten wird dabei der Körper zum Kind und ähnlich schroff behandelt, wie die Kranken von ihren Eltern behandelt wurden. Die Objektferne lässt die Anorektikerin autistisch wirken, als wäre sie ins Weltall verstoßen und würde dort in einem Schwebezustand verharren, den die Thinspos auf den ProAna-Websites vorführten – was zeigt, wie verlassen und einsam sich die Patientinnen als Kinder gefühlt haben müssen – so, wie Lilly bei ihrer »Geht-es-dir-nicht-gut-ist-irgendwas-ich-arbeite-Mutter«.

Die Verdauungsstörung der Esskranken ist die Antwort auf die psychische »Verdauungsstörung« ihrer Mutter, die Antwort auf deren mangelnde Fähigkeit oder Bereitschaft zum Containing. Sie verweigert, die von ihrem Kind (noch) nicht-verarbeitbaren und damit unverdauten Gefühle und Erlebnisse (Beta-Elemente) in sich aufzunehmen und in für das Kind verdaubare Elemente (Alpha-Elemente) umzuwandeln, sei es in visuelle, akustische, pantomimische Bilder oder in Sprachbilder, also präsentative oder diskursive Symbole. Diese Umwandlungsfunktion der Mutter, ihre Alpha-Funktion, wurde von Bion als eine Art Verdauungsvorgang beschrieben (Andina-Kernen, 1994, S. 359). Lindners Mutter war eine *containing rejecting mother*. Bei Esskranken begegnen wir sogar häufig dem umgekehrten Fall: Sie wurden als Kinder von ihren Eltern parentifiziert und mussten deren Sorgen containen (Ettl, 2013 [2001], S. 298f.), womit sie zwangsläufig überfordert waren. Isabelle erwähnt, ihr Ohr habe wie ein »Schwamm« für die Sorgen ihrer Mutter sein müssen. In welche Not man sogar als Behandelnder mit dem *containig rejecting* geraten kann, zeigt folgende Episode: Eine Kollegin, die offenbar in ihrer Gegenübertragung konkordant mit dem Kind in ihrer Patientin identifiziert war, erlebte, wie es einem Kind mit einer depressiven Mutter, die nicht zum Containing in der Lage ist, ergeht. Sie hatte das Gefühl, ihre Patientin wolle sie eine Hoffnung erleben lassen,

> »die sich dann zerschlägt [bei Personen, die mit magersüchtigen Patientinnen zu tun haben, ist Enttäuschung, wie es scheint, gang und gäbe, T. E.]. Ich teilte ihr gerade etwas mit, als ich plötzlich aufsah und bemerkte, dass ihre Hände auf dem Kopf auflagen und ihre Arme die Ohren bedeckten. Und als mir klar wurde, dass ich fest glaubte, sie habe zugehört, und jetzt feststellte, dass sie ›taub‹ war und meine Worte ins Leere gegangen waren, da erlebte ich einen Augenblick intensiver Panik und Verwirrung. Ich überlegte, in welchem Maße sie mir hier ihr eigenes Erleben plötzlichen äußersten Alleinseins vermittelte, wenn sie im Grunde mit Kontakt rechnete, und wie dies ihren Wunsch nach Selbstgenügsamkeit oder den Wunsch, mit einer geliebten Person eins zu sein, hervorbrachte. Aber selbst das Alleinsein unterstellt die Existenz eines anderen, und in jenem Augenblick spürte ich, dass meine Identität als Analytikerin oder gar meine bloße Existenz bedroht gewesen war, und vielleicht sucht Denise genau dieses Identitäts- und Selbstgefühl auf dem Wege ihres anorektischen Lösungsversuchs« (Birkstedt-Breen, 2006 [1989], S. 272f.).

Es ist leicht zu erkennen, dass die Patientin in dieser Szene die Rolle der *containing rejecting mother*, die Analytikerin die des Kindes übernommen hat. Panik, Verwirrung, äußerstes Alleinsein, Bedrohung bloßer Existenz – all das müssen auch Lindner angesichts der abweisenden Reaktion ihrer Mutter auf die Vergewaltigung und Caro angesichts der Konfrontation mit den Pflegekindern ihrer Mutter empfunden haben.

Die Störung des Verdauungsvorgangs zeigt die Probleme, die Esskranke mit der Einverleibung eines Objekts haben. Es sind die Nämlichen, die sie mit der Introjektion, also auf psychischer Ebene haben. Der somatische Verdauungsprozess ist hier Paradigma für den psychischen. Hat die Vermeidung der Verdauung Folgen für den Stoffwechsel der Organe, hat die gestörte Introjektion Folgen für den psychosexuellen Stoffwechsel. So wenig das erbrochene und verweigerte Nahrungsmittel physiologisch assimiliert werden kann, so wenig können Eigenschaften anderer Personen psychisch assimiliert werden, d. h., es kann zu keiner Identifikation mit ihnen und deren Übernahme ins Selbst kommen. Allenfalls bleiben verkümmernde Verinnerlichungsspuren zurück, die keine Ich-Passage durchlaufen. Die Übernahme von Eigenschaften der Eltern, die zu Bausteinen für das Selbst des Kindes werden könnten, ist beeinträchtigt, was die Introjekte zumindest instabil macht. Wir konnten diese Störung bei Isabelle beobachten, als sie den Versuch macht, sich mit ihrem Vater zu identifizieren, dieser jedoch von ihrer Mutter mit deren Fehlinterpretation vereitelt wird. Eine Ausnahme ist das Partikulare am Überich, weil es sich kategorisch intrusiv in die Seele einschreibt und Isabelle wie auch Lilly zur Introjektion gezwungen waren.

Auch das Auftreten ihres Vaters erschwert Isabelle die für ihre Entwicklung notwendige Identifikation mit ihm. Nach dem zu urteilen, was wir über ihn wissen, hat er selbst kein stabiles Vaterbild bzw. Überich introjiziert, das »gyroskopische Funktion« (Stierlin, 1975) hätte übernehmen können. Immerhin hat er unsaubere Kreditkartengeschäfte gemacht, die Musikinstrumente seines Chefs nicht sorgfältig behandelt und die Mitglieder seiner Herkunftsfamilie seit Jahren angepumpt, ohne jemals seine Schulden zu begleichen.[62] Er erging sich lieber in narzisstischen Fantasien, die die Kluft zwischen Ich und Ichideal verringern sollten. Freud hat darauf hingewiesen, dass es auch auf die realen Eigenschaften des Objekts ankommt, die die Qualität des »im Ich aufgerichteten Objekts« bestimmen (Freud, 1923b). (Doppelgänger und Fälscher wären ohne Imitation realer Eigenschaften des Objekts nicht denkbar). Das Ergebnis ist, dass der noch unvollständig introjizierte Vater in Isabelle wieder zerbröselt. Die Sicherung des (guten) inneren Objekts scheitert.

Es sind die aggressiven Aspekte Magdeleines, die aus ihrem Überich bzw. Ichideal kommen, mit denen sich Isabelle jetzt identifiziert, und die eine Identifikation mit dem Vater stören. Sie erklärt, keine Lust zu verspüren, die Tochter eines lächerlichen Schreihalses zu sein, der seine Frau mit Gerichtsvollziehern und dem Schleppen von 35 Kilogramm schweren Gasflaschen alleine lässt, nicht die eines Phantomvaters, der sie der Macht ihrer Mutter überlasse.[63] Ein Objekt, vor allem ein Idealobjekt, könne sich nur

62 »me révélant que depuis des années il tape sa famille sans rembourser un centime« (ebd., S. 247).

63 »Je n'ai aucune envie d'être la fille de Le Gouen, ce grand escogriffe braillard à la dégaine de vieux baba qui laisse sa femme seule face aux huissiers et aux bouteilles de gaz, ce père fantomatique qui m'abandonne au pouvoir de ma mère« (ebd., S. 153).

dann in uns »hineinformulieren«, zum Selbstschema hinzugefügt werden, wenn libidinöse Zuwendungs- und Bewahrungstendenzen gegenüber aggressiven Abwendungs- und Zerstörungsimpulsen dominant seien, so Loch (1972, S. 343). Da Magdeleine mit ihrer chronischen Unzufriedenheit ihrer Tochter vorlebt, wie man Josef entwerten kann, taugt er nicht mehr dazu, von seiner Tochter zum Ideal genommen zu werden. Ihre Mutter erschüttert ihr Vater- und Männerbild derart, dass Isabelle Mühe hat, ihren Vater in sich hineinzuformulieren. Stattdessen identifiziert sie sich mit dem mütterlichen Verdikt. Nikulka berichtet von ihrer Patientin Anna, sie hätte ihren Vater als nicht existent beschrieben. Weder ihre Mutter noch Anna hätten ihn gebraucht oder vermisst. Wegen seiner Arbeit sei er oft unterwegs gewesen und hätte sich nicht in die Komplizenschaft zwischen Mutter und Tochter eingemischt. Diese bestand darin, dass die Mutter sich bei Anna über ihn beschwerte und sie gemeinsam über ihn lästerten. Bei Anna sei dadurch der Eindruck entstanden, dass ihr Vater nichts habe, was die Mutter begehre (ebd., S. 379). Die Entwertung des Ehemanns ist Gattenmord. Für das Kind bedeutet das die Ermordung seines Vaters. Josef ist offenbar nicht dazu geeignet oder nicht geneigt, die narzisstische Bedürftigkeit seiner Frau zu stillen. Schon als jung Verheiratete benötigt Magdeleine einen anderen, idealisierbaren Mann, den sie in Bobby glaubt, gefunden zu haben. Die Abweisung Josefs zeigt ihre tiefe, bittere Enttäuschung über ihren Ehemann. Depressiv, isoliert, neidisch, andere Menschen fürchtend, ihre eigenen Wünsche erstickend, kann diese Mutter sich weder am Wachstum ihrer Tochter, noch an ihrem Kontakt zum Vater oder zu anderen Kindern erfreuen – Loslösung ist in ihren Augen ein Verbrechen. Isabelle hält zu ihrer Mutter und teilt ihre Einschätzung, damit diese nicht alleine dasteht und nicht noch tiefer in die Depression fällt. Sie opfert den Vater der Depression der Mutter und damit – folgenschwer – ihre eigene ödipale Entwicklung. Wo ist der gute Vater geblieben? Er wird im Wunschvater Bobby gerettet, der fortan *all good* ist. Josef ist *all bad*, was Magdeleine ermöglicht, alle Wünsche, die ihr asiatisches Ichideal ihr nicht erlaubt, und alles Schlechte, das ihr Überich ihr vorwirft, auf ihren Mann zu projizieren, sodass sie sich vor ihrer Tochter, der eigenen Mutter und vor sich selbst zur Aufopfernden stilisieren kann. Und obendrein stabilisiert ein negatives Vaterbild ihre Machtposition in der Dyade.

Der »schwache Vater« hat den Vorteil, dass es mit der Mutter keine Rivalität gibt – so scheint es zumindest, denn der gemeinsame Außenfeind öffnet Isabelle Tür und Tor für inzestuöse Fantasien mit Bobby oder Josef.

Eine meiner Patientinnen war überzeugt, ihr Vater sei »dauernd erregt«, weil er keinen Sex mit der Mutter habe und folglich an ihr interessiert sei. Ich erwähnte, im Fantasieleben depressiver Patientinnen sei das Vaterbild trotz Vaterdeprivation lebendig und wirksam (Grieser, 2001, S. 72). Es wird sofort lebendig und aus der Schublade gezogen, wenn die Mutter außer Haus ist oder das Überich unter bestimmten Umständen, z. B. unter Alkoholeinfluss, stillgestellt ist.

Die Störung des Verinnerlichungsprozesses des Vaters dürfte also zu einem erheblichen Teil unter dem Diktat des mütterlichen Überichs erfolgt sein, mit dem sich Isabelle identifiziert. Sie bemerkt, dass der väterliche Phallus kein echter, sondern ein vorgetäuschter ist, bemerkt, dass ihr Vater nicht zum Impresario taugt, der für die Loslösung von der Mutter sorgt. Es bleibt ihr nur der Weg zurück in die Dualunion mit der Mutter, in der der Vater künftig nur noch als die Union störender Eindringling erlebt wird, der sie gegen ihren Willen von der Mutter wegreißen will. Die Väter Esskranker verfügen nicht über bzw. scheuen die phallische Aggression, die erforderlich wäre, die Dyade zur Triade zu machen, zumal entsprechend vehement der Widerstand seitens des Kindes und seiner Mutter gegen die Einführung eines Dritten ausfallen kann (ebd., S. 82). Die Scheu ist indes nicht störungsspezifisch. Kelleter hat bei ihren kleinen hautkranken Patientinnen beobachtet, dass es auch deren Vätern nicht gelang, in die pathologische Ausschließlichkeitsbeziehung zwischen Mutter und Kind »einzudringen und die strukturierende phallische Rolle zu übernehmen« (1990, S. 141). Magdeleine und Isabelle können nun Rache am enttäuschenden Vater nehmen, der mit seiner Unachtsamkeit, die zum Diebstahl der Musikinstrumente Bobbys führte, Frau und Tochter aus dem Paradies an der Côte d'Azur ins Jammertal der kalten Normandie vertrieben hat. Isabelles kann jetzt ihre Wut auf ihre sie einsperrende Mutter auf den Vater verschieben.

Väter und andere Männer durften auch bei ProAna, soweit ich feststellen konnte, keine Rolle spielen. Sie gelten als teuflische Verführer. Dennoch: Sich in der Öffentlichkeit des Internets darzustellen, wie die Thinspos es tun, hat immer zwei Seiten: Auf der einen geht es um die Beschämung der Mutter, auf der anderen um den Zuschauer, vor dem die Mutter beschämt werden soll. Zuschauer sollen die Väter sein, nach deren Blick sich die Thinspos sehnen, um ihn als Komplizen zu gewinnen, um Anerkennung, Bestätigung ihrer Weiblichkeit und Ruhe vor der Mutter bzw. Ana zu finden. Mit ihrer Dürre wollen sie dem Vater zeigen, dass sie sich von der Mutter gelöst haben und für ihn die ideale Frau sind, weil sie ihn – wie oben ausgeführt – nicht an seine eigene Mutter erinnern.

Mit der Dekonstruktion des Vaters ist seine Introjektion gescheitert. Isabelle distanziert sich und spricht ihn nur mit seinem Nachnamen an, als wäre er ein Fremder. Die spärlichen Reste eines Vaterbildes haben kaum noch stabilisierende Wirkung in Isabelles Seelenleben, wirken allenfalls negativ performativ, weil durch Vaters Schwäche die Depression der Mutter einen Machtzuwachs erfährt. Bei Esskranken lassen sich häufig entweder nicht oder nur nebulös wahrgenommene Elternintrojekte finden, die von ihnen wie Fremdkörper im Selbst erlebt werden. In der klinischen Anamnese zeichnen Esskranke durchgängig das Bild eines Vaters, der schwach ist, der von der Mutter ironisierend behandelt wird und der es nicht vermag, die narzisstische Dominanz der Mutter zu neutralisieren. Sie haben oft das Gefühl, ihr Vater befinde sich hinter einer Glasscheibe, emotional unerreichbar für sie. In vielen Fällen ist der Vater selbst von einer Abhängigkeitsthematik okkupiert, z. B. von einer Abhängigkeit von der eigenen Mutter, von Medikamenten oder Suchtmitteln (Ettl, 2013 [2001]). Für ein stabiles Selbst ist aber die phasengerechte Internalisierung guter Elternobjekte unerlässlich, weil sie gyroskopische Funktion übernehmen. Ein normales Überich setzt ethisch-moralisch verträgliche universelle und schützende Standards; ein realistisches Ichideal ist ziel- und zukunftgebend. Fehlt diese Funktion, weil die Elternobjekte entweder nicht vorhanden oder stark ambivalent besetzt sind, kommt es zur narzisstischen Regulationsstörung mit erhöhter Kränkbarkeit und einer besonderen Abhängigkeit von äußeren Objekten, mithin zur Identitätsverunsicherung mit fehlender Orientierung in Raum und Zeit – allesamt Merkmale der späteren Essstörung.

Um die durch die Zertrümmerung des Vaterbildes entstandene Lücke zu füllen, sucht Isabelle nach einem idealisierbaren Vater, den sie glaubt, in Bobby gefunden zu haben – einem Vater, der, so Isabelle, ihre Mutter glücklich mache und ein gefeierter Künstler sei. Er eignet sich zum Wunschvater, zumal ein solcher Vater die anal fordernde und verbietende Mutter im Griff hat. Bobby hat sich von Magdeleines Abneigung nicht beeindrucken lassen und Isabelle eine Barbie geschenkt. Wie immer man dazu stehen mag, er hat damit Isabelles Weiblichkeit anerkannt und Magdeleines Wachstumsverbot eine Absage erteilt.

In der Pubertät kann die Introjektionsstörung problematisch werden, weil die Suche nach neuen Idealen wegen der Schwäche des Vaterbildes das Ich anfällig macht für Ideale, die schnelles Glück und Heil versprechen, wie es die ProAna-Bewegung tat. Um die Orientierungslosigkeit und die durch die Vaterdeprivation entstandene Lücke zu beheben, wird die Esserkrankung oder eine Esskranke als Lückenbüßer sowohl zum Ersatzideal als auch zur Ersatzidentität erhoben. Wählen andere Mädchen in der Pubertät männliche Idole, wählt Isabelle eine Heilige, wobei sie mit ihrer Wahl ganz auf Mutters Linie bleibt, weil in der geschlossenen Dyade Männer keinen Platz haben und am besten namentlich nicht erwähnt werden. Isabelle spricht deshalb ihren Vater nur noch mit seinem Nachnamen an, womit sie ihn zwar zum Fremden, zum Außenstehenden macht, zugleich aber seinen Nachnamen besonders hervorhebt, um ihn für sich festzuhalten, damit der Name des Vaters nicht seine Bedeutung verliert. Andernfalls käme es zur genealogischen Verwirrung und sie würde diesbezüglich zu verwahrlosen drohen. Stellt eine Esskranke sich mit »Ich bin eine Bulimikerin« vor, hat eine solche Verwahrlosung bereit stattgefunden, denn ihre Herkunft ist nicht mehr erkennbar und nachvollziehbar. Wohin eine genealogische Verwirrung führen kann, zeigt »Ödipus», auch der Name einer Krankheit, einer Fußverletzung, ein Name, der keine Rückschlüsse auf seine Herkunft zulässt – mit weitreichenden Folgen.

Und weil es um Identität geht, bekommt eine Körperlücke Bedeutung, denn zum Identitätsmerkmal wird die Frage »Ist da eine Lücke zwischen den Oberschenkeln zu erkennen? Je größer sie ist, desto besser« (Meyer, 2008, S. 16). Die Lücke entsteht, wenn die Oberschenkel extrem abgemagert sind. Lässt sich darüber spekulieren, was es mit dieser Lücke auf sich hat? Nein. Im Traum einer Patientin steht sie nackt vor dem Spiegel, während ihr kleiner Sohn mit erigiertem Penis hinter ihr steht, sodass er vorne zwischen ihren Schenkeln zum Vorschein kommt. Das Gefühl sei »unbeschreiblich« gewesen. Es sieht zum einen so aus, als sei die Lücke, »je größer, desto besser« zum Penisersatz geworden, oder als biete sie die Möglichkeit, dass er noch wächst. Zum anderen ist sie ein Merkmal, mit dem sich die Magersüchtige vom Körper der Mutter abgrenzen kann. Die Lücke zwischen den Oberschenkeln sichert die Differenz zum als dick und als lückenlos wahrgenommen Mutterkörper. Die Lücke wird darüber zum Geschlechts- wie zum Abgrenzungsmerkmal. Sie lässt erkennen, warum der Nicht-Mutter-Körper so hoch besetzt ist und, von der Magersüchtigen aufwendig geschmückt, als zur Exhibition geeignet betrachtet wird. Diesem Körper droht aus subjektiver Perspektive kein *till the end*. In Todesgefahr schwebt der fette Körper, der Teil, der der Mutter gehört. So kann die Magersüchtige gelassen bleiben.

Wie auch immer, in der Pubertät entfalten auch die von den Medien bereitgestellten Körperideale und Diätideologien ihre Wirkung, weil sie von den Esskranken ins Ich-Ideal übernommen werden. Die darüber erhoffte Anerkennung und Abgrenzung endet letztlich jedoch in einer alle Individualität nivellierenden Uniformität (Ettl, 2006a). Also muss Isabelle immer dünner werden, zumal auch ihre Mutter dünn gewesen ist. Der Igel ist aber immer schon vor dem Hasen da, wie die noch dünneren Thinspos bei ProAna zeigten. Die Uniformität wird jedoch in Kauf genommen, weil sie in der sozialen Isoliertheit, wie sie Isabelle hinnehmen muss, das Gefühl vermittelt, dazuzugehören.

7 Das Mädchen, das nicht zunehmen wollte

Die Geschichte einer Magersüchtigen *till the end* (II)

Nach dem Abitur – ihre Mutter hat sie dazu in die letzte Klasse eines Pariser Lyzeums geschickt, in dem sich Isabelle unter den Bürgerkindern ebenso fremd gefühlt hat wie einst ihre Mutter als Proletariermädchen – und einigen erfolgreichen Prüfungen auf der Violine, entdeckt Isabelle die Schauspielerei. Dem Selbst entkommen und eine Rolle spielen, wie sie es einst mit Rébecca gemacht hat, sei das Richtige für sie. »Auf Wiedersehen Violine, seid gegrüßt ihr Bretter«[64], jubelt sie. Dass die von ihren Eltern narzisstisch überbefrachtete Fähigkeit versandet, wundert nicht. Ein unrealistisch hohes Ichideal (ein Menuhin sollte sie werden) erstickt jede Kreativität und verurteilt zum Scheitern.

Die Magie der Worte und der Schauder beim Betreten einer Szene seien wie das Überqueren einer Grenze zwischen zwei Welten. Sie fühle sich autorisiert, alles zu spielen, was eine Rolle verlange. Selbst zu essen sehe sie sich in einer fremden Rolle in der Lage. Sie spüre eine »große Entlastung«, verlasse sie die eigene Haut und gleite hinüber in imaginäre Gestalten, die Autor*innen kreiert haben. Mit dem Plan, zum Theater zu gehen, trotze sie das erste Mal dem mütterlichen Rat, so Isabelle stolz. Wirklich? Hat sie nicht schon ihr ganzes bisheriges Leben eine fremde Rolle spielen müssen?

Sie beginnt ein Studium an der Theaterschule in Paris und logiert in der Nähe – alleine. Sie: »Génial!« Aber nichts da, Maman zieht in die gleiche Straße. Es überrascht nicht, dass Isabelle die »planches«, die die Welt bedeuten, wie es heißt, und das Spiel mit fremden Identitäten für sich entdeckt. Eine Rolle spielen gehört für Kinder depressiver Mütter früh zum Alltag, wie der Roman von Michael Degen (2016) *Der traurige Prinz* über den Schauspieler Oskar Werner eindrucks-

64 »Au revoir le violon, bonjour les planches!« (ebd., S. 149).

voll illustriert. Es gehört zu den Illusionen Esskranker, zu glauben, in für sie neuen Konstellationen Neues zu erleben und sich darüber von den Vorgaben und Zwängen der Vergangenheit gelöst zu haben. Was sie als Autonomiegewinn empfinden, ist oft Pseudoautonomie. Isabelle hat schon zu Hause eine fremde Rolle und die Kreation ihrer Mutter spielen müssen. Überblickt man ihr Leben, hat sie nie in einer eigenen Haut gelebt, sondern im imaginären Körperbild ihrer Mutter. Sie ist immer deren Schöpfung geblieben. Der einzige – für den Narzissmus allerdings erhebliche – Unterschied zu damals ist, dass sie nun selbst über angebotene Rollen bestimmt. Das könnte die »große Entlastung« sein. Als »Rébecca« ist sie obendrein nicht der Depression der Mutter verpflichtet und ausgeliefert. Ihr Alter Ego kann ohne Schuldgefühle leben. Auch deshalb ist das Schlüpfen in andere Rollen eine Befreiung, zumal sie dann Zeugin *(témoin)* für das sein kann, was der realen Isabelle widerfährt. Ich vermute, auch beim Schreiben mancher Teile ihrer Autobiografie ist Isabelle in ihr Spiegelbild geschlüpft und hat als »Rébecca« aus dem Spiegel heraus auf Isabelle geschaut, weshalb ihr Text eine »témoignage« ist. Hier ist eine Spaltung am Werk, die sich später, als Isabelle schwerst anorektisch ist, darin äußert, dass sie anlässlich eines Besuches in Lourdes für die »vrais malades«, die »wirklich Kranken« (Caro, 2008, S. 253), betet, als gehöre sie nicht zu den Kranken. Die Gebete dürfte sie aus Rébeccas Blickwinkel gesprochen haben. Sie könnte beim Beten mit der kleinen Magdeleine in ihrer Mutter identifiziert gewesen sein, denn zu den »vrai malades« gehörte Louis mit seiner Poliomyelitis und die an Diphtherie verstorbene Schwester. Die Depression ihrer beiden Töchter haben die Großeltern vermutlich nicht als Krankheit verstanden. So greifen Ereignisse in der Großelterngeneration auf die Enkel über.

Inzwischen habe die Anorexie sie erfasst, ohne dass ihr das bewusst wäre, so Isabelle. Essen oder der Verzicht darauf beherrsche ihr ganzes Denken. Sie empfinde Freude daran, nicht zu essen, und liebe den Hunger, der in ihrem verengten Magen brumme. Er zeige, dass sie standhalte. Kontrolliere sie ihren Körper, sei sie nicht der Scham unterworfen, halte sie zumindest in erträglichen Grenzen. Alpträume plagen sie. In einem stopft sie sich einen Big Mac, Pommes frites und eine Cola in den Mund, um sich zu ersticken – dies sei köstlich und abscheulich zugleich. Oder sie träumt, ihr Bauch wäre bis zum Zerplatzen aufgepumpt, träumt, sie würde fett, schwelle überall an, selbst an den Augenlidern und den Zehen. Erstickend vor Ekel und mit vor Angst rasendem Herzen sei sie erwacht. Schnell müsse sie sich im Spiegel vergewissern, es war nur ein Traum, sie hat dem Hunger nicht nachgegeben. Auch wolle sie nie hören, sie sei guter Laune, weil das bedeute, sie sei dick geworden.

Noch spielt Isabelle Geige auf der Straße und sammelt Geld. Endlich, so Isabelle, nehme sie ihr Leben in die Hand. Eines Tages findet sie Briefe ihrer Mutter an Bobby. Beim Datumsvergleich steigert sich ihre Vermutung zur Gewissheit: Er ist ihr leiblicher Vater. Sie will die Tochter eines Mannes sein, der berühmt ist und ihre Mutter glücklich macht. Könnte Bobby bis neun zählen, hätte er längst merken müssen, dass sie seine Tochter ist, so Isabelle unwirsch. Nanu, kann »der größte Artist der Welt, der definitiv ultimative Sänger« nicht bis neun zählen? Das wird er können, Isabelle zeigt nur ihren Groll ihm gegenüber. Wie auch immer, hier entsteht ein »Familienroman« (Freud, 1909c), dessen Merkmal es ist, die eigene Herkunft zu fälschen.

Wir halten derweil fest, dass Isabelle für ihren Plan, zum Theater zu gehen, das hierfür passende Elternpaar gefunden hat: eine malende Mutter und einen singenden Vater. Und – für das Selbstwertgefühl des Kindes ist immer wichtig: Sie ist ein Kind der Liebe. Das tut gut. Der zum Vater erkorene Bobby verkörpert Isabelles Wunsch, den Josef nicht erfüllt hat: den nach Freiheit, Macht, Unabhängigkeit, sexueller Potenz und nach einer Alternative zur Mutter. Der Barde hat in Isabelle den Vater als Ideal abgelöst. Die Identifizierung mit ihm gelingt, weil sie an seinem Beruf teilnehmen darf, als sie in einem seiner Musikclips den Violinpart übernimmt. Von Bobby wird ihr Wunsch nach einer identifikatorischen Liebe anerkannt. Bezeichnenderweise hat sie damals Freiheit gewittert. Vereitelt wird aber auch diese Liebe wieder von einer Frau, diesmal von der Geliebten des Barden, die sich weigert, weiterhin mit Isabelle zusammen aufzutreten.

Isabelle hat nie gesehen, dass die Mutter den Vater, der Vater die Mutter begehrt. Die Eltern haben ihr keine Liebesbeziehung vorgelebt, an der sie hätte ein eigenes Begehren entwerfen können. Ihrer Fantasie nach haben die Eltern eine Josefsehe geführt. Isabelles Mutter spiegelte Körper- und Sexualfeindlichkeit. Da jedes heterosexuelle Wünschen und Wollen gefehlt hat, bekommt sie kein Vorbild für eigenes Wünschen und Wollen und damit keine Möglichkeit zur für die Sexualität erforderlichen »Kreuzidentifikation« (Winnicott). Eigenversuche auf Vaters Knie, um ein »Gefühl von Intimität, Sicherheit, Verlässlichkeit und Geborgenheit mit einem Mann sowie Vertrauen auf vitale Beruhigung im Kontakt mit einem männlichen

Körper« (Gläser, 1994, S. 249) zu erfahren, werden von der Mutter verboten und vom Vater abgeschmettert. Sie sind ihm lästig. Sie wird von ihrem Vater nicht als begehrendes Subjekt, also in ihrem Anderssein anerkannt. Da der Vater nicht die identifikatorische Liebe seiner Tochter bestätigt, wird er zum fehlenden Phallus. Den Phallus, also Kompetenz, versucht Isabelle bei Bobby zu finden. Es ist auffällig, dass heiliggesprochene Frauen, die viele Gemeinsamkeiten mit Anorektikerinnen zeigen, weshalb sie von Isabelle und ihrer Mutter zum Ichideal auserkoren werden, offenbar eine identifikatorische Liebe zu Jesus suchten – Margareta von Ungarn (1242–1270) z.B., die mit 28 Jahren vermutlich an Anorexie verstarb, geißelte sich, um die Martyrien des Gekreuzigten nachvollziehen zu können. Dazu musste sie sich mit seinem Körper identifizieren. All das prägt Isabelles Vorstellung von Weiblichkeit: passiv sein, nicht wünschen, die männlichen Wünsche hinnehmen. An Mutters Pudeln und am Bildschirm des Fernsehers hat sie herauszufinden versucht, wie Begehren aussehen und sich anfühlen könnte, und so muss sie die Leerstelle mit Fantasieobjekten füllen.

Die Männer

Dann – mit 19 Jahren – hat sie ihr erstes sexuelles Erlebnis mit einem jungen Organisten, dem sie naiv begegnet sei und seine Hintergedanken nicht erkannt habe. Sie wundert sich: Beim gemeinsamen Kauf von Präservativen will Paul-Marie auf der Straße nicht ihre Hand halten. Aber er gefällt ihr. Der Sex lässt sich nicht vollziehen, weil sie auf sein Bedrängen mit einem Vaginismus reagiert. »Ohne Kuss und Zärtlichkeit spreizte er meine Schenkel und versuchte, in mein Geschlechtsteil, das vor Angst wie mit einem Vorhängeschloss versperrt war, einzudringen«.[65] Die Fingerfertigkeit des Organisten diente offenbar nur der eigenen Orgelpfeife, half aber nicht, das Vorhängeschloss seiner Partnerin zu öffnen, um ihrer Orgel wollüstige feminine Töne zu entlocken. Dazu kann er auch die Zunge nehmen, den seine Partnerin wollte gerne geküsst werden, wo auch immer. Er jedoch dachte nur an seine, nicht auch an ihre Befriedigung. Verzweifelt stöhnend sei er von ihr gerutscht. Und sie? Eiligst, als sei ihr eine Horde Dämonen auf den Fersen, habe sie sich angezogen und das Weite gesucht.

---

65 »Sans un baiser nie une caresse, il écarte mes cuisses et tente de pénétrer mon sexe cadenassé par la peur« (ebd., S. 166).

Die Dämonen dürften Maman gewesen sein, die das Berühren des Genitales verboten und damit alles Lustvolle tabuisiert hat. Sie hat darüber verfügt, was ihre Tochter an und in ihrem Körper zu spüren habe und was nicht. Paul-Marie ist an der lustfeindlichen Hygieneerziehung Magdeleines gescheitert, aber auch daran, dass Isabelle keinen hilfreichen Vater, sondern den »Krampf des Vaters« introjiziert hat, denn sie glaubt offenbar, beim Sex müsse die Frau einen »Krampf« (ihren Vaginismus) bekommen. Den hilfreichen Vater hätte sie gebraucht, um sich gegen die Zumutungen und Übergriffe ihrer Mutter, die wie Zerberus an den Pforten ihres Körpers sitzt, zur Wehr zu setzen und ihr Sexualleben aktiv anzugehen. Zerberus ist Magdeleine schon, als sie das lustvolle Autofahren auf Vaters Knie verboten hat. Damals hat Josef, jetzt Paul-Marie, das Handtuch geworfen. So bleibt Isabelles erste sexuelle Begegnung ein Desaster und ihre Frage konsequent: Wieso ist Sex so wichtig, wieso bin ich nicht wie die anderen Mädchen meines Alters?

Wie Magdeleine alle Ritzen im Mauerwerk ihres Hauses gegen »frische Luft« zugeschmiert und alle Türen vor möglichen Herumlungernden verriegelt hat, sodass Isabelle geglaubt habe, zu ersticken, verschließt Isabelle ihr Genitale mit einem Vaginismus vor dem draußen herumlungernden Penis: »Die Heilige Schrift sagt, der böse Feind nütze die Nacht, um sich ins Haus zu schleichen. Manch einer, der am Abend mit frommen Gedanken und gefalteten Händen einschläft, erwacht in der Frühe mit einem Herzen voller Begierden« (Mauriac, 1962 [1914], S. 126). Das »Vorhängeschloss« sichert das *no entry* der Begierden. Diese Szene taugt zur Metapher: Isabelles Körper ist wie ein Haus, dessen Ritzen und Öffnungen zugeschmiert oder mit Vorhängeschlössern gesichert sind, damit nichts von draußen eindringen kann. Die »frische Luft«, die ich als Muttermilch interpretiere, an der Babys gedeihen, ist jetzt Symbol des Penis, zumal Mund und Vagina austauschbar sind, wie die gehässige Bemerkung einer Mutter bestätigt, die zu ihrer Tochter, als die ihr mit einem Mann untreu wurde, sagte, sie könnte sich ja jetzt von ihm »von unten füttern« lassen. Die Bemerkung, die orale Fixierung der mütterlichen Sexualfantasien bezeugend, stieß der Tochter übel auf, denn so deutlich und möglicherweise noch falsch möchte niemand seine Triebwünsche interpretiert bekommen.

Der Vaginismus zeigt, dass das Einverleiben Isabelle erneut Probleme bereitet, jetzt bei der Sexualität. Die Metapher »Vorhängeschloss« macht deutlich, dass der Vaginismus im Kontext der Anorexie eine Abwehrfunktion besitzt. Dass Lindner im Bordell vor ihrem Genitale kein »Vorhängeschloss« angebracht hat, widerspricht dem nicht, denn mit ihrer genitalen »Offenheit« für zahllose Männer versucht sie den einen, der sie vergewaltigt hat, auszuschließen. Insofern werden bei ihr wie bei Isabelle und vielen Magersüchtigen die Körperöffnungen zu Zonen, die mit traumatischen Erfahrungen verknüpft sind. Ihrer Verschlossenheit, ihrer »No-entry-Haltung« wegen setzen sich die Kranken jedoch der Gefahr aus, zu Opfern intrusiver Attacken zu werden, da sie gewaltsame Zugriffe in Worten und Taten provoziert, wie der m. E. unsägliche Begriff »Zwangsernährung«[66] dokumentiert. Es ist ein auffallendes Phänomen, dass die gesamte Umwelt auf diese Erkrankung pädagogisch-direktiv anstatt fürsorglich reagiert. Deshalb wittern Magersüchtige ständig intrusive Entgleisungen anderer. Und auch von innen droht Gefahr, denn über den Mechanismus der Umkehrung gehen sie auch intrusiv gegen den eigenen Körper vor, wie die ruppigen Fressattacken und das Erbrechen zeigen, weshalb jede Attacke eine Retraumatisierung ist. Sich den Finger in den Hals stecken, ist noch eine harmlose Variante. Andere benutzen Filzstifte, Uhrenbänder oder Draht, um einen Brechreiz auszulösen. Isabelle fantasiert Flaschenreiniger oder Glasscherben. Auch die intrusive Selbstschädigung, wie etwa das *cutting*, ist bei Esskranken nicht selten.

»No-entry-systems of defence« (Williams, 1997) sind strukturgewordene Formen der Abwehr gegen die Angst vor intrusiven Attacken, vor Attacken »ohne Kuss und Zärtlichkeit«. Sie sind Grund der bei Esskranken häufig beobachteten sozialen Phobie. Intrusion ist ein vom Objekt aufge-

66 Isabelle erklärt, bei an Anorexie Erkrankten käme es sehr auf die Worte an, denn Worten käme magische Bedeutung zu. Stünde auf einer Flasche »boisson superénergétique«, ginge es um ein Teufelswerk. Stünde dort jedoch »repas minceur«, könne man sie ohne Zögern schlucken. Es sei »alles eine Frage des Vokabulars bei den Anorektikern!« (»Tout est une question de vocabulaire avec les anorexiques!«, ebd., S. 230). Da mit der Wahl der Worte Absichten verbunden sind, finde ich den Begriff »Zwangsernährung« einer Revision bedürftig, denn schnell assoziiert man Goethes *Erlkönig* »Und bist du nicht willig, so brauch' ich Gewalt«. Eine akute schwere Erkrankung oder ein Unfall erfordern unter Umständen massive intrusive Maßnahmen. Die aber nennt man »Notfallmaßnahmen« und den Arzt »Notarzt«. Die Vorsilbe »Not-« hat eine andere Bedeutung als der Begriff »Zwang«, der pädagogisch konnotiert ist und die pädagogische Überich-Haltung den Kranken gegenüber bezeugt. Die Anorexie ist aber keine pädagogische Angelegenheit, die Disziplinierungsmaßnahmen oder »pädagogischen Terrorismus« (Mannoni, 1973 [1970], S. 25) erfordert, sondern eine Erkrankung, die zum Notfall werden kann und Rettungsmaßnahmen erforderlich macht. Warum also nicht von »Notfallernährung« sprechen? Ich bin überzeugt, Magersüchtige könnten sich damit besser arrangieren.

zwungener Introjektionsvorgang, manchmal als »Injektion« beschrieben, der strukturzerstörend wirkt. Fressanfälle werden wie »Attacken« oder »Überfälle« empfunden. So dringt ihrem Erleben nach etwas von außen in die Kranken ein, dem sie hilflos ausgeliefert sind. Sie sehen sich zur Passivität verurteilt, ohne Kontrolle und Einfluss darauf, was in ihren Körper kommt und was dort geschieht. Wurmser hat beobachtet, dass Bulimieanfälle meist auf Bedrohungen eindringlicher und überwältigender Nähe erfolgen (1993, S. 325). Ferenczi hat auf den engen Zusammenhang von Intrusion und Introjektion als deren Abwehr hingewiesen, um das bedrohliche Objekt von außen zu tilgen. Mit defensiver Introjektion hat Lindner (2011) versucht, sich zu helfen.

Intrusion beeinträchtigt die Symbolisierungsmöglichkeit auf präsentativer und diskursiver Ebene: Kinder spielen nicht mehr, Erwachsenen werden sprachlos. Lindner (ebd.) hat hierfür beeindruckende Metaphern gefunden. Am Tag ihres »ersten Todes« hätte sie noch mit ihren Lieblingskuscheltieren »Sturmflut« gespielt, ein Versuch symbolischer Bewältigung. Aber es sei kein wichtiger Abschnitt ihres Lebens gewesen, denn ein paar Stunden später habe sie alle Tiere in ihre Spielzeugkiste gestopft und den Deckel geschlossen, weil sie gewusst habe, diese Zeit sei vorbei (ebd., S. 25). Durch den Einbruch des »Realen« haben die Tiere bzw. Spielsachen, die für Gefühle, Erlebnisse und Szenen stehen, ihre Bedeutung verloren, was einem Sprachverlust gleichkommt. Über sie lässt sich nichts mehr darstellen, eine Möglichkeit, die sie dringend gebraucht hätte, da die Eltern ausfielen. Die symbolische Ordnung ist ins Wanken gekommen, ein bestehendes Symbolsystem zerstört, wodurch die Kindheit bei der Sechsjährigen abrupt zu Ende ist.

Die Vergewaltigung als körperlicher Angriff ist auch ein Angriff auf die Symbolisierungsfähigkeit. Darum ist der Vergewaltiger von Lindner auch nicht symbolisch bezwingbar, sondern nur körperlich-konkret über die Bordelltätigkeit. Den einen Penis durch Einverleibung vieler anderer zu bezwingen, bringt den Affekt, den der eine verursacht hat, aber nicht zum Abklingen. Es ist wie bei den Fressanfällen, die im Rahmen der Erschöpfung, nicht weil durch sie der Affekt erledigt wäre, ein Ende finden.

Die Anorexie zeigt sich jetzt auf psychischer Ebene als Introjektions-, auf somatischer Ebene als Einverleibungsstörung. Pathologisches Hungern ist der Prototyp gestörter Einverleibung. Wie beunruhigend z. B. die Einverleibung über die Nase sein kann, berichtet Elena. Wenn es manchmal in der Wohnung nach Fleisch und Knoblauch roch, sei sie ins

Bad gelaufen, um sich den Mund auszuspülen. Einige Male habe sie sich einen Kuchen gebacken, konnte jedoch den Geruch nicht ertragen: »Ich habe mir tatsächlich eingebildet, ich könnte davon zunehmen« (Meyer, 2008, S. 16). Die Mutter nur riechen, käme schon einem Verschmelzen mit ihr gleich. Die psychische Störung äußert sich in der instabilen, weil mit einer Angst besetzten Introjektion. Isabelles Mutter hat eine an Paranoia grenzende Angst vor allem, was von außen kommt, mit der sie ihre Tochter infiziert hat. So wie Isabelle quasi den Atem anhalten muss, damit sie keine »frische Luft« inhaliert, Paradigma für ihre spätere Störung der oralen und genitalen Einverleibung, muss ihr auch bei der Introjektion ihres Vaters der Atem stocken. »Maîtriser le corps« betrifft sowohl die »Ritzen« ihres Körpers wie die ihrer Seele. Magdeleine hat ein perfektes *no entry child* kreiert.

Isabelle unternimmt eine Reise nach Avignon, wo sie ihre Lieblingsschauspielerin Isabelle Huppert in *Medea* bewundert. Huppert wird zu ihrem Ideal. Offenbar ist Isabelle unersättlich bei der Suche nach für sie idealisierbaren Objekten, denn sie besucht 40 Aufführungen von *Medea*. Es ist wie mit der Nahrung: Je größer der Mangel, desto größer die Gier. Sie mag Hupperts schmale Taille, ihre zarte Silhouette, die trotz ihres Alters adoleszent wirke. Der gemeinsame Vorname dürfte seinen Beitrag zur Wahl des Ideals geleistet haben. In Avignon habe sie begriffen, die Tochter von Medea zu sein und kommt zu der bereits zitierten Überzeugung, ihre Mutter (Medea) habe sie mit vier Jahren »getötet«. Dies könnte hinkommen – und wir wissen, warum. Medea, die ihre Kinder liebt, rächt sich an ihnen, weil sie von Jason verlassen wurde. Magdeleine wird auch verlassen. Und jedes Mal wegen eines Kindes: von Bobby, dem zwei Babys zu viel sind, und vermutlich schon früh von ihrem Vater, als Louis zur Welt kommt, worüber leider nichts bekannt ist. Magdeleine könnte sich durch ihres Bruders Geburt auch »getötet« gefühlt haben, sodass sie später für Isabelle zur »toten Mutter« (Green, 2004) wird.

Seit sie die Schauspielerin in der Rolle der Madame Bovary gesehen habe, fühle sie sich ihr nahe. Madame Bovary sei ihre Mutter »in Reinkultur!«[67] – ständig weinend, mit einem Ehemann, der sie ignoriere, einem Liebhaber, den sie idealisiere, der sich nichts aus ihr mache und einem Kind, mit dem sie nichts zu tun habe. Am besten jedoch hätte ihr die Huppert in *Die Spitzenklöpplerin* gefallen, dort ihr Absturz in die Folie. Von

67 »Ma mère tout craché« (Caro, 2008, S. 169).

einer Folie ist Isabelle auch bedroht – wegen des fehlenden Vaters. Über Huppert schreibt sie ihre Abschlussarbeit am Theater.

Isabelle reist weiter nach Cannes, um Erinnerungen an Bobby aufzufrischen, dann nach Nizza. Ihren Unterhalt finanziert sie mit dem Geigenspiel vor Cafés. Zurück in Paris beschließt sie, sich einen Künstlernamen zu geben, und wählt den Namen »Caro«, den sie dem Regisseur des Films *Die Stadt der verlorenen Kinder* (1995) entleiht. Wir verstehen: die Stadt der *poulbots*, der gefallenen Prinzessinnen. Nun ist die imaginäre prominente Kleinfamilie komplett: Bobby, der Göttliche als Vater, Medea als Mutter und Caro als filmschaffende Tochter.

Die Namensänderung ist zwingend: Durch die mütterliche Entwertung des Vaters ist die Genealogie der Familie ins Rutschen gekommen und Isabelle gestrauchelt. Mit der Frage, wer ihr Vater sei, begibt sie sich auf Vatersuche, denn sie benötigt dringend eine »neue Familie«. Aber die mütterliche Entwertung ist nicht der einzige Grund, wie sich nachträglich feststellen lässt. Falls zutrifft, dass Isabelle den Namen »Caro« angenommen hat und ihr Vater später in der Presse als Christian »Caro« auftritt, so hätten wir es mit einer bemerkenswerten Inversion der Generationsfolge zu tun, in der die Tochter dem Vater, nicht der Vater der Tochter den Namen gibt. In diesem Fall wäre Isabelles Vater selbst ein genealogisch Verirrter auf der Suche nach einem Namen gewesen, der ihm eine Herkunft bescheinigt. Die Tochter gebiert den Vater – grotesk.

Eine Freundin tätowiert ihr Sommersprossen ins Gesicht: Wieder erfüllt Isabelle Mamans Kindimago von einem *poulbot,* zumal diese auch Sommersprossen haben. Sie will ihrem Idol Huppert nahekommen und lässt sich die Haare rotblond färben, womit sie zeigt, dass sie sich körperlich mit ihr identifizieren möchte. Unzufrieden mit ihrem Aussehen erwägt sie eine Schönheitsoperation. Nase, Mund und Kinn gefallen ihr nicht. Wie jetzt könne sie nicht weiterleben. Die Idee, eine Operation könne sie von ihren psychischen Problemen und ihrer Essstörung heilen, setzt sich mehr und mehr in ihr fest. Die Idee ist ihr »Geheimrezept«: »Mich operieren lassen oder sterben.«[68] Isabelles Dilemma ist, dass ihre Mutter auch dünn gewesen ist, was die körperliche Abgrenzung von ihr erschwert. Irmgard hatte ähnliche Fantasien, von Moersch damals als »Phantasien grandiosen Ausmaßes« interpretiert, weil sie die schöpferischen Fähigkeiten ihres Ich betroffen und »auch die Möglichkeiten zur Umgestaltung ihres Körpers«

68 »Me faire opérer ou mourir« (ebd., S. 176).

eingeschlossen hätten (1980, S. 177). Man hört die historische Distanz. Schönheitsoperationen sind heute keine »Phantasien grandiosen Ausmaßes« mehr. Aus einem einst unrealistisch hohen Ideal ist inzwischen ein erreichbares Ideal geworden. Wir haben hier ein Beispiel, wie unsere Interpretationen sich dem historischen Ablauf anpassen (müssen).

Als Magdeleine von Isabelles Plänen hört, stößt sie spitze Schreie aus, nicht des jeder Operation innewohnenden Risikos wegen, nein, weil ihre Tochter den Frevel beabsichtigt, ihre hochgeschätzte Schöpfung zu entstellen. Isabelles Körper ist Hoheitsgebiet ihrer Mutter. Sie droht zu sterben, falls Isabelle sich »schlachten« lasse.[69] Die Eltern sind sich einig: Diese Flausen hat ihr eine Sekte in den Kopf gesetzt. Isabelle kämpft mit ihrer Mutter, die sich in ihrer Not endlich eingesteht, dass ihre Tochter an einer Anorexie erkrankt ist – nach sieben Jahren. »Es wäre Zeit«,[70] so Isabelle lakonisch. Die Schönheitschirurgen verlangen die Konsultation eines Psychologen. Einer diagnostiziert eine Dysmorphophobie und warnt Isabelle vor einer Operation – sie werde nicht zufrieden sein. Alle empfehlen eine Zeit des Nachdenkens. Isabelle, mit sich in Not, erwägt den Suizid unter der Métro: »mourir« statt »opérer«. Bemerkenswert ist, dass sie, mit ihrem neuen Vorhaben beschäftigt, normal essen kann, als hätte das Hungern an Bedeutung verloren. Ihre Mutter droht, falls sie sich operieren ließe, sie nicht mehr sehen zu wollen. Es ist Isabelle egal. In zweistündiger Operation wird ihre Nase neu gestaltet. Als die Verbände abgenommen werden, ist sie enttäuscht. Ihr Gesicht wirkt nicht kindlich, wie sie gehofft hat. Sie schafft es nicht, noch einmal die Vierjährige zu sein. Die Operation dient demnach nicht der Schönheit, sondern der Infantilisierung des Körpers. Die Nase soll zum rasierten Genital passen. Dennoch: Die neue Nase sei besser als die alte Version. Endlich habe sie eine Nase, die das Recht habe zu atmen, zu existieren, zu entscheiden.[71] Die Schönheitsoperation ist der Versuch, sich einen eigenen Körper zurechtzuschneidern, und ein Akt der Auflehnung gegen die Mutter. Aber sie will es zugleich auch ihrer Maman recht machen, um wieder geliebt zu werden. Nun hat sie einen neuen Namen und eine neue Nase – fehlen nur noch ein neues Gesicht und ein neues Leben.

Und dann kommt Georges, Libanese, um die 45 Jahre alt und Besitzer

69 »qu'elle va mourir si je me fais ›charcuter‹« (ebd, S. 177).

70 »il serait temps« (ebd.).

71 »Enfin un nez qui a le droit de respirer, d'exister, de décider« (ebd., S. 182).

mehrerer Restaurants: Er schmeichelt sie auf den Champs-Élysées an, ihr ins Ohr flüsternd, die schönsten Frauen von Paris vorbeidefilieren gesehen zu haben, keine sei so schön wie sie. Auch er gefällt ihr. Endlich die Vaterfigur, die ihr so gefehlt habe, so Isabelle. Wie nie zuvor bei einem Mann fühlt sie sich zu ihm hingezogen. Er macht den Eindruck, sich für sie zu interessieren, und so plaudert sie nach wenigen Minuten vertraut über ihr Leben. Sie gibt ihm ihre Telefonnummer, er ihr seine nicht. Einen Monat lang hört sie nichts von ihm. Dann ruft er an und am nächsten Tag küsst er sie auf den Mund. Und er will ihr ihre Kurse am Theater finanzieren. Er nimmt sie mit zu sich nach Hause. Dort, obwohl von seinem Reden berührt, bleibt ihre Haut unter seinen sie entkleidenden Fingern kalt. Auf dem Bett platziert, den Rücken zu ihm gekehrt, erklärt er, in seinem Land respektiere man Frauen, und schlägt vor, ihr von hinten Respekt zu erweisen, und bedient sich der geschlechtsneutralen Körperöffnung, »die Vorderseite überlasse ich deinem kleinen Kumpel«.[72] Sie weiß nicht, *was* und vor allem *wen* er meint. Woher auch? Die hermeneutische Barriere, die Okzident und Orient trennt, könnte sie irritiert haben und überdies, dass sie in Georges nicht dem erhofften Vater, sondern der das Genitale entwertenden Mutter begegnet. Wie auch immer: Der Schmerz ist fürchterlich, als durchfahre ein Feuerstrahl ihr Inneres. Als Georges Sexspielzeug unter dem Bett hervorzieht, denkt sie, dies sei normal und weint still ins Kopfkissen. Als er ihre Tränen bemerkt, fragt er, was los sei: »Das ist das Glück, Georges, mein Schatz«.[73]

Dem »Schatz« scheint das Weibliche an Isabelle nicht so wichtig zu sein, denn ihre Genitalien überlässt er großzügig einem anderen. Bei jeder weiteren Begegnung unterwirft er sie derselben Zeremonie. Sie, sich für anormal und frigide, nicht als sexuelles Subjekt mit eigenen Wünschen haltend, bleibt stumm. Kein Gedanke, Georges könnte nicht normal oder für ihre Wünsche zu orientalisch geschnitzt sein. Sie unterliegt bei Georges wie bei ihrer Mutter einem Denkverbot. Weder Mutters Erziehungspraktiken noch die Sexualpraktiken Georges dürfen von ihr hin-

72 »Le devant, je vais le laisser à ton petit copain« (ebd., S. 186). Bei diesem Vorschlag handelt es sich um eine Anspielung auf die vorwiegend im islamischen Osten und in französischen Bordellen bekannte *ghulāmīyeh*, eine Liebesdienerin, die sich wie ein Junge kleidet, um mit Männern Oral- und Analverkehr zu pflegen. Sie bedient auch gleichzeitig zwei Männer, den einen *per anum*, den anderen *per cunum*.

73 »C'est le bonheur, Georges chéri« (ebd., S. 186).

terfragt werden, obwohl Isabelle ungute Gefühle hat. Kurzum, sie macht sich »leicht« und es ihm leicht. Sie will sich nicht beschweren, damit Georges keinen »Krampf« bekommt, wie das auf Vaters Knie der Fall gewesen ist. Wieder ist ihr eigenes Begehren nicht anerkannt und Isabelle zutiefst enttäuscht. Die »Glückstränen« vergießt sie weniger wegen des körperlichen Schmerzes, sondern wegen der Desillusionierung und Kränkung. Georges verrichtet seine Bedürfnisse an ihr, sie bleibt einsam. Sie hat in ihm nach Bobby gesucht. Er enttäuscht ihr Potenzial an Vertrauen und ihre Hoffnung, ihr eigenes Begehren als Frau endlich entdecken zu können. Er macht sie zum Sexspielzeug, zum Ding. Das kennt sie von zu Hause. Georges ist wie ihre Mutter anal fixiert. Das Ödipale wird dem virtuellen Unbekannten überlassen. Solange die vaterdeprivierte Frau Hoffnung auf Befriedigung hege, so Gläser (1994), wäre sie bestrebt, das gute, aber schwache heterosexuelle Objekt durch Idealisierung zu schützen – »Das ist das Glück, Georges, mein Schatz« – und ihre Enttäuschungsaggression stattdessen masochistisch gegen sich zu wenden. Aus Angst vor Liebesverlust würde sie übermäßig »friedfertig« und sich die Schuld geben und die mangelnde Befriedigung zu geringer persönlicher Anziehungskraft anlasten. So suche sie den »Glanz im Auge des Vaters«, um die Hoffnung zu wahren, doch liebenswürdig zu sein, bleibe damit in einem fundamentalen Bereich abhängig von narzisstischer Gratifikation, und der passive Wunsch, gemocht zu werden, würde zum wichtigsten Ziel aller Aktivität (ebd., S. 256). Grunberger schreibt, würde die für eine adäquate Besetzung des Ichs nötige narzisstische Bestätigung zu Beginn durch ein Verschulden des Objekts ausbleiben, würden alle Versuche, die das Subjekt später auf verschiedenen Ebenen unternehme, um das gleiche Ziel zu erreichen, ebenfalls fehlschlagen (1976 [1971], S. 259). Wenn Isabelle den Analverkehr für »normal« hält, dann deshalb, weil sie dringend »einen Vater im Rücken« gebraucht hätte, allerdings nicht auf konkretistische Weise wie hier. Im Laufe der Zeit, so schreibt Klöß-Rotmann (2002), werde sich in den Beziehungen dieser Frauen zwangsläufig ein Beziehungsmuster entwickeln, das die Neigungen und Vorlieben des Gegenübers favorisiere. Die Balance ausgeglichener Interessen gehe verloren. Der starke Wunsch dieser Patientinnen nach liebevollen und harmonischen Beziehungen nahezu um jeden Preis ebne den Weg für einen missbräuchlichen, ausbeuterischen Umgang mit ihnen, wenn das Objekt ihrer Liebe nicht achtsam, sondern selbstbezogen sei (S. 123). Möglicherweise ist Isabelle die Stellung noch aus einem anderen Grund normal vorgekommen, denn die Fantasie, als Entwertete aus dem Darm der Mutter geboren worden zu sein, ist bei Esskranken nicht selten, zumal diese Fantasie erlaubt, die Beteiligung des Vaters zu verleugnen (Ettl, 2013 [2001], S. 316ff.).

Die Suche nach einem Wunschvater öffnet Tore für Missverständnisse, weshalb in der Lebensgeschichte von Esskranken sexueller Missbrauch relativ häufig zu finden ist. Ihre Männerbeziehungen sind von einem systematischen Fehler, der erwähnten »Sprachverwirrung« (Ferenczi, 1984 [1933]), gekennzeichnet. Treffen sie auf ein Objekt, das vermeintlich dem Wunschvater entspricht, werden Esskranke ob seiner Verheißungen hypomanisch und springen ihm gleich auf den Schoß, wie Isabelle es tut, als sie nach wenigen Minuten der Bekanntschaft mit Georges vertraut über ihr Leben plaudert. Diese Begeisterung kann seitens des Mannes mit sexuellem Begehren verwechselt werden. Lässt sich die Kranke auf Sex ein, handelt es sich meist um eine Art sexualisierter »Dankbarkeit« eines unglücklichen Mädchens, das sich für die Zuwendung dankbar erweist.

Isabelle magert ab und hat keine Hinterbacken mehr; Georges erklärt, mit einem Skelett Liebe zu machen, dazu hätte er keine Lust. Anstatt froh zu sein, dass ihrem Hintern weiteres Leid erspart blieb, fühlt sie sich schuldig. Kurzum: Erst scheitert Isabelle an ihrer Mutter, weil sie wuchs, jetzt am Ersatzvater, weil sie zu dünn ist. Sie trennen sich und bleiben Freunde. Eines Tages entschuldigt sich Georges und zeigt sich freundlich.

Eine Freundin bringt Isabelle auf die Idee, als Hostesse Geld zu verdienen. Sie findet einen Nachtclub, der sie als »Sarah« ohne Verpflichtung zu sexuellen Diensten einstellt. Ein Musiker aus dem Club, der ihr gefällt, schlägt ihr einen Besuch im Swingerclub vor. Nachdem sich beide ausgezogen haben, gehen sie zum Buffet und plötzlich – nackt, im Dunklen und mit Musik – verspürt sie Hunger und isst mit Appetit. Isabelle kann immer essen, wenn sie »Sarah« ist, weil die sich alles erlauben kann, nie eingeschlossen gewesen ist, die Schule besucht hat, Freundschaften pflegt, hübsch ist, ihr Gesicht nie versteckt und immer fröhlich ist. »Sarah« ist die Nachfolgerin der »Rébecca« der Kindheit.

Der Rundgang durch das Etablissement ist für sie Sexualunterricht: Sie übt das »Nein«, spielt »Sarah«, bleibt mit 20 Jungfrau und will ihren Zustand auch nicht ändern. Der Nachtclub ist für sie die Schule des Lebens, so Isabelle. Die Besucher erzählen aus ihrem Leben, von ihren zu dicken oder erkalteten Frauen. Die Cluberfahrung bestätigt die Meinung ihrer Mutter, die Ehe sei Ort aller Frustrationen und Lügen.

Dass Isabelle ähnlich wie Lindner unter einem Alter Ego eine Bordell-Karriere einschlägt, ist kein Zufall, ist das Bordell doch Prototyp der Körperausbeutung, den beide Frauen als Kind erlebt haben. Anders als Lindner, die vergewaltigt worden ist und quasi als Inzestopfer promiskuös wurde, ist Isabelle kein Vergewaltigungsopfer und kann »Nein« sagen. Dass sich Isabelle den Prostituierten nahe fühlt, dürfte daran liegen, dass sie der jahrelangen Isolation zu Hause entkommen ist und ähnlich empfindet wie Martina, die sich in der Hektik des Bahnhofs bewegt und sich dabei lebendig fühlen kann (Barwinski Fäh, 2001, S. 32).

Mit dem Musiker hätte Isabelle gerne geschlafen. Versuche scheitern erneut an ihrem Vaginismus. Sie bilanziert, ihr Körper scheine nicht für die Liebe gemacht. Sie hat Recht: Er ist für Mamans Bedürfnisse gemacht. Vater und Tochter, die sich präödipal fremd geblieben sind, dürften Schwierigkeiten haben, so Gläser (2002), die genitale Triebspannung zuverlässig zu regulieren, ohne dass es zu traumatischer Entgleisung oder gemeinsamer Verleugnung weiblicher Sexualität komme (S. 54). Isabelles Fixierung an Bobby wird jetzt offenkundig, denn nach Paul-Marie hat sie es jetzt wieder mit einem Musiker zu tun.

Die Probleme könnten auch daher rühren, dass die Sexualität aggressiv aufgeladen ist, weil sie dazu dient, die innere Mutter zu beseitigen. Wie die anale, vom Überich geleitete Mutter die Sehnsucht nach einer frühen, ideal-guten Mutter evoziert, mit der die Fusion gesucht wird, so wird gegen den enttäuschenden Vater kompensatorisch das Bild eines Wunschvaters errichtet, eines muskulösen Mannes mit großen Händen und starken Armen, der die Angst machende Mutter im Griff hat, vor ihr schützt und die Wut der Patientin auf die Mutter aushält. In diesem Wunschvater wird der Komplize in der Aggression gegen die Mutter gesucht. Dieser Mann soll das Bedürfnis der Esskranken nach Verschmelzung mit dem Ichideal erfüllen, d. h., er soll die omnipotente Kontrolle, die Herrschaft über den Körper und die Objekte sichern und die diese Omnipotenz störende böse Mutter aus dem Weg räumen. In ihren Fantasien stellen sich Esskranke den Geschlechtsakt als eine Art Exorzismus vor, bei dem die Mutter ausgetrieben werden soll. Eine Patientin hatte hierzu eine konkrete Vorstellung: Sie dachte, ihre Mutter säße in ihrem Bauch (Gebär-»Mutter«) und würde mit dem Penis des Wunschvaters erdolcht. Entscheidend ist, dass der Vater nicht die Wut der Kranken auf die Mutter bewältigen helfen soll, sondern sich zum Komplizen ihrer Wut macht. Er soll ihr Genugtuung verschaffen. Strukturell formuliert hieße das, in der sexuellen Fusion mit dem Ichideal soll das Überich unwirksam gemacht werden. Kurzum: Der Sexualakt hat eine aggressive Funktion, die seinen Vollzug stören oder verhindern kann. Manche dieser Kranken schildern eine abgeschwächte Version dieses Vorgangs, wenn sie von ihren Erlebnissen mit Besuchern in ihrer Wohnung erzählen. Oft geht es dabei um die Mutter, die sich raumgreifend und lästig ausbreitet, sodass die Tochter, sich zunehmend in die Enge getrieben fühlend, sich in ihrer Not nicht anders zu helfen weiß, als die baldige Ankunft einer erfundenen Person, einer Vaterfigur, vorzugeben, damit die Mutter wegen des dadurch entstehenden Platzmangels das Feld räumt.

Bei Lindner wie bei Caro liegt eine Vaterdeprivation vor: Bei Lindner wiegelt der Vater die Hassbeziehung seiner Frau ab und klagt seine Tochter an, ihn mit ihrem Trauma in Schwierigkeiten zu bringen. Bei Caro entzieht sich der Vater im direkten Kontakt mit ihr seiner väterlichen Funktion oder ist zumeist ganz abwesend. Die Mutter hat bei ihrer Tochter kein maskulines Bild vom Vater entstehen lassen. Der Vater hat es seinerseits nicht geschafft, ein solches Bild bei seiner Tochter – ich formuliere es phallisch – »aufzurichten«. Wegen der Enttäuschung mit Blick auf den Vater errichten Esskranke kompensatorisch das Bild eines präsenten Wunschvaters, auf den sie hätten stolz sein können. Eine Patientin sehnte sich nach intellektuellen Männern, nach solchen, die »mit dem *SPIEGEL* unterm Arm« herumlaufen. Eine andere, deren Mutter sich einen »Dr.« wünschte, den der Ehemann ihr nicht bieten konnte, suchte folgerichtig nach einem »Prof.«, um den ersehnten starken Vater zu finden. Bei diesem Wunschvater handelt es sich um einen Mann, der alle beim wirklichen Vater vermissten Eigenschaften in seiner Person vereinigt. Er soll über Erklärungskraft verfügen, soll helfen, zu verstehen, warum die Mutter so hassenswert ist, und die Notwendigkeit und damit die Legitimation zur Flucht vor der Mutter verstehen. Wir begreifen: Er soll seiner Tochter die nicht zu verstehende partikulare Moral und Pädagogik entschlüsseln. Er soll von der Mutter unabhängig, also nicht von ihrem Überich bzw. Ichideal kontaminiert sein. Ich habe ihn etwas polemisch »philosophischen Vater« (Ettl, 2013 [2001], S. 376) genannt, weil er ohne Triebwünsche sein soll, um nicht Triebwünsche bei der Tochter zu provozieren, die zu Loyalitätskonflikten mit der Mutter führen könnten. Er soll dem Ideal der von der Magersüchtigen erstrebten »Reinheit« (Grunberger, 1986) entsprechen.

Zu Beginn einer Liebesbeziehung wird auf den Partner die Imago dieses Wunschvaters projiziert. Ihm werden alle erwünschten, meist omnipotente Eigenschaften, zugeschrieben, d.h., er wird mit »Engelsflügeln« (Balint) ausgestattet. Regelmäßig erzählen die Patientinnen begeistert von ihrem neuen Partner, wie »toll« man sich mit ihm unterhalten und über alles reden könne, dass er sie rundum verstünde und so einfühlsam sei. Für den Partner, der meist noch in ungelöster Bindung an die eigene Mutter lebt, ist eine magersüchtige Frau attraktiv, weil sie ihm die Illusion erlaubt, von der Mutter getrennt zu sein. Magerkeit ist für ihn wie für seine Partnerin Symbol des Phallus, der die Differenz zur Mutter sichert. Eine schlanke, phallische Partnerin schützt vor der Fusion mit der Mutterimago.

Die Patientin begegnet im Partner ihrem eigenen Wunsch, den sie auf ihn projiziert hat. Er ist der Tagtraum des einstigen kleinen Mädchens, das sich mit dem Vater identifizieren möchte. Ihre Objektwahl ist narzisstisch und dient dazu, eigene Anteile im Partner wiederzufinden und daran identifikatorisch zu partizipieren. Solche Identifizierungen seien nicht wirklich internalisiert, sondern oberflächliche Imitationen, Versuche, auf diesem Weg Größe zu erlangen, so Reich (1953, S. 937f.). Da sie sich mit den dem Partner zugeschriebenen Werten identifizieren möchte, umarme die Patientin im Liebesakt mit ihm meist sich selbst, der männliche Teil in ihr den weiblichen (ebd., S. 932). So entsteht der vermeintliche *Ein*klang.

Der oberflächlichen Imitationen wegen kommt es alsbald zum Zerfall des idealisierten Vaterbildes, wie ihn Isabelle Caro erlebt. Die Beziehungen zu Männern verlaufen nach dem immer gleichen Schema: erst Idealisierung, dann Trennung wegen Entwertung, die dann erfolgt, wenn der Partner eine Schwäche zeigt und damit seine Schutz- und Spiegelpotenz verliert. Der Grund der Enttäuschung ist regelmäßig, dass sich der Mann als noch abhängig erweist, in den meisten Fällen von der eigenen, überwiegend dominanten Mutter, in anderen Fällen von Tabletten oder Suchtmitteln. Jetzt sehen die Patientinnen in ihm nur noch die eigene Entwertung gespiegelt. Reich beschreibt eine Patientin, die dies verdeutlicht:

> »In der positiven Phase hatte der Liebhaber im ganzen phallische Qualität, und in ihren Träumen sah sie ihn als Phallus, den sie zur Erektion bringen konnte. In der negativen Phase ›hatte sie ein Loch in den Geliebten gestochen‹, und er war dann wie ihre eigenen kastrierten Genitalien« (ebd., S. 944).

Die Enttäuschung über den Partner macht nicht traurig, sondern wütend. Die Reaktion auf die Trennung von ihm ist paranoid-schizoid, weil auf ihn die eigene Wut wegen der Desillusionierung projiziert und er zum Verfolger wird.

Die Männerbeziehungen kopieren die Beziehung zum Vater. Seiner Schwäche und der aktiven Entwertung durch die Mutter wegen kommt es zur Einschwörung der Tochter auf die Dyade, einem geschlossenen System, in dem die Mutter monotheistisch auftritt, ein Anspruch, den wir bei »Freundin« Ana wiederfinden. Diese Dyade ohne funktionierende Triade ist die Ausgangskonstellation der späteren Esserkrankung.

Allmählich wird Isabelle das Leben als »Sarah« zu anstrengend und sie fürchtet, ihre Noten beim Schauspielunterricht könnten sich verschlechtern. Zudem könnte Maman von ihrem Doppelleben erfahren. Als sie genug Geld verdient hat, lässt sie sich die Lippen operieren. Zum Semesterende führen die Studierenden ein Theaterstück eines ihrer Professoren auf, in dem Isabelle alias Huppert die Hauptrolle als Phantom spielt, weil ihre Magerkeit sie für diese Rolle prädisponiert. Nach dem Auftritt gratulieren ihr alle. Noch sei sie auf die Rolle der Leiche abonniert, hofft indes, ihr Repertoire zu verbreitern (Batthyany, 2007).

Nicht der Noten, sondern ihres körperlichen Zustandes wegen kündigte ihr das Theater schließlich. Ein Nachbar alarmiert ihre Mutter wegen der Bläue, die Isabelles Gesicht überzieht. 28 Kilogramm wiegend kommt sie in die Klinik und soll künstlich ernährt werden. Nach vielem Hin und Her und unter Androhung der Einweisung in die Psychiatrie willigt sie ein und erreicht 34 Kilogramm, bittet aber darum, dass ihre Eltern keinen Zutritt zum Krankenhaus bekommen. Ihre Mutter habe bis zu 15 Mal am Tag mit unterdrückter Nummer versucht, sie zu erreichen. In dem Glauben, es sei Georges, geht Isabelle ans Telefon. Ihre Mutter kann nicht aushalten, sie nicht zu sehen, und ködert sie mit dem Angebot, shoppen zu gehen.

Madame de Villedieu, Psychotherapeutin

Magdeleine erzählt vom Buch einer Anorektikerin, die dank einer Psychotherapeutin geheilt wird, und beschafft Isabelle einen Platz bei dieser Therapeutin. Diese versichert, Isabelle ohne Kontrakt über das Gewicht aufnehmen zu wollen, weil sie solche Vereinbarungen für Unfug hält. Isabelle ist noch im Hospital, wo man sie einmal pro Woche wiegt, was sie als schrecklich empfindet. Sie fürchtet, ohne Kontrollmöglichkeit schnell und zu viel zuzunehmen, und lässt sich von ihrer Mutter eine Waage bringen, die sie versteckt und täglich besteigt, um sich zu vergewissern, kein Pummelchen geworden zu sein. Im Nachbarzimmer liegt eine Bulimikerin, die alle Zimmer nach Essbarem absucht. Mit ihr tauscht sie ihre Mahlzeiten gegen Abführpillen, sodass sie auf 37 Kilogramm abmagert. Ihr Dilemma: Würde sie im Hospital essen, um schnell entlassen zu werden, würde sie für eine Bulimikerin gehalten, was sie unter allen Umständen vermeiden will. Bulimikerinnen gehören aus Sicht der Magersüchtigen zu den Verlierern im Kampf um den Hunger.

Als Josef arbeitslos wird und die Eltern in Geldnot geraten, gibt Isabelle ihrer Mutter das Krankenhausessen mit nach Hause. Im Hospital erwähnt ein Arzt, Männer bevorzugen Frauen mit wohlplatzierten Rundungen. Sie solle sich ihre Mutter anschauen, die sei ein Kadaver, keine Frau. Isabelle ist empört. So ein Idiot! Das Letzte, was sie wolle, sei es, den Männern zu gefallen. Sie wisse, Mädchen ihres Alters wünschen nichts anderes – sie jedoch wünsche, ignoriert zu werden. Dem einzigen Menschen, dem sie gefallen und ähnlich sein wolle, sei ihre Mutter. Als die Ärzte sie verlegen, wirft sich ihre Mutter dazwischen und entführt ihre Tochter in ein kostspieliges Hospiz. Das erforderliche Geld dafür leiht sie sich von der Familie. Nachdem sich dort zwei Psychologen mit ihr täglich jeweils nur für fünf Minuten und mit belanglosen Fragen beschäftigt haben, sucht sie Madame de Villedieu[74] auf, die Psychotherapeutin, bei der ihre Mutter einen Platz besorgt hat. Diese fordert von ihrer Patientin, keinen Kontakt zu ihren Eltern aufzunehmen, damit sie nicht in der dort herrschenden konfliktträchtigen Atmosphäre untergehe. Sie benötige einen Ort für sich, der ihr gehöre, auf den ihre Mutter nicht ihre Duftmarke setze. Zwischen den Sitzungen solle sie leben, d. h. ins Kino gehen, mit Freunden ausgehen, Museen besuchen, sich mit kleinen Mahlzeiten ernähren. »Endlich«, so Isabelle, »jemand, der alles verstanden hat!«[75] Madame de Villedieu schlägt ihr vor, ihrem zwölfjährigen Sohn Violinunterricht zu erteilen und ihre Bibliothek zu benutzen. Isabelle bekommt das Gefühl, Teil der Familie zu sein. Jede Sitzung dauert eineinhalb Stunden und gleicht einer Konversation. Auf Isabelles Kunstverständnis anspielend, bereitet die Therapeutin mit dem Hinweis, das Auge esse mit, zusammen mit ihr leichte und gesunde Mahlzeiten zu. Isabelle erklärt an anderer Stelle, sie esse auch, wenn sie mit Freunden diskutiere, weil ihr Geist dann mit anderen Dingen

74 Im Buch sind alle Namen erfunden; dass man aber ausgerechnet der Psychotherapeutin den Namen der Fünf-Franken-Dirne (Louise Villedieu, Baudelaires Gefährtin) gibt, ist delikat.

75 »Enfin quelqu'un qui a tout compris!« (Caro, 2008, S. 209).

beschäftigt sei und sie nicht merke, was sie verschlinge. Auch im Dunklen essen sei so ein Trick, wie sie im Swingerclub herausgefunden habe.

Kommt sie aus den Sitzungen bei Madame de Villedieu, fühlt sie sich wohl, ruhig und erholt. Nichts bleibt mehr von den Schuldgefühlen und der Scham, die sie im Hospital empfunden hat. Villedieu hat ihre Patientin anerkannt, sie dort abgeholt, wo sie mit ihren Fähigkeiten gestanden hat und ihre Behandlung nicht am Mangel angesetzt, hat ihre narzisstische Integrität unangetastet gelassen und sie nicht instrumentalisiert. Ihre Therapeutin unterstützt sie in ihrem Wunsch, sich von Maman zu lösen. Dies hat Isabelle schon mehrfach versucht, war damit aber immer wieder gescheitert. Als Kind packt sie ihre Sachen und will zum Fenster hinaus oder hofft über eine fingierte Krankheit das Weite zu finden. Als Erwachsene versucht sie mittels Schönheitsoperationen aus ihrem Körper, der Kreation ihrer Mutter, zu fliehen. All diese Versuche zeigen den Charakter der Pseudoautonomie, weil sie eine triadische Struktur nur ansatzweise internalisiert hat und ihr eine vom Vater unterstützte Loslösung von der Mutter nicht möglich ist. Ihre Versuche, Autonomie zu erreichen, unternimmt sie, weil sie sich im Besitz eines Phallus wähnt, der sich aber als »vergoldeter analer Phallus« (Chasseguet-Smirgel, 1988 [1971]) erweist. Einen solchen hat ihr Vater auch, der in seiner Fantasie zum Impresario erigiert. Mit ihm hat sich Isabelle identifiziert, d. h., sie hat die Gier, die in des Vaters narzisstischen Wünschen zum Ausdruck kommt, introjiziert.

Je wohler sich Isabelle fühlt, desto mehr wird die Therapeutin zur Gefahr für ihre Mutter. Madame de Villedieu ist zur Rivalin, zur besseren Mutter geworden. Einer Sekte gehöre sie an, die ihnen ihre Tochter stehlen wolle, flüstert Magdeleine ihrem Josef ein und behauptet, die Therapeutin würde sich nicht klar machen, dass Isabelle »krank ist, sehr krank«. »›Ich kenne Dich‹, sagte sie zu ihrer Tochter, und ›ich weiß das‹« (Caro, 2008, S. 216). Sie allein wisse, was gut für ihre Tochter sei, nur sie liebe sie wirklich, weil es nichts Stärkeres gebe als die Liebe einer Mutter. Die Liebe eines Vaters zu seinem Kind, so muss man dem entnehmen, ist ohne Bedeutung.

Als das nicht zieht, argumentiert Magdeleine, kein Geld mehr für die Behandlung zu haben. Schließlich droht sie mit Suizid, »eines ihrer Lieblingsverfahren«.[76] Isabelle bleibt keine Wahl: Entweder ein Leben mit Maman ohne Madame de Villedieu, oder eines mit Madame ohne Maman. Sie knickt ein, kündigt mit Ausreden die Behandlung und versinkt in

76 »un de ses procédés favoris« (ebd., S. 216).

Schuldgefühlen ihrer Therapeutin gegenüber, die ihr so geholfen habe. Was hat ihr geholfen? Die Therapeutin hat Isabelle an ihrer Familie teilnehmen lassen und ihr damit eine triadische Beziehung vorgelebt. Madame de Villedieu ist keine alleinstehende Mutter, sodass Isabelle nicht fürchten muss, erneut in einer pathologischen Dyade zu ersticken. Der Dritte ist nebenbei bemerkt schon im Namen der Therapeutin präsent: »Dieu«.

Isabelle reagiert auf den Verlust mit nächtlichen Streifzügen durch Paris, liebäugelt mit Clochards und stöbert in Mülleimern nach Essbarem. Sie hat Madame de Villedieu verloren und sucht auf der Straße nach ihr. Dabei wird ihr bewusst: »Die Einsamkeit ist meine Tischgenossin, meine Komplizin«.[77] Die Sicherung eines guten inneren Objekts ist wieder einmal durch Mutters Intervention gescheitert. Magdeleine kann nicht ertragen, dass ihrer Tochter Gutes zukommt. Sie muss neidisch gewesen sein, wie dem Umstand zu entnehmen ist, der sie dazu veranlasst, die Behandlung zu beenden. Die Therapeutin hat sich geweigert, wie es die Schweigepflicht gebietet, Magdeleine Auskunft über Behandlungsinhalte zu erteilen. Magdeleine hat vermutlich wissen wollen, ob ihre Tochter von Madame de Villedieu narzisstische Zufuhr bekommt, denn sie dürfte die Veränderung ihrer Tochter bemerkt haben. Durch die Weigerung der Therapeutin ist sie vom therapeutischen Stillakt ausgeschlossen. Zum Abbruch kommt es wohl, weil Magdeleine selbst Patientin sein und an der therapeutischen Brust Anteil haben will. Stattdessen wird ihr, *lege artis*, nahegelegt, sich eine eigene Therapeutin zu suchen – *la maman parfaite* zur Psychotherapeutin – welche Zumutung! De Villedieu hat in der Mutter ihrer Patientin ein kleines neidisches Mädchen vor sich, das auch an ihre Brust will. Magdeleine wiederum wird sich an ihre Tante erinnert haben, zu der sie wegen Louis abgeschoben worden ist.

Der Neid Magdeleines dürfte weit in die Zeit zurückreichen, als ihr Bruder von der Mutter gestillt wurde. Ich kann es mir vorstellen: Sie steht daneben, sieht die Szene und fühlt sich aus dem Paar »Louis–Mutterbrust« ausgeschlossen. Ihr Neid würde erklären, warum sie im Krankenhaus ihrer anorektischen Tochter die Mahlzeiten wegisst, anstatt dafür zu sorgen, dass ihre Tochter gedeiht. Natürlich hat Isabelle, ihrer anorektischen Logik folgend, gerne die Mahlzeiten an ihre Mutter abgetreten. Möglicherweise hat sie den Neid ihrer Mutter gespürt und sich – wie früher – geopfert, jetzt allerdings zum eigenen Vorteil. Magdeleines Neid dürfte auch der Grund gewesen sein, warum sie vor Isabelle den Vater schlechtmacht und sie mit dem Verdikt,

77 »La solitude est mon convivre, ma complice« (ebd., S. 214).

Isabelle liebe ihren Papa mehr als sie, in schwere Loyalitätskonflikte stürzt. In ihm ist der Vorwurf an die eigene Mutter nicht zu überhören: Du liebst den Louis mehr als mich. Es muss dieser mütterliche Neid gewesen sein, der die Introjektionsversuche Isabelles von früh an immer wieder ge- oder zerstört hat. Jetzt, nach Abbruch der Behandlung ihrer Tochter, zeigt sich, dass Magdeleine unter der Wirkung eines Signifikanten gestanden haben muss: Zunächst ist alles gut (wie vor der Geburt des Bruders), dann wird das Gute zerstört. So ist es in ihrem frühen Leben gewesen, so mit Josef, mit Bobby und nun mit ihrer Tochter. Isabelle hat ja mitgeteilt, ihre Mutter habe ein unbestimmbares Gefühl von Unglück im Sinne Zolas. Magdeleine könnte von einem »pathogenetic belief« (Daser, 2003, S. 299) beherrscht und gesteuert gewesen sein, eine Befürchtung, bereits Erfahrenem immer wieder zu begegnen. Das unbestimmte Zola-Gefühl könnte Indiz für einen solchen *pathogenetic belief* gewesen sein.

Josef ist anders strukturiert: Ist Magdeleine neidisch und erstickt in narzisstischer Wut mit Zerstörungsimpulsen, ist Josef stets schnell bei der Hand, sich ein Stück vom Kuchen zu sichern. Als seine Frau Bobby anhimmelt, erkennt er flugs seine Chance, mit ihm Geschäfte zu machen und sich ein Stück von der narzisstischen Zufuhr, die Magdeleine (scheinbar) vom Barden bekommt, abzuschneiden. Als Isabelle im Musikclip ihren Part spielt, fantasiert sich Josef ohne Umstände als Impresario einer Violinvirtuosin. Wo es narzisstische Zufuhr, also Muttermilch oder »frische Luft« zu holen gibt, ist Josef zur Stelle. Das wiederum könnte seine Frau neidisch gemacht haben. In den Luxushotels der Welt würde er sich herumtreiben, beschwert sie sich bei ihrer Mutter und Isabelle. Sie beklagt also seine Triebhaftigkeit, seinen Kontrollverlust. Unbewusst dürfte sie Louis gemeint haben, der in Mutters Arm selig den Luxus der Brust genießt, derweil Magdeleine als *poulbot* zur Tante in die Fremde abgeschoben wird, von Angst vor Hiobsbotschaften (vor allem aus ihrem Inneren) geplagt und als Proletariermädchen in der Schule gemobbt. Das *poulbot*, das arme, verstoßene Straßenkind, ist ein weiterer, alles beherrschender Signifikant im Leben der Magdeleine. Die Neid und Wut erzeugende Deprivation der frühen Jahre bestimmt ihr gesamtes Leben und das ihrer Tochter.

Intrusive Attacken

Unterdessen wird Isabelles Mutter zur Stalkerin, die sich nicht von ihrem Selbstobjekt trennen kann, denn nun steht sie nachts mit dem Auto vor Isabelles Wohnung. Das Überich ist zum vollends zum Verfolger geworden. Als ihre Großtante stirbt, bekommt Isabelle wegen ihrer ständigen Müdigkeit deren Rollstuhl. Ihre Mutter schiebt sie. Sie fühlt sich wie ein Kleinkind und muss sich beschämende Bemerkungen seitens der Passant*innen anhören. Es folgen weitere Krankenhausaufenthalte, bei denen ihre Mutter mit im Zimmer logiert und die Mahlzeiten, die man ihrer Tochter serviert, isst. Die Ärzte rätseln, warum ihre Patientin nicht zunimmt. Man nehme sich eben nicht die Zeit, hinter ihre Tricks zu kommen, so Isabelle süffisant, Tricks, die immer raffinierter werden. Irmgards Motiv, sich im Krankenhaus behandeln zu lassen, war »die vage Hoffnung, über ihre körperliche und intellektuelle Leistungsfähigkeit wieder verfügen zu können und den begonnenen Weg der vermeintlichen Herrschaft über sich selbst fortzusetzen«, so Moersch. Sie fühlte sich der Verfügbarkeit über sich selbst beraubt, »das Schrecklichste, was ihr geschehen konnte«. Sie war gewillt, alle therapeutischen Maßnahmen zu kontrollieren und notfalls zu sabotieren, wie sie dann mehrfach bewiesen hätte (1980, S. 172).

Man muss Isabelle künstlich ernähren und zwingt sie zu einer Nasensonde. Sie fühlt sich gequält, als die Sonde durch die Nase eingeführt wird, eine Körperöffnung, die sich nicht wie Mauerrisse verschließen lässt. Die intrusive Aktion erinnert sie an Georges, der ihr Gesicht an sein Genitale gedrückt habe.

Es muss – wie erwähnt – mit der Angst vor der Introjektion (Einverleibung) Esskranker zu tun haben, dass viele von ihnen prädisponiert für intrusive Attacken, häufig Vergewaltigungserlebnisse, zu sein scheinen und diese auch hinnehmen müssen, als würde ihre Verschlossenheit besonders Männer reizen, das *no entry* zu missachten. Dies kann freilich niemals ein Rechtfertigungsgrund für sexuelle Attacken sein. Isabelle beschreibt auch Attacken von Krankenschwestern, die ihr auf rabiate Art und Weise Magensonden durch die Nase einführen. Ich erspare den Leser*innen diese Beschreibungen. Wer mit diesem intrusiven Gerät Bekanntschaft gemacht hat, fühlt nach, wie sie gelitten haben muss. Dass Krankenschwestern hierbei tätig werden, ist ihre Aufgabe, dürfte aber auch Isabelles Anspielung auf eine als anal oder phallisch erlebte, eindringende Mutter sein, die mit ihrer Angst vor »frischer Luft« bei Isabelle zu einer Gegenbesetzung des Introjektionsorgans Nase wegen befürchteter Überstimulierung geführt haben könnte. Wie auch immer: Josef, der »Heißblütige« (Bopp, 2011), entführt mit ritterlichem Gestus seine Tochter durch das Fenster aus dem Krankenhaus. Tage später erbricht Isabelle die Sonde. Das »Vorhängeschloss« hängt diesmal am Pylorus – *no entry* für die Sonde.

Es folgen mehrere erfolglose Hospizaufenthalte, mal wegen Magerkeit, mal wegen bedrohlicher Blutwerte. Wieder und wieder will man sie zwangsernähren, den Besuch der Eltern ebenso verbieten wie Fernsehen. Oder man nimmt ihr bei der Aufnahme alle ihre persönlichen Gegenstände ab, selbst die Schuhe, sodass Isabelle wegen des drohenden Identitätsverlusts ständig mit Fluchtgedanken beschäftigt ist.

Till the end

Isabelle flüchtet zur Schwester ihres Vaters, die in ihrer Wahrnehmung das Gegenteil ihrer Mutter ist: schön, gepflegt, elegant. Bei ihr isst sie, ohne zu erbrechen. Ihrer Tante erzählt sie ihr Leben, die im Gegenzug von ihrer Familie, davon, dass ihr Bruder, in Isabelles Augen ihr Stiefvater, seit Jahren die Familie anpumpe, ohne je einen Cent zurückzuzahlen, und Magdeleine für alle Übel verantwortlich mache, damit er sich aus dem Staube machen kann. Beide Frauen unterhalten sich jeweils die andere anerkennend, wie dies bei Madame de Villedieu der Fall gewesen ist. Anerkennung ließe sich, wo es auf sie ankomme, nicht technisch zuteilen, müsse vielmehr in persönlicher Wertschätzung gründen, so Daser (2003, S. 309). Als Isabelle ein Baby auf den Arm nimmt, stellt sie fest, es kaum halten zu können. Ein Kind zu haben, hätte sie sich immer gewünscht, gewünscht, eine Frau zu sein, die Leben schenken kann, aber ihr ausgemergelter Körper sei dazu wohl kaum in der Lage. Sie wirkt traurig wegen vergebener Möglichkeiten. Ihre Tante spricht viel mit ihr, lässt sie ihre Kleider tragen und macht Fotos von ihr, auf denen sich Isabelle zum ersten Mal als zu mager erkennt. Sie saugt die Worte ihrer Tante ein, die darüber für sie zur idealen Frau wird, und seufzt: »Hätte ich nur eine Mutter wie sie gehabt!«[78] Ihre Tante ist zur gleichgeschlechtlichen Identitätsfigur, zum guten weiblichen Vorbild geworden.

78 »Si seulement j'avais eu une mère comme elle!« (ebd., S. 247).

Über Monate ist Isabelle kaum an der Universität gewesen und beschließt, in den Ferien nach Avignon zu reisen, wo sie ihr Geld mit der Rezitation von Gedichten verdient. Nach wenigen Tagen geht es ihr so schlecht, dass sie nach ihrer Mutter ruft, die sofort kommt und ihr eine Spanienreise vorschlägt. Schon in Perpignan muss sie, 25 Kilogramm wiegend, wieder in die Klinik. Der Arzt eröffnet Magdeleine, Isabelle liege im Koma und man wisse nicht, ob man sie retten könne. Im Todeskampf halluziniert Isabelle und schreit dabei so laut, dass das Pflegepersonal sich wundert, wie ein derart geschundener Körper noch solch schrille Töne von sich geben kann. Jenseits der Trennscheibe sieht ihre Mutter mit tränenvollem Gesicht den Kampf ihrer Tochter. Isabelles Ende kommen sehend, bestellt sie einen Priester. Doch das Koma habe wie ein Elektroschock gewirkt und Isabelle glaubt, unsterblich zu sein. Sie isst und erreicht 38 Kilogramm. Auf dem Rückweg von Spanien, in Lourdes, betet sie für die wirklich Kranken, die *vrais malades*. Dass sie selbst dazu gehört, sieht sie nicht; sie ist ganz Rébecca. Lourdes zeigt jetzt die Wirkung der Ich-Spaltung in vollem Umfang.

Nach diesem Schock reist Isabelle mit Maman nach Deutschland, wo Mutter und Tochter, in gemeinsamer Identität als *poulbots* zusammengefunden, einige Male früh morgens ohne zu bezahlen aus den Hotels verschwinden. Schließlich zieht Isabelle, inzwischen 24 Jahre alt, alleine nach Marseille, lernt einen »sanften und geduldigen Mann«[79] kennen, der sie in das Vergnügen der körperlichen Liebe einweiht, und verliert ihre Jungfernschaft. Dass der Geduldige verheiratet ist, stört sie nicht. In seiner Zärtlichkeit habe sie eine Energiequelle, einen *vrai Papa* gefunden, der ihr im Kampf gegen ihre Krankheit geholfen habe. Vermutlich imaginiert sie eine Liebesbeziehung dieses Mannes mit seiner Frau, die der ihrer Mutter mit Bobby gleicht. So kann sie sich als deren geliebtes Kind fantasieren, sieht in dieser Beziehung anders als auf Vaters Knie ihre eigenen Wünsche gespiegelt, und kann darüber hinaus ihr eigenes Begehren erkennen und anerkennen.

Über ihren Blog findet sie Kontakt zum Fernsehen: TF1 interessiert sich für sie und will in einer Dokumentation zeigen, wie schwer es sich mit der Anorexie lebt. Schließlich begegnet sie dem Starfotograf Oliviero Toscani, der die Mailänder Plakate herstellt, die zu zahlreichen weiteren Kontakten mit der Presse führen.

79 »Un amant doux et patient« (ebd., S. 260).

Vom Mausoleum der Mutter bis in die Gruft mit der Mutter

Am 17. November 2010, kurz nach einem Aufenthalt in Japan, stirbt Isabelle Caro. Dort ist sie mit ausgemergeltem, alt wirkendem, fahlem Gesicht, in einen bunten Kimono gesteckt, zusammen mit blutjungen, bildhübschen zierlichen Japanerinnen aufgetreten. Den nicht anders als »gruselig« zu bezeichnenden Auftritt zeigt der Dokumentarfilm *Seht mich verschwinden* von Kiki Allgeier (2014). Er erinnert an die 13-jährige Isabelle im Debütantenkurs, in dem sie sich monströs und disproportioniert vorkommt, weil sie sich, die anderen Kinder um Kopfgröße überragend, in Alter und Bekleidung fehlplaziert fühlt. Isabelle stirbt mit einem Gewicht von 31 Kilogramm bei 1,64 Meter Größe im Pariser Hospital Bichat. Zwei Monate nach Isabelles Tod begeht ihre Mutter Suizid. In einem Dorf im Süden Frankreichs lässt Josef eine Kapelle errichten, in der Mutter und Tochter beerdigt sind. »Im Tod«, so hieß es bei ProAna, »bist du vereint mit deiner besten Freundin«.

Soweit Isabelle Caro, wie sie im Buche steht.

Epilog

Caro schreibt, ihre Geschichte sei ihr lange verrückt erschienen, sodass sie nicht gewagt habe, darüber zu reden. Sie habe sich geschämt, zu offenbaren, welcher Natur ihre Kindheit und Jugend gewesen sei. Überdies fürchte sie, ihre Leser*innen könnten die eigentliche Heldin, ihre Mutter, falsch beurteilen.[80] Doch wie gesunden, so Isabelle, wenn sie sich nicht von ihr löse, nicht in der Lage sei, ihre Mutter wie eine gewöhnliche und eigenständige Person zu sehen, und nicht wie eine allmächtige, bewunderte Gottheit. Und dann geht an die Leser*innen die Bitte, ihre Mutter nicht zu verurteilen: »Verdammt sie nicht, auch sie ist ein Opfer, dem niemand zu Hilfe kam«.[81] Das tue ich nicht, sondern versuche, Isabelles Mutter aus ihrer eigenen Geschichte heraus zu verstehen und damit die Gottheit menschlicher zu machen. Kein Elternteil macht sein Kind mit bewusster Absicht neurotisch oder psychotisch, so Loch (1972). Selbst wenn sein Verhalten

80 »peur que celle qui en est la véritable héroïne, ma mère, ne soit mal jugée par mes auditeurs« (ebd., S. 13).

81 »Ne la condamnez pas, c'est, elle aussi, une victime que personne n'a secourue« (ebd.).

objektiv einen schädigenden, destruktiven Einfluss auf die Haltung des Kindes ausübt, sollten wir immer bedenken, dass diese Mütter und Väter eben ihrerseits aus unbewussten Motiven handeln, bewusst aber *bona fide* seien (ebd., S. 24).

Wir haben gesehen, wie entscheidend es für die Entwicklung und die Identität eines Kindes ist, sich aus der Kindimago der Eltern befreien zu dürfen, vor allem dann, wenn sie mit narzisstischen Wünschen getränkt ist, wie bei Isabelles Eltern. Wie viele Esskranke auch, kann sich Isabelle aus ihrem anatomischen Körper nie eine gesunde Körper-Leib-Einheit bilden. Ihr Körper bleibt für sie ein Fremdkörper, weil er ihrer Mutter gehört. Diese diktiert seine Größe, seine Pflege und seine Präsentation. Isabelle fühlt ihren Körper nicht und fühlt sich nicht für ihn verantwortlich. Dies hat sie in der Begegnung mit Georges beschrieben. Kaum eine Esskranke erinnert sich, sich an ihre Mutter oder ihren Vater angeschmiegt, mit deren Körper gespielt, ihn erkundet zu haben, um sich über deren Körper einen eigenen begehrenden Körper anzueignen. Auch von Isabelle erfahren wir darüber nichts. Spuren einer lustvollen homoerotischer Identifizierung mit ihrer Mutter suchen wir vergebens, und ihrem Vater hat sie nur einen »Krampf« verursacht. Indes können wir mitverfolgen, dass und wie auf Basis einer gestörten Körperentwicklung ein pathologisches Selbstbild entsteht. Grund hierfür ist, dass sich Isabelle nicht aus der Funktion, Selbstobjekt für ihre Mutter zu sein, befreien kann. Nicht einmal der Tod erlaubt ihr, sich der Funktionalisierung durch ihre Mutter zu entziehen. Muss sie zu Lebzeiten mit ihrer Mutter Bett, Krankenzimmer und Teller teilen, so nun auch das Grab. Einmal Selbstobjekt, immer Selbstobjekt. Birksted-Breen (2006 [1989]) erzählt von einer bezeichnenden Gegenübertragungsreaktion: Zuweilen hat sie die Fantasie, ihre Patientin und sie befänden sich »bis in alle Ewigkeit in einem Grab des Schweigens« (S. 269).

Wir haben es dabei nicht mit einer »Symbiose« zu tun, wie Isabelle meint, weil von einer Symbiose beide Partnerinnen profitieren, während sich im vorliegenden Fall nur die Depression der Mutter befriedigt. Isabelle ist die von der Depression Infizierte. Vielleicht meint sie das, wenn sie von »vergifteter Symbiose«[82] spricht. Mit ihrem Fazit brächte sie das Drama von Mutter und Tochter auf den Begriff: »Wir sind zwei Verlorene, die in einem Hospital Zuflucht gefunden haben, das ist die

82 »symbiose vénéneuse« (ebd.).

Wahrheit«:[83] Mutter und Tochter – zwei *poulbots*. Man könnte auch mit Ermann von »narzisstisch gestörter Dyade« (1988, S. 186) sprechen, oder von »fokaler Symbiose« (Greenacre, 1959), einer spezifischen Beziehung, die sich vorwiegend auf archaische Körperbedürfnisse und Wünsche erstreckt.

Isabelle ist auch das Substitut für Magdeleines Bruder und auch für die Großmutter, als sie glaubt, für ihre Mutter kochen zu müssen. Möglicherweise ist sie auch das Substitut für Josef, der häufig abwesend gewesen ist. Und schließlich ist sie Magdeleines Erinnerungsobjekt an das Paradies mit Bobby. Das Schicksal narzisstischer Funktionalisierung durch ein Elternobjekt teilt sie mit den meisten Essgestörten.

Zentral für Esserkrankungen ist u. a. die Störung der Introjektion (Einverleibung). Im vorliegenden Fall dürfte der Neid Magdeleines die Ursache sein. Beim Versuch, stabile Introjekte in ihrem Innern zu installieren, scheitert Isabelle an Magdeleines Paranoia vor »frischer Luft«. Ersticken an Luftmangel ist gleichbedeutend mit Verhungern wegen fehlender Nahrung und narzisstischer Zuwendung. Isabelle ist an der Depression ihrer Mutter erstickt. Magdeleine wird so mächtig, weil Josef nicht in der Lage ist, seine Tochter aus der Vereinnahmung durch ihre Mutter zu befreien und ihr die zum Leben notwendige »Luft« zu verschaffen. Stattdessen benutzt er seine Tochter, um über sie seinen Bedarf an narzisstischer Zufuhr zu befriedigen. Hilfreich wären Informationen zum lebensgeschichtlichen Hintergrund des Vaters gewesen. In dieser Hinsicht bleiben Lesende von *La petite fille qui ne voulait pas grossir* im »vaterdeprivierten« Zustand zurück. Seine Geschichtslosigkeit im Text spiegelt seine Bedeutung in Isabelles Seelenleben wider. Die Dyade mit der Mutter hat jede Neugier auf den Vater erstickt.

Ich zögere nicht, bei solch vielfältiger Funktionalisierung von »elterlichem Missbrauch« zu sprechen. Aber ein Kind ist keineswegs nur ein passives, hilfloses, unschuldiges Opfer elterlicher Missetaten. Zwar ist das entstehende Selbst verwundbar, es verfügt aber über ein angeborenes »Potential für Wachstum, Strukturierung und Überleben«, weshalb Khan nicht von »Ich-Schwäche«, sondern von »Ich-Verzerrung« spricht (1983 [1979], S. 60). Wir konnten Isabelles Versuche miterleben, sich aus der sie einengenden partikularen Moral ihrer Mutter zu befreien.

83 »Nous sommes deux égarées qui ont trouvé refuge dans un hôpital, voilà la vérité« (ebd., S. 234).

Bezüglich der Todesursache bestehen kontroverse Meinungen: Angeblich ist Isabelle an einer Lungenentzündung verstorben. Eine Freundin, die sie am Cours Florent getroffen hat, meint jedoch, Isabelle sei an ihrer Anorexie verstorben. Sie sei völlig erschöpft gewesen. Weder die Lunge noch ein Suizid seien der Grund ihres Todes. Psychisch hatte Isabelle Fortschritte gemacht. Sie konnte sich bei ihrer Tante als zu dünn erkennen und wurde sexuell mit einem verheirateten Mann erlebnisfähig – das hätte der Beginn einer ödipalen Entwicklung hin zur Gesundung sein können. Die Seele hätte sich vielleicht noch retten können, für den entkräfteten Körper war es wohl zu spät.

Der Vater Isabelles schreibt die Geschichte seiner Tochter um: Er schwärmt vom guten Verhältnis zu Isabelle. Ein fröhliches Mädchen sei sie gewesen mit noch vielen Plänen vor ihrem Tod, für ihn Hinweis, dass sie leben wollte. Schuld an ihrem Tod seien die Ärzte im Bichat. Sie hätten sie mit ihrer Spritze umgebracht. Ihre Magersucht habe viel später begonnen, als Isabelle angegeben habe. Er sehe deren Beginn ursächlich in Zusammenhang mit der Vergewaltigung durch einen Restaurantbesitzer (Georges?). Erst kurz vor Isabelles Tod habe er davon erfahren. Seine Frau und Isabelle hätten das Vorkommnis vor ihm geheim gehalten, seine Reaktion fürchtend, weil er »ein heißblütiger Mensch« sei, so Bopp (2011). Das sollte wohl heißen, dass er sich als Rächer seiner Tochter versteht – ein Mann, der nicht einmal seiner Frau Paroli bieten konnte. Er weiß nicht, dass der Vater aus Sicht des Jugendlichen nie bevorzugter Adressat für Privates und Intimes ist – und es im Verlauf der Adoleszenz immer weniger wird (Seiffge-Krenke, 2001, S. 58). Im Übrigen: Hätte er das, falls es eine Vergewaltigung war, als Vater nicht merken müssen? Es war eine Schutzbehauptung, eine Schuldzuweisung, um von eigenen Fehlern und Versäumnissen abzulenken. Auch dass er häufig abwesend gewesen sei, treffe nicht zu. Andererseits will er von der engen Beziehung seiner Tochter zu ihrer Mutter erst aus Isabelles Autobiografie erfahren haben. Man müsse, so gibt er zu verstehen, die Autobiografie seiner Tochter »wie einen Roman betrachten« (Bopp, 2011). Da stimme ich ihm zu: wie seinen »Familienroman«.

Noch einmal: Die Plakate

Einige kritische Anmerkungen müssen sein: Sie betreffen die eingangs erwähnten Plakate von Mailand und deren Rechtfertigung, die jetzt, nachdem die Geschichte der Isabelle Caro bekannt ist, in einigen Aspekten besser zu verstehen sind. War es wirklich Isabelles Anliegen, über die Anorexie aufzuklären? Ihrem eigenen Bekunden nach will sie ein negatives Vorbild sein, will zeigen, wie man als »Leiche« aussieht – eine Rolle, die sie im Studium auf den Brettern, die die Welt bedeuten, gelernt hat. Es sieht eher danach aus, als sei es ihr an einer Karriere als Model, als Starlet der Magersucht gelegen, eine Karriere, die ihre Mutter bereits an früherer Stelle vorhergesagt hat: »In vierzehn Tagen wirst du nicht mehr die Métro nehmen, ohne dass dich jemand um ein Autogramm bittet. Du wirst ein Star werden, meine Tochter, du wirst in die ganze Welt reisen«.[84] Wie immer tat Isabelle auch jetzt, was ihre Mutter befahl: *»Oui maman«*.

Fraglos dienen die Plakate der einst Eingesperrten dazu, die Wunden der Kindheit zu schließen. Isabelle kann das Gefühl haben, von dieser Welt zu sein und von den Blicken der sie Betrachtenden getragen zu werden, wie sie das bei ihrem Violin-Auftritt beim Clip erlebt hat. Und dass die stets im Gesicht Verschleierte, die ihr Wachstum verstecken musste, sich nun in voller Länge und ohne jedes Verhüllen fotografieren lässt, ist auch nachvollziehbar.

Wir wissen, dass Isabelle mit den Auftritten den Auftrag ihrer Mutter erfüllt, im Fernsehen aufzutreten. Das tut sie nun, nicht als Menuhin, aber als Starlet. Da sie gerade das zeigt, was sie als Kind nicht hat zeigen dürfen, könnten die Plakate auch eine öffentliche Anklage und Beschämung ihrer Mutter sein – denn was muss in Magdeleine angesichts einer solchen öffentlichen Präsentation vor sich gegangen sein? Sie könnte wieder befürchtet haben: »Tu veux ma mort, hein, c'est ce que tu veux!«, also als *maman parfaite* ermordet zu werden. Möglicherweise hat Isabelle ihre Mutter mit den Plakaten in eine schwere Krise gestürzt. Dann hätte sie mit dem Skelett einen Sieg über ihre Mutter errungen. Die Plakate wären Zeichen ihres Triumphes über ihre Mutter.

Die Plakate zeigen zugleich die andere Seite, die den Triumph als Schimäre, als beschönigendes Trugbild ausweist. In Wirklichkeit sind die Skelette die Verlierer. Dem Körper ist seine Verwendung als Wohnstätte des Selbst entzogen. Er wird einem anderen Register zugeführt. Zuhause dient Isabelles Körper als Selbstobjekt einer anderen, in der Öffentlichkeit der Abschreckung oder zu Werbezwecken. Wie die ProAna-Websites zeigten, wird er zum Kunstgegenstand, zum Schaustück, zum Exponat mit profaner

84 »Dans quinze jours, tu ne pourras prendre le métro sans qu'on te demande des autographes. Tu vas devenir une star, ma fille, tu voyageras dans le monde entier« (ebd., S. 162).

Heiligkeit gemacht. Der Körper ist Verfügungsmasse. Die Geschichte dahinter, das Leid, die Qual und der Schmerz, die einmal am Körper klebten, sind im Glanz der Scheinwerfer vergessen.

Der Blick Isabelles ist kein Blick zurück im Zorn – nein, das ist der Blick eines Mädchens voller Angst, man könnte ihm auch noch das letzte bisschen Haut und Knochen, das ihm geblieben ist, nehmen. Isabelle posiert, als sei sie dem Gefängnis entflohen, fürchtend, wieder in die Kindimago ihrer Eltern eingesperrt zu werden – einem Käfig, dessen Gitterstäben sie nur entkommen kann, weil sie sich dünn macht. So muss sie als kleines Mädchen geschaut haben, als sie in den Teich gefallen ist und ihre Mutter wie von der Tarantel gestochen heranschoss. Flüchtend muss sie alles zurücklassen, um die nackte Haut zu retten. Ihr Blick zurück ist auch der von Lots Frau, die, von Gomorrha sich nicht lösen könnend, zur Salzsäule erstarrt. Isabelle ist zum Skelett erstarrt, weil sie sich vom Blick ihrer Mutter nie lösen, nicht mit, aber auch nicht ohne Mutter leben konnte. Nun sitzt sie da, mit langen Beinen, einsam, ausgemergelt, in professioneller Modelhaltung den Blicken ausgeliefert. Die Plakate zeigen die für diese Pathologie typische Instrumentalisierung – jetzt durch die Medien.

All dies spricht freilich nicht dagegen, dass sie mit diesen Plakaten vor der Magersucht warnen will, zumal Rettungs- und Größenfantasien in der weiblichen Adoleszenz als Entwicklungsprogramm dem Großwerden dienen (Chasseguet-Smirgel, 1981 [1975]). Sehen wir also weiter: In ihrer Autobiografie erklärt Isabelle, wie es zu den Nacktaufnahmen gekommen ist. Toscani habe sie gebeten, den Slip auszuziehen, damit man die Psoriasis am Rücken sehe. Sie hat ihn ausgezogen: »Ich sagte mir immer wieder, ich opfere meine Schamhaftigkeit für einen guten Zweck«.[85] Mit Höschen wären die Plakate nicht weniger schockierend, die Nacktheit also überflüssig. Allerdings hat Ferenczi auf die Nacktheit als Mittel des Erschreckens hingewiesen, weil sie seinen Überlegungen zufolge beim Betrachter zu einer nicht zu bewältigenden Libidoüberflutung führen könne (1984 [1919], S. 284). Bei den Plakaten geht es eher um eine Überflutung mit Entsetzen. Man könnte zugutehalten, Caro und Toscani hätten die Psoriasis stellvertretend für all die sekundären Symptome zeigen wollen, die man auf den Plakaten nicht sieht, die diesbezüglich Informierten allerdings durchaus bekannt sind: Haarausfall, gelbliche Haut, blutig geritzte Unterarme, mit Hämatomen übersäte Oberschenkel, entzündetes Zahnfleisch,

85 »Je me répète que c'est pour la bonne cause que je sacrifie ma pudeur« (ebd., S. 266).

Schädigung des Magen-Darm-Trakts, Unfruchtbarkeit, Osteoporose, Nierenversagen, Kältegefühl, Obstipation.

Zweifel sind also angebracht: In ihrer Autobiografie kommentiert Isabelle die Plakate und vermutet, wären nicht die beiden »Hautsäckchen« an der Brust, könnten die Plakate Betrachtende rätseln, welchen Geschlechts die abgebildete Person sei. Ich vermute, sie ist sich selbst unsicher, ob *male* oder *female*, ob Jesus oder Isabelle. Rosenkranz (2007), die Isabelle interviewt hat, eröffnet ihren Bericht mit dem Satz: »Dieser Körper, er wird von seiner Besitzerin nicht versteckt, er wird ausgestellt wie der Leib Christi«. Wie kommt sie zu diesem Vergleich, der sich ikonografisch nicht ad hoc anbietet? Ich vermute, sie hat auf das Unbewusste Isabelles reagiert, denn da ist er wieder, der Jesus, der aus dem Stall. Wir wissen, Isabelle benötigt den männlichen Körper zur Abgrenzung gegen ihre Mutter. Jetzt kommt ein weiteres Motiv hinzu: Isabelle versteht sich als Heilsbringerin. Sie inszeniert sich mit »blassem, ausgemegeltem Körper nackt« als Botschafterin gegen die Anorexie. In einem Interview sagt sie: »Ich will, dass sich Jugendliche, die immer dünner werden, fragen: Will ich so aussehen wie sie? Will ich aussehen wie eine Leiche?« (Klaubert, 2010).

In ihrer Erläuterung der Plakate führt Isabelle aus, ein angewinkeltes Bein verhindere den Blick auf die Scham. Als Ersatz oder Gegenleistung könnten Betrachtende die Knochen besichtigen, könnten sie beinahe zählen.[86] Diese Betrachterlenkung impliziert die Forderung, den Körper detailliert abzusuchen, ihn sozusagen mit Blicken zu streicheln. Das Zuwendungsbedürfnis wird erkennbar. In Isabelles Augen erkennt man ihre Verzweiflung angesichts des Mangels, jene Verzweiflung, die von ProAna als »engelhafte, bittersüße Melancholie« verkauft wurde.

Zum anderen enthält die Betrachterlenkung einen Hinweis auf Isabelles libidinöse Ausrichtung, die vom Genitale auf die Knochen verschoben zu sein scheint. Grund der Verschiebung könnte der Vaginismus sein, weil die Mutter die Lust am Genitale nicht erlaubt. Wenn keine Genitallust, dann eben Knochenlust. Da Knochen nichts Erotisches an sich haben, bedarf es zu deren libidinösen Besetzung des Glanzes im Auge des Betrachters. Die sichtbaren Knochen sind der Magersüchtigen Beweis, siegreich im Kampf gegen den Hunger geblieben zu sein. Mit ihnen will sie Schreck oder Empörung auslösen. Sie geht vor wie der Exhibitionist, der den Schrecken des

86 »En revanche, ce qu'on voit très bien, ce sont les os. On pourrait presque les compter […]« (ebd., S. 11).

Objekts angesichts der Genitalentblößung samt den juristischen Folgen als Bestätigung seiner Unversehrtheit wertet. Nikulka zufolge will sich die Magersüchtige in unserem verwirrten und bestürzten Blick spiegeln. Er diene ihr als Bestätigung, der imaginäre Phallus zu sein (2006, S. 373). Dies kann die weibliche Lust zur Exhibition sein. Wahrscheinlicher ist jedoch, dass es bei Magersüchtigen des schwachen Vaterbildes wegen zu einem unbefriedigt gebliebenen Bedürfnis nach Spiegelung des Körpers, zu einer Spiegeldeprivation in der Sozialisation gekommen ist. Bei der Exhibition des Körpers wird demzufolge neben der Rache an der Mutter die Enttäuschung bezogen auf den Vater mit abgehandelt. Die Kameralinse vertritt das Auge des Vaters, das aus dem der Kranken verbliebenen Restkörper aus Haut und Knochen ein zu bewunderndes, triumphales und darüber narzisstisch-libidinös besetzbares Körperselbst machen soll. Sah man sich auf den ProAna-Websites um, fand man diese Verschiebung der Libido bestätigt. Die Thinspos präsentierten ihre Knochen mal stolz, mal schamhaft flirtiv, oder machten sie zum Fetisch.

In ihrer Autobiografie erzählt Isabelle Caro vom bitteren Körper- und Seelenleid. In der dort enthaltenen Fotoserie wie auf den Plakaten zeigt sie die Not mit dem entleibten anatomischen Körper und präsentiert ihn getreu den ikonografischen Vorgaben der ProAna-Websites in Kameraeinstellungen, die für Magersüchtige keine Abschreckungs- sondern Wunschposen darstellen. Ihr Körper zeigt die Schulterblätter, die sich Thinspos wünschen, die wie gebrochene Flügel eines gefallenen Engels aussehen. Ob Isabelle ein gefallener Engel war, weiß ich nicht, aber gewiss ließen sich gefallene Prinzessinnen und *poulbots* auf den ProAna-Websites zuhauf finden – Isabelle dokumentiert so ihre Identifikation mit den Thinspos.

Würde Isabelles Körper auf den Plakaten nicht einen zarten Schatten werfen, könnte man meinen, sie schwebe im Weltall. Diesen Zustand empfinden Menschen, denen die gyroskopische Funktion innerer Objekte fehlt. Ihr Alter sei kaum abzuschätzen, so Isabelle. Ihr Blick habe etwas von einem verlorenen Kind, Körper und Haut jedoch wirken wie die einer Gealterten. Das Skelett lebt als vergreistes Kind in einem Zwischenraum. ProAna pries diesen Zustand als erstrebenswert an. Irmgard, von der Moersch (1980) berichtet, habe bei ihrem kleinen, zierlichen Wuchs mit dem hochgradig abgemagerten Körper, den dünnen Armen und Beinen »wie ein vergreistes Kind« gewirkt. Aber Irmgard habe sich schön gefunden und habe jede Gelegenheit genutzt, sich zu zeigen, was ihr früher bei einem durchschnittlichen Körpergewicht nie möglich gewesen sei (S. 173).

Schrecken also die als warnendes Beispiel für Magersucht inszenierten Plakate wirklich ab, oder geht es unter dem Vorwand eines guten Zwecks um die Befriedigung exhibtionistisch-narzisstischer Lust? Isabelles Rausch im Medienrummel zeigt, dass sie Befriedigung findet und diese glorifiziert. Nicht nur der Sexualtrieb, auch der Narzissmus kann sich unter dem Deckmantel eines missionarischen Eifers verbergen, zumal heute gilt: »Wo Überich war, ist Ichideal geworden.« Überdies bedienen die Plakate, als »Kampf für die gute Sache« rationalisiert, die Ideologie, die ProAna predigte: »Anorexia is a lifestyle, not a disease« – eine gefährliche Verführung zur Krankheitsverleugnung, der Isabelle in Lourdes aufsitzt. Das Heilmittel wäre, ProAna untreu zu werden, aber nichts anderes schütze die Tugend einer Frau so sicher wie die Krankheit, so Freud (1908d, S. 158). Wie sagte Isabelle? »Je préfère rester à la maison«.

So werden die Plakate für Magersüchtige zum ästhetischen Vergnügen und versprechen kommende Freuden, den ultimativen, finalen Triumph über den Teufel Hunger. Wie ProAna idealisieren die Plakate den *skeletal look*, um die Differenz zwischen Wirklichkeit und Ideal werbewirksam ausbeuten zu können. Wie die Gegenstände der Werbung keine Obergrenze kennen, es immer noch besser, größer, schöner, schneller, sauberer geht, so gaukeln die Plakate vor, Magerkeit kenne keine Grenze, es gehe immer noch dünner. Jeder Schritt in die Magerkeit eröffnet die Aussicht auf den nächsten Schritt und erzeugt damit das Verlangen, diesen Schritt zu tun, weil für an Anorexie Erkrankte der *skeletal look* Identitätsmedium und Identifikationsoberfläche ist. Isabelle hat die ansteckende Wirkung der anorektischen Logik unterschätzt. Wider alle Beteuerung sind die Plakate keine Abschreckung, kein »No« zur Anorexie, sondern Werbung für ein »Pro«. Isabelle Caro wurde zur Heldin der ProAna-Foren oder Anas ergebenes Lollipopgirl *till the end*.

Wie erwähnt, stieß die Kampagne auf heftige Kritik: Nach wenigen Tagen wurden die Plakate entfernt.

Die Macht der Signifikanten

Ist das letzte Wort gesprochen und das Leben zu Ende, lassen sich nachträglich die Signifikanten ausmachen, unter die die Verstorbene von ihren Eltern gestellt wurde, und ausmachen, welche strukturbestimmenden und richtungsweisenden Folgen sie für ihre Entwicklung hatten. Signifikanten sind wie Überschriften zu den Phantasmen der Eltern, zu den bei ihnen unbewusst ablaufenden Szenen, Gesten, Handlungen und Worten. Lindners Signifikant, dem sie unterstellt war, lautet: »Verlogenes Biest« (Lindner, 2011, S. 37). Bei Isabelle Caro sind es im Wesentlichen vier Signifikanten: »poulbot« (Straßenkind), »Prinzessin«, »Wachstumsverbot« mit dem Nebensignifikant »Asien« (Kleinwüchsigkeit und Körperkontrolle),[87] und schließlich »Menuhin«. Unter diese Signifikanten gestellt, die allesamt auf ein elterliches narzisstisches Begehren deuten, ist sie gescheitert – denn alles deutet darauf hin, dass sie unter diesen Signifikanten verhungert und schließlich zu Tode gekommen ist – die Signifikanten sind in dieser Hinsicht stark performativ.[88] Caro kommt im Phantasma ihrer Mutter, oder wie ich sage: in ihrer Kindimago, als *poulbot* zur Welt. Da sie dann aber für ihre Mutter das imaginäre Kind vom verehrten Schlagerbarden ist, wird sie zur Prinzessin, womit sich ihre Mutter zur Königin macht. Diesen Status behält Isabelle, bis sie vier Jahre alt ist. Dann stürzt sie über Julie und wird wieder zum Straßenkind, das seine Mutter und seine Funktion für sie verloren hat. Diese Auslöschung – ein Seelenmord – wiederholt sich regelmäßig zu den Sommerferien. Sie ist am Wachstumsverbot ihrer Mutter gescheitert, die der Illusion verfallen ist, die Zeit anhalten oder gar zurückdrehen zu können – eine Illusion, die wegen der mütterlichen Verwerfung des Vaters und dessen eigener Hilflosigkeit für ihre Tochter letztlich tödlich ist. Diese und andere verlorene Illusionen der Mutter aktivieren deren depressive Grundstimmung, sodass Isabelle fortan die Aufgabe zufällt, die mütterliche Depression aufzuhellen. Bald darauf kommt es zu einem weiteren Absturz über eine Demütigung, die nicht tiefer hätte sein können: Mit Schimpf und Schande wird sie vom Hof des Konservatoriums Rachmaninow verjagt, an dem sie ihre Eltern angemeldet haben, offenbar davon ausgehend, ihre Tochter habe schon oder erreiche noch die Qualität eines Menuhin.

Das ganze Leben von Isabelle Caro zeigt, wie sie immer wieder versucht, diesen Signifikanten zu entsprechen, ohne zu verstehen, woher deren schon

87 Die verheerende Wirkung z. B. dieses Signifikanten führt der Film von Kiki Allgeier vor, wenn er u. a. der Caro auf ihrer Japanreise zeigt.

88 So ist nicht zu verstehen, dass heute noch davon ausgegangen wird, der Weg von Worten zur Gewalt sei lang – als lägen Hindernisse dazwischen. Dies scheint eher eine Beruhigungsformel zu sein. Caro zeigt, dass es keinerlei Hindernisse gibt, allenfalls kann es etwas Zeit dauern, bis Worte ihre Wirkung zeigen.

als unheimlich zu bezeichnende Macht kommt. Ihre Frage »Wer bin ich?« bleibt ihr großes Rätsel, wie auch die, was ihre Mutter von ihr gewollt hat, ohne Antwort bleibt. Ihre Mutter hat es wohl selbst nicht gewusst. Auch meine Interpretationen vor dem Hintergrund der Familiengeschichte sind nur annähernd eine Antwort.

Caros Geschichte zeigt, dass jeder ihrer Versuche, sich aus dem Würgegriff der Signifikanten zu befreien und ihren Auftrag, imaginärer Phallus ihrer Eltern sein zu sollen, zu kündigen und sich stattdessen zu subjektivieren, vereitelt wird. Jedes Kind hat das Recht, »Nein« zur elterlichen Funktionalisierung zu sagen, um sich zum Subjekt mit einer eigenen Geschichte – meinetwegen als deren Held*in – zu machen. Isabelle Caro macht immer wieder Anläufe dazu: sich in den Teich legen, Rébecca, den Namen wechseln, auf der Theaterbühne andere Rollen übernehmen, Herumreisen, sich in Georges oder Isabelle Huppert verlieben u. a. Was auch immer sie unternimmt, sie kann nicht zu ihrem Begehren finden, weil die Mutter ihrer Tochter auf den Fersen bleibt, mithilfe des Vaters bis in den Tod. Zwar tritt der Tod der Magersüchtigen durch die Auszehrung des Körpers ein, aber genau besehen dürfte ihr Tod ein Selbstmord sein, ihr letztes Unternehmen, mit dem sie versucht, sich vom Status, Objekt (imaginärer Phallus) für andere sein zu müssen, zu befreien. Sie will jenen Teil ermorden, der ihrer Subjektwerdung im Wege steht. Der Teil, der sich zum Subjekt machen möchte, lebt in Suizidfantasien weiter, wie bei *replacement children* zu beobachten ist, wenn man ihnen zuhört. Es ist, als ob sich ein Teil vom anderen trennen müsse, damit der sich zeugen, also zum Subjekt, machen kann. Die Suizidalität findet ihren Vorläufer in der Pubertät, in der die Magersüchtige als Gegenentwurf zu den elterlichen Signifikanten das »Geheimrezept« »Hunger« findet, das sich als ebenso starr, fixierend und hartnäckig wie die elterlichen Signifikanten erweist. Caro macht sich fortan zur Heldin einer Opfergeschichte, über die sie wieder zum Opfer wird, eine Opfergeschichte mit dem Titel »Vom Mausoleum der Mutter in die Gruft mit der Mutter«.

8 Die anorektische Logik (IV)

Einleitung

Die beiden vorgestellten Autobiografien zeigen zwei unterschiedliche Mutter-Kind-Beziehungen. Im Fall Lilly Lindners lehnt die Mutter ihr Kind offen ab, artikuliert ihren Hass und ist als *containing rejecting mother* für das erlittene Trauma ihres Kindes nicht zugänglich. Der Vater vermag nicht als Korrektiv aufzutreten. Im Fall Caro bindet eine depressive und deshalb *containing rejecting mother* ihre Tochter eng an sich, macht sie zu ihrem Selbstobjekt und verfügt in verschiedener Hinsicht über sie.

Beide Magersüchtigen zeigen die Schwäche des Container-Containing-Modells. Immer dann, wenn Kinder dazu funktionalisiert werden, das Unbewusste ihrer Eltern zu befriedigen, können Eltern kein Interesse daran haben, die Not, die Sorgen, die Unbill, die sie bei ihren Kindern damit angerichtet haben, zu containen, sie zu trösten und ihnen darüber bei der Verarbeitung ihrer negativen Gefühle behilflich zu sein. Dazu müssten sie ihr eigenes Verhalten infrage stellen. Stattdessen verhalten sie sich *containing rejecting* und fordern: »Stell dich nicht so an«.

Wegen einer von Mutter und Vater verursachten Introjektionsstörung gelingt der Tochter keine Verinnerlichung eines stabilen Vaterbildes. Die Mutter begünstigt die Vaterdeprivation, indem sie den Vater aktiv ausschließt. Der Vater verhindert mit seiner Persönlichkeitsstruktur die Übernahme seiner Funktion als Dritter. Da der innerpsychisch und oft real wenig präsente Vater der Mutter-Kind-Dyade keinen triangulierenden Rahmen bietet, wird die Tochter in eine Dyade gezwungen, in der die Mutter als omnipotent und ihre narzisstische Pathologie als übermächtiger Störfaktor erlebt wird. Weil die Integration des Vaters misslungen und die Dyade nicht in eine funktionierende Triade eingebettet ist, verschärfen sich die Probleme, die Mutter-Kind-Beziehung nimmt pathologische Züge an, wird zum Trauma und als solches introjiziert.

Der pathologisch-narzisstische Persönlichkeitsanteil der Mutter ist durch ein strenges und hoch angesetztes Überich bzw. Ichideal gekennzeichnet, das deutliche Merkmale einer partikularen Moral zeigt, sodass die pädagogische Praxis der Mutter zur Sonderpraxis wird – eine Sonderpraxis, wie sie im Regelwerk der ProAna-Bewegung beispielhaft niedergelegt war. Die Kluft zwischen Realich und dem Ideal, perfekte Mutter sein zu müssen, verursacht deren Pathologie. Je höher das Ichideal, desto größer ihre Kränkbarkeit. Da narzisstische Beziehungen äußerst störbar sind, können kleine Enttäuschungen eine »Welle des Hasses« hervorrufen (Loch, 1972, S. 342). Moersch (1980) schreibt: »Wie sehr Irmgards Mutter das von der Tochter verinnerlichte realitätsfremde Ideal einer hohen Sittlichkeit und gefühllosen Leibferne als Entwicklungsziel gefördert haben mochte […], wurde im Gespräch mit der Mutter deutlich, als sie die Tochter zur poliklinischen Sprechstunde begleitet hatte« (S. 177). Ist der hohe Anspruch gefährdet, sei es, weil das Kind ihn mit seinem Verhalten infrage stellt und nicht den mütterlichen Idealvorstellungen entspricht, sei es, weil es sich aus dem »Netz ihres narzisstischen Universums« (Kohut, 1975, S. 239) zu befreien versucht, reagieren diese Mütter mit »narzisstischer Wut« (ebd.), d. h. mit Entwertung, Strafmaßnahmen, narzisstischem Rückzug oder Suiziddrohungen.

Die Kränkbarkeit der Mutter signalisiert ein instabiles Selbstwertgefühl und eine narzisstische Bedürftigkeit, die sie mit der Illusion, ideale Mutter zu sein, zu kompensieren versucht. Sie instrumentalisiert ihre Tochter, indem sie sie durch ideales Verhalten zwingen will, ihre Idealität zu bestätigen. Kurzum: Das Ichideal der Mutter fordert eine perfekte Tochter, damit sich die Mutter perfekt fühlen kann. Die Tochter ist ein von der Mutter narzisstisch besetztes Objekt. Die narzisstische Rekrutierung erfolgt unter Druck und Zwang – also intrusiv –, und setzt sich dominant gegen die Bedürfnisse der Tochter durch, weil die Bedürftigkeit der Mutter weder Eigenes bei ihrer Tochter noch Aufschub duldet, sodass diese zu keinem eigenen Begehren findet.

Pathologischer Narzissmus äußert sich zwar individuell verschieden, ist im Gesamten jedoch gleichförmig. Seine aggressiven Formen, die sich in Omnipotenz und Entwertung, in narzisstischer Wut, Rachegedanken und Vergeltung äußern und sich zum Terror steigern können (Grunberger, 1986), sind überschaubar, weshalb Kernberg (1978 [1975]) strukturierte, fast normierte Grundzüge der Gegenübertragung auf narzisstische Störungen zu beschreiben vermag.

Da Bulimie und Anorexie häufig in einer Mischform auftreten, zeigen nur Details Unterschiede zwischen beiden Erkrankungsformen. Bulimikerinnen berichten, hätten sie nicht den Vorstellungen ihrer Mütter entsprochen, hätten diese gekränkt reagiert, ein beleidigtes, eiskaltes, unerbittliches, undurchdringliches Gesicht aufgesetzt, sich abgewendet und mit Beziehungsabbruch gedroht oder ihn vollzogen, indem sie tagelang nicht mit ihnen sprachen. Enttäuscht die Tochter auf diese Weise die mütterliche Illusion der Idealität, trifft sie deren moralische Strafwut. Auch hätten sie sich von ihren Müttern Schmähreden anhören müssen, in denen ihnen wichtige Dinge entwertet wurden. Manche Mutter hätte mit wilden Deutungen, Verwünschungen und Morddrohungen zum Kampf geblasen, wobei sie sich hilflos dem Interpretationsmonopol ihrer Mütter ausgeliefert gefühlt hätten.

Bei manchen Müttern steht das hohe Ichideal im Vordergrund, bei anderen das strenge Überich. Mütter von Magersüchtigen tendieren zum depressiven Modus und hätten – fühlten sie sich gekränkt – schamerfüllt und unter Weinen und Suiziddrohungen den Rückzug angetreten, seien also vor der eigenen Wut geflüchtet. Wird Caro von ihrer Mutter geohrfeigt, wird sie *deux secondes* später aufs Heftigste umarmt und mit Küssen überhäuft – und erstickt. Hier steht zwar das strenge Überich der Mutter im Vordergrund, im Hintergrund lauern aber hohe Ichideal-Ansprüche. Wegen des Konflikts zwischen Ich und Überich bezeichnete schon Freud die Depression als narzisstische Psychoneurose (1924b, S. 390). Aber auch die depressive Mutter kann offen aggressiv reagieren: »Sie hat mich nicht mehr reingelassen, sie hat gesagt, ich bin für sie gestorben, sie will mit mir nichts mehr zu tun haben«, so die magersüchtige Marathonläuferin Olivia Grüner über ihre Mutter (U. Spitz, 2004). Kohut zufolge entspricht die narzisstische Wut der »fight-flight-reaction«, mit der biologische Organismen auf Angriffe reagieren (1975, S. 226). Aus dieser Perspektive betrachtet, tendiert die Mutter mal zum Angriff, mal zur Flucht – was davon abhängt, ob ihre partikulare oder die universelle Moral angegriffen wird. Wie ich später ausführe, jedoch vorsorglich hier erwähne, erzeugt weder eine kämpfende noch eine flüchtende, eher depressive Mutter zwangsläufig eine Essstörung.

Ist das Kind der Sprache noch nicht mächtig, kommt es zu einer Störung der »primären Kommunikation« (McDougall, 1985 [1978]). De Boor

(1986) berichtet von einer psychosomatischen Patientin, die »wie einen passenden Mosaikstein« ein Tagebuch aus dem Nachlass ihrer Mutter in die Sitzung mitbrachte, in dem diese den Eintrag gemacht hatte, der Neugeborenen Klapse gegeben zu haben, damit sie schneller trinkt, damit aber nur erreicht, dass die Kleine »verzweifelt geschrien« habe. Die Mutter, so de Boor, sei wütend darüber gewesen, dass das Kind ihr die Bosheit angetan habe, nicht rasch genug zu trinken. Wenige Wochen später habe sie den Säugling dann in ein Heim gegeben (S. 198). Fühlt sich Lindners Mutter von ihrer Tochter gestört, spricht sie ihren Hass auf sie offen aus und lässt sie kalt auflaufen, was selbst ihrem Vater zu heftig ist, sodass er zu beschwichtigen versucht. »Strafwut« heißt »narzisstische Wut«. Ihr liegen Kohut zufolge zwei Ansprüche zugrunde: die Vollkommenheit des idealisierten Selbstobjekts und die uneingeschränkte Macht und Wissen eines grandiosen Selbst (1975, S. 232).

Erfüllt die Tochter ihre narzisstische Funktion nicht, ist die Ehre der *la mère parfaite* in Gefahr, weil sie ihre Überzeugung, uneingeschränkte Macht und Wissen zu besitzen und alles unter Kontrolle zu haben, bedroht sieht. Sie allein wisse, so Caros Mutter, was gut für ihre Tochter sei, nur sie liebe sie wirklich, weil es nichts Stärkeres gebe als die Liebe einer Mutter. Eine solche Mutter tendiert zum narzisstischen Rückzug aus der Realität. Sie lebt in der unrealistischen Gewissheit, ihrer Tochter nur das Beste zu bieten – eine archaische Omnipotenzfantasie, mit der sie der Gefahr, desillusioniert und gekränkt zu werden, Tür und Tor öffnet, denn Dankbarkeit erwartend, erntet sie meist nur Undankbarkeit. Es ist diese Omnipotenzfantasie, die auch dem Dritten eine *No-entry*-Weisung erteilt, d. h., keinen Vater, keine Behandelnden oder andere zulässt, sondern mit dem behaupteten Superlativ alle aktiv aus der Dyade ausschließt, um an der narzisstischen Besetzung der Tochter festhalten zu können. Eine solche Mutter-Kind-Dyade gerät zur »narzisstisch gestörten Dyade« (Ermann, 2003, S. 186), zur Brutstätte illusionärer Fantasien.

Die Mütter konfrontieren ihre Töchter vornehmlich mit zwei von Kutter beschriebenen pathogenen Interaktionsmustern: dem »Isolieren, Auf-Distanz-Halten oder Zurückweisen des Kindes« und dem »Nicht-Beachten oder Ver-Achten des Kindes« (1986, S. 203). Lindner und Caro berichten davon. Ihre Mütter sind auf je besondere Weise *No-entry*-Mütter. Lindners konfrontativ eingestellte Mutter hat weder Auge noch Ohr für die Not ihrer Tochter, Caros depressive Mutter kein Sensorium für die normalen kindlichen Bedürfnisse ihrer Tochter.

Beide von Kutter (1986) skizzierten Interaktionsmuster, die er bei psychosomatisch Erkrankten fand, wie auch das dritte von ihm erwähnte – die »verschlingende, vereinnahmende oder in Beschlag nehmende Weise der Interaktion« (S. 203) – können panphasisch bis in die späte Adoleszenz zur Anwendung kommen. Da der narzisstische Anteil der Mutter die Inhalte ihrer Kindimago bestimmt, die schon pränatal auf das Kind projiziert werden können, wie manchmal schon am Vornamen des Kindes erkennbar wird, wird die Tochter entsprechend früh im Dienst des mütterlichen Narzissmus instrumentalisiert. Es handelt sich dann nicht um ein einmaliges Trauma, sondern um eine langanhaltende traumatisch wirkende Interaktion mit der Mutter, um ein »kumulatives Trauma« (Khan), d. h., die pathogene Interaktion wird zur traumatisierenden Umwelt des Kindes, in der es heranwächst.

Die Familiengeschichte Esskranker zeigt häufig, dass nur eines der Mädchen, oft die Älteste, esskrank wird, selbst bei eineiigen Zwillingen. Das erste Kind ist für Mama, das zweite für Papa, das dritte für sich selbst, erläutert Kals (2018, S. 14). Das hängt damit zusammen, dass die Esskranke als Einzige gezwungen ist, in der Dyade zu verbleiben, d. h., die Mutter hat ihre erste Tochter an sich gebunden und mit ihr ihre Störung agiert, während die anderen Geschwister oder Surrogate (wie das Pflegekind Julie bei Caro) fristgerecht aus der Dyade entlassen wurden. Die Erste tradiert die Psychopathologie der Eltern und soll ihrer Mutter Bedürfnis nach narzisstischer Zufuhr befriedigen und ihr dabei eine bessere Mutter als ihre eigene sein. Im Rahmen dieser Parentifizierung fordert die Mutter von der Tochter Schutz vor anderen Familienmitgliedern, oder verlangt, sie als ihre »Freundin« anzuerkennen, um sie mit ihrer Unzufriedenheit mit dem Partner überschütten zu können. Die Tochter soll Container für die Mutter sein, nicht umgekehrt, worüber sie unrealistisch großen Einfluss auf ihre Mutter bekommt, der ihr Anlass zu Omnipotenzfantasien gibt. Darüber wird auch für die Tochter die Dyade zur Brutstätte von Illusionen.

Haben Esskranke nach dem Verzehr verdorbener Lebensmittel oder anderem Ungenießbaren das Gefühl, ihr Körper sei voller Unrat und giftigem Abfall, wiederholen sie mit ihren Fressanfällen das Gefühl, Mülleimer (Container) für all das von den Eltern Entsorgte sein zu müssen – namentlich für das, was der elterlichen Idealität im Weg stand und steht. Introjiziert wird z. B. die Unzufriedenheit der Mutter über den von ihr entwerteten Vater. Die Folgen für das Selbstwertgefühl zeigt beispielhaft der zitierte Patient von Abraham (1969 [1924]), »der sich selbst als völlig untüchtig, für das praktische Leben unbrauchbar« erklärte (S. 150). Hinz (2006) berichtet von Carmen, die in ihrer Erinnerung ihren Kot in ihre defekte Puppe gestopft habe. Er interpretiert, sie habe damit ein Bild für ihr depressives Elend, ihr Selbstgefühl der Beschädigung und der Bedrängnis durch Schlechtes von innen her geschaffen (S. 292). Das Verb »stopfen« steht für das elterliche Projizieren.

Das Selbstgefühl kann früh, lange vor dem Erwerb des sprachlichen Denkens und der verbalen Kommunikation, traumatisch beschädigt werden. Rosenfeld (1990) macht auf eine Frühform projektiver Identifizierung aufmerksam. In einer Untersuchung mit autistischen Kindern und deren Müttern hat Felton (1985) einen Prozess entdeckt, den sie »osmotischen Überfluß« oder »osmotischen Druck« nennt, ein Überfließen gestörter Gefühle und Gedanken der Mutter in das Kind. Durch ihn werden bei der Mutter für sie unerträglich störende Gefühle, Erlebnisse und Erinnerungen, die sie nicht zur Kenntnis nehmen, sondern verbergen wolle, durch die Präsenz des Fötus in der Schwangerschaft aktiviert und unter Druck gesetzt. Dieses Unerträgliche würde als Störfaktor in den Fötus »einsickern«. Da der Fötus und das Kleinkind gegenüber diesem Druck oder diesen Zwängen, die in sie einfließen und die sie mit störenden widersprüchlichen Eindrücken erfüllten, völlig hilflos seien, ließen sich autistische Verhaltensmuster beobachten. Bion (1990 [1962]) hat ähnliche Störungsprozesse beobachtet, von denen er annahm, sie seien im Fötus verborgen und unzugänglich geblieben, die dann aber die Adoleszenten oder Erwachsenen in Krisenzeiten plötzlich überfielen, indem sie ins Bewusstsein drängten (S. 249ff.).

Einige dieser Verhaltensmuster verdienen in meinem Kontext Beachtung: Das Kind, so Rosenfeld (1990), empfinde sich als fremd und von allen anderen unterschieden. Wegen des überwältigenden Verheimlichungszwangs habe es das Gefühl, nicht wissen oder verstehen zu dürfen, was vor sich geht. Spreche die Mutter das Kind an, höre es scheinbar nichts, als ob es taub sei. Es bewege sich von ihr weg, drehe sich im Kreis oder bewege sich ziellos umher. Nichts an seinen Körpervorgängen weise darauf hin, dass es sich auf die Mutter beziehe. Seine Körperhaltung zeige häufig Anzeichen der Unterdrückung und Überwältigung, als ob es sich nicht aufrechthalten könne oder man ihm nicht gestatte, zu leben. Um sich gegen den »osmotischen Druck« zu wehren, benutze das autistische Kind Blockademechanismen, die das Eindringen dieses Drucks verhindern. Es scheine, das Kind antizipiere die störenden Reaktionen der Mutter und schließe sie aus, weil es erkenne, die Mutter sei gefährlich und müsse ausgesperrt werden (ebd., S. 250f.). Achtet man auf den Körper Magersüchtiger, findet man solche Zeichen. An anderer Stelle macht Rosenfeld eine Ergänzung, die ebenfalls auf bekanntes Terrain führt. Kinder solcher Mütter (die in den Uterus projizieren) seien von Beginn ihres Lebens an ihnen gegenüber ängstlich und scheu, befürchtend, sich in jedem Augenblick gegen etwas Schreckliches, das ihnen aufgezwungen werde, wappnen zu müssen. Sie müssen sich gegen den Einfluss der Mutter wehren, was sich einige Zeit nach der Geburt, manchmal auch unmittelbar danach, beobachten lasse und zu schweren Ernährungsstörungen und der Tendenz, den Kontakt mit der Mutter zu meiden, führe (ebd., S. 373).

Metapsychologisch lässt sich schwer fassen, was das Gefühl des Fremden ausmacht. Man könnte vermuten, Ich-Kerne, die sich autonom, d. h. unabhängig von der Mutter-Kind-Beziehung bilden, also nicht Niederschlag der Objektbeziehungen sind, spüren in ihrer Mitte das Fremdartige, die projizierten Selbstanteile der Mutter, als nicht assimilierbare Introjekte. Rosenfeld erwähnt, das Kind werde in seinem Denken und Fühlen überwältigt und deformiert und fühle sich unfähig, »eine Beziehung zum eigenen Selbst« herzustellen, die ihm ermögliche, zu leben und zu funktionieren (ebd.). Die Mutter des beobachteten Kindes empfinde ihrer eigenen Mutter gegenüber tiefe Schuld- und Verantwortungsgefühle, weil sie glaube, sie vernachlässigt zu haben. Sie sei über diese Gedanken, die sie gerne verborgen hätte, tief beschämt und verlegen und schäme sich wegen des zur Welt gebrachten Kindes. Sie habe das Gefühl, ihre verborgenen Gedanken hingen mit dem Kind zusammen. Das Kind wiederum bringe seine tiefe Furcht zum Ausdruck, eine Enttäuschung für seine Mutter zu sein. »Es wiederholte immer und immer wieder: ›Ich bin keine Enttäuschung für dich. Ich will dich nicht enttäuschen‹. Die Mutter achtete nicht sonderlich darauf und konnte auch nicht verstehen, weshalb das Kind ihr ständig so zuredete« (ebd., S. 251). Aufgrund falscher Verknüpfungen kommt es also zu einer spezifischen Sprachverwirrung zwischen Mutter und Kind. Diese Furcht des Kindes seiner Mutter gegenüber erinnert an die Furcht Caros angesichts ihrer depressiven Mutter.

Ich kann nichts über die vorgeburtlichen Erfahrungen meiner Patientinnen sagen, finde den Begriff »osmotischer Druck« aber brauchbar, um sich vorzustellen, wie frühe Projektionen auf das Kind einwirken. Das Überfließen erinnert an das Infusions- oder Injektionsgefühl, von dem Magersüchtige häufig sprechen, das dem »Einsickern« nahekommt und das Intrusive benennt, das ich bei den Müttern vermute. Das Gefühl, »sich gegen etwas Schreckliches, das ihnen aufgezwungen würde, wappnen zu müssen«, lässt sich im Planen der Essanfälle finden, das ich als Abwehrmaßnahme gegen das Trauma des Kontrollverlustes und der damit einhergehenden Hilflosigkeit verstehe (Ettl, 2013 [2001]). Aber auch die defensive Introjektion im Essanfall (um die Täter*innen oder die Kränkung zu tilgen), dürfte ein solches »Sich-Wappnen« sein. Der Angst, eine Enttäuschung für die Mutter zu sein, begegnen wir, wenn die Tochter die Instrumentalisierung zurückweist und früh- und rechtzeitig auf Distanz zu ihr geht, also »Nein« sagt und sich subjektiviert. Die Angst ist berechtigt, denn die Mutter reagiert furios, entzieht sich die Tochter dem Würgegriff der Funktionalisierung.

Ginge der osmotische Druck von den Patient*innen aus, löse das bei Analytiker*innen »große Verwirrung« aus, weil diese sich ständig irregeführt und fehlinformiert fühlen (Rosenfeld, 1990, S. 252). Sorgt der osmotische Druck im Erleben eines Erwachsenen schon für Verwirrung, wie groß müssen erst die Folgen beim Säugling oder Heranwachsenden sein? Die Wirkung dieses osmotischen Drucks, die sich in intrusivem Insistieren, z. B. in Gewissheiten äußert, lässt sich nur gestisch beschreiben: Man wehrt sich mit Händen und Füßen gegen das Insistieren, möchte den Kopf wegdrehen – wie es Spitz (1980 [1965]) als Vorläufer des »Nein« beschreibt – und wird wütend. Deutungen greifen nicht und man beginnt sich nicht nur zu ärgern, sieht man sich doch der Möglichkeit beraubt, z. B. Projektionen als solche zu benennen und deutend zurückzugeben, zumal man zu zweifeln beginnt, ob es sich um Projektionen handelt. Mit anderen Worten: Man gerät ins Grenzgebiet zwischen Wahn und Realität, und es bleibt nur die sorgfältige Prüfung des eigenen Selbst, ob Projektion oder Realität. Man bekommt einen Eindruck davon, wie wehrlos und hilflos sich Magersüchtige als Kleinkinder den elterlichen Projektionen ausgesetzt gefühlt haben müssen. Sie können den osmotischen Druck nicht in Worte fassen, sondern nur im Enactment zeigen und die sie Behandelnden spüren lassen, welch »große Verwirrung« der osmotische Druck in ihnen ausgelöst hat.

Druck und Zwang zur Introjektion der mütterlichen Projektionen, das Intrusive also, bereitet die spätere Introjektionsstörung vor. Früh erfolgt werden die Projektionen zu psychischen Implantaten, die haften, weil eine emotional abhängige Bindung zwischen Mutter und Tochter besteht (Stierlin, 1975, S. 135). Heimann (1989 [1948/1949]) zufolge wirken Introjektionen von Anfang an. Das Ich absorbiere Reize, die es von außen erhält, und mache sie zu einem Teil seines Selbst (S. 64). Khan (1983 [1979]) meint, man könne den Beginn des Ichs mit den ersten Introjektionen eines anderen psychologischen Wesens definieren (S. 173). In utero kann es jedoch nicht um die Traumatisierung eines bereits konstituierten Ichs gehen, sondern nur um eine konstitutive Traumatisierung. Wie soll man das nennen? Das Selbst ist ein Traumatisches, oder wie Mayr, die von »traumatischer Identität« (S. 125) spricht? Jedenfalls ist das intrusive Projektionstrauma früh an der Bildung des Ichs beteiligt und wird zu seinem Baustein, ist also subjektkonstituierend. Seine Intensität, Heftigkeit oder Andauer kann im präverbalen Stadium die seelische Verarbeitungsmöglichkeit des Kindes überfordern. Erst in der Pubertät setzt die Magersüchtige diesem intrusiven Druck mit Hungern entschieden Widerstand entgegen.

In der präverbalen Zeit ist zu vermuten, dass die Mütter Magersüchtiger in ihrer narzisstischen Kindimago so befangen waren, dass sie ihren kleinen Töchtern nicht »zugehört« haben und deren Kommunikationszeichen keine Bedeutung gaben. Da das Baby mit seinem Körper empfindet und sich artikuliert, hängt die Fähigkeit der Mutter, die Bedürfnisse des Babys zu erfassen und auf sie zu reagieren, von ihrer Bereitschaft ab, seinen Lauten und seiner Gestik Bedeutung zu verleihen. Dadurch wäre es dem Baby möglich, diese Bedeutung zu introjizieren und ein Verhältnis zu seinen eigenen Bedürfnissen zu gewinnen. Außerhalb dessen, was es für seine Mutter repräsentiert, besitzt es keine psychische Existenz. Reagiert die Mutter nicht auf die Zeichen des Babys, entzieht sie den Zeichen ihre Bedeutung. Straft sie oder interpretiert falsch, gibt sie berechtigten Bedürfnissen eine falsche Bedeutung, die introjiziert wird.

Vielleicht reagierten die Mütter mit Unwillen auf die Zeichen des Körpers, reagierten mit Zurückweisung oder Ver-Achten des Schreiens, der Gebärden, der Bewegungen der Muskulatur oder der Schmerzsensationen, mit denen das Kind in den ersten Lebensjahren kommuniziert, weil sie die Zeichen als persönlichen Angriff auf sie selbst oder als eine narzisstische Beeinträchtigung ihrer Idealität betrachteten. In diesem Fall haben sie ihrem Säugling nicht erlaubt, seine Bedürfnisse, also sein Eigenes auszudrücken, sein Begehren zu entdecken und schließlich selbst denken zu können. Die Spuren dieser frühen Beziehung seien nicht im Vorbewussten eingeschrieben wie jene Elemente, die zu einem Teil der Kette sprachlicher Symbolisierungen geworden sind, so McDougall. Sie nehmen eine andere psychische Stellung ein als die in Form verdrängter Fantasien erhalten gebliebenen Repräsentationen. Mithin haben sie nur wenig Gelegenheit, in neurotischen Symptomen partiell zum Ausdruck zu kommen. Wäre der Säugling seelischem Schmerz ausgesetzt, könne er sein narzisstisches Gleichgewicht nur durch die Abwehr der Projektion und Introjektion, durch Aufspaltung, Halluzination und Verwerfung wiedererlangen. Diese Mechanismen werden allerdings ihre Wirksamkeit nur durch die Versuche der Mutter erreichen, den Säugling zu verstehen und sich introjektiv mit ihm zu identifizieren. Auf dieser vorsymbolischen Stufe sei seelisches Leiden von körperlichem Leiden nicht zu unterscheiden. Da die Fähigkeit, die Affekte anderer Menschen zu erfassen, dem Erwerb der Sprache vorausgehe, reagiere ein Säugling auf die Emotionen seiner Mutter sowie auf die ihr unbewusst bleibende Art, sie ihm zu übermitteln (McDougall, 1985 [1978], S. 245f.). Sagt Mendel (1972 [1968]), nicht nur das Bild der Mutter werde verinnerlicht, sondern die primäre Subjekt-Objekt-Beziehung insgesamt, einschließlich der Antwort des Objekts (S. 74), heißt das, die Mutterimago ist das Ergebnis introjizierter Szenen, zusammensetzt aus den mütterlichen Projektionen, der Weise ihres Transfers samt den Affekten des Säuglings. Die Imago der Mutter-Kind-Beziehung wäre zu denken als ein Konglomerat gleichlautender, kumulativer Szenen, wie sie später die Essattacken immer wieder repetieren.

Weil diese projektiv-introjektiven Szenen zwischen Mutter und Kind konstitutiv für sein Selbst sind, ist es folgerichtig, dass die Patient*innen ihre Krankheit später auf eine von ihnen nicht näher bestimmbare Weise als zu ihnen gehörend empfinden, als wären sie tragender Baustein ihrer Identität – manche nennen sie ihren »Pass« – und fürchten zu dekompensieren, falls man ihre Symptome zu unterbinden versucht. Dieser frühe Bildungsprozess erklärt, weshalb wir trotz der späteren Assimilationsstörung ihre frühesten Introjekte – es sind die über die Gestik der alltäglichen (Pflege-)Praxis eingesickerten Projektionen der Mutter, die das Baby wegen der Vorsprachlichkeit lediglich sensomotorisch codieren kann – mittels Imitation körperlich-gestisch vorgeführt bekommen.

Auch dem von Kutter (1986) erwähnten »eindringenden Interaktionsmodus« (S. 203) sind wir begegnet: Ich erinnere daran, dass Caros Mutter, als sie von ihrer Reise zurückkehrt, viele Geschenke mitbringt. Das ist die gute Mutter, die während ihrer Abwesenheit an ihr Kind denkt. Ins Verhör wird Caro vom partikularen Überich ihrer Mutter genommen: »Du bist nach draußen gegangen, nicht wahr? Es hat keinen Zweck, es zu leugnen«. Über Tage insistiert die Mutter, sie solle gestehen, und übt über

Tochter und Vater Richterfunktion aus, weil sie beide des Verbrechens der Untreue gegen ihre Moral verdächtigt, nur weil beide das Haus während ihrer Abwesenheit hätten verlassen haben können. Kohut spricht vom unerbittlichen Zwang bei der Verfolgung, der jenen keine Ruhe lasse, die eine narzisstische Kränkung erlitten oder befürchtet haben. Die exzessive Beschäftigung mit einer Beleidigung sei der wütende Versuch, die Realität des Vorfalls mit magischen Mitteln auszulöschen (Kohut, 1975, S. 231). Partikulare Moralen haben vermutlich häufig ihre Ursache in schweren narzisstischen Verletzungen eines Individuums oder einer Gruppe – deshalb der »unerbittliche Zwang«.

Ich vermute, das partikulare, sie depressiv machende Überich der Mutter wurde von Caro wie eine körperliche Intrusion wahrgenommen. Die Bilder, die Magersüchtige für das Überich wählen – »Kasten im Kopf« oder »schwere Platte auf dem Kopf« – legen das nahe. Sie müssen sich fühlen, als wären sie einer permanenten Vergewaltigung ausgesetzt, als verdunkle der Schatten des düsteren, unerbittlichen und inquisitorischen Überichs ihr gesamtes Leben. Magdeleines Anklagen zeigen die Verquickung von Überich und Ichideal, denn hinter ihrer partikularen Forderung steht ihre Befürchtung, ihre Tochter könnte in einer sie ausschließenden Beziehung zum Vater ihre Funktion als Selbstobjekt abstreifen und käme in den Genuss väterlicher Zuwendung, weil sie von ihm für liebenswerter als seine Frau gehalten würde. Hier ziehen Überich und Ichideal an einem Strang. Oft genug begegnet man jedoch krassen, z.T. absurden Widersprüchen zwischen beiden Instanzen. Caro z.B. darf nicht wachsen – eine kuriose Forderung –, andererseits soll sie, den narzisstischen Bedürfnissen ihrer Eltern gehorchend, Violinvirtuose von der Qualität eines Menuhin, also riesengroß werden. Angesichts solcher auf Anhieb nicht durchschaubarer und darum oft widersprüchlich erscheinender Forderungen kann es in den Magersüchtigen des Doublebinds wegen zu erheblichen Irritationen kommen (Ettl, 2006b).

Wie reagiert die Tochter auf den narzisstischen Anteil ihrer Mutter? Richter weist darauf hin, die Verzahnung zwischen elterlichen Erwartungen, Wünschen, Ängsten und den Reaktionen des Kindes, »das sich oft gleich einem Insekt im Spinnenetz der ihm zugedachten Rolle windet«, lasse immer wiederkehrende Strukturen der Eltern-Kind-Beziehung erkennen, die die Entstehung kindlicher Neurosen zu fördern vermögen (1963, S. 16f.). Die Eltern seien aktiv am Zustandekommen der Identifikationen ihrer Kinder beteiligt. Sie können sie durch Lob und Tadel, Bewunderung oder Abweisung/Kritik lenken, Ausmaß und Selektion bestimmen, d. h. Einfluss darauf nehmen, auf welche Weise sich das Kind mit ihnen identifiziert. Die Störung des Kindes sei »die direkte unbewusste Antwort auf die unbewusste Frage oder Forderung von Mutter oder Vater« (ebd., S. 61). Lege ich den Ansatz von Loch (1972) zugrunde, Kinder seien in der Gegenübertragungsposition hinsichtlich der Übertragung ihrer Eltern und reagieren auf Liebe mit Liebe, auf Hass mit Hass, antworten sie mit einer »Gegenübertragung« voller Wut. Sie gehen entweder zum Angriff über oder reagieren mit Rückzug, werden gleichgültig, distanziert, zu *no entry children* mit der entsprechenden Omnipotenz.

Reagiert eine Mutter in ihrer narzisstischen Wut offen aggressiv, bietet nicht den Hals an, erzeugt also keine Beißhemmung bei ihrer Tochter, macht sie ihr und anderen Familienangehörigen weniger Schuldgefühle als eine depressive Mutter, die sich vorwurfsvoll zurückzieht. Boreckýs Patientin Eva wollte jemanden »vor Wut fressen« oder jemand »lag ihr im Magen«, »knirschte mit den Zähnen vor Zorn« oder sie »zeigte jemand die Zähne« (1972, S. 51). Birksted-Breen (2006 [1989]) erfuhr bei ihrer Patientin Denise von »mörderischen Gefühlen und der Wut, die entstehen, wenn sie frustriert wird«. Denise bestätigt, bei ihr herrsche »nur ein grundlegender Gefühlszustand, eine Mischung aus Frustration und Groll, und der setzt sich aus Hass, Angst und Panik zusammen und bewirkt, daß ich nur noch um mich werfen will« (S. 271). Genau: »Umsichwerfen« – das tun Esskranke im Fressanfall mit Nahrung. Eine Patientin sagt im bulimischen Modus: »Ich habe beim Essen wieder so richtig zugeschlagen« und vertilgt wutgesteuert Nahrung. Ihr Fressanfall zeigt Züge primärprozesshaften Denkens, in dem sie die Mutter in »symbolischer Gleichsetzung« (Segal, 1990 [1957]) mit Nahrung in eins setzt. Während des Fressanfalls lebt sie in einer regressiv-archaischen Welt, die zugleich die orale Sehnsucht zeigt, die hinter der »unersättlichen« narzisstischen Wut liegt (Kohut, 1975, S. 232). Henseler (1983) zufolge sind Wut und Rache unbewusst als Wüten gegen eine alte Sehnsucht nach intensiver Gemeinsamkeit und wohliger Vertrautheit zu verstehen. Gewütet wird, weil die Erfüllung dieser Sehnsucht mit Erfahrungen von Abhängigkeit und der Gefahr erneuten Verlassenseins verbunden sei, ob passiv erlitten oder durch eigene destruktive Impulse aktiv provoziert (S. 287).

Stößt sich die Tochter am Narzissmus ihrer Mutter, trifft narzisstische Wut auf narzisstische Wut. Die emotionale Reaktion eines Kindes auf Verletzungen erhellt Kohut zufolge die Bedeutung seiner narzisstischen Wut.

Habe es sich die Zehe gestoßen oder den Finger geklemmt, reagiere es mit einer Reihe von Gefühlen. Es bringe seinen körperlichen Schmerz und seinen verwundeten Narzissmus zum Ausdruck. »Wie kann das sein, wie darf man mich so schlecht behandeln?«, scheine sein Geschrei zu fragen. Es schwanke zwischen wütendem Protest gegen die Unvollkommenheit seines grandiosen Selbst und zornigen Vorwürfen gegen das omnipotente Selbstobjekt, weil es die Verletzung zugelassen und sein Unbehagen nicht verhindert oder zum Verschwinden gebracht habe. Es werde als allmächtig und allwissend erlebt, für sadistisch gehalten, und das Kind vermute seine Handlung als von ihm beabsichtigt (ebd., S. 231f.). Die hier zur Debatte stehenden Kinder haben sich die Zehen an der partikularen Moral ihrer Mütter oder eben an den Signifikanten, denen sie unterstellt wurden, gestoßen. Ihre Jähzornsanfälle in der Kindheit, die späteren Fressanfälle und ihre Geheimrezepte zeugen davon.

Wegen der Stärke des Affekts geht die Regression tief in die Megalomanie, sodass beim »Ich habe beim Essen wieder so richtig zugeschlagen« der mahnende Einspruch des das Selbst und das Objekt schützenden Überichs, sofern bereits installiert, überhört wird (Chasseguet-Smirgel, 1981 [1975]). Die Tochter ist dann »außer sich vor Wut«, wie man redensartlich sagt. Wegen der Affektnähe und -bereitschaft bei gleichzeitig verminderter Grenzsetzung durch ein schützendes Überich zeigt das Auftreten der Bulimikerin größere Triebnähe als das der in jeder Hinsicht asketischen Anorektikerin. Bulimie und Anorexie unterscheiden sich wesentlich, was den Einspruch des Überichs anbetrifft. Da bei der Anorexie Überich und Ichideal auf anale Ziele ausgerichtet sind, ist jedwede Sehnsucht nach intensiver Gemeinsamkeit und wohliger Vertrautheit mit der Mutter (Nahrung) verpönt, weshalb die Magersüchtige zwanghafter als die Bulimikerin ist. Ana »faucht«, Mia »wispert«, haben wir von Lindner (2011) erfahren. Da der depressive wie der aggressive narzisstische Modus Symptome eines pathologischen Narzissmus sind, finden wir bei den Müttern und ihren esskranken Töchtern Mischformen. Adipöse, deren orale Bedürftigkeit und sich selbst entwertende Aggression sich bereits in ihrer Sprache äußert (»Mein Maul ist wie ein Scheunentor«, so eine adipöse Patientin, wobei ihr Blick mich auffraß), treffen hinsichtlich der Schonung des Objekts keinerlei Vorsorge, weshalb Ana und Mia die Dicken insgeheim bewundern, offiziell sich aber strikt von ihnen distanzieren.

Da die narzisstische Rekrutierung unter Druck und Zwang, also intrusiv erfolgt, muss die Tochter den von der Mutter kommenden Anspruch gezwungenermaßen introjizieren und selbst ideal sein, damit ihre Mutter ihr eigenes Ichideal befrieden kann. Askese und Perfektion, Eigenschaften, die sie mit Stolz und Hochmut erfüllen, kennzeichnen dieses Ideal. Die sie überwältigenden (Fress-)»Attacken« wendet die Esskranke in einen Triumph um. Das Omnipotenzgefühl verdankt sie der Umkehrung des Traumas in der Pubertät, auch wenn sie jetzt ihren Körper so attackiert, wie sie bis dato attackiert worden ist.

Reagiert die Mutter depressiv, provoziert sie bei ihrer Tochter zwar Wut, aber der Affekt wird wegen Schuldgefühlen abgewehrt, sodass Verzicht auf alles Eigene ihr Auftreten kennzeichnet. Die Magersüchtige zeigt eine Beißhemmung und schont ihre Mutter, weil sie fürchtet, sie mit ihrer Wut und ihren Versuchen, sich zu subjektivieren, zu beschädigen. Caro sagt: »Je préfère rester à la maison«, was bedeutet: Ich unterwerfe mich den Signifikanten von Mamas Phantasma. Sie gehorcht, zieht sich in ihren Körper zurück und erspart ihrer Mutter die Trennung, denn diese kann ohne ihre Tochter nicht leben. Moersch (1980) bezieht sich auf Irmgard, die »die schwere Bürde der Verantwortung für das Leben der Mutter« getragen habe. Ihre Mutter sei immer kränklich gewesen, wofür ihre älteren Schwestern sie wegen ihres ungebärdigen Verhaltens verantwortlich machten. So hätte Irmgard das Gefühl bekommen, an allem Übel einen schuldhaften Anteil zu besitzen. Die leiseste Unmutsregung gegen die Mutter habe in Irmgards Vorstellung eine »reale Gefährdung für deren Leben und Gesundheit und damit auch für Irmgards eigene Existent bedeutet«, denn sie hätte sich in bestimmter Hinsicht als »nicht geboren, wie in einer Blase« erlebt« (S. 175). Wegen des gleichen Geschlechts, der Ähnlichkeit und der durchlässigeren Ich-Grenzen zwischen Mutter und Tochter würden aggressive und destruktive Affekte und Fantasien als besonders beängstigend erlebt und beide in ihrem Selbstsein bedrohen, so Bielstein (2003). Die gegen die Mutter gerichtete Aggression gelte dann auch dem eigenen Selbst (S. 288). Hinzu kommt die Angst, verlassen zu werden, und die vor der Einsamkeit, weil die Mutter, gekränkt und erschrocken über die Aggression, den narzisstischen Rückzug antreten könnte und für ihre Tochter emotional nicht mehr erreichbar wäre. Gezwungen, alles Eigene zu verleugnen, wechselt die Magersüchtige in den Modus der defensiven Omnipotenz, begleitet von der Sehnsucht nach paradiesischen Zuständen, sei es im Mutterleib, in Arkadien oder einer anderen Idylle.

Kurzum: Das Interaktionsgeschehen wird beiderseits so heftig mit Affekten aufgeladen, dass die Dyade insgesamt intrusiv wie eine Dauervergewaltigung wirkt. Zu der in der Dyade erlebten narzisstischen Funktionalisierung der Tochter über die Instanzen Überich und Ichideal als äußeres, durch die Umwelt verursachtes Trauma, gesellt sich als inneres Trauma die Angst vor Verlassenwerden und Einsamkeit – Affekte, die, weil sie das in Bildung begriffene narzisstische Regulationssystem beschädigen, sich nicht oder noch nicht symbolisieren lassen, weil es sich um eine »namenlose« Angst handelt. Die mit großen Reizquanten behafteten Interaktionsformen werden zu verinnerlichten archaischen Objektbeziehungsmustern. Spricht Hinz (2006) bei seiner Patientin von »zerstörend-bissigen Angriffen ihres Überichs gegen ihr beziehungssuchendes Ich« (S. 318), ist anzunehmen, dass das Überich bzw. Ichideal des Kindes beim Introjizieren durch seinen wütenden Protest und die zornigen Vorwürfe gegen das omnipotente Selbstobjekt, das sadistisch erlebt wird, eine sadistische Aufladung erfährt. Die Wut der Kinder angesichts der Intrusion kontaminiert den inrojizierten Inhalt des Überichs der Mutter. Weil sich dieser Sadismus zum Terror steigern kann (Grunberger, 1986), schreibe ich ihn dem Register des Ichideals zu. Mit narzisstischer Wut kontaminiert ist auch die übergriffige Mutter, die in die Privatsphäre eindringt, indem sie unsensibel Intimes interpretiert, Beschämendes auf den Kopf zusagt, die Tagebücher ihrer Tochter liest (Ettl, 2013 [2001]) und sie immer wieder spüren lässt, Gebieterin über ihren Körper und ihre Seele zu sein. Die Introjektion des strengen, partikularen mütterlichen Überich- bzw. Ichideal-Systems führt im Laufe der weiteren Entwicklung zu Konflikten sowohl mit Triebwünschen als auch mit narzisstischen und entwicklungsbedingten Bedürfnissen, wie sie später in der defensiven Askese, dem (Perfektions-)Zwang und in den Trennungs- und Autonomiekonflikten zum Ausdruck kommen.

Sowohl der narzisstische Rückzug in die Gleichgültigkeit als auch der aus der äußeren Realität stellen Kernberg (1978 [1975]) zufolge Gefahrenmomente in der Beziehung der Mutter zum Kind dar, weil beide Abwehrformen häufig gegen Konflikte im Zusammenhang mit früher Aggression aufgebaut werden. Sie führen dazu, dass sich die Mutter mit ihrem Kind quasi auf einer einsamen Insel einrichtet und es darin unterstützt, seine Aggression von ihr weg- und auf Dritte, den Vater oder äußere Objekte abzulenken (S. 83). So ist es bei Caro, deren Dyade mit der Mutter schon örtlich Inselcharakter aufweist. Sie erzählt in einem Interview: »Ich wuchs mit meiner Mutter in einem abgeschiedenen Haus im Norden Frankreichs auf, in der Normandie. Mein Vater war oft unterwegs, das nächste Haus 500 Meter entfernt« (Batthyany, 2007). Auch die ProAna-Bewegung gaukelte auf ihren Websites ein weltfernes Inseldasein vor. Wie Caro und ihre Mutter auf dieser Insel ihre Aggression auf den »Schreihals« Josef ablenken, habe ich beschrieben und auch, wie Ana gegen Männer, Adipöse und andere sich nicht ihrer Moral Unterwerfende hetzt. Manchmal, so Kernberg (1978 [1975]), nehme die Mutter auch die Aggression in masochistischer Unterwerfung auf sich selbst, von der Mutter als Hingabe, als »totaler Einsatz« für das Kind rationalisiert, verbunden mit einem gewissen Maß an narzisstischer Befriedigung (S. 83). Der »totale Einsatz« kann zum Erwürgen der Tochter führen. Dass Caros Mutter auf dieser »Insel« unablässig ihre geplatzten Träume neu träumt, aber nichts zur Veränderung ihrer Situation unternimmt, zeigt ihren Masochismus. Ihre spärlichen und für ihre Tochter zutiefst kränkenden Versuche, mit Pflegekindern ihrer Situation zu entkommen, sind keine Ausnahme, zeigen vielmehr den Sadismus, der hinter ihrem Masochismus steckt.

Mit welchen Problemen ein sich in Bildung befindendes zartes Selbst mit einem noch labilen narzisstischen Regulationssystem zu kämpfen hat, wird es mit der elterlichen Pathologie konfrontiert, lässt sich an der Not ermessen, in die Analytiker*innen mit ihrer Gegenübertragung geraten können, behandeln sie Patient*innen mit einer Borderline- oder narzisstischen Persönlichkeitsstörung. Kernberg (1978 [1975]) hat mögliche Probleme durchdekliniert: Das Hauptproblem ergebe sich aus deren ständigem Bemühen, die Existenz der Analytiker*innen als eigenständige Personen und jegliche Bedeutung, die die analytische Beziehung gewinnen könnte, zu verleugnen, da diese Verleugnung ein chronisches Gefühl von Frustration, Hilflosigkeit, Langeweile und Nichtverstehen hervorrufe. Auf Idealisierungen, die Kernberg als unbewusste Beherrschungs- und Entwertungstendenz versteht, die bei Behandelnden das Gefühl erzeugen, die analytische Situation habe »Fremdartiges, Unlebendiges und Künstliches« an sich, könnten sie mit Angst, Scham, Ablehnung oder unkritischer Annahme oder Gegenidealisierung reagieren. Wegen »lähmender Stagnation«, einer »alles abtötenden Monotonie« tendieren sie zur Ablehnung der Kranken und zu rasch einsetzendem Rückzug. Manchmal verspüren sie die Versuchung, sich in der Hoffnung zurücklehnend, später zu einem intuitiven Verständnis zurückzufinden, den Dingen ihren Lauf zu lassen (ebd., S. 342). Borecký (1972) waren in einer Behandlungsphase mit Eva immer öfter Zweifel gekommen, imstande zu sein, der Patientin irgendeine Hilfe anzubieten. Ratlos und sich seines »therapeutischen Potentials wieder und wieder vergewissern« müssend, hätte er lieber abgewartet und geschwiegen (S. 51). Solche Zweifel können in den therapeutischen Nihilismus führen. Dabei können Analytiker*innen, so Kernberg (1978 [1975]), »plötzlich einer Stimmung von Verlassenheit« gewahr werden und »Angst vor Sinnlosigkeit oder Liebesverlust, Furcht vor bedrohlichen Angriffen oder Ablehnung« spüren. Sie erlebten jetzt »jenen normalen kindlichen Selbstanteil, den der Patient nicht ertragen konnte, sondern abspalten oder verdrängen und durch sein pathologisches Größen-Selbst ersetzen musste« (S. 344). Bei Borderline-Kranken könnten Behandelnde sich über Tage, Wochen oder Monate tiefer und tiefer in eine permanente emotionale Fehlhaltung verstrickt sehen und eine »mikroparanoide Reaktion« entwickeln. In diesem Fall sei der Prozess des Durcharbeitens in ihnen gescheitert, weil die Patient*innen deren stabilere und reifere Ich-Identität während der therapeutischen Beziehung zerstört haben, sodass nun der oder die sie Behandelnde die emotionale Position der Kranken »dupliziert« und diesen Prozess nicht mehr vom Ich her unter Kontrolle zu halten vermag. Wegen ihrer Toleranz und Neutralität, die Ausdruck ihres Bemühens seien, emotional mit den Kranken in Verbindung zu bleiben, setzen sich die Analytiker*innen der Gefahr aus, den aggressiven Verhaltensweisen schutzlos gegenüberzustehen. Unfreiwillig werden sie zu Opfern ihrer Patient*innen, weil sie den Großteil ihres Bemühens auf die Auseinandersetzung mit den eigenen Gefühlsreaktionen verwenden müssen (ebd., S. 77f.).

Die Not, in die selbst berufserfahrene Analytiker*innen geraten können, lässt ahnen, in welche Not z.B. Caro mit dem »Genießen« ihrer Mutter kam, als ihr Julie vorgesetzt und sie zum Nichts wurde. Barwinski Fäh (2001) schildert ihre »massiven« Gegenübertragungsgefühle, mit denen sie bei einer Patientin mit Missbrauchserfahrungen »zu kämpfen« hatte. Sie ermüdete, ihr wurde übel und sie verspürte eine Spannung und Erregung, die sie nicht zu lokalisieren vermochte, sodass sie glaubte, das Behandlungszimmer verlassen zu müssen (S. 32ff.). Als ihr Julie vorgesetzt oder sie von ihrer Mutter eingesperrt wurde, ein Vorgehen, das die Qualität einer Misshandlung hat, empfindet Caro eine ähnliche Erregung und Anspannung: Sie habe sich wie eine zum Platzen bereite Bombe gefühlt (Caro, 2008, S. 77).

Analytiker*innen verfügen über eine gereifte und stabile Persönlichkeitsstruktur, und ihre gewachsene Ich-Identität ermöglicht ihnen die Regression im Dienst des Ich. Sie können integrieren, neutralisieren und ihnen stehen Theorien und Behandlungstechniken zur Verfügung. All das fehlt dem Kind. Spätere Magersüchtige können ihre »Gegenübertragung« auf die Eltern nicht reflektieren, geschweige denn »durcharbeiten«. Wegen ihrer Abhängigkeit von den Eltern vermögen sie keine Toleranz und Neutralität aufzubringen, um mit einer gekränkten Mutter, die tagelang nicht mit ihnen spricht oder sich mit Suiziddrohungen zurückzieht, emotional in Fühlung zu bleiben. Sie müssen alle Anstrengung bis zur völligen Selbstaufgabe aufbringen, um mit ihnen in Kontakt zu bleiben und – wie Lindner – betteln: »Ana, Ana, verlass mich nicht«. Letztlich bleiben der Tochter nur der narzisstische Rückzug in Größenfantasien und/oder ein imitierendes Duplizieren des Aggressors mit dem Risiko, dass ihre zarte, instabile Struktur wieder zerstört wird. Es geht ihr wie den Behandelnden, die einen Großteil ihres Bemühens auf die Auseinandersetzung mit den eigenen Gefühlsreaktionen verwenden müssen – sie müssen sich ihres Subjektseins versichern. Die Tochter aber hat große Mühe, sich erstmal überhaupt zu subjektivieren, weil sie daran gehindert wird.

Wegen ihres noch unreifen psychischen Apparats, dem notwendige Integrationsmöglichkeiten und eine symbolische Verarbeitung kaum hinreichend zur Verfügung stehen, muss die Tochter solcher Eltern ihre Wut irgendwie unter Ich-Dominanz bringen. Entweder greift sie zur Abwehr durch Projektion und Introjektion und/oder geht in die forcierte Progression, wird frühreif, legt altkluges Verhalten an den Tag und entwickelt ein Pseudosubjekt. Ihre Wut, die mit dem Wunsch nach einer liebevollen Bindung an die Eltern kollidiert, spaltet sie ab, um sich die idealisierten Eltern zu erhalten, und bringt den Affekt in Symptomen und Verhaltensauffälligkeiten unter. Der gute Teil der Objektspaltung wird idealisiert, der pathologisch narzisstische, der »böse« Anteil der Eltern gehasst, bleibt aber hinter der Idealisierung verborgen. Lawrence (2006 [2002]) berichtet von einer 17-Jährigen, die von ihrer guten, vertrauensvollen und offenen Beziehung zu einer Mutter, die sie an allem teilhaben ließ, schwärmte. Solange die Mutter ihr keine Nahrung aufdrängte oder mit einer Zwangsernährung drohte und damit unterstellte, dass ihre Tochter krank sei, konnte sie der idealisierte Partner der Patientin sein (S. 185). In dieser idealen Dyade wären das Dritte, das Fremde und die Krankheit nur Störenfriede der Idylle gewesen, die die unbewusste Beherrschung und Entwertung hinter der Idealisierung angereizt hätten.

Carmen berichtet, sie sei im Gegensatz zur Schwester bereits im Kindergarten als ein absonderliches, verrücktes Kind aufgefallen und habe der Mutter »wie verrückt Geschenke gemacht«. Weil die primäre Interaktion, so die Erinnerung der Patientin, »durch Unzugänglichkeit, Nicht-Verstehen, Sado-Masochismus und vergebliche Wiedergutmachung bestimmt« war (Hinz, 2006, S. 20), hat Carmen vermutlich eine Idealisierung der Mutter vorgenommen.

Caro, die von ihrer Mutter als »allmächtige und bewunderte Göttin«[89] spricht, kämpft immer wieder mit der Befürchtung, der pathologische Teil ihrer Mutter könnte den guten Teil kontaminieren, wenn Magdeleine unter die Herrschaft ihres Überich- bzw. Ichideal-Systems gerät. Dann wird Caros Objektspaltung brüchig, und die idealisierte frühe und die wütende anale und strafende Mutter lassen sich nicht länger voneinander getrennt halten. Aufgrund dieser Gefahr benötigt Caro alle Ich-Kräfte, um die Spaltung aufrechtzuerhalten – Kräfte, die einer normalen Ich-Reifung verlorengehen. Versagen diese Kräfte, wird wegen Enttäuschung und narzisstischer Wut *la maman parfaite* bzw. die idealisierte Nahrung entdifferenziert, entwertet und fäkalisiert. Caro hat selbst erfahren müssen, wie schmerzhaft sich der Absturz in die Entwertung anfühlt: Zuerst ist sie Prinzessin, dann, mit Julies Auftritt, verstoßenes *poulbot*. Um dies zu vermeiden, rührt die Anorektikerin die idealisierte Nahrung (Mutter) vorsorglich nicht an. Die Bulimikerin hingegen würde ihre »heimliche unheimliche Aggression« (Ettl, 1988) im heimlichen Fressanfall ausleben, d. h. in sozialer Abgeschiedenheit, oft nachts, wenn das Überich (Mutter) schläft, also abwesend ist, um keine Zeugen ihrer beschämenden Niederlage – des Kontrollverlustes und des Affektdurchbruchs – zu haben, aber auch, um die Mutter vor dem »Mord« zu verschonen. Das ist auch der Grund, warum das »Geheimrezept« verborgen bleiben muss: Die Mutter bzw. die Umwelt sollen davon nichts merken und nichts wissen, nichts von dem Zorn und den Befreiungsversuchen aus dem Würgegriff der Signifikanten. Mit anderen Worten: Die Mutter zu berühren ist ebenso gefährlich wie die Nahrung zu berühren. Zu hoch sind die Erregungsquanten, die zu bewältigen wären.

Die Idealisierung der Mutter als abgewehrte »Beherrschungs- und Entwertungstendenz« ist verantwortlich für das von Kernberg (1978 [1975]) beschriebene und von Esskranken gefühlte »Fremdartige, Unlebendige und Künstliche« ihres Elternhauses mit seiner »lähmenden Stagnation«, seiner »alles abtötenden Monotonie«, in dem sie »Angst vor Sinnlosigkeit oder Liebesverlust, Furcht vor bedrohlichen Angriffen oder Ablehnung« empfunden haben. Ihre Identitätsproblematik, die Esskranke über

89 »la divinité toute-puissante et adorée« (Caro, 2008, S. 13).

das Esssymptom oder auch selbstverletzendes Verhalten zu lösen versuchen, hat in dieser emotional leeren Atmosphäre ihre pathogene Quelle.

Ist die Tochter klein und ihr narzisstisches Regulationssystem in Entwicklung, werden ihre »Gegenübertragungsreaktionen« zu Bausteinen ihres Selbst. Die wütende, intrusive Mutter wird samt der eigenen Wut als Szene introjiziert und als Täterintrojekt in der »internal world«[90] abgelegt. Falls das Selbst das intrusive Introjekt assimiliert, wird es zu einem Teil der Persönlichkeitsstruktur, der »inner world«,[91] mit dem Ergebnis, dass die Tochter ihr Trauma umkehrt und als Täterin versucht, das Erlittene in aktives Handeln umzuwandeln, wie das später mit dem »Geheimrezept« versucht wird. Ab dann kommt es zu Kämpfen, die mit narzisstischer Wut ausgetragen werden, in denen es um Sieg, Ehre und Niederlage geht. Die frühe »Gegenübertragung« ist also subjektkonstituierend mit dem Ergebnis, dass das Kind wie seine Eltern wird. Was uns später in der Behandlung als Übertragung begegnet, ist Loch (1978) zufolge ursprünglich diese frühe Gegenübertragung, also Ergebnis einer real erfahrenen Beziehung.

Die Ausführungen implizieren, dass eine Fixierung der Eltern an ihre Kindimago, ihr Phantasma, die Tochter in eine »fixierte Gegenübertragungshaltung« (Kernberg, 1978 [1975], S. 78) verstrickt, wie sie manchmal Analytiker*innen empfinden und die sich an bestimmten Symptomen erkennen lasse. Sie stellen z. B. fest, misstrauisch zu werden und die paranoide Fantasie zu entwickeln, ihr Gegenüber greife sie unvermittelt an, und beobachten, dass sie auch andere Personen in ihre Gefühlsreaktion miteinbeziehen, die irgendetwas mit ihrer Beziehung zu diesen Kranken zu tun haben. Im Extrem könne sich bei ihnen sogar eine Art von »mikroparanoider Reaktion« entwickeln (ebd.). Diese Symptome, die sie zu *No-entry*-Analytiker*innen machen, lassen sich auch bei Esskranken finden. Lawrence (2006 [2002]) schreibt, die magersüchtige Patientin stelle ihre »Zutritt-verboten«-Schilder auf und vermittle uns auf vielerlei Weise, dass ihr unser Interesse an ihrer inneren Welt unwillkommen ist, während sie sich gleichzeitig überaus eindringend gebärden und vehement in die unsrige projizieren würde (S. 179). Deren *No-entry*-Haltung, die sie zu Sozial-

90 Die *internal world* enthält die Bilder, die wir uns von anderen machen, also die inneren Objekte als nicht-assimilierte Introjekte.

91 Die *inner world* beinhaltet das Gewissen, die Persönlichkeit, den Charakter, also das Ich, das Überich und das Ichideal. Sie sind Struktur gewordene Niederschläge der Objektbeziehungen.

phobiker*innen werden lässt, ist Ergebnis solcher paranoiden Fantasien. Die Tochter versucht, am Gesicht der Mutter abzulesen, was diese wünscht und vor allem, was nicht. Darum auch der suchende Blick ins Gesicht des Therapeuten nach der Sitzung, ob es Zeichen der Unzufriedenheit zeigt. Auf gewisse Weise sind die Töchter ihren Eltern gegenüber in der Situation, in der sich Säuglingsbeobachter befinden. Sie müssen sich die Babys »ausdenken«, »erfinden«, »weil wir [sie] [...] nicht kennen« (Stern, 1992, S. 16).

Die heftigen »Gegenübertragungsreaktionen« können zum alles bestimmenden Merkmal der Mutter-Kind-Beziehung und aller späteren Beziehungen dieser Kranken werden. Das Ideal der Magersüchtigen, perfekt zu sein, von einem introjizierten strengen, partikularen Überich durchgesetzt, wird zum Herd allen Übels. »Irmgard hatte keine Beziehungen mit realen Personen, sondern mit den Idealen, die sie oder andere sich von diesen Personen machten« (Moersch, 1980, S. 174). Caro wuchs mit dem asiatisch geprägten Ideal ihrer Mutter *maîtriser le corps*, dem »Asien-Signifikanten« auf, mit dem sie sich identifizierte und der ihr Leben ab der Pubertät bestimmte. Ursprünglich dazu gezwungen, hat sie dieses Ideal später zu ihrem Wunsch gemacht, wie der Titel ihres Buches nahelegt: *Das Mädchen, das nicht dick werden wollte (La petite fille qui ne voulait pas grossir)*. Der Grund für die nie erreichbare Höhe des Ichideals Esskranker liegt am Zusammentreffen verschiedener Ideale: dem hohen Ideal, dem sich die Mutter unterworfen hat, der Idealvorstellung der Mutter, wie eine Tochter zu sein hat, und dem von der Tochter auf die Mutter rückprojizierten Ichideal.

Die »Symptome« der Kindheit

Da Magersüchtige als Kinder bei der Affektregulierung wenig Hilfe bekamen, stellt sich die Frage, wie sie damals mit der Last ihrer »Gegenübertragung« umgegangen sind. Ich teile die Auffassung von Lawrence (2006 [2002]), Magersüchtige würden vor dem Ausbruch der Essstörung »typischerweise« keine neurotischen oder somatischen Symptome entwickeln (S. 185), schließe aber die Bildung neurotischer Symptome nicht grundsätzlich aus. Lawrence berichtet, ihre Patientin hätte wie alle Kinder Entbehrungen hinnehmen müssen. Es sei »durchgesickert«, dass sie »ein zutiefst eifersüchtiges und Besitz ergreifendes kleines Mädchen war, das es von Anfang an übelnahm, dass es seine Mutter nicht allein besitzen konnte« (ebd., S. 186). Offen bleibt, wie sich das »zutiefst« geäußert hat. Vermutlich war sie sozial auffällig, verbunden mit Scham bei den Eltern oder beim Kind, andernfalls ergibt der Begriff »durchsickern«, der eine Verheimlichungsabsicht nahelegt, keinen Sinn. Im Übrigen hoffe ich, schlüssig gezeigt zu haben, dass auch »durchsickert«, dass diese Patient*innen von ihren Müttern nicht losgelassen werden, sich also nicht trennen dürfen. »Sich trennen« *(se parere)* aber heißt: sich »zeugen«, sich zum Subjekt und damit zu Familie und Gesellschaft »zugehörig machen«. Das bleibt der Magersüchtigen verwehrt. Hinz (2006) berichtet, seine Patientin sei im Gegensatz zu ihrer Schwester bereits im Kindergarten als ein absonderliches, verrücktes Kind aufgefallen (S. 320). Ich vermute, bei den »Symptomen« der Kindheit handelt es sich um Verhaltensauffälligkeiten, die als Zeichen der Spannung und primärer Abwehrversuche von unverarbeitbaren Affekten wie Wut, Rache und Verzweiflung zu verstehen sind, die aber nicht zwangsläufig zu neurotischen Symptomen führen, sondern eher zu einer Charakterbildung mit analer Struktur, zu angepasstem Verhalten und scheinbarer Fügsamkeit, zu Merkmalen des »falschen Selbst« (Winnicott) mit Unterdrückung von Ärger und Wut (de Boor, 1986; Kutter, 1986).

Bei Esskranken tauchen immer wieder Erinnerungen an schwere Tobsuchtsanfälle in der Kindheit auf – also an Versuche, auf die Umwelt Einfluss zu nehmen. Meiner Auffassung nach sind sie die Vorläufer der späteren Fressanfälle. Die Magersucht wäre dann der zwanghafte Versuch, solche Anfälle mit dem »Geheimrezept« unter Kontrolle zu halten. Anlass waren und sind Missachtung der Intimschranken, Lächerlichmachen, Bloßstellen und das Verletzen von Gefühlen durch ironisch aufdeckendes Interpretieren seitens der Bezugspersonen. Während der Anfälle kommt es zu passageren Inkontinenzerlebnissen, die ihrerseits Anlass zu Kränkungen, Scham und Wut geben.

Die Mutter (öffentlich) zu beschämen, ist eine Möglichkeit, die Wut auf sie auszuleben und Rache an ihr zu nehmen. Eine Mutter schloss bei Tobsuchtsanfällen ihrer Tochter rasch alle Fenster, damit die Nachbarschaft nicht Zeuge des Gebrülls wurde; eine andere errötete tief, als ihr Kind auf der Straße in die Hose machte. Eine Patientin schilderte eine Szene zwischen ihr und ihrer Mutter vor dem Kindergarteneingang, die ihr Nachbarn erzählt hatten, die sie von Kindesbeinen an kannten. Sie habe gebrüllt, weil sie sich nicht von ihrer Mutter trennen wollte. Erst habe sich ihre Mutter geschämt, dann die Umstehenden triumphierend darauf hingewiesen, dass das Gebrüll zeige, wie abhängig ihre Tochter von ihr sei, d. h., wie unentbehrlich sie als Mutter ist. Konfrontiert mit dieser Kränkung, muss die Kleine so wütend geworden sein, dass sie in die Hose machte. Ihre Mutter, nach Aussagen der Nachbarn knallrot im Gesicht, zog sie daraufhin vor allen nackt aus, um sie demonstrativ schimpfend zu säubern. Mutter und Kind standen buchstäblich »beschissen« da.

Hier prallte narzisstische Wut auf narzisstische Wut, denn aus den Umständen, die zu solcher Inkontinenz führen, lässt sich schließen, dass die Kleine vor Wut über den unsensiblen und beschämenden Umgang mit ihrer Trennungsangst in die Hose machte, um ihre Mutter vor der Öffentlichkeit als »böse Mutter« anzuklagen. Folgerichtig fühlte sich die Mutter in ihrem Idealitätsdünkel bedroht, identifizierte sich mit ihrer Tochter als dem Aggressor, kehrte die Situation um und griff ihrerseits zur Beschämung, indem sie sie nackt auszog und sichtbar beschmiert öffentlich zur Schau stellte, um sich von dem »schmutzigen Kind«, das ihre Idealvorstellungen durchkreuzte, zu distanzieren. Die Beschämung des Kindes diente der Mutter zur Schamabwehr und der Demonstration, alles unter Kontrolle zu haben. Die »Kritik« des Kindes, von seiner Mutter als Angriff auf ihre Idealität empfunden, wird mit seiner öffentlichen Bloßstellung abgewiesen. Narzisstische Wut beim Kind wäre nun wieder die zu erwartende Reaktion, denn wird man lächerlich gemacht und verächtlich behandelt oder erleidet eine öffentliche Niederlage, ruft das narzisstische Wut hervor (Kohut, 1975, S. 227). Meist jedoch, wie auch hier, wird das Kind sprachlos, verstummt angesichts der mütterlichen Übermacht, fühlt sich hilflos, ohnmächtig, der Sinne beraubt (Ferenczi, 1984 [1933], S. 518) und resigniert – eine Retraumatisierung. Überdies fühle sich das Kind schuldig, denn wie Bielstein (2003) schreibt, muss eine Mutter sich genügend abgelöst und sicher fühlen, um die Wut ihres Kindes zu ertragen, ohne ihr nachzugeben, sonst sei sie in dessen Augen zerstört. Die Mutter überlebe, wenn sie der Zerstörung standhalte, ohne sich zu rächen oder sich gekränkt zurückzuziehen. Gelinge ihr das nicht, wende das Kind seine Aggression nach innen oder steigere sich in seine Wut. Überleben heiße, es verstehe: bis hierher und nicht weiter. Die Bedürfnisse und die Realität der Mutter setzen dem Kind eine Grenze (S. 289).

Immer wieder berichten Esskranke Erlebnisse, in denen Mutter und Tochter mit Scham überflutet wurden, wenn sie wegen (öffentlicher) Bloßstellung in blamable Situationen gerieten. Eine Patientin parkte ihr Auto mit ihrem Hund direkt unter dem Fenster meines Behandlungszimmers. Ihr Hund verrichtete in der Zeit, in der sie bei mir war, sein Geschäft im Kofferraum. Durch lautes Geschimpfe aufmerksam geworden, wurde ich Zeuge eines Kontrollverlusts meiner Patientin. Mit hochrotem Kopf verprügelte und beschimpfte sie ihren Hund, dabei die Straße auf und ab schauend, ob es Zuschauer ihrer Strafaktion gebe. Der Hund, so wusste ich, war ihr Kind, mit dem sie umging, wie ihre Mutter mit ihr als Kind umgegangen war. Sie, Tochter einer Geschäftsfrau, musste mit zehn Monaten sauber sein. Sprach sie in der Behandlung von ihrem Hund, hörte ich das Kind aus meiner Patientin sprechen. Nicht nur, dass beide sich mit ihren dunklen, zotteligen Haaren äußerlich glichen – nein, alles, was er trieb – bei Vernachlässigung zerriss er Kabel im Auto, holte Tüten vom Tisch und zerfledderte sie oder riss aus –, veranstaltete sie als Kind auch. Und alles, was der Hund von ihr forderte – sie wies mich öfter auf sein Zärtlichkeitsbedürfnis hin –, wünschte sie sich als Kind auch.

Die Röte ihres Gesichts musste die Schamröte einer Mutter über ihr unfolgsames »Kind« und zugleich die des sich schämenden Kindes gewesen sein, zumal sie glaubte, ihr Hund empfinde wie sie als Kind empfand. Dabei ging es um das enttäuschte Kind, das vor Wut und Verlassenheitsangst inkontinent wurde, wenn ihre beruflich geplagte Mutter sie entweder zu spät oder es ganz vergaß, aus dem Kindergarten abzuholen, worüber diese in Rage geriet, weil sie sich wegen ihrer Unzuverlässigkeit schämte. Die Szene vor meinem Fenster war eine Szene zwischen Mutter und Kind, in der sie sich mit ihrer Mutter identifizierte und zugleich Kind war.

Als Adoleszente nehmen diese Kinder Rache an ihren Müttern, indem sie sich in der Öffentlichkeit des Internets identifizierbar als Thinspos präsentieren. »So wie du ausschaust, muss ich mich ja schämen, da heißt es, du kriegst nicht genug zu essen«, warf eine Mutter ihrer prominenten magersüchtigen Tochter vor (U. Spitz, 2004). Wie damals beinhaltet auch jetzt die Rache die Absicht, die Mutter öffentlich hinzurichten. Solche Hinrichtungen erinnern an die Shitstorms, die medialen Pöbeleien und Vulgaritäten in öffentlichen Foren. Die dort mit Kot um sich Werfenden zeigen dabei ihre Fixierung an den anal-sadistischen Modus.

Den wutbedingten Verlust der Sphinkterkontrolle verstehe ich als die »Urszene« aller späteren Kontrollverluste, z. B. der heimlichen Essanfälle, in denen Esskranke nicht zufällig das Gefühl haben, sich zu beschmutzen. Wegen der »heimlichen unheimlichen Aggression« (Ettl, 1988) und des Kontrollverlustes sind die Anfälle so beschämend, dass es niemals Zeugen dafür geben darf. Auch die sekundäre Amenorrhoe, wenngleich hormonell bedingt, könnte etwas mit der Scham aus der Analphase zu tun haben, mit der Angst, imaginierte Beobachter*innen könnten Flecken an der Kleidung als Indiz eines Kontrollverlustes interpretieren.

Manche Analytiker*innen interpretieren die anal-urethrale Inkontinenz als unbewussten Mord (Abraham, 1969 [1920]; McDougall, 1991). Das Objekt soll mit Kot vergiftet werden. Wie erwähnt, berichtete Hinz (2006), seine Patientin habe in ihrer Erinnerung ihren Kot in ihre defekte Puppe gestopft (S. 292). Das könnte bei allen anderen Bedeutungen auch ein latenter Wutanfall gewesen sein, bei dem die »defekte«, die enttäuschende, weil nicht zuwendungsbereite Mutter mit Fäkalien vergiftet werden soll.

Als während einer Sitzung das Telefon klingelte und ich das Ende des Klingelns abwartend für einen kurzen Moment einen Satz unterbrach, sprang eine Patientin von der Couch, eilte zur Toilette, von der sie erst nach geraumer Weile wortlos zurückkehrte. Nach Ende der Sitzung bemerkte ich, dass sie die Toilettenwand großflächig abstrakt expressionistisch à la Jackson Pollock mit Seife beschmiert hatte. In einer späteren Stunde ließ sich klären, dass sie auf das Telefon, auf mich und die ganze Situation so wütend gewesen wäre, dass sie mich hätte »erwürgen« können, aber ich hätte laut ihr noch Glück gehabt, es hätte »schlimmer kommen können«. Gewiss, ich hatte Glück: Sie hat »nur Seife« benutzt und ersatzweise an meiner Wand einen »parfümierten« Mord begangen. Aber noch jetzt, Jahrzehnte später, sehe ich ihr Mona-Lisa-Lächeln vor mir, das sie nach Rückkehr von der Toilette aufgesetzt hatte (Storm & Treurniet, 1987). Ogden (1995 [1989]) berichtet von einer Patientin, die, als sein Telefon klingelte, im Badezimmer verschwand, weil sie das Gefühl hatte, sich mit Kot und Urin beschmutzt zu haben. Sie erlebte die Unterbrechung körperlich, als ob man in sie »hineingeschnitten« habe (S. 40f.). Das Beschmieren mit Kot oder Urin ist demnach nicht nur als anal-sadistischer Angriff auf das Objekt zu verstehen, sondern auch Ausdruck eines tiefen Regressionswunsches zum Schutz vor dem unter den heftigen Affekten drohenden Zerfall des Selbst (Fragmentierung). Beschmieren und Beschmutzen haben dann mit Analität nichts mehr zu tun, sondern haben die Funktion des Sich-Einhüllens – Objekt (Kot, Urin) und Selbst (Haut) sind eins. Dasselbe findet auch im Fressanfall statt, wenn Esskranke auf dem Boden lagern, sich mit bloßen Fingern vollstopfen, nicht mehr kauen, sich mit Nahrung beschmieren und dabei onanieren. Dieser polymorph-perverse

Vorgang ist die agierte Fusion mit dem Idealobjekt, zu verstehen als Flucht in die arkadische Idylle (Gerisch, 2002), den als trieb- und konfliktfrei fantasierten Mutterleib. Manche Kranke empfinden kurzfristig Glücksgefühle, andere fühlen sich schuldig, weil ihr Überich den Kontrollverlust verurteilt. An Anorexie Erkrankte würden sich einen Fressanfall als Ventil für Wut nicht gestatten, Ana würde sich angewidert von Mia abwenden.

Zwanghafte Kontrolle und soziale Phobie sind Reaktionen auf solche Wut- und Beschämungsszenen in der Kindheit, in welchen nicht nur der Kontrollverlust über Körpervorgänge, sondern auch der oft wenig gelassene Umgang der Eltern damit traumatisch ist. Solche Szenen dürften der Grund sein, weshalb Magersüchtige frühzeitig den Körper abspalten und sich von ihm vorsorglich entfremden: Er könnte Ort peinlicher Erlebnisse werden. In der Pubertät, wenn der Kontrolle zentrale Bedeutung zukommt, geraten ihnen peinliche Situationen zu narzisstischen Katastrophen und die Angst vor Scham macht einen viele Möglichkeiten und Fähigkeiten einschränkenden phobischen Vorbau erforderlich.

Frühe, wutbedingte Inkontinenzerlebnisse sind auch dafür verantwortlich, dass es später in Belastungssituationen zum Ausfall der Symbolisierungsfähigkeit kommt. Diese Fähigkeit entwickelt sich in der anal-retentiven Phase mit der beginnenden Trennung von Innen und Außen, beim »Nein«, dem »dritten Organisator« (R.A. Spitz, 1980 [1965]) und seinem muskulären Äquivalent, der Sphinkterkontrolle. Die Inkontinenz zeigt die Regression in die anal-expulsive Phase. Heute ergänzen wir den Spitzschen Ansatz um die Erkenntnis, dass es für die Fähigkeit zur Symbolisierung neben einem »dritten« Organisator auch eines triangulierenden, eines »dritten« Objekts bedarf, das affektmildernde Funktion übernimmt. Die aggressiven Affekte stören oder beeinträchtigen den Erwerb dieser Fähigkeit und die Betroffenen sehen sich ihren Affekten hilflos ausgeliefert – eine traumatische Situation, zumal der Verlust der Worte beschämend ist, weswegen sie später panische Angst davor haben und alle affektprovozierenden Situationen zu meiden versuchen.

Wutanfälle, Koprophilie, Enuresis diurna, Hauterkrankungen, Ekzeme – alle diese Symptome der Kindheit (Ettl, 2013 [2001]) sind pathologische »Gegenübertragungsreaktionen« auf den narzisstischen Anspruch der Mutter, ein ideales Kind bzw. das, was ihr partikulares Überich bzw. Ichideal darunter versteht, haben zu müssen. Sie zeigen, dass sich Kinder keineswegs passiv, d. h. widerstandslos den mütterlichen Vorgaben einfügen. Die anale Symptomatik zeigt den Konflikt der Kinder mit den Signifikanten, denen sie unterstellt sind und gegen die sie sich wehren. Wenn sie *reaktiv* pathologisch agieren, zeigt das, dass entweder ihre somatische und psychische Einigungsfähigkeit überstrapaziert wurde, weil die Mutter sich nicht hinreichend an die Möglichkeiten des Kindes adaptiert (Lorenzer, 1972), oder sie schlicht Angst vor den Folgen eines »Nein« haben. Ein »Nein« aber wäre erforderlich, um Distanz und Differenz zu schaffen, um sich selbst wahrnehmen zu können. Grieser (2001) schreibt, der reaktiven Dimension der Störungen des Kindesalters käme eine größere Bedeutung zu als bei Erwachsenen. Bei Kindern sei der Übergang zwischen Umgebungsfaktoren und intrapsychischer Struktur immer unscharf; die psychische Struktur entwickle sich in der Interaktion mit den Objekten. Führe eine Veränderung der äußeren Situation des jüngeren Kindes unmittelbar zu einer Veränderung seiner bedrückten Stimmungslage, seiner Ich-Einschränkung oder somatischen Symptome, wäre eher von einem depressionsähnlichen reaktiven Störungsbild als von einer intrapsychisch fixierten Depression zu sprechen, wie sie beim älteren Kind und Erwachsenen auftrete (S. 66). Prototyp der reaktiven Dimension einer Störung im Kindesalter ist die »antisoziale Tendenz« (Winnicott, 1988 [1984]). Wenn die später Pubertierenden aufbegehren und sich selbst unter den Signifikanten »Hungern« stellen, ihr »Geheimrezept« und Gegenentwurf gegen die elterlichen Signifikanten, so ist nicht zu übersehen, dass alle die hier aufgezählten Symptome der Kindheit die Ingredienzen für das spätere »Rezept« enthalten.

Alle späteren Traumatisierungen werden zu Triggern dieser frühen Traumata und stellen Retraumatisierungen dar, die nur senso-motorisch beantwortet werden, auch wenn sich längst Symbolsysteme gebildet haben und eine Fantasietätigkeit vorliegt. Diese sekundären Traumatisierungen können unter Umständen traumatischer wirken als die frühen Traumata, wenn in ihnen unbewusste Fantasien Realität werden. Resultiert aus einem frühen Trauma narzisstische Wut, und die Mutter hat später z. B. einen tödlichen Unfall, den die Tochter nicht verursacht hat, so erlebt sie das, als sei ein ihr unbewusster Wunsch in Erfüllung gegangen, was bei ihr Größenfantasien, aber auch schwerste Schuldgefühle erzeugen kann.

Die Dyade und die Vaterdeprivation

Wie an verschiedenen Stellen erwähnt, schließt die Mutter Esskranker den Vater aktiv aus der Dyade aus – und dieser lässt das oft auch zu. Caro fehlt

Vaters Knie als Ort, auf dem sie sich hätte erholen und von dem aus sie ihre Mutter aus der Distanz hätte betrachten können. Der Dritte muss Mutter und Tochter Distanznahme ermöglichen und in der Brutstätte für Illusionen und Größenfantasien als Korrektiv auftreten. Während sich Caros Vater seiner väterlichen Funktion entzieht, verhält sich Lindners Vater seiner Tochter gegenüber ignorant:

> »Ich gehe zu einem Psychologen und sage ihm, dass ich sterbe. Ich erzähle von meinen Essstörungen, gucke verdammt leidend, rede davon, aus dem naheliegenden Fenster zu springen, und stelle einen Haufen Anträge bei meiner Krankenkasse. Meine Mutter rastet total aus und kreischt mich an, dass ich ein verlogenes Biest sei und mir meine Probleme nur einbilden würde. Mein Vater hingegen bleibt ruhig. Natürlich. Er bleibt ja immer ruhig. Er kann sich in aller Ruhe sein Honigbrötchen schmieren, während ich daneben sitze und zwei Packungen Aspirin am Stück einwerfe« (Lindner, 2011, S. 37).

Die »Ruhe« des Vaters wäre wünschenswert, würde sie nicht wie hier auf Ignoranz beruhen. In dieser Situation hätte es seiner deutlichen Worte bedurft, um Mutter und Tochter aus der affektiven Verstrickung zu lösen, und er hätte korrigieren müssen, dass die Mutter die Probleme ihrer Tochter als Einbildung interpretiert, um deren Realitätsprüfung nicht mit falschen Signifikanten zu irritieren. Stattdessen spielt er herunter und verleugnet die Affekte seiner Frau (»Sie meint das nicht so«). Lindner klagt: »Mein Vater ist nie da. Und wenn er doch da ist, dann ist er immer noch zu weit entfernt, um mich wahrzunehmen« (ebd., S. 41). Mit anderen Worten: Die Mutter kann ihre partikulare Moral und die daraus resultierende pädagogischen Sonderpraxis »genießen«, ohne ein Korrektiv durch einen Dritten zu erfahren.

Aber ein zugewandter und korrigierender Vater bzw. Dritter ist von der Mutter nicht erwünscht. Er würde ihre Monopolansprüche, ihre Interpretationshoheit und ihre fantasierte Idealität stören, ihre partikulare Moral hinterfragen, und sie müsste ein Rivalisieren um das Kind fürchten. Detailliert betrachtet, finden wir die Situation vor, dass die Mutter mit ihrer partikularen Moral sowohl ihre Tochter als auch ihren Partner der Komplizenschaft gegen sie verdächtigt, wie das bei Caro der Fall ist. Ein Beispiel hierfür ist auch die Mutter einer Patientin von mir, die, als bei ihrer Tochter die Brüste zu wachsen begannen, ihre Angst mit der Bemerkung auf den Punkt brachte: »Da kannst du dich ja jetzt zum Vater ins Bett legen«. Diese Mutter verdächtigt Vater und Tochter einer inzestuösen Komplizenschaft. Welche Bedrohung musste diese Tochter für ihre Mutter dargestellt haben und welche Verbitterung spricht aus ihren Worten! In anderen Fällen wird die Tochter mit Bemerkungen mit desidentifizierender Wirkung entwertet: »Du bist genauso wie dein Vater« heißt: beide sind entwertet. Die Frage Magdeleines »Kannst du besser mit Papa oder mit Maman? Ich bin sicher, du ziehst Papa vor« (Caro, 2008, S. 69), kann ein Kind nicht beantworten, weil sie eine Drohung beinhaltet.

Die Väter flüchten vor Depression und Triebfeindlichkeit ihrer Frauen, entziehen sich deren partikularer Moral und fehlen somit ihrem Kind als nüchterne, entlastende, schlichtende Stütze in schwierigen Situationen und Auseinandersetzungen mit der Mutter. Die Vaterdeprivation hat pathogene Folgen, denn der Ausfall des Dritten führt entweder zu einer Verschärfung der skizzierten Störung der Mutter-Kind-Beziehung, oder der fehlende Vater wird selbst zum Anlass der schweren Störung in der Dyade, da er eine chronisch unzufriedene Mutter hinterlässt. Das aufgeheizte, furiose Konglomerat aus heftigen Affekten, Überforderung, mimetischer Anpassung und Rivalitäten erfährt keine Abkühlung durch einen väterlich-gelassenen, nüchtern distanzschaffenden Eingriff, sodass es zu keiner Kontrolle der traumatischen Reizüberflutung in der Dyade kommt. Prallt narzisstische Wut auf narzisstische Wut und Mutter und Tochter haben keinen Dritten zur Verfügung, bei dem sie jeweils entspannen und sich erholen können, gibt es keinen Dritten, der die Mutter ablöst, ihr Freiräume ermöglicht und sie im Alltag unterstützt – ist die Dyade also nicht in eine funktionierende Triade eingebettet –, bekommt sie pathologische Bedeutung. Die Väter der hier zur Debatte stehenden Patientinnen standen für all das nicht zur Verfügung. Wenn sie es versuchten, bekamen sie bissige Kommentare ihrer Frauen zu hören. Die Dyade wird hyperpyretisch, hyperthymisch und zum Basistrauma, weil die Mutter jede Interaktion mit ihrem Kind mit ihrer Vorgeschichte, ihrer Kindimago, ihrer partikularen Moral, ihrem »Genießen«, ihrer alltagspraktischen Erfahrung, ihrer Sonderpraxis, ihrem Symbolgebrauch, ihren Fantasien und Zuschreibungen und ihrem Wissen dominiert, und ihr Kind strukturell prägt. Das zwanghafte Kontrollieren, das Mutter und Tochter in solchen vaterlosen Dyaden an den Tag legen, dient der Abwehr der berechtigten Angst vor einer Folie à deux, der psychotischen Dekompensation. Musterbeispiel einer solchen pathologischen Dyade war nicht zufällig ProAna. Die virtuelle Ana diktierte als Mutter bzw. Freundin ihr partikulares moralisches Regelwerk

(»Hungern *till the end*« und »keine Männer«) empathie- und skrupellos und ohne nachvollziehbare Begründung, weil es keine dem Bewusstsein[92] zugängliche Begründung gibt. Sie war Surrogat einer absurde und gefährliche Ideale fordernden Mutter.

Lindner hat für ihre Position in einer solchen Dyade ein Bild gefunden: Ein »Goldfisch in einem leeren Aquarium auf dem Meer treibend« sei nichts gegen sie. Dem Fisch (Lilly) fehlt das Lebenselixier Wasser, d.h., es fehlt ihr die milde fließende narzisstische Zufuhr seitens ihrer Eltern, weil diese ihr Kind nicht narzisstisch besetzen und emotional in ihre Beziehung einbinden konnten. Treibt das Aquarium auf dem Meer, so treibt Lilly ohne die gyroskopische Funktion innerer Objekte beziehungs- und orientierungslos dahin. Was ihr fehlt, ist sowohl ein schützendes Überich, das eine universelle moralische und ethische Ausrichtung für den Lebensvollzug vorgibt, als auch ein Ichideal als Projekt mit realistischer, also erreichbarer Zielvorgabe. Beide psychischen Gyroskopen als stabile innere Objekte hätte sie in der »Sturmflut« (Lindner, 2011, S. 25) dringend benötigt. Beide sind bei Magersüchtigen elterlicherseits rigide und auf überhöhte, unerfüllbare partikulare Ansprüche eingestellt, sodass die Tochter, von falschen Signifikanten irregeführt, scheitern muss. Ist man für die Öffentlichkeit nicht oder nur mit bandagiertem Gesicht zugelassen, und soll bei all dem auch nicht wachsen, wie das bei Caro der Fall ist, geht die Orientierung verloren.

Caro spricht von der Dyade als einem Haus, in dem man erstickt, oder von »veneröser Symbiose«. Lawrence (2006 [2002]) bezeichnet die Angst der Mutter vor einer explodierenden Tochter in einer solchen Dyade als »Eiertanz« (S. 185) und spricht vom »klebrigen Charakter der Mutter/Tochter-Beziehung«, die keinen Raum für Symbolbildung zulasse (ebd., S. 183), Nikulka (2006) von einer »folie à deux« (S. 386), Christlieb (1995) von »Damenringkämpfe[n]« (S. 129). Ich vergleiche die Dyade mit einer Elefantiasis. So wie es bei ihr zur Schwellung derjenigen Körperteile kommt, die keine oder nur unzureichende Lymphabflussbahnen haben, hypertrophiert die Dyade, weil es wegen der Vaterdeprivation keine Möglichkeit zum Abfließen des affektiven Überdrucks gibt. Kutter (1986), das existenziell Bedrohliche, das von einer solchen Dyade ausgeht, in den Blick nehmend, schreibt, bei diesem »Basiskonflikt« handle es sich um

92 Ana war eine Fiktion und konnte demnach kein »Bewusstsein« haben. In ihrem fehlenden Bewusstsein spiegelt sich das fehlende Bewusstsein der Mütter der Userinnen.

einen nicht lösbaren, gravierenden Konflikt »zwischen einem das Selbst bedrohenden Introjekt einerseits, und einem sich versuchsweise wehrenden, aber tödlich bedrohten Selbst andererseits« (S. 203). Spinnenphobie, klaustrophobe Symptome, Hochdruckerkrankungen, Erstickungsangst und alle erwähnten Selbstheilungsversuche, Fressanfälle, Bordelltätigkeit und »Geheimrezepte« lassen sich auf die pathologische Dyade und ihren affektiven Überdruck zurückführen. Was auf dieser einsamen Insel »Mutter-Kind-Dyade« erlebt wird, ahnt man, liest man Behandlungsberichte, in denen frühe Wut und fehlende Symbolisierung Themen sind (McDougall, 1985 [1978]; Storm & Treurniet, 1987). Gegen diese Dyade wird ein Abwehrsystem errichtet, das sich nicht auf den Ödipuskomplex, nicht auf einen sexuellen oder genitalen Konflikt in triangulärer Konstellation bezieht, sondern auf die »Grundstörung« (Balint, 1966 [1965]), einen existenziell bedrohlichen »Basiskonflikt« in dualer Konstellation, der in der präödipalen Phase innerhalb der Mutter-Kind-Beziehung zu lokalisieren sei (Kutter, 1986, S. 203). Die anorektische Erkrankung führt die Pathologie einer solchen Dyade vor. Sie ist eine Abwehr gegen diese Dyade. Mit anderen Worten: Die Magersüchtige ist am fehlenden Mangel des Anderen, an zu viel Mutter erkrankt und schließlich erstickt. Die Mütter sprechen nicht mit ihren Töchtern, erkundigen sich nicht nach deren Bedürfnissen und wollen von deren Unlust nichts wissen, denn die stört nur die eigene Lust.

Der Dritte muss nicht der Vater sein. Seine Funktion können auch der Großvater oder, wie bei Caro, die Großmutter oder die Tante ausüben, die Magdeleine auf Isabelles Erkrankung aufmerksam machten. Und natürlich kann auch die Mutter die Dritte sein, wie der aufschlussreiche Dialog, den Lindner konstruiert, zeigt: »Jetzt erhebt Hailies Mutter Einspruch, ihre Tochter sei nicht bescheuert, Chase solle mit dem ›Schwachsinn‹ aufhören«. Dieser kontert: »›Und meine wundervolle kleine Erbse hier weiß ganz genau, dass Chase-der-große-Zauberer ihr nur eine Geschichte erzählt, nicht wahr meine Kleine?‹« (Lindner, 2011, S. 392). Ja, der Vater bringt sich auf metaphorische Weise ein, was die Mutter leider als »Schwachsinn« bezeichnet. In dieser Familie aber hat jeder seinen Platz und übt seine Funktion aus. »Meine wundervolle kleine Erbse« – so liebevoll hätten Eltern von Magersüchtigen ihre kleinen Töchter doch auch mal nennen können.

Es bedarf allerdings keines Vaters, der seiner Tochter eine Gegendyade als Konkurrenz zur Mutter anbietet, sie in Loyalitätskonflikte stürzt und ihr ein Pendeln zwischen beiden Elternteilen unmöglich macht. Die Dyade braucht auch keinen Vater, der eifersüchtig auf die Mutter ist, ihr die Gebärfähigkeit und die intime Zweierbeziehung neidet. In solchen Gegendyaden erfolgt väterlicherseits häufig eine »verschlingende, vereinnahmende oder in Beschlag nehmende Weise der Interaktion« (Kutter, 1986, S. 203), wie bei Caros Vater zu sehen ist. Er nimmt seine Tochter narzisstisch in die Pflicht, indem er sich die Rolle des Impresarios erhofft, eine Rolle, die er nicht einmal auf der Bühne des Familientheaters zu erfüllen versteht. Auch für Caro gilt, dass der »Glanz im Auge des Vaters« nur dann zu haben ist, wenn sie des Vaters Ichideal zufriedenstellt. Die fehlende zuverlässig gleichmäßig und milde fließende elterliche narzisstische Zufuhr, die mangelnde emotionale Objektkonstanz ist es, die die spätere Esskranke ihr Elternhaus als »bodenlos« oder latent feindselig empfinden lässt.

Umso größer wird das Bedürfnis der Tochter, der Dyade mit der Mutter die Triade entgegenzusetzen, ein Bedürfnis nach dem Dritten (Benjamin, 1988), das im imaginären Gebilde Wunschvater zum Ausdruck kommt. Ich habe auch auf die »Madonnen«-Konstellation (Gläser, 1994) hingewiesen, die so etwas wie eine »Nottriangulierung« vaterdeprivierter Mädchen sei (S. 253).

Eine verhängnisvolle Vaterdeprivation

Um ermessen zu können, welche Folgen eine Vaterdeprivation für die weibliche Entwicklung, das Leben als Frau und überdies für die Kunstwelt haben kann, zeigt die Tragödie der französischen Bildhauerin Camille Claudel (1864–1943). Unbeirrt von den Anfeindungen seiner Ehefrau, die ihre Tochter vom Tag ihrer Geburt an ablehnte, enttäuscht darüber, dass ein Mädchen ihr den kurz zuvor verstorbenen 18 Monate alten Sohn nicht ersetzen konnte, unbeirrt auch von seiner zweiten Tochter Louise, die als Sprachrohr ihrer Mutter ihrer Schwester unverhohlen den Tod wünschte, und unbeirrt von seinem Sohn Paul, der als Schriftsteller in seiner Schwester Camille eine Konkurrenz im Kunstschaffen sah, unterstützte ihr Vater sie von Kindesbeinen an bis zu ihrem 40. Lebensjahr, indem er ihr bei ihrer Entwicklung zur Bildhauerin und anerkannten Künstlerin finanziellen und durch seine Einstellung und die Literatur in seinem Bücherschrank ideellen und moralischen Rückhalt gab.

Camille Claudel, die ihr frühes Leid wegen Verlassenheitsangst, sensomotorischer Übererregung, wegen fehlendem mütterlichem *holding* und *containing*, symbolisch in ihren Kunstwerken artikulierte, zeigte, dass eine gute Vaterbeziehung selbst eine schwere Mutterdeprivation zu kompensieren vermag. Als ihr Vater jedoch wegen Altersschwäche den familiären Anfeindungen nicht mehr gewachsen war und wegen einiger Kapriolen seiner Camille wankelmütig wurde und sie nicht mehr vorbehaltlos zu unterstützen vermochte, begann bei ihr die Kreativität zu versanden. Nachdem sie zunächst noch Gegenstände zum Alltagsgebrauch produzierte, wechselte sie schließlich von der symbolischen Ebene der Verarbeitung in den pathologischen Modus der Symptombildung, zerstörte in einem Autodafé die meisten ihrer Werke, ein autoaggressiver Akt und schwerer Verlust für die Kunstwelt, und erkrankte darauf an einem paranoiden Wahn, der sich in furiosen Angriffen gegen Rodin und ihre gesamte Umwelt äußerte.

Einen Tag nach dem Tod ihres Vaters, von dem ihre Familie sie nicht unterrichtet hatte, wurde sie auf Geheiß ihrer Mutter und Schwester Louise von ihrem Bruder auf rabiate Weise in die Psychiatrie abgeschoben. Ihr Vater war tot – sie selbst totgestellt. Paul und Louise waren offenbar mit ihrer feindseligen Mutter identifiziert und voller Neid über die väterliche Zuwendung, die Camille bis dato zuteil wurde. Trotz erfolgter Heilung, also ohne zwingenden Grund, und trotz Bittbriefen an ihre Mutter und nach deren Tod an den wohlhabenden Bruder, sie aus der Psychiatrie herauszuholen – die Zustimmung der Ärzte lag vor –, verblieb Camille Claudel dort ungehört bis zu ihrem Tod, immerhin noch über 30 Jahre. In all den Jahren zeigte sie trotz Ermunterung keinerlei Interesse mehr an der Bildhauerei. Die Briefe an ihre Mutter und deren Briefe an die Klinikärzte zeigen, dass die Mutter-Tochter-Beziehung paranoide Züge bekam, in der die feindselige Mutter ihre Tochter als Verfolgerin erlebte, die ihr nach dem Leben trachtet und – offensichtlich selbst paranoid – alle manipulativen Tricks anwendete, damit man ihre Tochter nicht entließ. Die paranoide Dyade dürfte alle Merkmale der frühen asymbiotischen Distanz gezeigt haben, die der Vater bis zu seinem Tod teilweise auffangen und neutralisieren konnte. Nach ihrem Tod wurde die heute weltbekannte Künstlerin namenlos in der Erde verscharrt, womit ihr Leben so endete, wie es begonnen hatte: In ihren ersten sechs Lebenswochen blieb sie ohne Namen (Ettl, 2014).

Die multifaktoriell bedingte Symptomwahl

Meine Ausführungen könnten nahelegen, es gäbe einen spezifischen Mutter- oder Vatertyp, der eine Essstörung erzeugt. Das ist so wenig der

Fall, wie es eine typische Magersucht- oder Bulimiefamilie gibt, die sich überdies schichtspezifisch zuordnen ließe. Zwar zeigen eine Literaturübersicht und meine klinische Erfahrung, dass Esskranke immer wieder von elterlicher narzisstischer Pathologie mit krudem partikularen Überich berichten. Es wäre jedoch ein Kurzschluss, daraus abzuleiten, alleine diese Pathologie würde Essstörungen erzeugen. Haben an Anorexie Erkrankte oft depressive Mütter (Marinov, 2001), lässt dieser Befund nicht den Schluss zu, depressive Mütter würden eine Anorexie auslösen. Und wenn man bei Esskranken eine Elterndynamik vorfindet, in der die Mutter den Vater ausschließt, und dieser das zulässt, sodass es zur pathologischen Dyade kommt, lässt sich diese Dynamik ebenso bei anderen Krankheitsbildern finden, z. B. bei der Perversion, der Borderline-Pathologie oder bei Psychosomatosen. Aber eben von all diesen Störungen hat die Anorexie etwas.

Bereits 1955 hat Schur die Tendenz bemängelt, Affekte wie Zorn und Wut und deren Folgeerscheinungen für spezifische Krankheitsbilder verantwortlich zu machen. Es ließen sich jedoch Merkmale angeben, die diesen Kranken (er beschränkt sich auf Hautkranke) gemeinsam seien, die auch schon vor dem ersten Krankheitsausbruch bestanden hätten: Störungen der Ichfunktion wie Angst, Aggression, Identifizierungen etc., ferner entsprechend der defizienten Libido- und Ichentwicklung dürftige, vorwiegend von narzisstischen und prägenitalen Bedürfnissen her bestimmte und von extremer Ambivalenz gekennzeichnete Objektbeziehungen. Und alle diese Kranken hätten ein ungewöhnliches Maß an frühkindlicher Traumatisierung erlitten. Während die übrigen Merkmale bei vielen Neuroseformen vorkämen, würden die schweren Ichdefekte dieser Patient*innen eher an Zustände erinnern, die man oft als »Borderline-Syndrome« bezeichne. Das klinische Bild spreche für eine Kombination von angeborenen und frühen Umweltfaktoren in der Ätiologie. Dass frühe Störungen der Mutter-Kind-Beziehung als wichtige Variable mit ins Spiel kämen, verstehe sich daher von selbst (Schur, 1980 [1955], S. 382ff.).

Die Psychopathologie Esskranker zeigt alle von Schur erwähnten Merkmale, wie zwanghafte Züge, narzisstische und prägenitale Komponenten und Beziehungsformen, Störungen der Ichfunktionen und frühkindliche Traumatisierungen, aus denen Wut auf die Mutter und Enttäuschung über den Vater resultieren. Diese Merkmale zeigen jedoch andere Pathologien auch. Ebenso wenig führt ein Inzest in der Kindheit automatisch zu Essstörungen, gleichwohl haben viele Esskranke Inzest- oder andere Missbrauchserfahrungen zu beklagen. Die Patientinnen von Christlieb (1995) zeigten alle Merkmale, die man bei Esskranken findet, obwohl keine Esskranke unter ihnen gewesen zu sein scheint. Die Symptomwahl ist also multifaktoriell verursacht. Wut auf die Mutter und die Enttäuschung über den Vater liefern dazu die energetische Grundlage. Zum einen sind Entwicklungsfaktoren, zum anderen gesellschaftliche Faktoren, insbesondere medial vorgegebene Körperideale und Nahrungsüberfluss ätiotrop. Das epidemieartige Auftreten der Esserkrankungen in Wohlstandsgesellschaften lässt eine genetische Beteiligung eher unwahrscheinlich sein. Die »symbolische Gleichstellung« von Mutter mit Nahrung erfordert die reichliche Präsenz von Lebensmitteln.

Da wären zunächst die Reifungsvorgänge der Tochter, die Anlass für Konfliktstoff in der Familie geben, besonders zwischen Tochter und Mutter (Seiffge-Krenke, 2001, S. 60). Dabei kommt es darauf an, in welcher Entwicklungsphase sich die Tochter befindet. Hat sich ihr Selbstwertgefühl stabilisiert, konnte sie bereits gute und böse Anteile integrieren, hat also die »depressive Position« (Klein) erreicht, dürfte sie eher keine Neigung zeigen, später an einer Essstörung zu erkranken.

Die Symptombildung wird auch von der Fähigkeit zur Affektregulierung bestimmt, davon, inwieweit die Tochter sekundärprozesshaft zu operieren vermag, d.h., ob sich ihre Reaktion auf die momentan auslösende Situation beschränkt, oder ob sie geprägt ist von vielfältigen assoziativen Verbindungen zwischen der aktuellen Situation und früheren Erlebnissen (Schur, 1980 [1955], S. 349). Die Affektregulierung hängt davon ab, ob die Mutter ihre Alpha-Funktion wahrgenommen hat, was bei den geschilderten Müttern eher fraglich ist, und davon, wie der Vater strukturiert ist und sich verhält. Kann er den pathologischen Anteil der Mutter bzw. kann die Mutter den pathologischen Anteil des Vaters neutralisieren? Auf den Vater kommt es an, über welche Möglichkeiten seine Tochter verfügt, mit Wut umzugehen und ihre Aggression zu äußern, und ob die Aggression in der Vater-Beziehung einen Ort findet, der es ihr erlaubt, aggressive Fantasien gegenüber der Mutter zur Sprache zu bringen. Caro hätte ihrem Vater gerne erzählt, was zu Hause während seiner Abwesenheit zwischen ihrer Mutter und ihr passiert. Wegen der Vaterdeprivation ist den Esskranken die Möglichkeit verlegt, Wut z.B. über Spiel, Malen oder Sprache zu äußern. Da bleibt nur der Ausweg, Symptome und Verhaltensauffälligkeiten zu bilden, die Spannungsabfuhr ermöglichen.

Ein weiterer Faktor ist das Geschlecht des Kindes: Sozialisationsbedingt richten Jungen ihre Wut nach außen, in Schimpf-Kanonaden oder im Verprügeln anderer. Mädchen, mehr zur Friedfertigkeit sozialisiert, wenden ihre Aggression nach innen (Bielstein, 2003, S. 286), so scheint es zumindest. Sagt eine Esskranke, sie habe »beim Essen wieder so richtig zugeschlagen«, richtet auch sie ihre Aggression gegen ein Objekt, hier die Nahrung, die für die Mutter steht. Wegen der Durchlässigkeit der Ich-Grenzen zwischen Mutter und Tochter richtet sie die Aggression aber letztlich auch gegen ihr Selbst. Ich habe die intrapsychische Aggression anhand der Angst vor der Rache des Introjekts erörtert, die u. a. Anlass zu Attacken gegen den eigenen Körper gibt, vor allem gegen jene Teile an ihm, die für zu fett gehalten werden, wie das bei einer an Anorexie Erkrankten der Fall war, die mit einem Messer auf ihre Oberschenkel einstach.

Die Muttermorphophobie[93]

> »Es ist furchtbar, wenn ich mich im Spiegel angucke, dann sehe ich seit einiger Zeit genau das Bild meiner Mutter.«
> *Patientin von Streeck-Fischer (2008, S. 299)*

In der Pubertät, die ohnehin zur narzisstischen Krise mit allen Konsequenzen gerät, welche sich daraus auf pädagogischer sozialer und pathologischer Ebene ergeben (Grunberger, 1976 [1971], S. 202), führt die fehlende Einbettung der Dyade in die Triade die Mädchen in eine schwere Krise. Zu den erwähnten, jedoch für eine Essstörung noch nicht spezifischen Faktoren, kommt jetzt der für die Symptomwahl richtungweisende Faktor hinzu, dass sich Nahrung zur »symbolischen Gleichsetzung« mit der Mutter oder anderen Personen besonders eignet. Sowohl Wut, Enttäuschung und Rache als auch der Kontrollzwang lassen sich fortan am Ersatz abhandeln, was der Spannungsabfuhr dient und kurzfristig affektmildernd wirkt. Über die Nahrung wird demnach das mit ihr gleichgesetzte Objekt aggressiv angegangen und der Affekt, immer mit somatischen Abfuhrreaktionen verbunden, über Manipulieren und Agieren abgeführt.

Wegen der für die Identität bedrohlichen morphologischen Annäherung des eigenen Körpers an den der Mutter, rückt jetzt die Körperver-

93 Der Begriff meint zweierlei: Zum einen wollen die Patientinnen nicht dem Körperbild entsprechen, das ihnen ihre Mütter oktroyiert haben, zum anderen wollen sie nicht dem Körper ihrer Mütter entsprechen.

änderung in den Fokus der Pubertierenden. In der Peergroup braucht es nur zu Hänseleien über den Körper kommen, oder dazu, dass Sportlehrer*innen spöttelnd warnen, keinen »dicken Hintern« zu bekommen, dass Verkäufer*innen mahnen, der Osterhase dürfe nun keine Schokoladeneier mehr bringen, dass Mutter, Vater oder Geschwister über den Körper bloßstellende Bemerkungen machen, schon geraten diese narzisstisch vulnerablen und für das Thema »Fett« hochsensiblen Mädchen mit ihrem Körper in die Krise, zumal aktuelle Kränkungen das bisher angesammelte Arsenal an Kränkungen triggern. Die bereits erwähnte Mutter, die die Brustentwicklung ihrer Tochter mit »Da kannst du dich ja jetzt zum Vater ins Bett legen« kommentierte, bestätigt den Befund, dass weibliche Jugendliche eine von eigenen Impulsen unabhängige Sexualisierung ihres Körpers und ihrer Ausdrucksgebärden häufig erst durch die Reaktionen anderer erfahren (Streeck-Fischer, 1997, S. 305). Der mütterliche Blick, der die körperliche Entwicklung der später magersüchtigen Tochter selten wohlwollend begleitet, wird von ihr als stechend, eindringend und unverschämt enthüllend empfunden. Er kann Transporteur der Projektionen sein, weil er Zuschreibungen beinhaltet, die sich »einbrennen«. Und auch verbale Projektionen graben sich tief ein. Jede Bemerkung »Du bist zu dick, hast du zugenommen?« bohre sich bis ins Innerste, versechsfache das schlechte Gewissen, schreibt Schneider-Henn (1988, S. 115). Caro bekommt große Angst vor ihrer Mutter, als sich erste Zeichen der Menses ankündigen.

Durch kollektives Erbrechen auf der Schultoilette kann es dann über die hysterische Identifizierung zur Esserkrankung kommen. Hat Magdeleine mit dem Zeigefinger unter dem Kinn ihrer Tochter der Introjektion ihrer Befehle Nachdruck verliehen, raten jetzt Freundinnen zum Gegenteil: zur Externalisierung des Introjizierten über das Erbrechen mit dem Zeigefinger.

Ist Zunehmen im Unbewussten Magersüchtiger ein Verbrechen vor dem Überich, weil es Muttermord bedeutet, kommt jetzt ein entscheidendes Moment hinzu: die Notwendigkeit, sich vom Körper der Mutter abzugrenzen. Hierzu sind neue Körperideale erforderlich: Für die Symptomwahl wird der gesellschaftliche Wandel vom Überich und den Triebkonflikten hin zum Ichideal und den Konflikten mit der Idealität, der Perfektion und dem Körperhype richtungsweisend. Diesem Wandel kommt seitens der Mädchen pubertätsbedingt die Notwendigkeit entgegen, neue Ideale zu finden. Da die Eltern zunehmend in ihrer ernüchternden Realität erkannt werden, eignen sie sich nicht länger als Ichideal. Die Pubertierende orientiert sich jetzt außerfamiliär. Lassen Eltern ihr mangelhaft realisiertes ideales Selbst stellvertretend von ihrem Kind darstellen, wie das bei Magersüchtigen der Fall ist, scheitern Richter (1969 [1963]) zufolge diese Kinder daran, ein persönliches, von den Eltern abgelöstes Ichideal und Überich zu entwickeln. Die Kinder hätten das Bedürfnis, sich in übergroßem Maße von anderen Personen oder äußeren Normen abhängig zu machen. Eine volle integrative Internalisierung des Ichideals sei nie vorausgegangen, weil sie von Kindheit auf nie gelernt hätten, sich anders zu verhalten als gesteuert und bewertet durch einen anderen, dessen narzisstische Projektion seiner Existenz erst Sinn zu geben schien (ebd., S. 195f.). Wahrscheinlich übernehmen die elterlichen Signifikanten – wie ausgeführt – dieses Steuern und Bewerten. Weil das Ichideal von seinem Ursprung her gleichgeschlechtlich ist, werden entsprechende Vorbilder gesucht. Fündig wird die Magersüchtige bei von Medien und dem Schönheitskult bereitgestellten Körperidealen und Diätideologien. Mangels bedeutsamer Beziehungen beginnt sie sich mit den Entwürfen und Konstruktionen, die die mediale Umgebung bereithält, zu identifizieren und diese in das Ichideal zu übernehmen. Von nun an setzt sie an die Stelle des Ichideals Mutter die medialen Körperideale und nutzt sie zur aggressiven Abgrenzung von dieser. Auf der Suche nach einer Ersatzidentität werden Hungern und Magerkeit zentral, weil beides zu einer neuen, einer »medialen Identität« (Ermann, 2003, S. 181) verhilft. Wider der gelegentlich gehörten Auffassung, Magersüchtige seien wegen des Wunsches nach Schönheit anfällig für kollektive und normierte Körperideale, geht es ihnen in erster Linie darum, sich über den meist adoleszent, androgyn und phallisch wirkenden Körper der Models radikal vom Schreckensbild des »fetten« Körpers der Mutter abzugrenzen, denn »Fett« ist ihnen Synonym für »Dominanz«, »Macht«, »Grausamkeit«, »Unheil« und die »Gefahr der Wiederverschlingung«, d. h., fett ist die aus der Kinderperspektive als mächtig und riesig wahrgenommene Mutter. Ein magerer Körper, einer ohne Brust und Hintern, am besten ein männlicher, sichert die Differenz zur Mutter. Es kommt zu einem über den Körper ausgetragenen Abgrenzungskampf, der tödliche Folgen haben kann. Der hohe Erregungsaufwand, mit dem die Abgrenzung vorgenommen wird, zeigt, dass es sich hierbei um keine symbolvermittelte, sondern um eine konkretistische, an die Körperebene fixierte Abgrenzung handelt, begleitet von der Fantasie, in den Hohlräumen und Behältern des Körpers sitze das böse Objekt, die introjizierte rachsüchtige Mutter.

Der Zwang zum Androgynen entsteht, weil die jetzt Magersüchtige weder über eine stabile weibliche, noch eine stabile männliche Identifizierung verfügt. Wie gesagt, die androgynen Models bieten keineswegs aus ästhetischen Gründen Anreize zur Identifikation. Sie sind wirksam, weil sie dem androgynen Privatideal der Magersüchtigen, das der Unterscheidung von der Mutter dient, entgegenkommen. In dieser Hinsicht unterscheiden sich Magersüchtige von Bulimikerinnen, weil letztere wegen ihrer größeren Triebtoleranz auch attraktiv für Männer sein möchten – ein Grund, warum die Mageren Buklimikerinnen als Verliererinnen verachten: Ein fülliger Körper erinnert an die Mutter. Da die Esskranke weder einen aus ihrer Sicht schäbigen, fetten Mutterkörper noch einen lästigen Leib haben will, repräsentieren die Models androgyne Vollkommenheit, versprechen mithin die Verschmelzung von faktischem Körper und Körperideal zum Idealkörper, zu einem, der sich in jeder Hinsicht von dem der Mutter unterscheidet. Nicht die Differenz von »hässlich« und »schön«, sondern die von »fett« und »dünn« ist ausschlaggebend. Kurzum: Nicht Dysmorphophobie, sondern Muttermorphophobie ist das Problem der Magersüchtigen.

Der androgyne Körper übernimmt die Funktion des zur Mutter distanzschaffenden Objekts, d. h., der Körper wird zum Dritten, über den die Kranke versucht, die Triade wiederherzustellen, um nicht in die Fusion mit der Mutter zu geraten, würde das doch Identitäts-, Kontrollverlust und eine Niederlage bedeuten. Mit anderen Worten: Der androgyne Körper repräsentiert den Vater, d. h., er zeigt die Sehnsucht nach der Triade. Außerdem möchte die Magersüchtige mit ihm die vermisste identifikatorische Liebe zum Vater nachholen. Dies ist einer der Gründe, weshalb der dünne Körper narzisstisch und libidinös hoch besetzt ist. Diese Besetzung ist folgerichtig, mithin logisch. Dass die darüber erhoffte Identität letztlich in einer jede Individualität nivellierenden Uniformität endet (Ettl, 2006a), da sich die Gerippe anatomisch alle gleichen, wie die Thinspos zeigen, die zudem illustrieren, wie erfolgreich die ProAna-Abnehmideologie das Abgrenzungsbedürfnis gegenüber »extremen Körpern« auszuschlachten verstand, gehört zur Tragik dieser Kranken – eine Tragödie mit in 20 Prozent der Fälle tödlichem Ausgang.

Mit der Schaffung eines mageren Körpers kann die Magersüchtige überdies die Illusion haben, sich einen eigenen Körper kreiert zu haben und nicht länger in der Kreation ihrer Mutter zu leben, vermutlich häufig das unbewusste Motiv für Schönheitsoperationen, Körperenhancement und andere Körpermanipulationen.

Abzugrenzen gilt es sich auch von der Generation der Eltern: Das androgyne Model ist ein Idol im Sinne Grunbergers (1976 [1971]), eine Gestalt, die Träger der megalomanen narzisstischen Projektion ihrer Anhänger ist und an der Spitze des Widerstandes gegen die Erwachsenenwelt steht. Das Idol sei nicht das Überich, sondern gestatte die Befreiung vom Überich. Es sei der Beweis der Inexistenz dieser Instanz, die es vorteilhaft ersetze (S. 310f.). Den vom Überich geschädigten Magersüchtigen ist eine solche »Befreiung« höchst willkommen. Dass sie mit ihrer Idolisierung der Ana-Religion jedoch vom Regen in die Traufe kamen, schienen sie nicht zu bemerken. Faktisch ist die Befreiung trügerisch, denn sind die Idole auch Spiegelungen des perfekten Körperselbst und nicht der einst idealisierten Eltern, so bleibt doch auf der Suche nach neuen Idealen stets der als fett empfundene Körper der Mutter als Referenzpunkt bestehen. Grund ist das von Richter (1963) betonte Bedürfnis, sich wegen der erfahrenen narzisstischen Funktionalisierung in übergroßem Maß von anderen Personen oder äußeren Normen abhängig zu machen – eine Abhängigkeit, die Esskranke daran scheitern lässt, ein persönliches, von den Eltern abgelöstes Ichideal zu entwickeln.

Letztlich wird die Symptomwahl auch davon bestimmt sein, dass die Anorexie im Erleben der Kranken nicht zu den *vrai malades* gehört. »Anorexia is a lifestyle, not a disease«, predigte ProAna, Magersucht ist »chic« und bedarf deshalb keiner Krankheitseinsicht. Die Kranken täuschen sich: Wir wissen, so McDougall (1985 [1978]), dass es sich um Anzeichen großen Schmerzes handle, die von dem betreffenden Individuum noch nicht voll als persönliches Leiden erkannt werden könne. Es fühle sich blockiert, beeinträchtigt, gelähmt und mit aller Welt verfeindet. Dies sei die grundlegende Botschaft in der primären Kommunikation (S. 277).

In der Tat: Blockiert, beeinträchtigt, gelähmt und mit allen verfeindet – so lassen sich auch Magersüchtige charakterisieren. Weil sie sich die Mutter vom Leib gehungert haben, müssen sie sich, mühsam von einem Restkörper zusammengehalten, das erforderliche *holding* selbst geben, was misslingt, wie die hölzernen, kindlich und gleichzeitig vergreist wirkenden und wie im All schwebenden Körper mit erstarrter Mimik zeigen. Für das psychische Selbst, das sich mühsam auf ein von gestörter sensorischer Kohärenz gekennzeichnetes Körperselbst stützt, haben die »unvermeidbaren Strukturen des menschlichen Lebens« keine Bedeutung. Weder die Individuation, die zu Identität und Privatheit führt, noch der Geschlechtsunterschied, der sexuelles Begehren zur Folge hat, oder die Wiederentdeckung magischer

Wunscherfüllungen in der Kreativität (ebd., S. 274) sind libidinös oder narzisstisch besetzt. Das Leben ist für Magersüchtige »bedeutungslos« und »hart« (ebd.). Für Birkstedt-Breen (2006 [1989]) ist die Magersucht mehr als eine Störung der Bedeutung des Körpergewichts oder eine aufs Essen bezogene Störung. Sie sei ein Versuch, »die eigentliche Natur der menschlichen Existenz – Ungleichheit, Durchlaufen des Lebenszyklus, Tod – auszulöschen« (S. 282). In der Fantasie ihrer Eltern sind manche dieser Patient*innen Inzestkinder, die es schon in der Schwangerschaft zu verstecken oder auszulöschen galt. Sie haben weder auf der vertikalen noch der horizontalen Familienachse einen Platz gefunden. Das hat Folgen für die emotionale wie die narzisstische Besetzung dieser Kinder: Ihnen bleibt schlicht die Anerkennung verweigert. Irmgard hätte sich in bestimmter Hinsicht als »nicht geboren, wie in einer Blase erlebt«, so Moersch (1980, S. 175). Caro fühlt sich mit vier Jahren von ihrer Mutter »getötet«. Ogden (1995 [1989]) berichtet von einer Esskranken, die in »hohem Maße« das Gefühl hatte, »psychisch bereits tot« zu sein (S. 218). »Nur wenn ich ein Strich bin, kann ich sein«, sagte die Patientin von Nikulka (2006, S. 365). Das sind die verheerenden Folgen der Signifikanten, wenn sich das Kind nicht davon befreien kann. Rosenfeld (1990) zufolge würde das Kind, das dem »osmotischen Druck« ausgesetzt sei, in seinem Denken und Fühlen überwältigt, deformiert und sich unfähig fühlen, eine Beziehung zum eigenen Selbst herzustellen, die es ihm ermögliche, zu leben und zu funktionieren (S. 373). Die Signifikanten wirken schon im Mutterleib: Carmen stopft in ihrer Erinnerung ihren Kot in ihre defekte Puppe und schaffe damit ein Bild für ihr depressives Elend, ihr Selbstgefühl der Beschädigung und der Bedrängnis durch Schlechtes von innen her (Hinz, 2006, S. 292). Lindner packt nach ihrem Trauma mit dem »Seelenmörder« und der Ignoranz ihrer Mutter ihre Spielzeugkiste weg und beendet ihre Kindheit. Sie ist ihr ganzes Leben damit beschäftigt, den Penis, der in sie eingedrungen war, zu externalisieren – auch kein Leben. Dass daraus der Wunsch entsteht, einen Ort zu finden, an dem Leben möglich ist, wundert nicht. Bei ihr ist das Bordell der Ort, der ihr Ersatz für das Elternhaus sein sollte, bei Caro ist es das Theater, das ihr mit seinen Zuschauern die ersehnte Anerkennung durch Dritte und das Gefühl, im Mittelpunkt zu stehen und was Besonderes zu sein, geben sollte. Weil diese Orte, an denen die Patient*innen hofften, Familie und Anerkennung zu finden, enttäuschend bleiben mussten, sodass die Sehnsucht nach dem *till the end*, dem Mutterleib als vermeintlichem Paradies, bleibt, ist nachvollziehbar – eben *psycho-logisch*.

Die Beispiele enthalten allesamt eine Botschaft: Wir sind vom normalen Leben ausgeschlossen. Kurzum: Magersüchtige sind wie Straßenkinder, die keinen Ort in der Familie haben, sie sind *poulbots*. Der Traum einer 13-jährigen magersüchtigen Patientin von Lawrence (2006 [2002]) vermag das Gefühl, vom Leben ausgeschlossen zu sein, zu bebildern. Er bündelt einen Strauß von Themen, die esskranke junge Mädchen beschäftigen:

> »Sie stand mit ihren vier Freundinnen oben auf einem Wasserfall. Alle mussten über einen tiefen Abgrund springen. Eigentlich war kein weiter Sprung dazu erforderlich und zu ihrer Sicherheit hing dort ein Seil herab. Die anderen vier schafften es mühelos auf die andere Seite. Die Patientin aber ergriff nicht einmal das Seil. Sie versuchte nicht, zu springen und ging einfach zu Fuß hinunter« (S. 176).

Interessant sei, so Lawrence,

> »dass für alle Mädchen Hilfe vorhanden war, doch anders als die anderen sei die Patientin nicht imstande, sich ihrer zu bedienen. Sie war als junges Mädchen ihrer Wahrnehmung zufolge nicht in der Lage, einen gefährlichen Sprung in Richtung weibliche Reife und Erwachsensein zu wagen. Auf der bewussten Ebene habe sie sich erleichtert gefühlt, dass ihr Körper durch den Gewichtsverlust wieder zu dem eines Kindes in der Latenz geworden war« (S. 176f.).

Diese Interpretation ist nachvollziehbar, zumal ein Abgrund (Spalt) mit einem Seil (Klitoris) und einem Wasserfall (Blase) das weibliche Genitale symbolisiert, und dieses Mädchen zu ahnen scheint, wie es um ihr zukünftiges Genitalleben bestellt sein dürfte.

Neben der Genitalsymbolik zeigt der Traum auch die bei Traumatisierten zu beobachtende Erschütterung des Selbst- und Weltverständnisses, des Grundvertrauens, sich auf die eigenen Fähigkeiten verlassen und sich vertrauensvoll auf seine Umwelt – hier das Seil bzw. die Seilmutter – stützen zu können (Barwinski Fäh, 2001, S. 26). Offenbar verfügte die 13-Jährige über ein inneres Modell, wie es ihr mit anderen Eltern hätte besser gehen können. Sie jedoch scheint dem Seil als Brücke über die Kluft (Abgrund) zwischen beiden Elternteilen zu misstrauen, weil das Seil als »Brückensymbol«, »das mächtige Glied des Vaters, das zwei Landschaften miteinander verbindet« (Ferenczi, 1984 [1921], S. 239), ihr unzuverlässig erscheint.

Fehlt eine stabile Beziehung der Eltern zueinander, fehlen Brücke und Triade und das Mädchen wäre »ein Goldfisch in einem ausgetrockneten Aquarium, das mitten im Meer treibt« (Lindner, 2011, S. 106).

Was bleibt der Magersüchtigen? Das Esssymptom. In der Fressattacke wie auch im Hungern ist die Angst enthalten, das eigene Selbst, falls sich ein solches in Ansätzen heimlich gebildet haben sollte, könnte von der sich rächenden einverleibten Mutter verzehrt werden. Die Angst des Sich-Auflösens, des Verschwindens oder Fallens, keinen Boden unter den Füssen zu haben, oder des Schwebens in einen formlosen, unbegrenzten Raum, woraus die ProAna-Ideologie eine Angstlust machen wollte, ist dem autistisch-berührenden Modus zuzuordnen (Ogden, 1995 [1989], S. 70). Zugleich hat das Esssymptom kompensatorische Funktion, weil es der Magersüchtigen die Kontinuität des Seins, die vermisste Stabilität und Identität bietet und die narzisstische Integrität sichert, alles, was ihr im Leben und auch in der Behandlung fehlt. Dort bleiben ihre Themen flüchtig und gehen nach den Sitzungen wieder verloren, ohne dass sie in der nächsten Sitzung Anschluss finden könnte.

9 Anmerkungen zur Behandlung

»Ich suche jemand, der mir zuhört und nicht sich selbst.«
Eine Patientin

Symptomfokussierende Verfahren

Behandlungsformen, die Esstagebücher, Esskontrolle, Kalorienlisten, Gewichtsvorgaben, Kontrolle bis auf die Toilette und ähnliche Auflagen beinhalten, fixieren Magersüchtige auf das Thema Hungern und damit auf ihr Symptom, den Körperkonkretismus, und bedienen überdies deren Perfektionsanspruch und Zwanghaftigkeit. Um das Essen vorzubereiten, habe sie eine halbe Stunde gebraucht, erzählt Elena. Es hätte sie jedes Mal unter Stress gesetzt. Erst lange Hände waschen, dann ihr Besteck spülen und auf ein Taschentuch legen, den Joghurtbecher unter Wasser halten, es könnte ja Dreck oder Spuren von anderem Essen dran sein. Sie besaß ihr eigenes Besteck, da sie nicht das gleiche wie ihre Eltern benutzen wollte, weil das mit demselben Schwamm gespült wurde wie die fettigen Pfannen. Berührte sie beim Essen aus Versehen den Tisch, sei sie sofort aufgesprungen und hätte sich erneut die Hände gewaschen. Tag für Tag wurde jedes Detail dokumentiert: Gewicht, Kalorien, wie viel Fett sie zu sich genommen hat – und sie erstellte abstruse Theorien über das Essen. So sei es dann in der Klinik weitergegangen (Meyer, 2008).

Die Fixierung führt zur Überstimulierung von Ich-Fähigkeiten, die zum Widerstand gegen die Behandlung missbraucht werden, z. B. zur Erfindung von Tricks, mit denen die Nahrungsaufnahme umgangen oder die Gewichtszunahme vorgetäuscht werden kann. Caro führt uns ihre Begabung diesbezüglich vor. Zwangsernährung als finale Maßnahme wurde von Lindner »wie nackte Sexgewalt« empfunden, von Caro, als würde sie wie eine Mastgans vollgestopft. Mit anderen Worten: Zwangsernährung erleben manche Magersüchtige wie eine Vergewaltigung oder Tierquälerei.

Dem pädagogischen Reiz-Reaktionsschema »Ich esse nicht – du musst aber essen« unterwerfen sich Esskranke, weil ihr Überich keinen Widerspruch duldet. Die Krankenhausstation wird zum Kasernenhof, auf dem vernünftiges, tugendhaftes und manierliches Essen exerziert wird, sodass die Fixierung unter der Hand zur Chronifizierung der Krankheit führt. Kaum sind die Patient*innen entlassen, nehmen sie wieder ab, wie viele von ihnen berichten. Bei Caro ist das nicht anders. Früher sei die Therapie so abgelaufen: »Mahlzeitenplan, Zunehmen, fertig«, erklärte die Spiegeltherapie-Therapeutin Svaldi (zit. n. Meyer, 2008), sodass sich die Frage stellt, wodurch sich der Drill des behavioristischen Ansatzes vom Zunehmen des Drill der ProAnas zum Abnehmen unterscheidet.

Diese Verfahren erreichen die Erlebnisschichten hinter dem Symptom nicht. Sie operieren mit dem kollektiv zugewiesenen Gebrauchswert der Nahrung als Lebensmittel und reflektieren nicht deren Bedeutung als »Spielmaterial« für Aggressionen, sodass sie fatalerweise die Einübung in domestizierte Aggressionsabfuhr, in gebotene Friedfertigkeit trainieren, zu der Mädchen immerzu angehalten werden. Unter dem Banner der Psychotherapie überwintern hier traditionelle Vorstellungen von Krankheit als selbstverschuldetem Verhalten, das es zu disziplinieren gilt. Mit solchen Verfahren lassen sich Ideologien durchdrücken – abgesehen davon, dass sie der Illusion Vorschub leisten, habe man das Essen unter Kontrolle, habe man auch seine Psyche unter Kontrolle, so wie der Schönheitskult mit der Illusion lockt, ein operativ geschönter Körper beherberge eine makellos schöne Seele.

Bei allen auf das Essen fokussierenden Therapien sollte Behandelnden bewusst sein, welches Fantasieszenarium im Seelenleben der Magersüchtigen getriggert wird. Nötigt man, sanft oder intrusiv, zur Nahrungsaufnahme, macht man sich zum Hungerteufel, der sie zur Niederlage im Kampf gegen den Hunger zwingt. Rodulfo (1997) spricht vom »in die Knie [Z]wingen« des Symptoms (S. 8). Da Kontrolle zentrales Anliegen der Magersüchtigen ist, weil sie ihre narzisstische Integrität sichert, wird jeder Kontrollverlust und damit die Behandlung zu einer narzisstischen Katastrophe vor ihrem Ichideal, denn ein paar Gramm mehr Gewicht bedeutet für sie, nichts Besonderes mehr, nur Durchschnitt und damit unauffällig und unbemerkt, schlimmstenfalls ein Nichts zu sein. Die durch die beschämende Niederlage erzeugte narzisstische Beschädigung erleben sie als Verlust ihrer Identität: »Wenn ich meine Krankheit nicht habe, was habe ich dann?«, so eine meiner Patientinnen.

Mehr noch: Zwingt man Magersüchtige zum Essen, verführt man sie zum Ungehorsam gegen das Überich, d.h. sie geraten in einen schweren

Gewissenskonflikt mit entsprechenden Schuldgefühlen. In der Absicht, zu heilen, agieren Behandelnde in der Gegenübertragung die Rolle des Verführers aus, der gegen das Gehorsamsgebot des Überichs intrigiert. Caro z. B. würde zur Auflehnung gegen ihre Mutter gezwungen und in die Arme des verführerischen Vaters getrieben, der ihr dann aber den nötigen Rückhalt verweigert und sie sich selbst überlässt. Magersüchtige zum Essen zu drängen, wäre die Verführung zum Verdauen, zum Muttermord, mithin zum Verbrechen und würde bei ihnen Angst vor Liebesverlust und Einsamkeit induzieren.

Da für das Überich gefastet wird, sei es für die Mutter, sei es für Gott oder die Göttin Ana oder im Namen von Heiligen, wobei es immer um den Sieg über das Fleisch bzw. den Mund geht, machen sich Magersüchtige, falls sie essen, schuldig. An der von Lindner skizzierten Bedeutung von Ana und Mia lässt sich die Krise ermessen, in welche Esskranke mit ihrem Selbstwertgefühl und ihrem moralischen Empfinden durch eine rein symptomorientierte Behandlung geraten. Spätestens nach deren Ende sagen sich viele von ihnen: »Non, je préfère rester à la maison«. Gemäß der anorektischen Logik »Oberhand behalten und Sieg um jeden Preis« kommt es zum Rückfall, d. h., die Kranken versetzen sich in den unschuldigen Zustand zurück und nehmen wieder ab, um ihrem Überich treu zu bleiben. Die Klinikgeschichte Caros spricht hier Bände.

Manche Magersüchtige wählen andere Wege, die narzisstische Beschädigung durch symptomorientierte Verfahren abzuwenden. Sie machen aus der Not eine Tugend, wie das bei Boreckýs Patientin Eva der Fall war. Als sie mit 38 Kilogramm aus dem Krankenhaus zurückkehrte, sei »das Wichtigste« gewesen, dass sie auf ihr Gewicht stolz war und das Gefühl hatte, »an dieser günstigen Wendung durchaus *ihre eigenen Verdienste* zu haben« (Borecký, 1992, S. 55, Hervorhebung T. E.). Sie hat sich quasi selbst behandelt, was der Narzissmus besser verträgt, denn Hilfe zu benötigen, bedeutet für Magersüchtige eine Bedrohung ihrer illusionären Autonomie, weil sie als Kinder ihre Bedürfnisse nach Hilfe auf beschämende Weise vor Augen geführt bekamen. Eva gehört so zur Gruppe jener Esskranken, die ihre Behandlung zur »Fehlleistung« erklären. Der- bzw. diejenige, dem oder der eine Fehlleistung unterlaufen sei, reagiere in spezifischer Weise auf die Belustigung des Publikums, so Kohut (1975). Sie geben z. B. vor, einen Versprecher beabsichtigt zu haben, oder behaupten, die Bedeutung seiner Fehlleistung zu verstehen und selbst interpretieren zu können. Sie tendieren stärker dahin, den Kontrollverlust zu verleugnen, als den unbewussten

Inhalt der Fehlleistung zu verbergen (ebd., S. 231). Interpretieren die Magersüchtigen ihre Behandlung als von ihnen selbst durchgeführt, können sie verleugnen, durch ihre Krankheit oder die sie Behandelnden dazu gezwungen worden zu sein. Mit anderen Worten: Glaubt man, Gewichtszunahme sei ein therapeutischer Erfolg, unterschätzt man die Dynamik der anorektischen Logik, denn die Magersüchtige verzichtet nicht auf die omnipotente Kontrolle über ihre Körpervorgänge und die Objekte. Ihre Omnipotenz bedeutet ihnen alles, die Kompetenz der Therapeut*innen nichts. Diese seien nur auf ihre Tricks reingefallen, brüsten sich Esskranke. Auf keinen Fall sei es ratsam, so Thomä (1961), jenes Verharmlosen mitzumachen, in welchem diese Kranken wahre Meister seien. Tun die Ärzt*innen so, als glaubten sie die Lügengeschichten über angebliches normales Essen, werde ein Vertrauensverhältnis nicht gefördert. Angst und Schuldgefühle nehmen dann bei Magersüchtigen erst recht überhand (zit. n. Moersch, 1980, S. 173f.). Irmgards Gewicht sank wieder, nachdem sie aus der Klinik entlassen wurde: »Ihr Phantasieziel, die Periode wieder auftreten zu lassen, deckte sich nur scheinbar mit demjenigen der Therapeutin. Sie wollte mit dem Auftreten nicht die physischen Bedingungen der Weiblichkeit anerkennen, sondern ihre Macht über Körpervorgänge demonstrieren« (Moersch, 1980, S. 183).

Triebkonflikt oder Konflikt mit der Umwelt

Es ist ersichtlich, dass die Anorexie keine Erkrankung primär an einem Triebkonflikt ist, sondern eine Erkrankung an einer durch die soziale Umwelt verursachten Beschädigung der narzisstischen Integrität des Selbst. Nicht Fantasien im Zusammenhang mit abgewehrten und tabuisierten Triebwünschen stehen am Anfang der Pathogenese, sondern traumatogene Beziehungserfahrungen in der Kindheit. Die Abwehr des Kindes richtet sich primär gegen seine intrusive Umwelt, sekundär und als Folge dann gegen sein Innerseelisches. Zur Neurose müssen Magersüchtige erst in der Behandlung gebracht werden, d. h., sie müssen aus dem Mausoleum der Mutter hinter der Dornenhecke, manche sogar noch aus dem Bett der Mutter herausgeholt werden. Das Neurosenmodell der Anorexie erklärt nicht den Ausbruch der Erkrankung in der Pubertät, erklärt nicht das für diese Erkrankung zentrale Moment der Kontrollübernahme seitens der Patient*innen, nicht, warum die präpubertär erfahrene intrusive Gewalt in der Pubertät umgekehrt wird und sich fortan gegen den eignen Körper und die soziale Umwelt richtet.

Demzufolge gilt es, in der Behandlung drei Dinge im Blick zu behalten: Das reale Trauma muss erkannt und immer wieder und anerkannt werden; ferner müssen die Prozesse der Verinnerlichung, der Introjektion des Realtraumas und seine innerpsychischen Verarbeitungsweisen im Fokus stehen, und zu guter Letzt gilt es, die Gefahr einer Wiederholung des Traumas in der Behandlung nicht zu unterschätzen. Man kann dieses Vorgehen auch als ein Oszillieren zwischen Realtrauma und internalisiertem Trauma verstehen. Bleibt die Anerkennung des Realtraumas aus, könnten Magersüchtige unermessliche Schuldgefühle bekommen, ins maligne Agieren und schließlich nach dem Motto »Und bist du nicht willig, mein Trauma anzuerkennen, dann brauch ich Gewalt« in die *passage à l'acte* (Lacan, 2004 [1962/1963]; Evans, 2002 [1996], S. 217f.) geraten. Bereits 1945 hat Fenichel darauf hingewiesen, dass manche Formen des Ausagierens an inoperable bösartige Tumore erinnern, deren rechtzeitige Operation versäumt wurde (1981 [1945b], S. 348). Der bösartige Tumor, hier die Wut wegen des Nichtanerkennens, wegen des ausbleibenden »Hörens« des Traumas, leitet die *passage à l'acte* ein. Das Agieren und der Übergang zur *passage à l'acte* sind nicht immer deutlich zu trennen, weil die Versuche, gehört zu werden, oft lautlos vorgebracht werden – die Magersucht wird vor Familienangehörigen verheimlicht und in der Behandlung banalisiert. Im Moment der *passage à l'acte* ist die Magersüchtige dann nur noch Objekt, sie ist »außer sich«, wie es heißt, hat sich selbst instrumentalisiert, zum Ding gemacht, und Therapeut*innen bekommen dann zu fühlen, was sie nicht hören wollten: Ihre Bemühungen gehen ins Leere, es kommt zum Stillstand, zum Abbruch oder zum *till the end*.

Würde der Konflikt zwischen Selbst und Umwelt als primär betrachtet, habe dies Auswirkungen auf den Inhalt, der in der Folge abgewehrt werden müsse, so Barwinski Fäh (2001). Richte sich neurotische Abwehr gegen Wünsche, richte sich bei Traumata die Abwehr gegen die wahrgenommene bedrohliche Wirklichkeit (ebd., S. 27). 1938 schreibt Freud, das Überich setze fort, die Rolle einer Außenwelt für das Ich zu spielen, obwohl es ein Stück Innenwelt geworden sei. Es vertrete für alle späteren Lebenszeiten den Einfluss der Kinderzeit des Individuums. Damit kommen nicht nur die persönlichen Eigenschaften der Eltern zur Geltung, ihr persönliches Wesen, sondern auch alles, was bestimmend auf sie selbst gewirkt habe, die Neigungen und Anforderungen des sozialen Zustandes, in dem sie lebten, der Einfluss von Familien-, Rassen- und Volkstraditionen sowie die von ihnen vertretenen Anforderungen des jeweiligen sozialen Milieus. Das Überich vereinige in sich die Einflüsse von Gegenwart und Vergangenheit. Die Einzelheiten der Beziehung zwischen Ich und Überich werden durchweg aus der Zurückführung auf das Verhältnis des Kindes zu seinen Eltern verständlich. In der Einsetzung des Überichs erlebe man gleichsam ein Beispiel dafür, wie Gegenwart in Vergangenheit umgesetzt werde (Freud, 1940a [1938], S. 69, 137f.).

Das Trauma der Magersüchtigen lässt sich spezifizieren: Lawrence (2006 [2002]) schreibt, Intrusivität sei bei der Anorexie immer im Spiel. Magersüchtige würden ihre »Zutritt-verboten«-Schilder aufstellen und uns auf vielerlei Weise vermitteln, unser Interesse sei unwillkommen, und uns verweigern, mit ihrer inneren Welt in Berührung zu kommen. Gleichzeitig würden sie sich »überaus eindringend« gebärden und ihre Welt selbst »vehement« in die unsrige projizieren. Sie könne sich »lebhaft« an magersüchtige Patientinnen erinnern, die sie vor vielen Jahren gesehen habe, die einen »langanhaltenden und bleibenden Eindruck« auf sie gemacht haben: »Auf sie hatte ich anscheinend keinen Einfluss, wenigstens glaube ich das« (ebd., S. 179). Ich habe das Intrusive, das Lawrence beschreibt, mit der Art und Weise, mit der sich das partikulare Überich bzw. Ichideal als Täter durchsetzt, in Verbindung gebracht. Was die Autorin in der Gegenübertragung spürt, entspricht exakt der Wirkungsweise von Traumata: Patient*innen, die einen »langanhaltenden und bleibenden Eindruck« hinterlassen, sind Traumatisierte, denn Traumata haben lang anhaltende Wirkung, man denke an das Phänomen der »Symptomlatenz« (Lorenzer & Thomä, 1965), d. h., sie hinterlassen einen »bleibenden Eindruck« im Seelenleben der Traumatisierten – und folglich auch in der Gegenübertragung der sie Behandelnden. Auch ich erinnere mich nach Jahren noch an den von einer Patientin an mir auf der Toilette mit Seife verübten »parfümierten Mord«. Frühe intrusive Attacken können lediglich sensomotorisch codiert werden und sind nur im Verhalten, in Gesten, Bewegungen der Muskulatur und in Schmerzsensationen erinnerbar. In der Gegenübertragung spürt man sie oft ebenfalls nur sensomotorisch.

Es gibt bei Magersüchtigen zahlreiche Abwehrversuche, die auf erlittene Traumata hinweisen. Vielen sind wir bereits begegnet. An erster Stelle steht die zwanghafte Kontrolle über das Selbst und die Objekte, das »Geheimrezept«, d. h. die Umkehrung des Traumas, die Identifizierung mit dem Aggressor. Hierzu gehört der Versuch, die Beziehung zur Umwelt mit Trotz und Feindseligkeit zu blockieren, zu überwältigen oder zu bezwingen. Ferner soll durch Introjektion das traumatisierende Objekt draußen entfernt oder mit einem phobischen Vorbau, einer sozialen Phobie gemieden werden. Ist das Objekt introjiziert, kommt es wegen Grübelns und Ruminierens zur ständigen Beschäftigung mit dem kränkenden Introjekt, um es wieder zu externalisieren. Die Introjektion kann aber auch vermieden werden, indem nicht mehr gegessen, gelernt, zugehört und genital verkehrt wird, also durch eine Art *no entry* in Mund, Auge, Nase, Ohr und Genitalien. Zur Abwehr gehört auch der Versuch der Magersüchtigen, die Täterin in Schutz zu nehmen, indem sie an ihrer Wahrnehmung zweifeln oder sich vorwerfen, zu empfindlich zu sein. Auch Lügen, Täuschen, hartnäckiges Schweigen, Verschwommenheit und Verhüllen dienen ebenso der Traumaabwehr, wie sich als Thinspo oder als Monster zur Schau zu stellen. Leer, weit weg oder winzig zu sein, kaum wahrnehmbar für den Blick eines Riesen, heißt, unbedeutend, kaum wahrnehmbar für die Welt der Gedanken und Träume der Mutter zu sein (Marinov, 2001, S. 62). Es geht wohl darum, dass sich die Esskranke dem partikularen Überich der Mutter oder einer anderen signifikanten Person entziehen will.

Analytisch orientierte Verfahren

Der Kliniker begegne Lawrence (2006 [2002]) zufolge einer nach außen gewendeten inneren Situation, so wie sie mit »aller Macht« auf die therapeutische Beziehung projiziert werde: »Der Kliniker repräsentiert das innere Objekt und hegt als solches im Empfinden der Patientinnen intrusive Absichten« (S. 171). Dieses eindringende innere Objekt und seine Manifestation in der Übertragung sei ein integraler Aspekt der typischen Anorexia nervosa (ebd.). Dem kann man zustimmen – aber die nach außen gewendete innere Situation ist das Sekundäre, primär ist eine äußere intrusive Situation, die introjiziert wurde. Was mit »aller Macht« projiziert wird, ist zuerst introjiziert worden. Daraus ergibt sich der *pathogenetic belief* dieser Patient*innen, der sie dazu veranlasst, andere selektiv und passend zum eigenen Erfahrungsmuster wahrzunehmen (Daser, 2003, S. 299).[94] Hier liegt die Gefahr für Behandelnde darin, zu agieren und sich zum Ebenbild z. B. der Mutter zu machen.

94 »Das erstarkte Ich des Erwachsenen fährt fort, sich gegen Gefahren zu verteidigen, die in der Realität nicht mehr bestehen, ja es findet sich gedrängt, jene Situationen der Realität herauszusuchen, die die ursprüngliche Gefahr ungefähr ersetzen können, um

Neurotische Patient*innen mit einem Triebkonflikt projizieren m. E. nicht mit »aller Macht«. Esskranke hingegen sind sogar in der Lage, qua Täterintrojekt ganze Klinikstationen in Angst und Schrecken zu versetzen. Die »Macht« dürfte ein Hinweis sein, dass eine »primitive Kommunikation«,[95] eine jenseits der Sprache, wirksam ist, deren traumatische Dimension wir nur durch den Druck wahrnehmen (McDougall, 1985 [1978], S. 241). In die Übertragung kommt diese Macht wegen der Erregung, der Reizüberflutung, die das Trauma Intrusion erzeugt und hinterlassen hat, die nicht symbolisiert ist. Wir haben es bei der »primitiven Kommunikation« nicht mit einer klassischen Übertragung mit Subjekt-Objekt-Trennung zu tun, sondern mit einer »grundlegenden Übertragung«, mit der eines strampelnden Säuglings – eines Säuglings, der sich mit all den ihm zur Verfügung stehenden Möglichkeiten zur Wehr setzt, auch wenn der »Säugling« schon erwachsen ist (ebd., S. 246).

Zwar räumt Lawrence (2006 [2002]) die Wahrscheinlichkeit von Traumatisierungen ein, räumt ein, dass die innere Situation, ein dort etabliertes eindringendes Objekt, auf Vorläufer realer äußerer Erfahrungen von Intrusion zurückgehen kann, aber nicht müsse (S. 168). Ihrer Meinung nach berechtige das Vorhandensein eines intrusiven Objekts in der Vorstellungswelt aber nicht zu der Annahme, dass ein solches Eindringen »zwangsläufig« so, wie es diese Fantasien unterstellen, stattgefunden haben müsse. Zwar sei es möglich, dass Magersüchtige sexuell missbraucht worden und/oder zu Adressaten der elterlichen Projektionen geworden seien, doch könne man dies nicht einfach aus dem Vorhandensein eines intrusiven Objekts »in den Vorstellungen« der Patientinnen ableiten. Innere Objekte seien stets von den Projektionen des Subjekts beeinflusst (ebd., S. 174).

Abgesehen davon, dass sich aus der »Vorstellungswelt«, also der inneren Realität, selten »zwangsläufig« etwas ableiten lässt und schon gar nicht die historische Wahrheit, gibt es bei Magersüchtigen dennoch zuverlässige Hinweise auf Realtraumata intrusiver Natur. Sie lassen sich aus der Macht der Projektionen, von Lawrence als »überaus eindringend«, »vehement«, »lebhaft« bezeichnet, erschließen. Das Prägende traumati-

sein Festhalten an den gewohnten Reaktionsweisen an ihnen rechtfertigen zu können« (Freud, 1937c, S. 83).

95 Die Formulierung enthält leider eine Wertung, die dem genetischen Modell geschuldet ist. Warum aber sollte die Kommunikation eines Babys primitiver sein als die eines Erwachsenen? Sie ist eigentlich nur ein anderer Modus des Kommunizierens.

scher Erfahrungen wird in dieser Begriffswahl hörbar. Außerdem gibt die Vehemenz der Gegenübertragung, z.B. Verwirrung und Irritation, Hinweise, dass wir es mit einem Enactment zu tun haben, das die Gewalt, das nicht-symbolisierbare »Reale« des in der Lebensgeschichte bzw. familialen Bildungsgeschichte Erfahrenen, wenn auch verzerrt, widerspiegelt. Eine fantasierte Vergewaltigung erzeugt in Übertragung und Gegenübertragung wegen ihrer libidinösen Motivation eine andere Atmosphäre als eine reale, nicht symbolisierte Vergewaltigung – vielleicht eine triebhafte Unruhe, jedoch keine, die als »überaus eindringend« empfunden würde. Zwar könnten übergroße Triebstärken das Ich in ähnlicher Weise schädigen, aber sie können es »nicht vernichten« (Freud, 1940a [1938], S. 130). Bei der intrusiven partikularen Moral haben wir es mit einer mit Vernichtung drohenden Außenwelt zu tun – die kleine Lilly Lindner erhielt Mordrohungen (Lindner, 2011, S. 17). Und schließlich bestätigen die Erfahrungen sowohl der Kinder- und Jugendlichentherapeut*innen als auch die der Familientherapeut*innen das Vorliegen traumatischer Interaktionsformen. Ich stimme Heenen-Wolff (2004) zu, die glaubt, heftige Gegenübertragungsreaktionen stünden häufig mit den archaischsten Anteilen der Analysand*innen in Verbindung. Es komme häufig vor, dass wir schwerwiegende Mängel in den Symbolisierungsfunktionen beobachten können (ebd., S. 84). Die klinische Erfahrung zeigt, je früher die Traumata erfolgt sind, desto heftiger sind die Gegenübertragungsreaktionen.

Ich glaube nicht, dass es sich bei der Magersucht um ein »in der Vorstellung der Patientin erschaffenes eindringendes Objekt«, um eine auf die Mutter projizierte Intrusivität handelt, »ein wohlbekannter Aspekt im Erscheinungsbild der Anorexie« (Lawrence, 2006 [2002], S. 186f.). Ich gehe davon aus, dass Esskranke in der Dyade reale Erfahrungen mit Intrusivität gemacht haben, die dann auf die Mutter rückprojiziert wird. Die Autorin räumt ein, dass unter bestimmten Bedingungen das mütterliche *containment* misslinge und dem Kind dann nichts anderes übrig bliebe, als seine eigenen Ängste unmodifiziert und unverstanden zu reintrojizieren (ebd., S. 170), um sie dann wieder zu projizieren, was zu einem nie endenden Prozess der Retraumatisierung führen könne. Später werden diese Erfahrungen im Sinne des *pathogenetic belief* dann auf andere Personen übertragen.

Mit anderen Worten: Die omnipotene Mutter zeigt in der Dyade Merkmale einer intrusiven Täterin, die introjiziert und dabei verzerrt werden. Freilich, Lawrence kann sich auf Freud (1909b) berufen, solche Vorstellungen seien maligne Verzerrungen der äußeren Eltern (ebd., S. 174).

Später jedoch wies Freud darauf hin, es komme auch auf die realen Eigenschaften des Objekts an, die die Qualität des »im Ich aufgerichteten Objekts« (1923b) bestimmen. Segal (1990 [1957]) betont den Umweltfaktor anhand eines Patienten, der in den Anus seiner Analytikerin projizierte: »In diesem Zusammenhang ist es wichtig, daß in der äußeren Welt ein tatsächliches intrusives Objekt vorhanden war, auf das die Projektion passte«. Der Patient wiederholte eine Kindheitssituation, in der es ein sehr intrusives älteres Geschwisterkind gegeben hatte, das sich in seine Beziehung zu seiner Mutter einmischte, als er ein ganz kleines Baby war (S. 218). Hier war ein Geschwister intrusiv, aber die Mutter war in diese Szene involviert, und introjiziert wird immer die gesamte Szene, die Mutter in Beziehung zum Anderen.

Das Intrusive als auf reiner Vorstellung beruhend zu reduzieren, scheint mir eine die Realität einengende und die Komplexität der Zusammenhänge reduzierende Chiffre zu sein. Geht man von reiner Erlebnisinnerlichkeit aus, hätten wir es bei der Anorexie mit einer neurotischen Erkrankung, mit einem fantasierten, also metaphorisierten Trauma zu tun, das Esssymptom wäre ein Konversionssymptom, die Schuldgefühle ödipaler Natur. In welche Schwierigkeiten man mit diesem Ansatz bei Esskranken gerät, werde ich gleich zeigen, denn die Theorie von der Natur und der Entstehung einer psychischen Erkrankung, die Behandelnde vertreten, beeinflusst ihre Technik, ihr Interpretieren und ihre Haltung den Patient*innen gegenüber. Es macht einen Unterschied, ob sie die Verursachung in reiner Erlebnisinnerlichkeit suchen, oder ob sie die traumatogene und damit lebensgeschichtliche Perspektive als Referenz in den Blick nehmen. Deshalb bedarf es einer genauen Prüfung, ob ein Triebkonflikt oder primär ein Konflikt mit der Umwelt vorliegt, zumal nicht nur Missbrauch und Intrusion traumatisch sind, sondern in gleichem Maße eine *containing rejecting mother* oder *no entry parents*, also die Dyade und der Umgang aller Beteiligten damit. Die Unterscheidung wäre unerheblich, wäre sie nicht von Bedeutung für die Behandlung, denn dort hat eine Traumaverleugnung gravierende Folgen (Ferenczi, 1984 [1933]; Balint, 1970).

Wer Esskranke behandelt, macht die Erfahrung, dass Eingriffe seitens eines »tatsächlichen intrusiven Objekts« (Segal, 1990 [1957]) an der Tagesordnung sind. Mannoni (1973 [1970]) berichtet, bei Sidonie habe die Mutter als »treibende Kraft« hinter allen ärztlichen Maßnahmen gestanden. Sie sei zwar »der Schrecken der Spezialisten« gewesen, dennoch habe sie erreicht, dass das Kind behandelt wurde. Nach einer ersten

Unterhaltung mit Sidonie habe die Mutter sie (Mannoni) angerufen und geklagt, »sie könne so nicht mehr weiterleben«. Sidonie »müsse, damit die ›Nerven‹ der Mutter geschont würden, erneut in eine Klinik gebracht werden« (ebd., S. 50). Diese Mutter war offenbar objektmanipulierend. Auch bei Caro ist es die Mutter, die intrusiv in die psychotherapeutische Behandlung ihrer Tochter eingreift und deren Abbruch erwirkt.

Ich habe Eingriffe seitens der Väter zwar erwachsener, finanziell aber noch von ihnen abhängigen Magersüchtigen erlebt, die Kraft ihres Amtes – in allen Fällen Ärzte – ihre Töchter ohne Ankündigung von heute auf morgen aus der Behandlung nahmen und in eine Klinik einwiesen, um sie dort mästen zu lassen. Zum Eingriff kam es just in dem Moment, als sich abzeichnete, dass die Patientinnen ihre Behandlung positiv besetzen, die internalisierten Ansprüche des väterlichen Ichideals zu verwerfen begannen und sich eigene Wünsche eingestanden. Die Väter jedoch hatten für ihre Töchter eine (sportliche) Karriere geplant – es war die Zeit der Tennisprofis Graf und Becker – und sich vermutlich wie Caros Vater in die Rolle des Impresarios fantasiert. Durch die Behandlung sahen sie ihre ehrgeizigen Pläne gefährdet. Eine dieser Patientinnen kehrte später zurück, und es ließ sich klären, dass ihr Vater Rettungsfantasien hatte, mit denen er sich vor seiner Ehefrau brüstete, von der er sich nicht ernstgenommen fühlte. Ein Vater rief mich am Morgen des Tages an, an dem seine Tochter zum Erstgespräch kommen sollte, und erkundigte sich, ob sie »die richtige Adresse« habe. Neben beruflicher Konkurrenz bei den Vätern muss man bei diesen Patientinnen eine Komplizenschaft zwischen Vater und Tochter gegen die Mutter in Betracht ziehen, eine Art Gegendyade, in welche die Therapeut*innen einbrechen. Auch Väter dulden keine fremden Götter neben sich (Ettl, 2013 [2001]). Hinz (2006) berichtet, sein Gutachter habe mehrfach »vernichtende Urteile« gefällt. Indes drang nicht nur das (Gutachter-)Überich in die Behandlung ein, auch der Vater seiner Patientin sei »wohl aus Sorge, jedoch auch mit vehementem Misstrauen« telefonisch in den analytischen Raum eingedrungen und habe sich nur mit deutlichen Worten bremsen lassen (ebd., S. 314). Indirekte Eingriffe gibt es zuhauf: Eine meiner Patientinnen erzählte mir, ihre Mutter würde mich angreifen und entwerten. Die Behandlung bringe nichts, sie solle in eine Klinik gehen, ich würde sie »nur in ihren Zukunftsplänen« manipulieren. Ihre Mutter hatte eigene Pläne mit ihr. Als sich die Patientin gegen die Demontage wehrte, drehte die Mutter den Spieß um und warf ihr vor, sie würde »mich verführen und in die Tasche stecken«. Im Hinblick auf den

Vater stand die Patientin seit Langem bei ihrer Mutter unter diesem Verdacht. Für die Mutter wird der Weg der Tochter zum Analytiker bzw. Vater bedrohlich, weil sie sich damit ihrer Funktionalisierung als Ding entzieht und zur Rivalin, also zum ernstzunehmenden Subjekt wird. Die Wendung zum Dritten legt die Mutter als Treuebruch aus, was der Tochter Schuldgefühle bereitet. Durch Therapeut*innen sieht die Mutter ihre Idealität bedroht, wie das bei Caro der Fall war. Eine andere Patientin erwähnte bei ihrer Klavierlehrerin, sie mache eine Analyse, worauf die Lehrerin warnte: »Pass auf, dass Du keinen Vogel bekommst!« Ihr wurde ein »Floh ins Ohr« gesetzt – ein Introjekt, das im Inneren Schaden anrichtet, weil es verunsichert, irritiert oder verwirrt.

Gehe ich von realen intrusiven Erfahrungen aus, muss ich klären, wer Täter, wer Opfer ist. Die beiden von mir vorgestellten Autobiografien beschreiben zwei verschiedene Typen von »Tätern«: der Vergewaltiger und das Überich bzw. Ichideal einer Mutter. In beiden Fällen sind die »Täter*innen« gierig und strafend. Beide sind intrusiv, der eine mit seinem Penis und seiner Mordrohung, die andere mit ihrem Zeigefinger, ihrem Blick und ihren Drohungen. Lindner muss die Erfahrung »nackter Sexgewalt« durch zwei Vergewaltigungen hinnehmen, ohne bei ihrer Mutter eine Chance auf Trost, Containing und Anerkennung ihres Traumas zu finden, was traumatischer sein kann als die Vergewaltigung, weil dadurch die Folgen, die postraumatische Belastung, chronifiziert und fixiert wird, und es zu keiner Erholung kommen kann. Der Vergewaltiger, im Unbewussten oft Teilaspekt des Vaters, befriedigt sich sexuell und droht damit, sein Opfer zu töten. Bei Caro wirkt das pathologisch restriktive partikulare Überich bzw. Ichideal, der »Zeigefinger« ihrer Mutter, intrusiv – weniger wegen der Verbote, die für sie zwar eine massive Beeinträchtigung ihres Alltags bedeuten, sondern mehr weil sie fürchtet, ein Zuwiderhandeln würde ihre Mutter in eine schwere narzisstische Krise, eine depressive Episode stürzen, würde sie nicht den moralischen und narzisstischen Ansprüchen des »Zeigefingers« entsprechen und sie befriedigen, was wiederum Folgen für sie selbst hätte. Weil die partikulare Moral der Mutter oft widersprüchlich und nicht verstehbar ist, lässt sie sich nicht symbolisieren, zumal weder vom Vater noch von der Mutter Signifikanten zur Verfügung gestellt werden.

Bei einem Schocktrauma erfolgt die Intrusion wegen der Heftigkeit und Überfallartigkeit des Zugriffs, bei der meist die Abwehr nicht alarmiert ist, plötzlich und ohne oder geringe modifizierende Beteiligung des Selbst.

Der psychische Apparat wird überrumpelt. Zur Modifikation des Erlebten kommt es erst nachträglich. Das Täterintrojekt ist folglich das Resultat einer erzwungenen Introjektion, wobei das Introjekt, wenn überhaupt, nur minimal verzerrt wird. Man kann sich das vorstellen, als hätte man einen Stein verschluckt. So wie er unverdaubar im Magen liegt, liegt das Introjekt unverdaubar als Fremdkörper in der Seele. Ein elterliches Überich bzw. Ichideal hingegen wirkt kontinuierlich auf das Kind ein, es nimmt das Kind unter Dauerbeschuss und wird zum kumulativen Trauma. Anfänglich kommt es zu wütendem Protest und Auflehnung, wie die Verhaltensauffälligkeiten in der Kindheit zeigen, dann zu Resignation, narzisstischem Rückzug und Bildung eines »falschen Selbst«.

Wie ein Vergewaltiger kann das elterliche Überich und Ichideal samt dem zugehörigen Arsenal an Affekten zum Täter und über eine erzwungene, eben intrusive, vom Selbst passive erlebte Introjektion, zum Täterintrojekt werden. Die Täterintrojektion kann aber auch aktiv vom Selbst vorgenommen werden, um den Täter in der Außenwelt zu tilgen (Ferenczi, 1984 [1933]) – »Den hab' ich gefressen«, sagt der Volksmund. Durch die Introjektion wird der externe Täter zum Täterintrojekt.

Genauer betrachtet ist das Ergebnis der Introjektion eine innere Szene, bestehend aus einem Täter in Beziehung zu seinem Opfer. Nun gibt es verschiedene Möglichkeiten: Das Introjekt kann im Zustand eines Fremdkörpers im Selbst verbleiben – der Stein liegt im Magen –, also Gegenstand der *internal world* bleiben, oder das Selbst identifiziert sich in einem weiteren Schritt mit dem Täterintrojekt, d. h., es assimiliert ihn an seine Persönlichkeitsstruktur, sodass das Selbst fortan den einen oder anderen Charakterzug des Täterintrojekts annimmt. Es kann auch zu einer Akkommodation des Selbst an das Introjekt kommen, sodass es zugunsten des Introjekt verblasst und schließlich mit ihm identisch wird. Das Selbst ist dann Täter, »versteinert« wie Alain Delon in *Der Eiskalte Engel* (1967).[96] In beiden Fällen gehört das Introjekt zur *inner world.* Das bedeutet für die Behandlung, dass bei einer Täterintrojektion der »Täter« uns, bisweilen unverzerrt, gegenübersitzt und wir in der Gegenübertragung entsprechend reagieren.

Wegen der Introjektion intrusiver Szenen fokussiert die Psyche der Kranken auf solche Szenen: Gebranntes Kind scheut das Feuer und sieht – dem *pathogenetic belief* entsprechend – überall Feuer. Man kann den *pa-*

96 Seine stets unbewegliche Mimik zeigt die innere Erstarrung.

thogenetic belief auch mit dem Lacanschen »Phantasma« vergleichen, da beide der Abwehr, dem Zuvorkommen narzisstischer Beschädigung dienen und sich durch Hartnäckigkeit und Unbeweglichkeit auszeichnen. Da für die Magersüchtige die Welt in Flammen steht, sie überall narzisstische Beschädigung fürchten, entwickelt sie eine soziale Phobie, die korrigierende Erfahrungen verunmöglicht. Außerdem ist ihre *internal world* wegen des ständigen Externalisierens nur mit wenigen Introjekten bevölkert, im Wesentlichen mit solchen vom Typus Täter und Opfer. Die Mutter wird oft nur als Tätertyp, der Vater als Opfertyp wahrgenommen, während andere Persönlichkeitsanteile blass bleiben. Sie nehmen nur wahr, was zu ihrer vorgefassten Meinung über den anderen und die Welt im Allgemeinen passt, alles andere wird abgewiesen (McDougall, 1985 [1978], S. 280). Und auch viele Magersüchtige erleben sich selbst als nur in diesen beiden Kategorien funktionierend. Die Restriktion erzeugt eine innere Leere, da sie den Erlebnisreichtum und das Affektrepertoire auf Angst vor einer Niederlage und Wut und Rache einschränkt. In der Behandlung legen die Kranken im Voraus die Szenen so fest, dass kaum etwas dem Zufall überlassen bleibt und die ausgewählten Schauspieler entsprechend ihren Rollen handeln müssen (ebd., S. 286). Die Leere erfordert defensive Maßnahmen: Fressanfälle, Alkohol, Tabletten, Selbstverletzungen.

Da intrusive Erfahrungen nicht nur traumatisierend, also strukturzerstörend, sondern auch kränkend sind und narzisstische Wut erzeugen, versucht das Selbst, Abwehrmaßnahmen in Gang zu setzen. Die Magersüchtige wehrt sich gegen einen Zugang zu ihrem Seelenleben, weil sie ihn als ein Eindringen erlebt. Wenn nun eine Reihe Magersüchtiger das Bedürfnis hat, »in das Leben des Analytikers außerhalb des Sprechzimmers einzudringen«, auch »wenn sie sich wegen solcher Wünsche schuldig fühlen und bestrebt sind, sie zu ignorieren und zu verbergen« (Lawrence, 2006 [2002], S. 179), so sind sie (Grenzen missachtende) Täter*innen, die intrusiv vorgehen; wir haben einen Hinweis auf eine Introjektion des Täters, darauf, dass sie wahrscheinlich eine »Identifizierung mit dem Aggressor« vorgenommen haben und nun anderen zufügen, was ihnen widerfahren ist, wobei sie »schuldlos und schuldig zugleich« (Ferenczi, 1984 [1933], S. 519) zu Verfolgenden werden. Eine solche Umkehrung kann aber nur anhand einer traumatischen realen Beziehungserfahrung mit einer Täter*in erfolgen.

Bei Magersüchtigen erfolgt die Umkehrung ab der Pubertät: Lindners »Geheimrezept« ist die Reaktion auf ihre traumatischen Vorerfahrungen.

Die bisher passiv erlebte Intrusion wird aktiv gewendet. Sie identifizieren sich mit dem Täter und werden selbst intrusiv: ihrer Psyche, ihrem Körper und den Objekten gegenüber. Lindner erkennt eines Tages, bei ihrer Tätigkeit als Prostituierte nicht nur Opfer, sondern auch ihr eigener »Zuhälter« zu sein; sie inszeniert so ständig Täter-Opfer-Szenen. Hinz (2006) schreibt, in Identifikation mit diesem vierfachen Aggressor (Unzugänglichkeit, Nicht-Verstehen, Sado-Masochismus, vergebliche Wiedergutmachung) habe seine Patientin ein rigid-unzugängliches, nicht-verstehendes und sadistisches Überich in sich und gegen sich errichtet (S. 320). De Boor (1986) zitiert eine an Gelenkrheumatismus Erkrankte: »Im Verhältnis zu meiner Mutter bin ich nicht nur Opfer, sondern oft auch Täter gewesen« (S. 196). Wir müssen in der Behandlung Magersüchtiger also mit einer Trauma-Umkehrung, nicht mit reiner Erlebnisinnerlichkeit rechnen.

Im folgenden Fall lässt sich beobachten, wie sich die Umkehrung in der Übertragung–Gegenübertragung artikuliert und man den Eindruck hat, so ähnlich könnte es sich zwischen Mutter (Patientin) und Tochter (Analytikerin) zugetragen haben. Diese berichtet über ihre Patientin Denise:

> »Ein wichtiger Modus, mit ihrem Gefühl der Bedürftigkeit zurecht zu kommen, war der, mich als die Fordernde und Bedürftige wahrzunehmen, die sie demnach frustrieren und kontrollieren konnte: Sie erlebt mich so, dass ich mich an jedes ihrer Worte klammere und mir ein Bein ausreiße, um ihre sehr sanfte Stimme zu hören; sie glaubt, dass sie mich in der Luft hängen lässt, wenn sie mitten im Satz abbricht oder nach einem halbstündigen Schweigen endlich drei Worte spricht, die ich aber nicht begreife oder die keinen Sinn ergeben, und dass sie mich mit dem Gefühl zurück lässt, etwas verpasst zu haben, was alles geklärt hätte, wenn sie ihre Äußerung auf keinen Fall wiederholt oder näher ausführt! Akribisch kontrollierte sie mein ›Gefüttertwerden‹, so dass ich permanent in einem Zustand der Unterernährung gehalten wurde. Auf diese Weise konnte sie aber auch meine Reaktion auf sie unter Kontrolle bringen und meine Freude und Erregung steigern, da sie endlich, nachdem sie mir zuvor ihre Worte vorenthalten hatte, etwas formulierte« (Birkstedt-Breen, 2006 [1989], S. 271).

Ich vermute, dies sind keine rein imaginierten, sondern real erfahrene, wenig verzerrte Beziehungserfahrungen, die die Patientin hier inszeniert. Denise macht mit ihrer Analytikerin, was ihre Mutter mit ihr gemacht hat. Denise ist Täterin.

Hinz (2006) hat die frühe Verzweiflung seiner Patientin Carmen zu spüren bekommen. Er berichtet:

> »Eine Woche vor der verschobenen Eröffnungsveranstaltung ihres Büros musste sie wegen progredienter rechtseitiger Erblindung in stationäre neurologische Untersuchung. [...] Eine Woche lang gab sie mir keinen Bescheid. *Ich fühlte mich quälend im Ungewissen gelassen.* Kurzzeitig war, nachdem sie wiedergekommen war, Kontakt möglich, als ich ihr deutete, sie fühle sich schlimm im Ungewissen, ob ich sie zerstöre oder ihr eine Hilfe sein könnte. Als ich später hinzufügte, es sei eine blind-machende Wut in ihr gegen diese quälende Ungewissheit und Abhängigkeit von mir, antwortete sie zu meiner Verblüffung zustimmend: ›In der Klinik hatte ich Zeit zum Nachdenken und dachte dasselbe.‹« (S. 302, Hervorhebung T. E.)

Auch diese Patientin ist Täterin, die in ihrem langen Schweigen ihren Sadismus »genießt«. Der Analytiker ist ihr Opfer. Dazu hat diese Szene einen realen Hintergrund:

> »In Erinnerungsbildern sieht sich die Patientin mit Rotznase und stinkenden Windeln in der Metzgerei lästigfallen. Mit der Puppe in der Hand konnte sie lange vergeblich auf die Mutter warten, die versprochen hatte, mit ihr zu spielen. Einmal, als die Mutter endlich kam, stürzte das Kind in panischer Flucht die Kellertreppe hinab, verletzte sich schwer und musste chirurgisch behandelt werden« (ebd., S. 292).

Hinz kommentiert, man erkenne, wie überlanges Warten, Vernachlässigung und Nicht-Verstandenfühlen zur Verfolgung würden (ebd.), weil sich im Warten Wut und Enttäuschung über die Mutter steigern, auf diese projiziert werden und sie dann als gefährliches Objekt erlebt werde.

Wenn Birkstedt-Breen (2006 [1989]) den Eindruck hatte, Denise wollte sie »eine Hoffnung erleben lassen, die sich dann zerschlägt«, und postuliert, bei Personen, die mit Magersüchtigen zu tun haben, sei es gang und gäbe, dass sie bei in ihre Behandlung involvierten Personen mit Rettungsfantasien, heftige Wut- und Enttäuschungsreaktionen auslösen (S. 264), so taugt dieser Befund zur Überschrift, denn er trifft in erster Linie auf Magersüchtige zu, weil die von berechnend sie manipulierenden Bezugspersonen funktionalisiert wurden. Demzufolge kommen sie zu dem eingangs zitierten Anliegen »Ich suche jemand, der mir zuhört und nicht sich selbst«.

Im Folgenden die Skizze einer Enttäuschung: Als sie noch klein war, kaufte die Mutter einer Patientin ihr beim Stadtbummel einen Luftballon, über den sie sich »riesig gefreut« habe. Er sei jedoch kein Geschenk gewesen, wie sie irrtümlich annahm, denn bei der Rückkehr nach Hause trug ihr ihre Mutter auf, dem Vater zu erzählen, sie hätte den Ballon von einem fremden Mann geschenkt bekommen. Ihre Mutter hoffte, ihren Mann eifersüchtig zu machen und über das Kind seine Zuwendung zurückzugewinnen. Mit süffisantem Lächeln ergänzte die Patientin, kurz vor Betreten der elterlichen Wohnung sei der Luftballon geplatzt und damit das Kalkül ihrer Mutter. Zurück blieben ein Fetzen Gummi und zwei zerplatzte Träume. Eine Patientin von Gerlinghoff (1996) resümierte, heute liebevollen Gesten zu misstrauen, weil sie wisse, wie wenig verlässlich solche Gesten wahre Gefühle widerspiegelten (S. 28). Kurzum, Magersüchtige haben Gründe, sich vor Intrusion, Manipulation und Enttäuschungen mit einer strikten Abwehr zu schützen – Gründe, die nicht nur ihrer Vorstellungswelt entstammen. Wenn Williams (1997) die Chiffre *no entry children* prägte, um Gefühle zu beschreiben, die Behandelnde empfinden, die Zugang zu Essgestörten suchen, und wenn dieses *no entry* eine Abwehrstrategie ist, müssen diese Kranken in ihrer Kindheit etwas abzuwehren gehabt haben, sonst ergibt *children* an dieser Stelle keinen Sinn. Ich habe angedeutet, dass sie *no entry children* sind, weil sie *no entry parents* hatten, die *containing rejecting* waren, die Hoffnungen enttäuschten, Wut erzeugten und darüber zu Verfolgenden wurden.

Ich habe von Birkstedt-Breens (2006 [1989]) Erfahrung berichtet, als sie ihrer Patientin Denise etwas mitteilte und bemerkte, dass Denise ihre Hände auf den Kopf gelegt und mit ihren Armen die Ohren bedeckt hatte. Die Kollegin glaubte, Denise höre zu, musste jedoch feststellen, dass sie »taub« war und ihre Worte ins Leere gingen, worauf die Kollegin »einen Augenblick intensiver Panik und Verwirrung« erlebt hatte und überlegte, »in welchem Maße sie mir hier ihr eigenes Erleben plötzlichen äußersten Alleinseins vermittelte«. In jenem Augenblick hätte sie gespürt, dass ihre »Identität als Analytikerin«, ja ihre »bloße Existenz bedroht« gewesen sei (S. 272f.). Die geschilderte Geste ist die eines Kindes, das Schläge erwartet. Es ist zugleich die Geste eines Menschen, dem Unangenehmes ins Ohr dringen oder zu Ohren kommen könnte. Die Patientin lässt ihre Analytikerin – wie sie zu Recht ausführt – spüren, wie es ihr als Kind mit einer Mutter, die nichts hören will, ergangen ist. Das erinnert an Caro, die ihrer depressiven Mutter mit weinenden Puppen ihre Not mitteilen will, was diese nicht wahrnimmt.

Die Geste der Patientin stellt eine Szene zwischen Opfer und Täterin dar, eine Szene zwischen einem Kind und seiner Mutter, die, Augen und Ohren verschließend, sich ihrem Kind und dessen Bedürfnissen verweigert. Wie muss das Kind unter der Taubheit seiner Mutter gelitten haben, wenn man als Erwachsene(r) bzw. als Analytiker*in schon Panik, Verwirrung, äußerstes Alleinsein empfindet und sich in seiner bloßen Existenz bedroht sieht! Wie existenzbedrohend die Vergewaltigung Lindners und der Missbrauch Isabelles als Selbstobjekt ihrer Mutter gewesen sind, habe ich ausgeführt.

Wie die Mutter kann auch das Kind »taub« sein: Rosenfeld (1990) schildert Verhaltensmuster von Kindern, die unter osmotischem Druck aufwachsen, Muster, die in diesem Zusammenhang Beachtung verdienen: Das Kind empfinde sich als einen Fremden und von allen anderen Unterschiedenen. Spreche die Mutter es an, höre es scheinbar nichts, als ob es taub wäre, bewege sich von ihr weg oder ziellos umher. Nichts an seinen Körpervorgängen deute darauf hin, dass es sich auf die Mutter bezieht. In der Körperhaltung zeige es Anzeichen der Unterdrückung und Überwältigung, als ob es sich nicht aufrechthalten könne oder man ihm nicht gestatte, zu leben. In einem konkreten Fall benutzte ein autistisches Kind Blockademechanismen, die das Eindringen dieses Drucks oder dieser Zwänge verhinderten, um sich gegen den osmotischen Druck zu wehren. Anscheinend hätte das Kind die störenden Reaktionen der Mutter antizipiert und sie ausgeschlossen, weil es erkannt habe, dass sie gefährlich für es war und ausgesperrt werden musste (ebd., S. 250f.). Diese Kinder befürchteten, sich in jedem Augenblick gegen etwas Schreckliches, das ihnen aufgezwungen wurde – gegen den Einfluss der Mutter – wappnen zu müssen. Das ließe sich eine Zeit lang nach der Geburt, manchmal auch unmittelbar danach beobachten und führe zu schweren Ernährungsstörungen und zur Tendenz, den Kontakt mit der Mutter zu meiden (ebd., S. 373). Denise könnte ein solches Kind gewesen sein, denn auch sie macht sich »taub«, als müsse sie sich gegen »etwas Schreckliches« wappnen. Halten wir einfach fest, dass Schreckliches »namenlose« Angst machen kann, da es keine tröstlichen Namen, mithin keine Symbolisierungsmöglichkeit dafür gibt.

Denise hat in Umkehrung ihres Traumas ihre Analytikerin an ihrer erfahrenen Lebensrealität teilhaben lassen. Können imaginierte, fantasierte, virtuelle Erlebnisse jemals so heftige »namenlose« Gegenübertragungsgefühle auslösen? Man kann von virtuellen Erlebnissen, z. B. einem Horrorfilm, ergriffen sein – mit »Panik und Verwirrung«, mit Identitäts- oder gar Existenzbedrohung zu reagieren, wäre indes ungewöhnlich. Um mit

Panik zu reagieren, bedarf es real erfahrener körperlicher oder seelischer Attacken. Lindner (2011) bringt es auf den Punkt, wenn sie von »nackter Sexgewalt« spricht (S. 108). Reale Gewalt (»Genießen«) entbehrt jeder affektmildernden und Distanz ermöglichenden Symbolik – und das verspürt man in der Gegenübertragung als existenzbedrohend.

Täter*innen und Opfer in Übertragung und Gegenübertragung

Man kann Esskranken bereits beim Eintreffen zur Sitzung ansehen, ob sie gerade im Täter- oder Opfermodus sind. Manchmal kommen sie mit strenger Miene und kritischem Blick, wie »eiskalte Engel«, mich und die Begrüßungssituation abschätzend und abschätzig beäugend. »Ja, ich habe etwas sehr Strenges und Kritisches in mir«, sagte die Patientin von Hinz (2006, S. 308). Den Modus variieren sie von Sitzung zu Sitzung oder schon während der Sitzung. Lawrence (2006 [2002]) schreibt, manche Magersüchtigen würden sich auf eine unverhohlen feindselige und negative Weise darstellen und deutlich ihren Wunsch demonstrieren, man möge ihre Abwehrstrategien nicht antasten (S. 172).

Sind sie im Tätermodus, wittern Esskranke den Opfertyp im anderen, und ich erhalte Hinweise, worauf ich mich einzustellen habe, denn sie versuchen, sich ihren *pathogenetic belief* zu bestätigen. Kommt eine Magersüchtige als Täterin, soll ich die Opferrolle übernehmen und sie in ihrer Täterrolle bestätigen. Ich bin versucht, sie anzuklagen, oder vermeide, sie mit Deutung der Aggression zu reizen. Kommt sie hingegen im Opfermodus, wirkt sie zahm, schüchtern und unterwürfig, und fürchtet den Täter in mir. Ich soll ihre Rolle bestätigen, indem ich sie klein mache, entwerte, als Mängelwesen interpretiere oder manipuliere. Auch in der Gegenübertragung sind wir fast nur mit diesen beiden Modi beschäftigt. Diese Kranken müssen die Katastrophe herbeiführen, die sie bereits antizipieren (McDougall, 1985 [1978], S. 257), weshalb Magersüchtige in ihren Beziehungen oft die Unvermeidlichkeit vorab feststehender Schlussfolgerungen über sich selbst zu beweisen versuchen. Auch dies ist ein Weg, die eigene Qual »mitzuteilen« und das Gefühl äußerster Ohnmacht angesichts überwältigender Mächte zu bekämpfen. Beide Einstellungen sind für das Verstehen des Materials und der Gegenübertragung hilfreich, weshalb man sich von Zeit zu Zeit während der Sitzung an den Auftakt derselben erinnern sollte.

Arbeitet man mit Magersüchtigen, muss man stets mit einem Täterintrojekt, das szenisch mit einem Opfer verflochten ist, rechnen. Aus dieser Perspektive gesehen, teilen sie uns eine Menge aus ihrem Seelenleben mit. Sie tun es über den Weg, den sie selbst gehen mussten, und lassen uns dabei spüren, wie es ihnen ergangen ist. Sie teilen über das Enactment mit, dass sie eine Täterin introjiziert haben und nun selbst als solche auftreten, oder uns die Täterrolle geben, die mit ihnen verfährt, wie sie es bei ihren Bezugspersonen erfahren haben. Sie bringen uns also dazu, mit ihnen ihr Trauma zu wiederholen. Das gelingt ihnen, wenn wir unsere analytische Neutralität bedroht sehen und ins Handeln geraten. Jongbloed-Schurig (2006) spricht vom »Handlungsdruck in der Gegenübertragung« (S. 163). Die Kranken seien bestrebt, »den Analytiker etwas *spüren* zu lassen oder ihn so weit zu bringen, dass er etwas *tut*« (McDougall, 1985 [1978], S. 249). Behandelnde, sich immer wieder infrage gestellt und zum Handeln gedrängt sehend, fühlten sich blockiert, wenn sie zu deuten versuchen. Sie spüren, dass sie ihrer Funktion nicht mehr angemessen gerecht werden, weil sie »primitive« Mitteilungen in der Weise erhalten, in der sich ein Säugling durch heftige Körperbewegungen oder Schreie mitteile (ebd., S. 251). Der Handlungdruck ist ein sicherer Hinweis auf eine primäre Kommunikation, die zwingend gestisch, über Körperbewegungen und Handgriffe, erfolgt. Man muss sich nur das gestische Repertoire zwischen Mutter und Baby vor Augen führen, das von der Mutter verbal und gestisch, vom Baby mit Quietschen, Quengeln, Lachen, Sprudeln und Spucken »kommentiert« wird, worauf die Mutter möglicherweise gleichlautend, in »Babysprache«, antwortet. Anorektiker*innen fordern mit ihrem mageren Körper zum Tun auf, und wir tendieren wie die übrige Umwelt dazu, ihnen ihren *pathogenetic belief*, ihre Befürchtung, dass wir ebenso intrusiv sind, wie sie es von früher gewohnt sind, mit einer pädagogischen Haltung zu bestätigen. Der *pathogenetic belief* ist ein Aspekt der Übertragung, von der Ogden (1995 [1989]) meint, sie diene der Illusion, das unbekannte Objekt sei bekannt. Jede neue Objektbeziehung werde nach dem Bild vergangener, vertrauter Objektbeziehungen geformt, sodass keine Begegnung als wirklich neu erlebt werde. Übertragung schaffe die Illusion, man sei bereits vorher dagewesen, ohne die wir uns nackt und unvorbereitet fühlen (ebd., S. 213). Bei allem Leid, das er verursachen kann, hat der Wiederholungszwang doch den großen Vorteil, dass er Sicherheit bietet vor dem unbekannten Neuen, weshalb manche Kranke z. B. eine Heilung fürchten (Freud, 1937c, S. 84). Im Modus des *pathogenetic belief* fürchten die Magersüchtigen im Anderen das intrusive Objekt bzw. einem Intrusionsopfer zu begegnen. Lawrence (2006 [2002]) ventiliert den letzten Aspekt mehrfach: In der Gegenübertragung bekommt man demzufolge den Tätertyp, den Opfertyp, die erwachsene Patientin, die Patientin als Kind und den Teil der Patientin, den Kutter (1986) als das (abgespaltene) »Körper-Selbst« bezeichnet, zu spüren, und das – was die Gegenübertragung zu irritieren vermag – alles gleichzeitig!

Besonders bei Schocktraumata ermöglicht uns die Umkehrung des Traumas wegen der Ad-hoc-Intrusion bzw. -Introjektion mitunter Einblick in das Originaltrauma, zumal Traumata keiner Zeit unterliegen, sondern zeitresistent sind, wie die Flashbacks zeigen, die erlebt werden, als würde das Trauma in diesem Moment erfolgen. Sie erfahren keine nachträgliche Bearbeitung, sondern enthalten die Rohdaten des Traumas, das »Reale« wie Gerüche, Töne, Gesten u. a. Barwinski Fäh (2001) wurde mit solchen Rohdaten in der Gegenübertragung konfrontiert, dass ihr übel wurde und sie eine Spannung und Erregung spürte, die sie nicht zu lokalisieren vermochte, sodass sie glaubte, das Behandlungszimmer verlassen zu müssen. Was war passiert? Ihre Patientin schilderte, wie ihr Großvater sie, als sie sieben Jahre alt war, regelmäßig und unter dem Vorwand, ihren Husten behandeln zu wollen, ihren Körper und ihre Genitalien gestreichelt hatte, schilderte, dass ihr übel wurde, als sie den Geruch der Salbe wahrnahm und mit Brechreiz zu kämpfen hatte. Vermutlich wäre die Patientin damals, wie jetzt ihre Therapeutin, am liebsten aus dem Zimmer geflohen. Ihre Gegenübertragungsgefühle hätten, so Barwinski Fäh, wenn auch in abgeschwächter Form, den Gefühlszustand widergespiegelt, den Martina in der traumatischen Situation erlebt hatte (ebd., S. 32ff.). Abgeschwächt? So konkret, wie die Kollegin empfand, muss es gewesen sein, als wäre sie selbst in diesem Augenblick vom Großvater ihrer Patientin berührt worden. Die traumatische Szene graviert sich unmittelbar, nahezu ungefiltert (wie ein Flashback) im Selbst, hier im Körperselbst und qua Übertragung im Körperselbst der Therapeutin ein, sodass mühelos erkennbar ist, welche Sinnesorgane – hier Haut und Nase – damals an der gewaltsamen Introjektion beteiligt waren. Darum erlebt man in der Gegenübertragung unmittelbar körperlich, wie es dem Opfer ergangen sein muss, wenn die Patientin im Tätermodus mit ihren Opfern verfährt. In der geschilderten Szene ist die Patientin der Großvater, also Täter, denn sie erzeugt bei ihrer Therapeutin Gefühle, die er einst bei ihr erzeugt hat, womit sie ihre Therapeutin zum Opfer macht.

Sollten Traumatisierte heftige Gegenübertragungsreaktionen bemerken, was sie meist tun, aber nicht artikulieren, könnten sie verwirrt sein und Schuldgefühle bekommen. In diesem Fall sollte man an dieser Stelle – wenn nicht schon geschehen – die Zusammenhänge erklären, erklären, dass ein äußeres Trauma von der Seele verinnerlicht und in die Behandlung mitgebracht wird, um es dort zu bearbeiten, erklären, dass es dort reinszeniert wird, was wünschenswert sei, weil man als Therapeut*in das Trauma und wie das Traumaopfer es erlebt hat, spüren und verstehen kann, wobei es dazu kommen kann, dass Behandelnde mitagieren, sodass es zur Retraumatisierung kommt, und das Opfer das Gefühl bekommt, hier in seiner Behandlung sei es ja gar nicht anders als draußen oder früher. In diesem Fall ist es erforderlich, den »Fehler« anzusprechen und darüber mit dem Opfer zusammen zu klären, wie es zur Wiederholung gekommen ist. Bei Magersüchtigen halte ich eine solches Erklärung für unerlässlich. Ich betone meist, dass es eine Fähigkeit sei, so erzählen zu können, dass ich so erleben kann, als wäre ich dabei gewesen.

Identifizieren sich Behandelnde komplementär mit einer ihnen zugespielten Täterrolle, so ist die Gefahr des Handlungsdrucks besonders groß. In der folgenden Szene spürt die Kollegin die »Täterin« in sich, die sie (fast) zu realem Handeln veranlasst hätte: »Einmal, so erinnere ich mich, fühlte ich mich schuld daran, dass ich ihr meine Gegenwart außerhalb des Behandlungszimmers ›aufzwang‹, und überlegte mir sogar, wie ich über eine andere U-Bahnstation nach Hause gelangen könnte« (Lawrence, 2006 [2002], S. 179). In dieser Szene ist sie fiktiv eine sich aufzwingende Täterin, verspürt jedoch gleichzeitig Schuldgefühle, wie sie Opfer haben, die sich vorwerfen, dem Täter Anlass zu seiner Tat gegeben zu haben. So ist sie auch in der Rolle des Opfers, denn auch sie macht sich Vorwürfe, keinen anderen Weg genommen zu haben. Die Analytikerin ist also nicht nur Täterin, sondern im gleichen Moment, hier im zweiten Teil des Satzes, auch Opfer. Die imaginierte Szene ist in ihrer Gesamtheit in der Gegenübertragung.

Auch Träume bebildern Täter-Opfer-Szenen, wie der Traum einer 40-jährigen Patientin zeigt, die seit dem Teenageralter magersüchtig und im fünften Jahr in Analyse ist. Lawrence (2006 [2002]) schreibt: »Doch so sehr sie sich danach sehnte, von mir verstanden zu werden, so sehr quittierte sie jedes Verstandenwerden meinerseits beharrlich mit sofortigem Rückzug und verbrachte den Rest der Stunde in der Regel schweigend«. Die Patientin träumte, dass sie bei sich zu Hause war und die Treppe herunterkam. Sie konnte die Waschmaschine hören und roch den angenehmen

Duft von Toast. Plötzlich bemerkte sie Einbrecher im Haus und fühlte, wie jemand von hinten auf sie einstach. Sie schrie und wurde wach (S. 173).

Unverkennbar ist die Patientin Opfer: Da die Träumerin jedoch Regisseurin ihrer Träume ist, und überdies der Begriff »Opfer« nicht ohne »Täter«, sondern nur in Relation denkbar ist, lässt sie folgerichtig einen Täter, hier den Einbrecher, auftreten. Er ist also Teil ihres Seelenlebens. Damit zeigt der Traum alle Merkmale eines Traumas: In einer friedlichen Situation, einem ahnungslosen Wohlbefinden, erfolgt plötzlich ein Angriff, ohne dass das Ich die Abwehr hätte alarmieren und sich vorbereitet können.[97] Zurecht verknüpfte Lawrences Patientin die häuslichen Geräusche und Gerüche in ihren Assoziationen mit ihren Eindrücken, wenn sie zur Analysestunde kam. Lawrence interpretiert: Obwohl die Patientin sich bei ihr wie zu Hause und auch in ihrem eigenen Leben wohler fühle, empfinde sie solche Gedanken und Gefühle wie ein Eindringen in ihre abgekapselte narzisstische Welt, in der sie sich frei von jeglichem Bedürfnis nach Nahrung und normaler Anteilnahme imaginiere (ebd.). Die Patientin hatte offenbar Angst, ihre Analytikerin hinter der Couch nicht unter Kontrolle zu haben und fürchtete, diese könne wie eine Einbrecherin plötzlich hinterrücks mit Interpretationen auf sie einstechen und ihre narzisstische Integrität verletzen, was Lawrence in den Blick nimmt, denn sie meint, durch ihre »normale Anteilnahme« werde sie »zum gewalttätigen und mörderischen Eindringling«. Gleichzeitig legten der Traum und die Assoziationen »stillschweigend« nahe, dass die Patientin in die häusliche, familiäre Behandlungssituation eindrang (ebd.).

Halten wir fest: Die Patientin ist im Traum Täterin (Einbrecherin) und Opfer (des Einbrechers). Sie ist zugleich Einbrecherin in die häusliche Situation der Analytikerin, die damit zum Opfer ihrer Patientin wird. Aber auch die Patientin ist zugleich wiederum Opfer, jetzt der Analytikerin, denn sie fürchtet, diese könnte als mörderisch Eindringende, also als Täterin, intrusiv gegen sie vorgehen. Dass die Patientin auf »normale« Anteilnahme so heftig reagiert, lässt die Vermutung zu, dass sie ein partikulares, intrusives Überich in ihrem Gegenüber befürchtet.

Für Irritation, gar Verwirrung sorgt, dass es in der Übertragung und Gegenübertragung des Szenischen wegen zu einer Legierung und damit Kon-

97 Varvin berichtet von einem ähnlichen Traum (2013, S. 115). Krimiautor*innen spielen bevorzugt mit dem Motiv, dass in eine friedliche Situation plötzlich ein Verbrechen – das Reale – einbricht.

gruenz von Täter und Opfer kommt – d.h., wir bekommen von Magersüchtigen in der Übertragung eine Doppelidentität zugewiesen, die man erst mühsam reflektierend entwirren muss.

Eine Patientin von Lawrence »ließ« an einer Stelle in der Analyse »fallen«, sie habe eine sexuelle Beziehung zu einem Mann aus der Nachbarschaft ihrer Analytikerin gehabt, von dem sie annahm, dass sie ihn kenne (ebd., S. 180). Die Analytikerin »ertappte« sich bei der Fantasie, es handle sich um ihren Nachbarn nebenan: »In diesem Fall herrschte im Kopf der Patientin und bisweilen in meinem eigenen als Analytikerin eine richtiggehende Verwirrung darüber, wer von uns beiden das Territorium des anderen unbefugt betrat« (ebd.). Beide waren Täterinnen, und die Analytikerin hatte Schuldgefühle, war »schuldlos schuldig« zugleich, denn sie fühlte sich »ertappt« und »unbefugt« – Gefühle, die Opfer haben. Sie war also auch in dieser Szene Täterin und Opfer zugleich. Möglicherweise spürte auch die Patientin ihr Überich, denn sie »ließ fallen«, was bedeutet, dass sie die Begegnung nur nebensächlich erwähnte, sie wohl lieber verheimlicht hätte, wenn da nicht die ödipale Provokation und der Geständniszwang wären. Die Fantasie der Kollegin, beide hätten denselben Liebhaber, ist eine köstliche Fantasie. Aber wieso fühlte sie sich dabei »ertappt«? Darf sie oder die Patientin das nicht denken, die Fantasie hätte doch Schwung in die bei Magersüchtigen blockierte ödipale Entwicklung bringen können, zumal die Bemerkung der Patientin eine Testfrage gewesen sein könnte, ob die Analytikerin ein Verhältnis mit dem Nachbarn hat.

Von einer Verwirrung in der Doppelidentität berichtet auch Jongbloed-Schurig (2006): »Es bleibt unklar, wer was gemacht hat, wer schuldig und wer unschuldig ist, wer der Ankläger, der Verbrecher, der Richter ist. [...] In meinen Interventionsversuchen habe ich diese Mechanismen öfter gefunden« (S. 355f.).

Meine These: Beide, Patientin wie Analytikerin, waren jeweils Anklägerinnen (Opfer), Verbrecherinnen und Richterinnen in Personalunion – eine Trinität im Hinblick auf die partikulare Moral und ein Grund, warum Behandlungen von Esskranken manchmal die Atmosphäre von Gerichtsverfahren bekommen. Auch Caros Mutter wird nach ihrer Rückkehr vom Verwandtenbesuch zur insistierenden Richterin. Meine Überlegungen zur Irritation, zur Doppelidentität und dem Szenischen der Gegenübertragung sind deshalb keine Spielerei, sondern zeigen die Notwendigkeit, den Kranken durchsichtig zu machen, dass sie, sind sie im Opfermodus, zugleich auch im Tätermodus sind. Ich habe zuvor schon darauf hingewiesen, dass

Ana mit ihrem partikularen Regelwerk sowohl Befehlsgeberin, strafende Richterin als auch Befehlsempfängerin war. Lauscht man den Signifikantenketten Magersüchtiger, kann man sich davon überzeugen: keine Täterin ohne Opfer, ohne Richterin und vice versa. Alle brauchen den anderen wie die Feuerwehr das Feuer. Im Tätermodus kann der Sadismus, die partikulare Moral, im Opfermodus der Masochismus, die Unterwerfung unter diese Moral, das »perverse Glück« (Freud, 1928b, S. 408) und in der Richterfunktion das Strafbedürfnis ausgelebt werden. Der Richter soll die sado-masochistische Lust bestrafen. Aus diesen Gründen wird das Behandlungszimmer für diese Kanken flugs zum Gerichtssaal. Jetzt befinden wir uns in den innerseelischen Szenarien und Verarbeitungsweisen nach der Introjektion des Traumas. Um genau dies aber zu vermeiden – die Behandlung ist kein Gerichtssaal und Analytiker sind keine Moraltheologen –, gilt es, dieses verwirrende Rollenspiel auf seinen traumatischen Hintergrund hin zu interpretieren, weil es sich hier primär nicht um ein Triebgeschehen handelt. Magersüchtige sind keine Triebtäterinnen, sondern Abwehrtäterinnen, weil sie über eine erzwungene Introjektion des erduldeten »Genießens« eines Anderen, dem Aggressor, zur Ab- oder Gegenwehr gezwungen waren und hoffen, über die Umkehr des Traumas dieses zu bewältigen.

Doch zur Verwirrung in der Gegenübertragung kommt es noch aus anderen Gründen: Fressanfälle z. B. erfolgen unter starkem Affektdruck im »space without meaning«, in dem Verbales noch uneindeutig und unsicher (Grieser, 2001, S. 81) oder bar jeder Metaphorik ist. Der Ausfall an Bedeutung in solchen Anfällen kann bei Therapeut*innen zu Verwirrung darüber führen, welche Rolle sie gerade innehaben, zumal die *internal world* Esskranker wegen der erörterten Introjektionsprobleme wenig klar konturierte Repräsentanzen enthält, das Selbst sich also in keinem kohärenten, konsolidierten, sondern in einem dissoziativen Zustand befindet – Hinz (2006) spricht vom »Erleben eines zerbrochenen Selbst und Objekts« (S. 318). Wer Fallgeschichten über Esskranke schreibt, kennt die Qual, deren zerfaserte, gespaltene, zersplitterte Innenwelt in eine kohärente Textform, einen »Textkörper« zu bringen. Lindner ist zwar »splitterfasernackt«, verfügte indes offenbar über einige gute innere Objekte oder virtuelle innere Modelle von solchen Objekten, wie die eingestreute Erzählung von den Glühwürmchen vermuten lässt, die ihr als Gegenmodell ihrer Turboentwicklung diente und die Funktion einer »Glücksübung« (Reddemann, 2006) hatte, die ihr half, ihren Text einigermaßen kohärent zu gestalten. Hinz (2006) bringt das Problem auf den Punkt und stellt seinem

Fallbericht die Anmerkung voran, die Kapitelüberschriften sollten nicht als verdinglichte Systematisierung oder regelhafter Ablauf von Phasen der Behandlung missverstanden werden, sondern seien im Nachhinein eingefügt, »um als Lesehilfe, Ordnungs- und Differenzierungsversuch« zu dienen (S. 292). Nicht nur, dass Autor*innen damit aus der Seele gesprochen sein dürfte, nein, die Anmerkung verweist auch auf die Tätigkeit, zu der Behandelnde immer wieder gezwungen sind: In der Übertragung/Gegenübertragung zu klären, ob sie es gerade mit der Täter*in, dem Opfer oder der Richter*in zu tun haben, und das bei sich als auch bei der Kranken. In der Doppel- oder Mehrfachidentität sind Therapeut*innen mal zugleich komplementär, mal konkordant, oft beides zugleich identifiziert: Im komplementären Modus würden sie sich mit dem Introjekt identifizieren und wie dieses fühlen und empfinden. Sie würden die narzisstische Wut der Mutter darüber spüren, kein ideales Kind zu haben, was ihre Idealität bedroht. Sie könnten mit ihren Patient*innen unzufrieden sein, sie vielleicht kritisieren, weil sie langweilig sind, oder versuchen, ihnen ihren eigenen Lebensentwurf oder die Imago von »guten« Patient*innen überzustülpen. Jongbloed-Schurig (2006) verspürte den Impuls, ihre Patientin »abzuwaschen und umzuziehen, das heißt, ihr Eigenes mir passend machen« (S. 331). Sie könnten gekränkt sein, wenn ihr Gegenüber ihre Interpretationen nicht annehmen, könnten sich in ihrer beruflichen Identität bedroht fühlen, sich infrage gestellt sehen, ihre Arbeit für wertlos halten, mit sich hadern, für die Psychoanalyse ungeeignete Patient*innen ausgesucht zu haben, oder ungünstige Kommentare ihrer Kolleg*innen fürchten. Wären sie komplementär mit dem Vater identifiziert, verspüren sie vielleicht keine Lust, sich mit den Problemen der Kranken zu beschäftigen und würden die Haltung einnehmen, »die Weiber sollen ihren Kram unter sich ausmachen« oder in Gedanken und Fantasien aus der analytischen Situation ausbrechen. Konkordant wären Behandelnde identifiziert, würden sie wie die Patientin empfinden, würden die existenzbedrohende, die das Selbst zersplitternde narzisstische Wut des Kindes auf das Introjekt, die hilflos macht, spüren, und könnten sich verlassen fühlen, in primärprozesshaftes Denken verfallen, oder – wie von Kernberg (1978 [1975]) ausgeführt – paranoide Fantasien entwickeln. Bei Patient*innen mit nationalsozialistischen Großeltern, so wurde mir berichtet, kann es vorkommen, dass Behandelnde sich plötzlich wie ein solcher Großelternteil mit ideologiekonformen Fantasien (z. B. über Euthanasie) fühlen, zugleich aber den starken Impuls verspüren, dieses Kind vor seinen NS-Großeltern retten zu müssen.

Es kommt zu einer Identitätsverwirrung in der Übertragung und Gegenübertragung, die typisch ist für die Behandlung von Traumatisierten. Sie ist der Situation vergleichbar, in der eine Schauspielerin in einer Filmszene mittels Überblendungstechnik zwei verschiedene Rollen gleichzeitig spielt. Der Patient Abrahams, der sich für »völlig untüchtig« (Abraham, 1969 [1924], S. 150) hielt, steht paradigmatisch für eine solche innere Szene, dort mit Vater und Mutter. Lindner macht als ihre eigene Zuhälterin das vergewaltigte Kind in sich zur Prostituierten. Schreibt Ogden (1995 [1989]), eine Patientin sei sowohl Mutter als auch Kind, weil die innere Objektbeziehung aus einer Beziehung zwischen zwei unbewussten Aspekten der Patientin bestehe, einem, der mit dem Selbst identifiziert und einem anderen, der mit dem Objekt in der ursprünglichen Beziehung identifiziert ist (ebd., S. 207), so ist die Patientin gleichzeitig Täterin und Opfer. Hintergrund für diese Doppel- oder Mehrfachidentität ist die Tatsache, dass grundsätzlich Szenen introjiziert werden (Mendel, 1972 [1968]; Lorenzer, 1970a). Semantisch sind Täter und Opfer ohnehin nicht zu trennen.

Rosenfeld (1990) meint, wenn der osmotische Druck vom Kranken ausgehe, löse das bei Analytiker*innen Verwirrung aus, weil diese sich ständig irregeführt und fehlinformiert fühlen. Man beginne sich nicht nur zu ärgern, weil man sich der Möglichkeit beraubt sehe, die Projektion zu benennen und deutend zurückzugeben, sondern auch zweifele, ob es sich um Projektionen handelt, dass man sich mit Händen und Füßen gegen das Intrusive wehre und den Kopf wegdrehen möchte (ebd., S. 252). Man bekommt einen Eindruck davon, wie hilflos sich die Patient*innen als Kinder den elterlichen Projektionen ausgesetzt gefühlt haben müssen und sich im Nebel von deren Phantasma verirrt haben. Sie können den osmotischen Druck nicht in Worte fassen, sondern nur mit Agieren ihr Gegenüber die Verwirrung spüren lassen, die der osmotische Druck in ihnen ausgelöst hat.

Was die Verwirrung auf die Spitze treiben kann, ist der Umstand, dass die Mutter von Beginn an über Körper und Seele ihrer Tochter verfügt, sodass diese kein hinreichendes Gefühl für ein eigenes Innenleben entwickeln kann. Das um alles Eigene privierte, nur spärlich entwickelte Ich bewegt sich sozusagen unter lauter nicht-assimilierten Fremdkörpern, unter Fremden, die nach innen gedrungen sind, sodass es das Innen als Außen, das Außen als das Innen erlebt. Eine Patientin bezeichnete diesen Zustand als »Leben im Durchgangszimmer«. So kommt es zu ständiger Verwechslung, was man in seiner Gegenübertragung als Irritation spürt, weil man im Unklaren belassen wird, ob die Magersüchtige gerade mit inneren oder äußeren Objekten beschäftigt ist.

Wir begegnen einem Phänomen, dem wir auch in anderen Fällen von Esskranken und solchen mit pathologischem Überich bzw. Ichideal begegnen: Wir fühlen in der Gegenübertragung mal das missbrauchte Kind, mal die introjizierte Täterin (im Kind). Da – wie gesagt – nie nur das Objekt, sondern die gesamte Szene mit ihm introjiziert und qua Umkehrung in der Übertragung reinszeniert wird, bekommen wir die Szene, bestehend aus der sich »überaus eindringend« und »vehement« gebärdenden Täterin, ihrem Opfer in Angst und Hilflosigkeit und die erwachsene Patientin mit ihrem internalisierten, sie verurteilenden Überich bzw. Ichideal – der Richterin – zu spüren. Mit anderen Worten: Die Umkehrung bewirkt, dass Analytiker*innen die gesamte Szene zu spüren bekommen, die Gegenübertragung also szenisch ist, in der sie *gleichzeitig* konkordant und komplementär identifiziert sind. Verwirrend? Nein, denn während wir zuhören, fühlen und fantasieren wir, und der Magen kann knurren – und das alles gleichzeitig, wobei die Psyche ein Anderer sein kann als der Körper. Behandlungstechnisch heißt das: Erst dann, wenn wir in einer erzählten Szene Opfer, Täterin und vielleicht auch Richterin ausfindig machen konnten, sie also um ihre Auslassungen vervollständigt haben, haben wir mit den Patient*innen zusammen die berichtete Szene verstanden (Lorenzer, 1970a, 1970b).

Die Intrusionsfalle

> »Whatever you do, don't tell them that you want to help the patient.«
>
> *Ernest Jones zu Elizabeth Zetzel auf deren Weg zur Abschlussprüfung*

Was passiert, wenn wir in der Gegenübertragung Handlungsdruck verspüren und zu Tätern werden? Kernberg (1978 [1975]) zufolge ist auf der Regressionsebene, auf der bei Analytiker*innen projektive Identifizierungen einsetzen, d. h., wenn sie Teile ihres Selbst in die Patient*innen projizieren und Teile von denen mit Teilen ihres Selbst identifizieren, sich auch die komplementäre Identifizierung am stärksten entwickelt. Haben sie in dieser Situation mit dem Andrängen primitiver Impulse bei sich zu kämpfen und verspüren im Bemühen, diese Impulse zu beherrschen, die Neigung, auch die Kranken beherrschen zu wollen, wiederholen sie eine frühere Beziehung der Kranken zu einer bedeutsamen Elternfigur. So entstehe eine bedeutungsvolle und spezifische Situation, die sich – vorausgesetzt, sie werde verstanden und durchgearbeitet – als ein Eckstein der analytischen Arbeit erweise. Umgekehrt bestehe in einem solchen Moment die Gefahr, dass die frühe traumatische Kindheitserfahrung der Kranken sich in der Analyse zu wiederholen drohe. Verlieren Behandelnde in dieser Situation die Fähigkeit, sich aus ihrer Gegenübertragungsbindung wieder freizumachen, stellen sie den Circulus vitiosus der traumatischen Interaktion der Kranken mit der negativen Elternimago wieder her (ebd., S. 80). Behandelnde sind also in Gefahr, in der Therapie ähnlich intrusiv zu werden wie eine bedeutsame Elternfigur.

Pines (1983) geht davon aus, dass Patient*innen mit der Hoffnung auf Verständnis und wirkliche Begegnung mit sie Behandelnden in die analytische Situation eintreten. Sie, die eine primäre narzisstische Verletzung erlitten haben, seien jedoch von Anfang an ebenso von der entgegengesetzten Angst verfolgt, die primär-narzisstische Verletzung wieder zu erleben und besonders empfindlich für Scham und Erniedrigung zu sein. Sie versuchen, beides zu vermeiden, indem sie falsche Informationen an andere und den selbstbeobachtenden Teil ihrer Person geben. Häufig sei es in der frühen psychischen Entwicklung zu einer Ich-Spaltung im Sinne des »falschen Selbst« als Abwehr gegen äußeren Schmerz gekommen, wenn die Anpassung der Mutter an das Kind zu Beginn nicht gut genug gewesen sei (ebd. S. 124f.).

Die »entgegengesetzte Angst« äußert sich im *pathogenetic belief*, mit dem die Kranken in die Behandlung eintreten. Sie testen ihre sie Behandelnden, ob sie sich gemäß der negativen Erwartung verhalten, testen deren Wünsche, Launen, Antipathien, theoretische Einstellung und wie es um deren »Hypokrisie der Berufstätigkeit« (Ferenczi, 1984 [1933], S. 514) steht. Jongbloeed-Schurig (2006) berichtet von ihrer Patientin Imma, sie habe all ihre wichtigen Objekte ständig heimlichen Tests unterzogen, »um deren Glaubwürdigkeit zu überprüfen und ihnen schlechte Motive nachweisen zu können« (S. 360). Werde der *pathogenetic belief* ausreichend widerlegt, mindere sich Angst und Abwehr so weit, dass die krankmachende Überzeugung bewusstwerden könne, so Daser (2003, S. 299).

Lawrence (2006 [2002]) schreibt, die Angst vor dem Eindringen sei der erste Aspekt der Magersucht, auf den wir stoßen. Sie erweise sich als das zentrale Hindernis bei der Kontaktaufnahme mit der Patientin und sei eine ihrer beständigsten und gegen eine Psychoanalyse resistentesten Züge (ebd., S. 173). Lese ich Fallberichte oder höre in der Supervision von Behandlungen essgestörter Patientinnen durch explizit weibliche Therapeutinnen, bin ich immer wieder beeindruckt von der Heftigkeit der ad hoc zu Beginn der Behandlung sich einstellenden Übertragung und den entsprechend heftigen Gegenübertragungsreaktionen. Spricht Ferenczi von der »Siedehitze der Übertragung« (2006 [1922]), wäre hier eher von der »Gluthitze eines Hochofens« zu sprechen. Kein Wunder, dass in dieser Gluthitze die Symbolisierungsfähigkeit schmilzt. Christlieb (1995), die viele Frauen behandelte, die mit ihrer Aggression Probleme und deren Struktur und Lebensgeschichte gemeinsame Züge mit Esskranken hatten, ohne dass eine Esskranke unter ihnen gewesen zu sein scheint, hat von der Beziehungsdynamik zwischen Patientin und Analytikerin unter dem bezeichnenden Titel *Damenringkämpfe im Behandlungszimmer* (S. 129) berichtet. Ihre Schilderung gibt eine Ahnung davon, wie furios es in der Mutter-Kind-Dyade zugegangen sein muss.

Außerfrage steht, dass das Trauma mit der Intrusion reinszeniert wird: Schon im Erstgespräch besteht für die Behandelnden die Gefahr, in die Intrusionsfalle zu gehen. Sitzt eine so dürre, erbarmenswürdige junge Frau gegenüber, neigt man dazu, rasch in die komplementäre Gegenübertragung zu gehen und ihr ob ihres Zustands in guter Absicht »dringend« zu einer Behandlung zu raten und diese »möglichst schnell« einzuleiten. Komplementär mit dem Überich bzw. Ichideal identifiziert, wollen wir die Kranken mit unserem Hilfeangebot »zwangsernähren«, Stunde um Stunde, Happen für Happen. Sie aber sitzen uns erstarrt gegenüber, in angespannter, hölzerner Körperhaltung, weder in Körper noch Seele beheimatet, verbreiten eine unpersönliche Atmosphäre und lassen unsere Bemühungen wegen ihres strengen Überichs über sich ergehen. Das tun sie, weil sie unter dem Eindruck stehen, es gehe nicht um sie, sondern ihre Therapeut*innen stünden eher aufseiten der Eltern oder einer Institution und wollten intrusiv ihre Forderungen durchsetzen. Nach der Sitzung bringen sie jedoch das Repertoire ihrer Widerstände in Stellung und gehen auf die Toilette, um sich »von dem Müll zu befreien«, so eine Patientin. Das sind die in der Klinik Behandelten, die bald nach ihrer Entlassung wieder abnehmen.

Unter Bezug auf Williams' (1997) Ausdruck »no entry children«, der Gefühle beschreibe, die Magersüchtige bei ihren Therapeut*innen hervorrufen, der sowohl das Empfinden seitens des Objekts, das sich gern Zugang verschaffen möchte, als auch die abwehrende Reaktion der Patient*innen einfinge, schildert Lawrence (2006 [2002]) die Kontaktaufnahme mit einer Patientin: Frau A. habe Platz genommen, zu lächeln versucht und wie ein »sterbendes Kind« ausgesehen. Nach Person und Grund ihres Kommens befragt, erklärte sie, sie neige zu Übergewicht und habe die »kleine Dummheit« begangen, beim Versuch, ihr Gewicht zu kontrollieren, versehentlich zu viel abzunehmen. In der Schule und zu Hause sei man besorgt. Sie habe ihren Hausarzt aufgesucht und esse wieder normal, sodass alle zufrieden seien. Ihre Stimme, so Lawrence, sei wenig mehr als ein hohes Stöhnen bei kaum geöffnetem Mund gewesen, worauf sie im Flüsterton reagiert habe. Ihre Erkundigungen, was beide hätte besser verstehen lassen, was passiert war, hätten zu nichts geführt. Außer ihrer negativen Einschätzung gebe es keinen Grund für ihre inzwischen korrigierten Schwierigkeiten. Sie sei zufrieden, ihr Leben sei, wie es sein solle.

Nun wurde die Kollegin »hartnäckiger« und sagte, Frau A. hätte es gerne, wenn alles so einfach sei, worauf diese sich mit einer gewissen Herablassung habe »erweichen« lassen, und meinte, ihr sei natürlich klar, dass sie weiterhin Hilfe von ihrem Arzt und ihrer Familie benötige. Ihr sei bewusst, wie viel Mühe es koste, die verlorenen Pfunde wiederzuerlangen, aber wenigstens habe sie jetzt verstanden, was geschehen war, und sie sei fest entschlossen, es wieder in Ordnung zu bringen. Lawrence war »innerlich am Seufzen und befürchtete, dass diese Erkrankung sich hinziehen würde« (ebd., S. 172). Man sieht die Kollegin angesichts dieses *no entry* mittels Bagatellisierens förmlich die Augen gen Himmel werfen. Vermutlich ist ihr Seufzen das einer geplagten, ungeduldigen Mutter. Zumindest lässt sich beobachten, was McDougall (1985 [1978]) im Sinn hat, wenn sie schreibt, während die Affekte der Analysand*in abnehmen oder verzerrt werden, würden bei Analytiker*innen allmählich Affekte mobilisiert und aufgestaut, sie würden buchstäblich »affektgeladen« (S. 285).

Lawrences Fazit: Da sei eine Patientin, die ihr mitteile, keine Rolle zu spielen und ihr keine Erlaubnis gebe, sie zu verstehen, während sie sie gleichzeitig zwinge, Schreckliches mit anzusehen. Nichts in ihrer Geschichte und ihren Gedanken sei erwähnenswert oder von Interesse, obwohl ihr Körper todkrank sei. (Sagen wir lieber, *weil* er wegen fehlender Metaphorik schon fast tot ist.) Hätte sie ihr unbeirrt die Anerkennung dieser Situation zu entlocken versucht, hätte dies zu einem »unfruchtbaren Katz-und-Maus-Spiel« geführt. Ihre Bemühungen, das Problem zu beschreiben und ihre Ängste in Worte zu fassen, hätte die Patientin als eindringend empfunden, als käme die Problembeschreibung einer »unwillkommenen Invasion gleich«. Manche anorektischen Patientinnen, so Lawrence, stellen sich auf eine unverhohlen feindselige und negative Weise dar und demonstrieren deutlich ihren Wunsch, man möge ihre Abwehrstrategien nicht antasten, oder weigern sich einfach, zu sprechen. Die Botschaft sei indes dieselbe: Sie verschmähen, was wir »Hilfe« nennen, für sie aber Eindringen bedeute. Das sei eines der »pathognomonischen Charakteristika der Anorexia nervosa« (Lawrence, 2006 [2002], S. 172). Pines (1983) ist dem Phänomen, Verstehen bedeute »gewaltsames Eindringen«, auch bei ihrer Haut-Patientin begegnet (S. 132), vermutlich weil mit Hilfe und Verstehen die Macht der Definitionshoheit verbunden ist. Und überdies befürchten Magersüchtige, die Anteilnahme des Objekts könnte von narzisstischen Bedürfnissen bestimmt sein und dass sie entsprechend funktionalisiert werden.

Hat die Kollegin der Patientin in ihrer »Problembeschreibung« vorgefertigtes »Wissen« übergestülpt, dass diese so abweisend werden musste? Kinder öffnen kaum den Mund, wenn sie etwas schlucken sollen, was sie nicht mögen. Die Versuchung ist in der Tat groß, psychosomatischen Phänomenen mit »Wissen« als »Verstehen« oder »Hilfe« zu begegnen. Ihr Flüsterton könnte ein Hinweis sein, dass das befürchtete »Katz-und-Maus-Spiel« längst stattgefunden hat. Die Patientin wäre dann die Katze (die Täterin), die mit »gewisser Herablassung« unnahbar und zu nichts zu bewegen, ihr Opfer – die Maus bzw. Analytikerin – »zwingt«, sich ihrem schrecklichen körperlichen Anblick auszusetzen. Gleichzeitig wird aber auch die Analytikerin zur Katze, zur »unwillkommenen Invasorin«, die mit ihrem »Wissen«, was im anderen vor sich geht, »hartnäckig« wird. Solche »Katzen« hatten Magersüchtige aber schon zuhause. Erlebt die Patientin ihre Analytikerin als »Invasorin«, artikuliert sie ihre Sorge vor einer Invasion mit vorgefertigtem »Wissen«. Und wer heißt schon eine Invasorin willkommen? Das wäre eine Niederlage vor dem Feind. Kein Wunder, dass sich diese Patientin zugleich auch in der Rolle der Maus, mit einer Stimme »wenig mehr als ein hohes Stöhnen«, ins Mauseloch verkriecht, anstatt der Katze Zähne zu zeigen. Marinov (2001) würde sagen, die Patientin mache sich klein, um sich dem Blick der Mutter zu entziehen (ebd., S. 62) – dem Blick der alles wissenden, der allwissenden Mutter.

Dieses und andere Beispiele zeigen, dass Therapeutinnen schon im Erstinterview die Wucht der Abwehr in Form des *no entry* zu spüren bekommen. Weil sie keinen Zugang fand und von der Patientin nicht bekam, was sie erhoffte, wurde die Kollegin »affektgeladen«, nämlich hartnäckig. Wir haben erfahren, dass die Patientin »von ihrem praktischen Arzt, der sich Sorgen machte« (Lawrence, 2006 [2002], S. 171), zur Beratung überwiesen wurde. Zwar wurde sie nach dem Grund ihres Kommens befragt, mir fehlt aber die Frage, was die Patientin denn selbst meint, warum sie das Gespräch sucht, obwohl ihrer Meinung nach doch alles zufriedenstellend sei. Auf diesen Widerspruch aufmerksam gemacht, wäre sie mit ihrem »falschen Selbst« konfrontiert gewesen, darauf, dass sie dem Arzt gehorcht hat, also eine geschickte und deshalb »unergiebige« Patientin (Haesler, 1979) ist.

Es ist Lawrence zuzustimmen, wenn sie schreibt, dass es solchen Patientinnen wichtig sei, das Objekt in der Übertragung zu kontrollieren, und dass Intrusivität ein Aspekt dieses Kontrollbedürfnisses sei (Lawrence, 2006 [2002], S. 179). Da gibt es jedoch den *pathogenetic belief* der Magersüchtigen, der sie fürchten lässt, die Anteilnahme des Objekts könnte von narzisstischen Bedürfnissen bestimmt sein, und dass sie entsprechend funktionalisiert werden.

Wo Mäuse sind, ist die Falle nicht weit: In der Intrusionsfalle sitzt die Analytikerin, indem sie »im Flüsterton« den *pathogenetic belief* der Patientin bestätigt: Wieder ein invasives (intrusives) Objekt, das von mir Besitz ergreifen will. Wir finden die für die Täterintrojektion typische Rollenverteilung, hier in Form eines »unfruchtbaren Katz-und-Maus-Spiels«. Man hätte mal Katz, mal Maus fruchtbar machen können, denn »wenig mehr als hohes Stöhnen« und Flüstern signalisieren ein frühes, intimes Mutter-Kind-Drama: Die Katze verspeist die Maus!

Dazu positioniert sich Birkstedt-Breen (2006 [1989]): Sie berichtet, Denise erschien eine Viertelstunde zu früh zum Erstgespräch. Sie machte den Eindruck eines kleinen Kindes auf sie, mit rätselhaft schwachem Lächeln auf ihrem undurchdringlichen Gesicht und beinahe stumm. Sie erfuhr, dass sich Denise mit Marcel Marceau verglich, mit dessen maskenhaftem Dauerlächeln und dem Versuch, mit seinem Gesichtsausdruck durchzudringen. Auf die Bitte, den Grund ihres Kommens zu nennen, schwieg Denise angespannt und sagte schließlich: »Das klappt nicht.« Es sah aus, als habe sie mit sich gerungen, ob sie gehen oder bleiben solle. Auf die Ermunterung zu reden, antwortete sie: »Es ist zwecklos.« Birkstedt-Breen ging auf Denises Art ein, ihr das Problem vorzuführen, das sie zu ihr gebracht hatte: Sie sehne sich nach Hilfe, gerate dann aber in Verzweiflung, weil sie es nicht zulassen könne, dass eine andere Person ihr diese Hilfe gewähren will. Denise schwieg und sagte schließlich, sie finde dies »demütigend«. Auf diese Weise »kämpften wir uns durch«, bis die ihr zugeteilte Zeit ablief. Auf das Angebot, ihr dabei zu helfen herauszufinden, worum es bei ihren Schwierigkeiten ging, und das Nennen ihrer freien Termine, entgegnete Denise: »Diese freien Stunden heben Sie besser für jemand anderes auf«. Sie habe geglaubt, so die Analytikerin, der Hilfe nicht wert zu sein. Denise habe »angespannt und durcheinander« gewirkt und beim Hinausgehen gemeint, wahrscheinlich nicht wiederzukommen (ebd., S. 268).

Was war passiert? Denise fühlte sich gedemütigt. Zwar war die Interpretation, Denise könne keine Hilfe annehmen, auf der richtigen Fährte, aber die Kollegin insistierte auf ihrem Angebot, was eine Intrusion und einen Vorwurf beinhaltete, weil ihr Denise mit den abwehrenden Bemerkungen »Das klappt nicht« oder »Es ist zwecklos« signalisierte, keine Hilfe annehmen zu wollen, und schließlich grob entwertend auf ihr Terminangebot reagierte: »Diese freien Stunden heben Sie besser für jemand anderes auf.« Abgesehen davon, dass Denise ihren *pathogenetic belief* bestätigt bekam, dürfte sie sich gedemütigt gefühlt haben, weil sie mit der Nase auf ihren Mangel gestoßen wurde, was sie vermutlich als narzisstische Verwundung empfand. Bemängelt man den fehlenden Wunsch nach Hilfe, erleben das manche Magersüchtige als verfolgend – deshalb Jones' etwas abgewandelter Rat vom Beginn des Kapitels. Grunberger (1976 [1971]) zufolge reagieren Patient*innen ausgesprochen negativ auf jeden Angriff des festen und unveränderlichen Bildes ihres narzisstischen Ideals, dessen Integrität die absolute Bedingung für jeden Versuch der Heilung sei (S. 209).[98] Kommt der *pathogentic belief* hinzu, kann es darauf hinauslaufen, dass eine Heilung vom Ich wie eine neue Gefahr behandelt wird (Freud, 1937c, S. 84).

Denise aber kam wieder. In der über anderthalb Jahre andauernden ersten Phase gab sie »kaum etwas von sich«. Eine typische Stunde begann mit ihrer vorzeitigen Ankunft. Wurde sie aus dem Wartezimmer geholt,

---

98 Ich meine, zu Beginn einer Behandlung sollten Patient*innen mit all ihren Überlegungen, Fantasien, Thesen und Begründungen und imaginären Verkennungen zu ihrer Erkrankung – kurz: mit ihrer psychischen Realität – vorbehaltlos angenommen werden. Konfrontiert man sie zu früh mit vorgefertigtem Wissen, riskiert man, dass sie sich mit Händen und Füßen wehren, also mit paranoider Wut bei gleichzeitiger Unterwerfung und Abhängigkeit. Vorbehaltlos angenommen, ist ihre Bereitschaft viel größer, eines Tages ihre Thesen bzw. sich selbst infrage zu stellen, was für die Behandlung wünschenswert wäre.

hielt sie ihren Blick gesenkt, lag dann reglos auf der Couch und bedeckte ihr Gesicht mit der Hand, die Finger blau verfärbt. Sie brachte es fertig, bis zu drei Stunden hintereinander kein einziges Wort zu sagen. Sprach sie, machte sie selten mehr als ein bis drei knappe und höchst zweideutige oder unverständliche Bemerkungen mit mehrdeutigem Tonfall, sodass sich die Analytikerin ihrer Stimmung nie sicher war. Meist reagierte Denise auf ihre Äußerungen nicht: »Sie ging, ohne mich anzublicken oder auf Wiedersehen zu sagen, und knallte die Tür zu, wenn sie wütend war« (Birkstedt-Breen, 2006 [1989], S. 269).

Denise wollte es später »so hinstellen«, so Birkstedt-Breen, »dass sie mir zuliebe redet: ›Was, wenn ich nie sprechen würde? Dann würden Sie mir vermutlich sagen, dass ich es tun muss‹« (ebd., S. 272). Das ist ihr *pathogenetic belief*; besser als Denise kann man das mechanisch-gehorsame »falsche Selbst« nicht artikulieren. Sie kannte ihre Neigung, dem falschen Selbst nachzugeben und sich zu unterwerfen. Sie unterwarf sich, kam in die Analyse, um zugleich anderthalb Jahre massiv gegen die Suggestion zu protestieren und ihren Protest zu »genießen«. Aus gutem Grund! Die Bemerkung der Analytikerin, Denise wollte es später »so hinstellen«, ist eine abwehrende Interpretation auf Kosten der Patientin, der eine Projektion unterstellt wird. Denise hat nicht etwas so »hinstellen« wollen, sondern damals im Interview richtig wahrgenommen: Ihre Analytikerin war gierig, überrumpelnd, intrusiv, und deshalb »musste« sie in die Behandlung kommen. Anstatt das Zutreffende der Wahrnehmung ihrer Patientin anzuerkennen, deutete die Analytikerin auf Projektion, irritierte sie damit und machte sie »durcheinander«: »Es hing auch mit der Art zusammen, wie Denise mich sehen wollte, nämlich als gierigen und unbefriedigten Elternteil. Natürlich war dies die Sorte anspruchsvoller innerer Elternteil in ihr, der tatsächlich die Eigenschaften eines gierigen unbefriedigten Säuglings besaß« (ebd.).

Wo ist das Zutreffende an Denises Wahrnehmung? Ich erinnere: Die Patientin fühlte sich im Erstinterview gedemütigt, weil ihr Unvermögen, Hilfe anzunehmen, angesprochen wurde, worauf sie die deutlich alle Hilfe und weitere Termine zurückweisende, despektierliche Auskunft gab und »angespannt und durcheinander« mit dem Gefühl, wahrscheinlich nicht wiederzukommen, aus dem Interview ging. Abgesehen davon, dass man aus traumatherapeutischer Perspektive gesehen die Patientin in diesem Zustand nicht hätte gehen lassen, sondern eine Distanzierungstechnik hätte einsetzen müssen, kam nun das Terminangebot der Analytikerin, das zeigte, dass sie in die Intrusionsfalle geriet: »Ich sagte, sie solle wenigstens anderntags kommen, dann könnten wir weiter darüber reden. Seitdem ist Denise gekommen, obwohl es lange Zeit für mich nicht selbstverständlich war, dass sie weiterhin erscheinen würde« (ebd., S. 268).

»Anderntags« heißt »(gleich) Morgen«, »solle« heißt »muss« und »wenigstens« dokumentiert die Frustration der Kollegin, zu wenig bekommen zu haben. Kurzum, ihr Angebot macht einen gierigen Eindruck. Es könnte der Versuch gewesen sein, der Patientin eine *holding environment* zu bieten, wofür ich aber keine Anhaltspunkte finde. Der Patientin blieb keine Möglichkeit, zur Ruhe zu kommen, ihren Narzissmus zu restituieren, zu verdauen und in sich hineinzuhören, was sie wirklich mochte. Denise nahm wahr, dass die Kollegin Druck machte, obwohl es keinen ersichtlichen Grund gab, die Sache zu beschleunigen, und sie deutlich gemacht hatte, keinen weiteren Termin zu wollen. Sie muss in dem mehrfachen Hilfeangebot das Intrusive gespürt haben. Die Aufforderung, gleich anderntags wieder zu kommen, bestätigt ihre Wahrnehmung und ihren *pathogenetic belief.* Dass sie keinen weiteren Termin mehr wollte, wurde von der Analytikerin offenbar ganz überhört, was Denise dann eineinhalb Jahre mit motzendem Schweigen quittierte, sie also spüren ließ. Wer nicht hören will …

Thomä und Kächele (1986) plädieren dafür, die realistische Wahrnehmung der Therapeut*innen durch die Patient*innen anzuerkennen, u. a. weil sich darin eine Anerkennung und Wertschätzung der Kranken dokumentiere. Schon Ferenczi (1984 [1933]) äußerte sich entsprechend. Denise hat in ihrer Analytikerin das Objekt gefunden, das ihren Erwartungen gemäß reagierte. Sie kannte sich, wusste, dass sie auf intrusive Erfahrungen mit ihrem falschen Selbst reagiere, sich anpasse und ihrer Analytikerin zuliebe dann auch kam. Krause (1997) zufolge können Patient*innen Deutungen nicht glauben, »solange sie nicht wenigstens ansatzweise sicher sind, dass wir anders reagieren als die Objekte ihrer bisherigen Inszenierungen« (zit. n. Daser, 2003, S. 304). Nach meinem Dafürhalten bekam die Kollegin schon im Interview Schuldgefühle, weil sie sich wie eine Täterin verhalten und die Patientin gedemütigt hatte, und nicht zu Unrecht fürchtete, sie komme nicht wieder.

Die Szene zeigt, dass nicht nur der Behandelnde in der Falle sitzt, sondern auch die Kranken – letztere im *pathogenetic belief* festgehalten. Es kommt zu keiner die Erwartung korrigierenden Erfahrung. Barwinski Fäh (2001) schreibt, die in der traumatischen Situation erlebte bedrohliche

Realität werde immer wieder in der Außenwelt materialisiert oder konkretisiert und zeige sich demzufolge direkt in allen zwischenmenschlichen Interaktionen, was zu einer Kette von Retraumatisierungen führe (S. 28). Dies hat die Patientin natürlich induziert. Aber dadurch, dass die Kollegin in der ihr zugewiesenen Rolle handelte, machte sie sich zur Täterin – und das nahm die Patientin wahr. Die Kollegin hätte es anerkennen müssen, anstatt als Projektion zu interpretieren, und wäre darüber mit der Patientin wahrscheinlich ins Gespräch gekommen.

Es ist schwer, im Erstgespräch in Kontakt mit der Hilflosigkeit Magersüchtiger zu kommen, die durch omnipotente Kontrolle und die Illusion absoluter Autonomie abgeschirmt sind. Die Kollegin hat die Abwehr der Patientin unterwandert, denn diese sagte – oft zwar mehrdeutig, diesmal eindeutig –, keine Hilfe haben zu wollen. Das hätte sie respektieren und Denise Zeit einräumen können, das Gespräch auf sich wirken zu lassen, bis sie ihrerseits bereit ist. Die Abwehr als Folge traumatischer Erfahrungen kann man erst vorsichtig angehen, wenn eine vertrauensvolle Beziehung hergestellt ist. Wie erwähnt, sind Magersüchtige wegen ihres strengen Überichs dazu bereit, alles zu tun, was von ihnen verlangt wird. Sie sind die braven, servilen, pflegeleichten Kinder mit neurotischer Unterwürfigkeit. Aber sie tun es in Wut und zeigen einen hartnäckigen, energiegeladenen Trotz, wie diese Patientin, die über anderthalb Jahre kaum etwas von sich gab, stets den Blick senkte, regungslos auf der Couch lag und die Tür zuknallte, wenn sie wütend war. In Anlehnung an Kernberg (1978 [1975]) könnte man sagen, es kommt vor, dass Behandelnde sich mit einer Überich-Funktion in Zusammenhang mit einem strengen verbietenden Mutterbild identifizieren und von daher bei sich die Neigung spüren, die Kranken zu kritisieren und in irgendeiner Weise beherrschen zu wollen, während diese die Angst, die Unterwerfungshaltung oder das rebellische Aufbegehren wiedererleben, das die Beziehung zu ihrer Mutter kennzeichnete (ebd., S. 80). Borecký (1992) spürte den Druck des Überichs seiner Patientin in der Gegenübertragung. Der Druck auf ihn, sie zu verurteilen, sei immer heftiger inszeniert worden. Er habe gewusst, dass er dieses gerade nicht tun durfte, aber es sei ihm außerordentlich schwergefallen (ebd., S. 49).

Wenn auch die Interpretation, Denise projiziere, ihrer Wahrnehmung die Anerkennung verweigerte, so ist die Vermutung der Analytikerin, die Patientin habe einen als gierig und unbefriedigt erlebten Elternteil introjiziert, zutreffend. Das »gierige Introjekt« in Magersüchtigen ist Ergebnis der Introjektion der von Mutter oder Vater dissoziierten und auf ihr Kind projizierten Gier (Ettl, 1988, S. 53f.). Es ist die Gier des Narzissmus, die sie unersättlich macht – namentlich die Ansprüche des Ichideals. Im Fall Denises entsprach die Analytikerin dem gierigen Introjekt. Komplementär mit dem Überich der Patientin identifiziert, in dem der gierige Elternteil sitzt, machte sie sich zur Doublette dieses Elternteils. Sie war das gierige Objekt, das gegen den Willen ihrer Patientin unbedingt »wenigstens« verstehend und helfend sein wollte. Als »gierige, unbefriedigte« Analytikerin wurde sie intrusiv und damit zur »Täterin«. Weil ihr die Patientin durch ihr *no entry* das für das Verstehen notwendige Material vorenthielt, verhungerte sie und wurde darüber zugleich zum »Opfer«, zum gierigen Säugling.

Wir müssen damit rechnen, dass Magersüchtige mit der das *containing* verweigernden Mutter identifiziert sind und wir in der Gegenübertragung in die Position des Kindes geraten, das ohne die helfende Alpha-Funktion der Mutter zurückbleibt, d.h, wir bleiben auf dem schwer erträglichen Beta-Element des Nicht-Verstehen-Könnens sitzen. Das Trauma, das einen »bleibenden Eindruck« im Seelenleben des Traumatisierten hinterlässt, kann über seine Umkehrung und Reinszenierung in der Übertragung-Gegenübertragung auch zu unserem Trauma werden.

So geht es uns in der Behandlung von Essgestörten: Varvin (2013) schreibt, das Enactment in dem Sinne, dass es dazu kommt, dass wir so agierten, dass Szenarien entstünden, in denen wir der uneinfühlsame oder passive Zeuge würden, seien »unvermeidlich« (S. 126). Trotz größter Vorsicht kommen wir nicht umhin, in der analytischen Situation Fehler zu machen, die die Traumata unserer Patient*innen bestätigen. In diesem Fall ist es erforderlich, die vorgefallenen Fehler anzuerkennen, andernfalls würden wir unsere Patient*innen retraumatisieren. Danach sollten wir zusammen darüber sprechen, wie es dazu gekommen ist, d. h., wir müssen, wenn möglich, unseren Fehler erklären, auch wenn dies eine Reflektion unserer unbewussten Gegenübertragung einschließt. Das hätte spätestens, nachdem Denise ihre Wahrnehmung – die eine Kritik an ihrer Analytikerin war – »so hinstellte«, erfolgen sollen.

Es darf uns aber nicht entgehen, dass die Bemerkung der Patientin »Diese freien Stunden heben Sie besser für jemand anderes auf« eine weitere Bedeutung hat: Sie beinhaltet die Forderung, ihre Analytikerin bzw. Mutter möge eine Beziehung zu Dritten, zu einem Mann oder Analyse-»Geschwistern« haben, damit die Tochter bzw. Patientin nicht der Dyade und dort dem Zugriff der Mutter ausgeliefert ist. Die Esskranke braucht die Gewissheit, dass die Mutter oder Analytikerin nicht einsam, nicht wie auf einer Insel ohne Beziehung, nicht in einer »Caro-Dyade« lebt. Die Sehnsucht nach einem Dritten, namentlich die Vatersehnsucht der Esskranken, beinhaltet immer die Angst, in der Dyade gefangen zu sein und dort von der Katze gefressen zu werden.

»Schweigen, wenn ich eigentlich um Hilfe rufen müsste«

> »In einer Brust, die an Erinnerung trägt, ist für Hoffnung kein Platz.«
>
> *Alfred de Musset (1989 [1839], S. 71)*

Der Befund, Magersüchtige nehmen keine Hilfe an oder weisen sie aggressiv zurück, bedarf einer näheren Betrachtung, zumal es sich dabei um eines der »pathognomonischen Charakteristika der Anorexia nervosa« handle (Lawrence, 2006 [2002], S. 172). Warum tun sich Magersüchtige so schwer damit, warum erleben sie Hilfe zu benötigen als demütigend, als verfolgend, warum die *No-entry*-Haltung? Schreibt Lawrence (2006 [2002]), Magersüchtige »verschmähten«, was wir »Hilfe« nennen, bedeutet das, sie lassen uns mit unserem Angebot abblitzen, verachten oder verpönen es. Es klingt, als sollten wir entwertet werden, und vielleicht ist es auch so gemeint. Umso wichtiger ist es, diese Haltung zu hinterfragen und zu prüfen, was es mit dem »Widerstand« auf sich hat. Da der Begriff »Verschmähen« eine Wertung enthält, könnte er eine Gegenübertragungsreaktion zum Ausdruck bringen, die zur Konsequenz hat sich, wie von Kernberg (1978 [1975]) beschrieben, zurückzuziehen. Es stellt sich also die Frage, warum an Anorexie Erkrankte nicht »Zu Hilfe!« rufen, mit ihrem *skeletal look* jedoch »Feuer« schreien.

Lawrence (2006 [2002]) berichtet, mit dem Fortschreiten der Analyse sei deutlich geworden,

> »dass Frau B *ihr Bedürfnis nach Hilfe* für ein Eindringen in *meine Psyche* hielt. Sosehr sie dieses Gefühl in sich auch verabscheute, so wenig konnte sie dem wenn auch schuldbewussten Unterfangen, so viel wie möglich über mein Leben außerhalb der Analyse in Erfahrung zu bringen, widerstehen« (S. 173f., Hervorhebung T. E.).

Das ist ein rätselhafter Befund. Wie kommt es dazu, dass ein Hilfebedürfnis als Eindringen in eine Fremdpsyche empfunden wird? Soll das heißen, um Hilfe zu bekommen, muss man erst in den anderen eindringen oder ihm Feuer unter dem Hintern machen?

Vergegenwärtigen wir uns noch einmal die Szene zwischen der sechsjährigen Lilly und ihrer Mutter nach ihrer Vergewaltigung: Lilly erklärt, sie habe begriffen, in dem Moment zersplittert zu sein,

> »in dem ich den Blick von meiner Mutter abgewendet habe, weil ich es nicht mehr ertragen konnte, ihr dabei zuzusehen, wie sie Sanskritschriften übersetzte, hoch konzentriert, mit versteinerter Miene, und wie sie mich dabei, ohne eine einzige Sekunde lang aufzublicken, gefragt hat: ›Geht es dir nicht gut? Ist irgendwas? Ich arbeite!‹« (Lindner, 2011, S. 298)

Nur zur Erinnerung: Das Kind steht mit blutendem Mund und einer Zahnlücke vor seiner Mutter! Da begreift Lilly: »Ich werde es nie erzählen können. Sie wird mir nie aufmerksam genug zuhören. Und sie wird mir niemals mit sanfter Hand über den Kopf streichen und mir Geborgenheit schenken« (ebd.). Welch bitteres Gefühl muss diese feindselige, jeden Anspruch auf Hilfe zurückweisende und das Trauma verleugnende Mutter bei der Sechsjährigen hinterlassen haben? Und Lilly findet nicht nur bei ihr kein Gehör. Nach ihrer zweiten Vergewaltigung macht der Vater ihr Vorwürfe, weil sie ihn damit in Schwierigkeiten bei Behörden bringt. Wegen ihres dringenden Bedürfnisses nach Hilfe also werden ihr Schuldgefühle gemacht: »Alles, was ich daraus gelernt habe, ist zu schweigen. Wenn ich eigentlich um Hilfe rufen müsste« (ebd., S. 65f.).

Diese Musterszene, die sich auch in Lebensgeschichten anderer Esskranker finden lässt, erklärt, warum Magersüchtige keine Hilfe annehmen. Sie sind als Kinder und Adoleszente mit ihren Körperbedürfnissen, ihren Triebwünschen, ihren traumatischen Erlebnissen, Sorgen, Nöten und ihrer Hilflosigkeit für ihre Eltern »lästige Kinder« (Ettl, 2006b), deren Hilfeersuchen verärgert abgewiesen oder ignoriert wurde. Caro findet bei ihrer Mutter mit ihren Sorgen – ihre Puppen hatten Tränen in den Augen – keinerlei Gehör, und Hinz (2006) berichtet: »In Erinnerungsbildern sieht sich die Patientin mit Rotznase und stinkenden Windeln in der Metzgerei lästig fallen« (S. 292). Treffender lässt sich die Selbstrepräsentanz dieser Patient*innen nicht bebildern. Jongbloed-Schurig (2006) vermutete bei ihrer Patientin »im Tiefsten eine quälende Überzeugung, dem Objekt nicht recht zu sein und aufgrund eigener negativer Anteile oder Taten weggeschickt zu werden (S. 328).

»Stell Dich nicht so an«, wird den Kindern von ihren oft beruflich oder privat überlasteten Eltern entgegengehalten. Manche banalisieren die Not, andere glauben zu wissen, was ihr Kind hat und reden ihnen irgendein Befinden ein oder entziehen seinen Erfahrungen die Bedeutung. Wieder andere haben einfach keine Zeit oder können kein Kind mit Sorgen, Ängsten und Nöten gebrauchen, weil ein solches Kind ein »schmutziges Kind« ist, das nicht zur Kindimago vom idealen, pflegeleichten Kind passt (Ettl, 2013 [2001]). Diese Eltern empfinden Ansprüche ihres Kindes als persönlichen Angriff auf sich oder ihre narzisstische Integrität und verlieren ihr narzisstisches Gleichgewicht, wenn sie mit nichtfunktionalen Aspekten ihres Kindes konfrontiert werden. Borecký (1992) nennt den vermutlich verborgenen Grund des »Stell-Dich-nicht-so-an«-Vorwurfs: In einer Phase der Behandlung seien ihm immer öfter Zweifel gekommen, ob er imstande sei, der Patientin irgendeine Hilfe anzubieten: »Ich denke heute, dass ich wohl deshalb abwartete und schwieg, weil ich einfach ratlos war« (ebd., S. 50). Rat- und Hilflosigkeit angesichts der Nöte ihrer Kinder – das dürfte der eigentliche Grund für das elterliche *no entry* gewesen sein (Ettl, 2013 [2001], S. 400ff.). Eltern erleben diese Ratlosigkeit als Mangel, der von ihnen mit aggressiver Zurückweisung abgewehrt werden muss, weil er den Narzissmus, die Omnipotenz beschädigt oder Schuldgefühle macht. Der Anspruch des Ichideals wird nicht eingelöst. Die Schmähreden aus dem Ichideal der Mütter bekommen wir später in der Behandlung zu hören (McDougall, 1985 [1978]; Storm & Treurniet, 1987). Weil Borecký den hilfeverweigernden Elternteil in seiner Gegenübertragung zunächst encodiert, dann in der Reflexion decodiert, hat er vermieden, in die Rolle der omnipotenten Mutter zu verfallen und damit seiner Patientin vorgelebt, dass es keine Schande ist, nicht perfekt zu sein – er hat den *pathogenetic belief* seiner Patientin nicht bestätigt.

Den »lästigen Kindern« muss ihr Hilfebedürfnis wie eine Enteignung der Eltern vorgekommen sein. Sie müssen das Gefühl haben, ihren Eltern Zeit zu stehlen, sie bei der Arbeit, bei ihren Erholungsbedürfnissen oder der Befriedigung ihrer Triebbedürfnisse zu stören. Ihre Mutter, so Lindner (2011), »versteht das intensive kleine Mädchen nicht – es ist seiner Mutter lästig, weil es viel zu viel Raum für sich beansprucht« (S. 23). Sie müssen sich wie Fremde, Eindringlinge, Zeitdiebe, mithin wie Täter*innen gefühlt haben, die zur Privatperson Mutter und Vater gewaltsam Zutritt suchen. Ihr Eindruck besteht zu Recht, denn sie könnten Einblick in die Hilflosigkeit hinter der narzisstischen Fassade der Eltern bekommen. Welches Kind will das schon. Ein solcher Einblick würde seine Welt zum Einsturz bringen. Wie auch immer: In dieser Hinsicht sind die Eltern nicht intrusiv, sondern *no entry parents*, und bezichtigen mit ihrer Haltung implizit, oft genug aber explizit, ihr Kind der Nötigung, der bedürfnisgetriebenen Täterschaft. In der Seele Esskranker lässt sich die Fantasie finden, die Mutter sei nur unter Gewaltanwendung dazu zu bewegen, sich mit ihrem Kind zu beschäftigen (Ettl, 2013 [2001], S. 321). *Subjekt gebraucht Subjekt* (Schacht, 1973) ist kein Merkmal ihrer Mutter-Kind-Beziehung. Weil ihm die Eltern signalisieren, zu große oder unberechtigte Bedürfnisse zu haben, kann das Kind die Imago eines »gierigen intrusiven Selbst« bilden. Caro empfindet sich als »Monster«, Lindner beschreibt ihre Irritation, die sie nicht mehr loslässt, als ihr die Mutter den vergewaltigenden Nachbarn als ideales Vorbild verkaufen will. Da bleibt ihr nur noch zu denken, sie sei eine Rufmörderin. Es ist diese Irritation der Realitätsprüfung, die beim Kind zu einer Identitätsverunsicherung führt und in der Gegenübertragung für Verwirrung sorgt. Wird das Kind zum Täter gemacht, muss es Angst haben, Mutter oder Vater zu beschädigen bzw. zu zerstören. Folglich müssen Enttäuschungswut und Hilfebedürfnis verdrängt werden, um die (scheinbare) Sicherheit, die Eltern bieten, nicht zu gefährden. So bleibt nur die Flucht in die forcierte Autonomie.

Vor diesem Hintergrund wird verstehbar, warum Magersüchtige Hilfe abweisen. Da die Übertragung Loch (1972) zufolge ursprünglich Gegenübertragung war, also die Reaktion auf Eltern, die sich nicht zu Adressaten der Not ihrer Kinder machten, können Analytiker*innen wie vormals die *no entry parents* nicht als helfend in Anspruch genommen werden (Ettl, 2006b, S. 84f.). Weil ihnen früher ihre Abhängigkeit brutal vor Augen geführt wurde, ist Hilfe zu benötigen kränkend und beschämend. Es bedeutet Kontrollverlust, eine Niederlage vor dem Ichideal und ein Vergehen gegen das Überich. Darum fürchten diese Kinder um ihre narzisstische Integrität und haben Schuldgefühle. Schon allein zum Sprechen gezwungen zu sein, um sich verständlich zu machen und Bedürfnisse erfüllt zu bekommen, wird als Zumutung, als narzisstische Verletzung empfunden, nach Grunberger (1976 [1971]) ein Sturz in die Dunkelheit narzisstischer Vernichtung, weil der Narzissmus dem Gesetz des Alles-oder-Nichts folgt (S. 210). Überzeugt davon, eigene Wünsche weder angemessen mitteilen zu können, noch auf eine Antwort hoffen zu dürfen, sehnen sich diese Kranken nach der »primary love« (Balint, 1965), der Liebe ohne Gegenleistung. Taucht dieser Wunsch beim Erwachsenen auf, handelt es sich bei ihm um ein Baby, dem nicht genug und aufmerksam »zugehört« wurde, und dessen Bedürfnisse von denen unzureichend »gedeutet« wurden, welche ihn großgezogen haben. Er sieht sich gezwungen, psychosoziale Situationen zu meiden, in denen eine Beschädigung seines Selbstwertgefühls drohen könnte. Die Vermeidung äußert sich narzisstisch durch »Verschmähen«, also durch Entwertung im Sinne der »Saure-Trauben-Reaktion«. Die »süße Traube« der Hilfe hängt für an Anorexie Erkrankte zu hoch. Sie muss als »saure« entwertet werden, um sie getrost anderen überlassen zu können: »Diese freien Stunden heben Sie besser für jemand anderes auf.« Auf die Gefahr hin, als Analytiker*in auf solche Entwertung mit Rückzug zu reagieren, hat Kernberg (1978 [1975]) hingewiesen. Hinz (2006) mied diese Gefahr, als er merkte, dass er bisher in der Behandlung vielleicht das Material, doch nicht seine Patientin verstanden hatte. Ab dann sei es ihm besser gelungen, »die Patientin da abzuholen, wo sie tatsächlich war«. Gelinge dies nicht, komme es zu unerkannter Überschätzung und Überforderung der Patientin in der Behandlung – eine Überforderung, die eine Neuauflage eines ursprünglichen Traumas sei (ebd., S. 318). Von Magersüchtigen zu erwarten, dass sie Hilfe annehmen, ist eine solche Überforderung, setzt man doch etwas voraus, worüber sie nicht verfügen. Die Fähigkeit dazu muss erst hergestellt werden. Keine Hilfe annehmen zu können, ist ihr Symptom, eben »pathognomonisch«. Andernfalls würden wir nicht anders sprechen, als deren Eltern zu ihnen (als sie Kinder waren) gesprochen haben: »Stell Dich nicht so an!« Wo diese Patientinnen abgeholt werden müssen, zeigen die Behandlungsfälle von Storm & Treurniet (1987) und McDougall (1985 [1978], S. 251ff.). Man sollte sich aber klarmachen, was einen erwartet, denn den Affektsturm kann man nur überleben, wenn man sich am Stuhl festhält und weiß, dass man es mit einem jähzornigen Kleinkind voller narzisstischer Wut zu tun hat. Schreie der Säugling in einem Wutausbruch und habe das Gefühl, jeden und alles zerstört zu haben, die Menschen um ihn herum jedoch ruhig und unverletzt blieben, stärke diese Erfahrung seine Fähigkeit zu erkennen, dass das, was er für wahr halte, nicht notwendig auch wirklich sein müsse (Winnicott, 1964). Auch Säuglinge können eben schon einen *pathogenetic belief* bilden.

Kontrollzwang als Grund für Widerstand

Die Angst vor Intrusion und Enttäuschung ist nicht der einzige Grund für Widerstand. Auch der Kontrollzwang über Sieg und Niederlage spielen eine Rolle. Erschrickt man, zeigt sich besorgt angesichts des *skeletal look* und gerät in die komplementäre Gegenübertragung, zeigt man zwar sein menschliches Empfinden, verfestigt jedoch die Krankheit, weil man den Magersüchtigen mit Erschrecken und Besorgnis zum einen die Genugtuung gibt, den Hungerteufel, der zum Essen verführt, besiegt zu haben, zum anderen ihnen die Differenz zur Mutter bestätigt – gute Gründe, eine Behandlung, die das ändern will, zu meiden. Die Motivlage ist der des Exhibitionisten ähnlich, der eine Drohung mit der Polizei als Triumph feiert, ist sie ihm doch Beweis, nicht kastriert zu sein. Darum zeigt die Kranke bei einem Behandlungsangebot sofort massive Widerstände oder wird wütend, denn sie hat kein Interesse, ihre narzisstische Abwehrstrategie, ihr »Geheimrezept«, das ihr Sieg und Triumph ermöglicht, infrage stellen zu lassen, muss sie doch fürchten, es würde offenkundig, dass sie etwas in ihrem Innern hat, über das sie keine Kontrolle hat. Jede therapeutische Einflussnahme empfindet sie als demütigenden Angriff auf ihren Siegeszug, mithin ihren Narzissmus. Überdies heißt der *skeletal look* für sie, das Verbrechen, die böse Mutter gefressen zu haben, nicht begangen zu haben, sondern unschuldig zu sein. So muss sie sich mit Händen und Füßen gegen eine Behandlung wehren, denn Zunehmen würde bedeuten, sowohl eine Niederlage hinzunehmen als auch der Verführung zum Muttermord nachzugeben. Der füllige Körper wäre Indiz des Verbrechens, so wie der pubertierende Körper unleugbar die Nähe zum Mutterkörper verrät. Eine erfolgreiche Behandlung würde bedeuten, fett wie die Mutter zu werden, mit ihr zu fusionieren und seine (Pseudo-)Autonomie zu verlieren. Und so darf die Magersüchtige weder mit Nahrung noch mit der Mutter in Berührung kommen. Zu groß wäre die Erregung, die ihr einerseits aus Sehnsucht, andererseits aus Hass, Wut, Zorn, Enttäuschung entstünde.

Die Doppellinse Gegenwart und Vergangenheit

Keine Hilfe anzunehmen zeigt, dass man gut beraten ist, das Geschehen im Hier und Jetzt der Behandlung mit einer Doppellinse, mit einer für die Gegenwart und einer für die Vergangenheit, zu betrachten. Bei der Erörterung der Geschichte der Patientin von Lawrence (2006 [2002]), die vom Einbrecher träumte, stellte sich die Frage, weshalb sie sich im fünften Jahr ihrer Analyse noch vor einer Intrusion auf der Couch fürchten musste. Nach Marinov gehört es zu den Hauptaufgaben der Behandlung, das Intrusionsthema zu bearbeiten, wenn die Behandlung gelingen soll (2001, S. 66). Ich vermute, der Patientin fehlte die Bestätigung und Anerkennung ihrer traumatischen Erfahrungen. Hätte sie die, könne sie sich mit ihrem »Erleben im Inneren des Analytikers aufgehoben« fühlen (Varvin, 2013, S. 116). Meines Erachtens zieht Lawrence zu wenig in Betracht, dass wir es bei diesen Patientinnen mit einer Täterintrojektion zu tun haben und nicht mit einer zerebralen Erfindung, also reiner Erlebnisinnerlichkeit. Lawrence geht davon aus, in der Vorstellung Magersüchtiger existiere ein eindringendes Objekt oder eines mit dahingehenden Absichten, und dass ihre Vorstellungswelt von einem solchen Objekt beherrscht werde. Die auf die Mutter projizierte Intrusivität sei ein wohlbekannter Aspekt im Erscheinungsbild der Anorexie. Esskranke setzten ihre Mutter jeweils mit der Nahrung gleich und nähmen sie als kontrollierend wahr, weil sie die Nahrungsaufnahme kontrolliere (Lawrence, 2006 [2002], S. 187).

Bei Traumatisierten von reiner Erlebnisinnerlichkeit auszugehen, halte ich für problematisch. Dass das Trauma mit der Intrusion alleine ein intrapsychisches sein soll, erscheint aus oben genannten Gründen wenig plausibel. Gewiss sind nicht alle Magersüchtigen Opfer sexueller Gewalt, wie Lawrence zurecht feststellt (ebd., S. 169f.), aber es gibt auch psychische Gewalt, und die nicht nur von Männern, sondern auch von Frauen, bei Magersüchtigen oft seitens der Mütter. Man kann sich auf den Standpunkt stellen, es sei unwichtig, wie es tatsächlich gewesen ist – einzig von Bedeutung sei, was sich in der Behandlung in Übertragung und Gegenübertragung ereignet. Und dort werden Analytiker*innen »kurzerhand zur Inszenierung einer Situation aufgefordert, die in der Vorstellung der Patientin bereits existiert« (ebd., S. 172f.). Angenommen, alles von ihnen Inszenierte beruhe auf Erlebnisinnerlichkeit, wäre es umso traumatischer, träfe diese imaginierte innere Welt auf eine äußere, die die imaginierte bestätigt, wenn also innere Horrorszenarien Wirklichkeit würden. Ich halte es für erforderlich, bei dieser Inszenierung das ihr zugrunde liegende Trauma als ein von der Umwelt verursachtes reales Trauma anzuerkennen, denn verstehen wir die Wahrnehmung der Welt nur als Projektionen innerer Welt, geraten wir mit an Anorexie Erkrankten auf die falsche Spur. Schnell wird das Ausbleiben der Anerkennung selbst zum kumulativen Trauma. Es kommt zu einer »Sprachverwirrung« zwischen Therapeut*in und dem Kind in der Patientin. Ich erinnere an die Traumaverleugnung von Lindners Mutter. Sie verleugnete, dass der Nachbar ihre Tochter vergewaltigt hat. Sie sah in ihm nur den netten Nachbarn, und forderte ihre Tochter sogar auf, diesen

Mann zum Vorbild zu nehmen. Versperrt man sich der Wahrscheinlichkeit real erfahrener Beziehungstraumen, macht man sich wie Lindners Mutter zur *No-entry*-Therapeut*in. Angesichts dieser »Sprachverwirrung« bleibt das Kind »mit gebrochenem Vertrauen zur Aussage der eigenen Sinne« zurück, »ungeheuer konfus, eigentlich schon gespalten, schuldlos und schuldig zugleich, ja mit gebrochenem Vertrauen zur Aussage der eigenen Sinne« (Ferenczi, 1984 [1933], S. 519).

Ich denke, für narzisstisch Gestörte gilt, was Kutter (1986) für Psychosomatiker geltend macht:

> »Nicht die Schuldgefühle als Täter waren für die Heilung der Symptome hilfreich, sondern daß die *Fehler* anderer eingeräumt und der Patient als Opfer der Taten und Unterlassungen anderer anerkannt wurde. [...] Mir scheint es im Hinblick auf die Erfahrungen in der analytischen Therapie psychosomatisch gestörter Patienten wichtig, in Ergänzung zur klassischen Sicht der Schuldthematik auch an mögliche, berechtigte Vorwürfe wegen grober Vernachlässigung durch andere zu denken. Die Symptome wären dann konsequenterweise als sekundäre Verarbeitungen der Vorwürfe, Hass- und Racheimpulse zu verstehen. Damit wäre die Anerkennung der Berechtigung der Vorwürfe zentrale Schaltstelle der analytischen Psychotherapie derartiger Patienten« (S. 209ff., Hervorhebung T. E.).

Das schließt indes die Notwendigkeit nicht aus, die Patientin auch als Täterin zu sehen, um die introjizierten Szenen zu vervollständigen, d. h., die Abwehr der Identifizierung mit dem Aggressor als innerpsychische Traumaverarbeitung mitzuberücksichtigen. Manche Behandlung einer Magersüchtigen scheitert an dieser fehlenden Anerkennung, weil die Patientin auf dem Gefühl sitzen bleibt, sie sei die Schuldige, die ihre Therapeut*in in schwierige Gegenübertragungssituationen brächte, weil sie das interaktive Geschehen in der Behandlung, das »der Analytiker wird kurzerhand zur Inszenierung einer Situation aufgefordert« (Lawrence, 2006 [2002], S. 173) und sein eventuelles Mitagieren als Vorwurf empfinden, weil sie es als ausschließlich durch ihr triebbestimmtes Verhalten begründet verstehen. Nicht auszudenken wären die Folgen für das Selbstwertgefühl z. B. der vom Großvater missbrauchten Patientin von Barwinski Fäh (2001), würde man sie glauben lassen, ihre Triebwünsche seien der Anlass für die Übelkeit und den Brechreiz ihrer Therapeutin. Die Kranken würden in die Situation geraten, in der sich Lindner wiederfand, als sie von ihrem Vater

Vorwürfe gemacht bekam, weil sie vergewaltigungsbedingt einen Suizidversuch beging und er sich dadurch in Schwierigkeiten mit den Behörden gebracht sah. Zwar erkennt er die zweite Vergewaltigung seiner Tochter an, mit seinen Vorwürfen hat er sie jedoch der Täterschaft bezichtigt. Die Patientin Nikulkas (2006) suchte die Behandlung auf, weil sie sich am Unglück ihrer Eltern schuldig fühlte (S. 377); Caro leidet ihr kurzes Leben lang unter der vermeintlichen Schuld, für die Depression ihrer Mutter verantwortlich zu sein.

Würde man unter Annahme reiner Erlebnisinnerlichkeit interpretieren, würde man diesen Patient*innen vermitteln, einzig ihre Fantasiebildungen seien Verursacher des Übertragungs-Gegenübertragungs-Geschehens. Damit würde man bei ihnen entweder iatrogen Größenfantasien oder Trotz, Wut und Abwehr, mithin aggressive *Gegen*übertragungsreaktionen provozieren. Sie würden sich, hinter mimetischer Anpassung verborgen, als grandiose, omnipotente Täter*innen erleben, Schuldgefühle bekommen und mit gesenktem Blick das Gerichtsverfahren über sich ergehen lassen. Ich will nicht vorenthalten, wie Varvin (2013) sich dazu positioniert: Mitgefühl sei etwas Fremdartiges für Traumatisierte, wonach sie sich jedoch insgeheim sehnen. Interventionen wie »Ich denke, Sie projizieren auf mich …« oder »Sie behandeln mich, als ob …« signalisieren Unwillen, das zu sein, wozu sie uns – vielleicht für eine lange Zeit – brauchen. »Schlimmstenfalls ›werfen‹ solche Interventionen die Projektionen zurück und lassen die Patienten in ihrer ›eigenen Scheiße‹ versinken« (ebd., S. 127).

Lawrence (2006 [2002]) geht zurecht davon aus, Intrusivität sei zwar »immer im Spiel« (!), ließe sich aber nicht zwangsläufig auf die Mutter, wie die Theoretiker der mütterlichen Projektion annehmen, oder den Vater, wie die Anhänger der sexuellen Missbrauchshypothese nahelegten, zurückführen (S. 189). Sie hat sich deshalb Abstinenz bezüglich der Lebensgeschichte auferlegt und geht von Erlebnisinnerlichkeit aus, einem Ansatz, der m. E. die Gefahr mit sich bringt, die Möglichkeit elterlicher Pathologie zu unterschlagen, was auf eine Idealisierung der Eltern hinausläuft. Dieser Ansatz vernachlässigt, dass in Eltern »die primitiven Zustände immer wieder hergestellt werden [können]; das primitive Seelische ist im vollsten Sinne unvergänglich« (Freud, 1915b, S. 337). Schon das polymorph-perverse Triebleben der Kinder vermag das Polymorph-Perverse im Unbewussten der Eltern zu aktivieren und umgekehrt.

Nicht selten kläre sich im Laufe der Behandlung einer anorektischen Patientin, dass ihre Vorstellung über ihre Familie mit dem abwesenden und bedeutungslosen Vater im Grunde »weit von der Realität entfernt« sei, so Lawrence (2006 [2002], S. 182). Lawrence schreibt, Frau C., Mitte Dreißig und chronisch magersüchtig, habe sich große Mühe gegeben, sie zu überzeugen, ihre Eltern hätten untereinander keine, beide jedoch jeweils eine enge Beziehung ausschließlich zu ihr. In ihrer Vorstellung bildeten sie und ihre Mutter das wichtige Paar in der Familie, und wenn sie sich mit ihrer Mutter zerstritt, hätte ihr Vater darauf gewartet, mit ihr in Kontakt zu kommen. »Ihr eisernes Beharren auf dem Tatsachencharakter beeindruckte mich«. Sie erzählte oft, dass sie getrennte Schlafzimmer an den einander gegenüberliegenden Enden der Wohnung hatten, sodass ihnen kein intimes Zusammensein möglich gewesen sei, ohne dass sie es mitbekommen hätte. Die Kollegin berichtet, sie hätte Mutter und Vater nur in ein und derselben Deutung bloß zu erwähnen brauchte, um diese Reaktion bei ihr auszulösen. »Und so kam ihre panische Angst, das kleine Mädchen zu sein, das draußen bleiben muss, wenn die Eltern beieinander sind, in der Übertragung mit Macht zum Vorschein« (ebd., S. 182). Die Deutung schmeckt der Patientin nicht, aber dass sie »eisern« auf ihrer Darstellung beharrt, muss die Frage zulassen, woher die Kollegin ihre Gewissheit nimmt. Woher will sie wissen, dass diese Eltern »beieinander« sind? Behauptet das die Theorie? Wie auch immer: Die Interpretation erinnert an Lindners Mutter, die aus dem vergewaltigenden Nachbarn einen »freundlichen« Nachbarn machte.

Bei allem, was ich in den letzten 40 Jahren über die Familien von Esskranken gehört und gelesen habe, erscheint die geschilderte Elternsituation keineswegs »weit von der Realität entfernt«. Bereits 1945 berichtet Fenichel in einem Vortrag über eine anorektische Patientin: »Neben ihrem Mann schien die Gestalt der Mutter eine entscheidende Rolle zu spielen. Sie war eine domnierende, strenge Person, die den Vater immer überschattete hatte. Sie lehrte die Kinder, ihre Pflichten zu erfüllen, und pflegte den Vater zu beschimpfen« (1981 [1945a], S. 334). Waren Mutter und Tochter zerstritten, kam es häufig zu einer Komplizenschaft zwischen Tochter und Vater, weil der Vater mit seiner Frau zerstritten war, weil er sich von ihr entwertet fühlte oder, wie berichtet, von ihr der Komplizenschaft verdächtigt oder in sie abgedrängt wurde. Mich verblüffte immer wieder, wie sich Aussagen Esskranker über Erfahrungen mit den Eltern glichen, manchmal bis in Einzelheiten, sodass ich nicht an eine für die Sozialisation blinde, privatistische Erlebnisinnerlichkeit glaube. Beharrt ein Patient »eisern auf dem Tatsachencharakter«, würde ich hellhörig werden und prüfen, ob seine

Wahrnehmung nicht doch den Boden der Wirklichkeit berührt. Behandlungen, die die historische Dimension außer Acht ließen, liefen Gefahr, die Patient*innen in einer Art Vakuum zu belassen, so Varvin (2013, S. 127). Lawrence (2006 [2002]) verortet die anorektische Erkrankung allerdings auf einem entwicklungsgeschichtlich höheren Level und vermutet ödipale Konflikte:

> »Diese Konstruktion einer Situation, in der der Vater keinen Platz einnimmt, zielt offenbar darauf ab, das undifferenzierte Gefühl der Einheit mit der Mutter zu bewahren. Dies wiederum soll Schmerz und Einsamkeit vermeiden helfen, die denjenigen Aspekt des Ödipuskomplexes, der die Erkenntnis der Beziehung der Eltern untereinander mit sich bringt, zwangsläufig begleiten« (S. 182).

Die offenkundige Vaterdeprivation wird als neurotisches, als ödipales Problem interpretiert, ist also Produkt der Fantasie. Dass die Mütter dieser Kranken den Vater und andere Dritte aktiv ausschließen und sie dadurch auf die Dyade verpflichten, dass die Elternbeziehung problematisch ist und dem Kind kein »Brückensymbol« (Ferenczi, 1984 [1921]) bietet, scheint ohne Bedeutung. Streeck-Fischer (1997) warnt, es könne sich ein Beziehungsgeschehen entwickeln, das sich immer dann drohe einzustellen, wenn wichtige Bereiche des anderen nicht wahrgenommen, verleugnet, infrage gestellt oder bekämpft würden. Es komme zu einer mehr oder weniger deutlichen Deklassierung des anderen. Im Extremfall würde die andere Person durch klischeehafte Erklärungsschemata entidividualisiert und entmündigt (ebd., S. 304). Meinen Erfahrungen nach wurden den Patient*innen von ihren Müttern grob sexualisierte inzestuöse Wünsche unterstellt – Caros Mutter war diesbezüglich noch milde – obwohl es sich bei deren Vatersehnsucht neben dem Wunsch nach Triangulierung um Bedürfnisse einer identifikatorischen Liebe handelte (Benjamin, 1988). Bei der Patientin von Lawrence könnte es sich allerdings um eine Flucht in eine forcierte Ödipalität zu Abwehrzwecken handeln. Aber auch in solchen Fällen dürfte die Interpretation nicht an dieser Stelle halt machen.

Für die Konfliktverarbeitung habe das Nicht-Anerkennen bedeutungsschwerer Aspekte der Realität weitreichende Konsequenzen, so Barwinski Fäh (1989). Fehlten die Voraussetzungen eines inneren Konflikts, könnten sich keine verinnerlichten Vorgänge zur Bearbeitung anschließen. Die im Trauma erlebte bedrohliche Realität würde immer wieder in der Außenwelt materialisiert oder konkretisiert. Erst durch Aufdecken der Verleugnung und dem Gewahrwerden der traumatisierenden Realität könne das Traumatisierende in symbolischer Form repräsentiert und damit in Worten beschreibbar werden (ebd., S. 28). Ferenczi (1984 [1933]) machte die Erfahrung, dass Patient*innen tragische Vorkommnisse der Vergangenheit auf einmal in Gedanken reproduzieren konnten, ohne dass die Reproduktion wieder zum Verlust des seelischen Gleichgewichtes geführt hätte, wenn die Behandelnden ihre berufliche Hypokrisie und ihre Fehler anerkannt haben. Das ganze Niveau der Persönlichkeit der Patient*innen schien sich zu heben (ebd., S. 514).

Lebensgeschichte und Erinnerung

Nun geht es bei der Behandlung von Magersüchtigen weniger um die Rekonstruktion von Lebensgeschichte, sondern um die Ausdeutung des Hier und Jetzt in der Behandlung auf dem Hintergrund der allerdings traumatischen Lebensgeschichte. Dabei bekommen Erinnerungen Bedeutung. Zum einen ermöglichen sie, sich in der Sprache und den Bildern der Kranken zu verständigen. Zum anderen bebildern sie das szenische Geschehen im Hier und Jetzt. Ich benutze sie als kreatives Tool, wobei das kreative Potenzial der Patient*innen darin besteht, Erinnerungen zu finden, die treffend das aktuelle Geschehen in der Behandlung beschreiben. Zu solchen Erinnerungen gehören auch Szenen und Tagträume, die sie im Laufe ihres Lebens entwickelt haben, wozu Kenntnisse aus der (traumatischen) Lebensgeschichte erforderlich sind, lässt man Freuds Diktum gelten, der Fantasierende wolle sich »die Dinge seiner Welt in eine neue, ihm gefälligere Ordnung« versetzen (1908e, S. 214). Dazu muss man die Welt kennen, die er verbessern will. Ich versuche, in den Sitzungen eine Atmosphäre herzustellen, in der das Erinnern Raum bekommt, weil das Erzählen von Erinnerungen die Situation in der Übertragung bebildert. Es ist mir recht, wenn eine Patientin ihr Leiden in einem kreativen Akt darstellt, anstatt auf die Symptomproduktion fixiert zu bleiben.

Seit einigen Sitzungen rutschte eine 25-jährige Patientin unruhig auf der Couch hin und her, ohne artikulieren zu können, was sie bewegte. Trotz innerem Rekapitulieren der vorangegangenen Sitzungen fand ich keine Erklärung für ihre Unruhe, bemerkte aber, dass ich, zunehmend befangen, mich wie eingesperrt fühlend, in Gedanken davonflog, mal zu Ferienerinnerungen, mal zu kommenden oder vergangenen Alltagsvergnügen. Ich erklärte mir meine Ausflüge damit, dass ich mich unwohl fühlte mit einer Patientin auf der Couch, die unruhig hin- und herrutschte und ich nicht verstand, warum und was es zu bedeuten hatte, und tröstete mich mit der Erklärung, dem unangenehmen Gefühl des Nichtverstehens entkommen zu wollen.

Da fiel der Patientin plötzlich eine Szene ein, die sich vor einigen Wochen bei einem Besuch bei ihren Eltern ereignet hatte: Spärlich bekleidet stand sie zur Morgentoilette im Bad, als ihr Vater mit der Begründung eintrat, jetzt könne sie ihm »nicht entkommen«, denn er müsse »dringend« mit ihr ein für sie »unangenehmes Thema« besprechen.

Mir entfuhr ein »Ach«, worauf sie irritiert den Kopf schüttelte. Mir war sofort klar: Das ist es, die Erinnerung bebildert die aktuelle Situation zwischen uns. Sie erklärt ihre Unruhe und meine Fluchtimpulse. Ich hatte mich mit der Patientin identifiziert, fühlte mich wie sie eingesperrt und unwohl und wollte aus den Sitzungen flüchten, wie sie es aus dem Bad gern getan hätte. Mit anderen Worten: Ihre Erinnerung half mir, mich zu verstehen. Mein »Ach« war Ausdruck meiner Befreiung aus dem Unwohlsein. Zu diesem Zeitpunkt war ich noch so naiv zu glauben, ich sei wie sie nur Opfer.

Mit ihrer Erinnerung jedoch hatte sie zugleich etwas über ihren intrusiven Vater mitgeteilt, den sie in dieser Szene insistierend und verfolgend erlebte. Befragt nach der Intimitätsregulation in der Familie, erklärte sie, sie hätte die Tür nicht verriegelt, weil das in der Familie nicht üblich sei. Ich sagte ihr, sie fürchte, dass auch ich »dringend« mit ihr unangenehme Themen besprechen wolle, während sie sich hier auf der Couch unentrinnbar festgenagelt fühle. Sie zögerte, ihre Unruhe wurde größer, bis sie mir »gestand«, wie sie sich ausdrückte, ich hätte sie ja gezwungen, sich auf die Couch zu legen. Sie hätte damals nicht gewagt, mir das zu sagen. Mir wurde klar: Ich bin in die Intrusionsfalle geraten und war zum Täter geworden. Sie hatte mir die Rolle des ihr nachstellenden, sie verfolgenden Vaters gegeben, die zu übernehmen ich offenbar nicht gewillt war und deshalb flüchtete. Wenn schon Vater, wollte ich für sie ein die Grenzen wahrender Vater sein. Während sie Opfer war, sah sie in mir den Täter, der sie verfolgt und sie unruhig werden ließ.

Wo aber blieb der Richter? Im inneren Dialog mit mir wies ich mich darauf hin, jetzt nicht mit der Patientin darüber zu diskutieren, ob ich damals zu Behandlungsbeginn den Vorschlag, sich auf die Couch zu legen, direktiv gemeint habe, denn einzig ihr Erleben zählt, nicht, was auch immer ich gemeint habe. Erleben sei nicht Gegenstand von Kritik, sondern Gegenstand der Interpretation, urteilte der Richter in mir.

Kurzum, erst mit ihrer Mitteilung dieser Badszene hatten wir eine konkrete Szene zur Hand, mit der sie ihren und meinen Widerstand bebildern konnte. Ihre Erinnerung half, unser jeweiliges Befinden zu klären. Zwar hatte ich sie zu Beginn ihrer Behandlung gefragt, ob sie sich vorstellen könne, sich auf die Couch zu legen, was sie konnte, denn sie hatte zugestimmt, aber – wie sich jetzt verstehen ließ – handelte es sich dabei um eine artige, gefällige Zustimmung, weil sie glaubte, auf der Couch liegen sei beim Analytiker übliche Pflicht – wie es zu Hause üblich war, das Bad nicht abzuschließen. Hinzu kam, dass die Couch durch das Erlebnis mit dem Vater nachträglich zum Schauplatz voyeuristischer Gelüste ihres Analytikers wurde, weswegen ihr ihre Zustimmung zu Beginn der Behandlung nicht mehr nachvollziehbar war. Wir rekonstruierten, dass ihre Unruhe bei mir ungefähr nach dem Besuch bei den Eltern aufgetreten war.

In den folgenden Sitzungen wurde es möglich, zu verstehen, dass sie fürchtete, ich dringe in ihren Innenraum ein, ohne dass sie die Möglichkeit zur Gegenwehr hätte. In der weiteren Arbeit stellte sich heraus, dass sie vor Kurzem blitzartig dachte, mit mir nicht verheiratet sein zu wollen, weil ich ja »alles sehen« würde. Als sie schließlich »gestand« (als wäre ich ihr strenges Überich), selbst auch »alles sehen« und mit mir für mich »unangenehme Themen« besprechen zu wollen, dass nämlich ihre Behandlung ins Stocken geraten war, zeigte sich, dass wir im »Alles sehen wollen« längst ein »Ehepaar« waren – auf der Basis einer identifikatorischen Liebe, wie leicht zu erkennen. Überdies hatte sie mit ihrer Unruhe auch eine nonverbale Mitteilung gemacht: Es war, als hätte das »Kind« in ihr Schmerzen, aber – der Sprache noch nicht mächtig – nicht sagen konnte, wo, und ich nicht wusste, was das »Kind« hat. Mit der Badszene gab sie schließlich Zeichen, wo es wehtat.

Die Szene zeigt, dass die Patient*innen uns ermöglichen, Übertragung und Gegenübertragung besser zu verstehen, wenn sie Erinnerungen mitteilen und kreativ sind, wenn das Mitgeteilte gewinnbringend das Hier und Jetzt zu bebildern vermag.[99] Sind sie im *No-entry*-Modus, sind wir mit der

99 Benutze ich die Erinnerung zur Bebilderung des Hier und Jetzt, erspare ich mir die müßige Beschäftigung damit, inwieweit die Erinnerung der historischen Wahrheit entspricht oder eine Erfindung ist.

das Containing verweigernden Mutter in ihnen konfrontiert und geraten in der Gegenübertragung in die Position des Kindes, das ohne die helfende Alpha-Funktion der Mutter zurück- und auf dem schwer erträglichen Beta-Element, nicht zu verstehen, sitzen bleibt. Das ist unsere Abhängigkeit von den Kranken. Was ich damals noch nicht wusste, für ihre Kreativität aber bedeutsam war, war, dass diese Patientin, als sie drei oder vier Jahre alt war, in Geschäften oder an Tankstellen von ihrer Mutter gelegentlich vergessen wurde, was sie nicht verstand, und – weder ihren Nachnamen noch ihre Adresse wissend – stundenlang auf der Polizeiwache verbrachte, bis die Mutter gefunden war. Ihr damaliger Trost: Die Beamten seien bei der Recherche sehr nett gewesen, und sie habe »fleißig mitgeholfen«. Und ich konnte nun »recherchieren«, wer ich für sie war. Dabei wurde sichtbar, dass sie in ihrem wochenlangen Schweigen den der Szene inhärenten Sado-Masochismus »genießen« konnte, dass ihr Vater sie entblößt sehen, aber nicht haben konnte, so wie ich auch nicht.

Andere Esskranke empfinden das Couchsetting durchaus als angenehm, weil es ihrer sozialen Phobie entgegenkommt. Hinter der Couch werde ich nicht direkter Zeuge ihrer Verlegenheit, wenn sie von beschämenden und anderweitig unangenehmen Erlebnissen sprechen, d. h. ich sehe ihre Tränen nicht. Eine Patientin eilte bei der Begrüßung schnurstracks an mir vorbei auf die Couch, weil dort »die Psychoanalyse auf Sie aufpasst!« Im Flur hätte ich noch zugreifen können. Die »alte Dame Psychoanalyse« als die Dritte sollte sie vor befürchteten Übergriffen meinerseits schützen. Das sind allerdings keine Sorgen oder Wünsche, die spezifisch für Esskranke wären.

Geben Fallgeschichten Leser*innen Hinweise zur Lebensgeschichte der Patient*innen, geben sie ihnen Orientierung. Es fällt ihnen dann nicht nur leichter, die Patient*innen zu verstehen, sondern auch Vorgänge in der Übertragung und Gegenübertragung nachzuvollziehen, zumal es sich bei der Gegenübertragung auch um Reste einer persönlichen Neurose oder um eine Introjektion handeln kann, und dann hätten wir es mit einer Übertragung bei Behandelnden zu tun (Heimann, 1989 [1975/1977], S. 296). Ich habe die Fallgeschichte von Hinz (2006) dadurch besser verstanden, dass er mitteilt, seine Patientin komme aus einer Schlachterfamilie, dass die Mutter aus Angst vor dem Großvater die Schwangerschaft verheimlichte und sich durch die Geburt des Kindes und die Beziehung zu ihm überfordert fühlte (S. 292). Auch der Hinweis, in der fixierten Vorstellung seiner Patientin, die tyrannische Instanz des Überichs sei gänzlich in der Außenwelt angesiedelt, sei sicher »ein bedeutendes Stück historischer Wahrheit enthalten«, ist hilfreich, denn sie war unter tyrannischem Arbeitszwang im Metzgerhaushalt und mit der Angst vor Verurteilung durch ihre Mutter und deren depressiver Verstimmung und Überforderung aufgewachsen. Nicht selten sei es zu sadistischen Szenen gekommen, in denen die Patientin, am Boden liegend, von ihrer Mutter als »Miste« (als Hure) beschimpft und getreten wurde (ebd., S. 319f.), was sich mit Auskünften anderer Esskranker deckt, die von ähnlichen Vorwürfen berichten. Man kann sich vorstellen, wie Töchter unter diesem Vorwurf, den ihre Mütter schon früher in sich getragen haben dürften, vor ödipalen Strebungen zurückschrecken. Caro würde sagen: »Je préfère rester à la maison«. Zutiefst wäre die Angst der Magersüchtigen vor der mächtigen Überich-Mutter und zugleich vor dem Verlust der frühen, versorgenden Mutter und der damit einhergehenden Einsamkeit, würde sie den Vater begehren, einen Vater, der ihr keinen Schutz vor der gefährlichen Mutter zu bieten vermag. Lindner war in dieser Hinsicht reifer als Caro und hatte bessere Chancen zu gesunden. Immerhin wollte sie ihrem Vater einmal im Jahr eine Geburtstagstorte backen, wollte einmal im Jahr für ihn kreativ tätig sein. Ich muss nicht ausführen, was das bedeutet. Caro hat später ein lustvolles Verhältnis mit einem verheirateten Mann begonnen. Das hätte der Beginn einer ödipalen Entwicklung sein können, wäre sie nicht bereits körperlich zu geschwächt gewesen, um diese Entwicklung noch für sich nutzen zu können. Ogden (1995 [1989]) hat Bedingungen genannt, die gegeben sein müssen, damit es zu einer nicht defensiven Ödipalität kommt.

Eines Tages träume Carmen von ihrem Analytiker: »Ihr Arm wird Stück für Stück, wie ein anatomisches Präparat, mit einem Messer zerlegt. Sie haben dabei heldenhaft zugeschaut, obwohl Sie wussten, es würde immer so weitergehen, bis Sie zuletzt tot sind« (Hinz, 2006, S. 295). Der Analytiker bekommt die Rolle des Tieres, das von der Patientin kunstfertig mit dem Schlachtermesser zerlegt wird. Hinz weist darauf hin, dieser Sektionstraum könne auch »als Schlachter- oder Folter-Traum« gelesen werden (ebd.). An anderer Stelle gelingt es ihm, die für Traumatisierte typische Doppelidentität, das gleichzeitige Auftreten von Tätern und Opfern, in einem Satz zu formulieren: »Sie zerlegte scharfsinnig und akribisch jede Deutung, um mich zu überzeugen, sie sei ein hoffnungsloser Fall und nichts könne sich ändern« (ebd., S. 293). Im ersten Teil zerlegt die Patientin den Analytiker wie ein Metzger ein Tier zerlegt, im zweiten Teil ist sie selbst Schlachtopfer. Gleichzeitig mit Aggressor und Opfer identifiziert, inszenieren sich Magersüchtige zugleich in der Rolle der Opfer und der Täter, wie wir es tun, sind wir gleichzeitig konkordant und komplementär identifiziert. In einem weiteren Traum fühlte sich die Patientin in die Enge getrieben und rief überwältigt aus: »Dann erschießt mich« (ebd., S. 295). Wie muss diese Patientin mit den Tieren identifiziert gewesen sein und mitgelitten haben! Ich muss nicht erwähnen, dass die Tiere, in die Enge getrieben, zur Schlachtbank geführt werden. Was vermögen diese gewaltigen Bilder in Leser*innen auszulösen, und wie gut ist die Not nachzuvollziehen, in die der Analytiker mit einer Patientin mit »zerrissener, getöteter Beziehung« und dem »Erleben eines zerbrochenen Selbst und Objekts« (ebd., S. 318) gerät! »Es ist Ihnen wieder alles kaputt gegangen« oder »Wieder liegt alles zerrissen vor Ihnen« rufen bei mir, mit dem lebensgeschichtlichen Hintergrund bekannt gemacht, Bilder geschlachteter Tiere ab. Wüsste man nicht, dass die Patientin aus einem Metzgerhaushalt kommt, blieben die Aussagen und Deutungen eher rätselhaft. Später kommt Carmen zu der bemerkenswerten Einsicht: »Daran zu denken, dass es Mordstrebungen in einem gibt, ist schwer, weil es das Gegenteil von dem ist, was man sein möchte, nämlich heilig« (ebd., S. 304). Sie hat einen Metzger introjiziert und ihre Not damit.

Nicht nur die Leser*innen, auch die Patient*innen bekommen durch die lebensgeschichtliche Referenz Orientierung. Ein die traumatische Lebensgeschichte anerkennendes therapeutisches Vorgehen entlastet die Überich-Geschädigten, weil sie hören, die Dinge, die sie in der Übertragung mit den sie Behandelnden inszenieren (und diese mit ihnen), kommen nicht aus in dunklen, ihnen unzugänglichen Höhlen ihres Seelenlebens entworfenen Fantasien, sondern aus auf dieser Welt gemachten und internalisierten Erfahrungen. Außerdem können sie erkennen, wo sie von ihren Eltern als Kind in der Familienstruktur hingestellt und welcher Ort ihnen in der Generationenfolge zugewiesen wurde, was zu wissen nicht nur für Esskranke wichtig ist, denn werden die Generationsbarrieren verwischt, führt auch das zu jener Irritation in der Identität, die wir bei der Behandlung Magersüchtiger in der Gegenübertragung spüren.

Lebensgeschichte und Ätiologie verbieten ein wildes bzw. theoriegeleitetes Interpretieren. Hat ein Patient die ödipale Phase nicht erreicht, kann ich sein Material nicht ödipal interpretieren. Auch darum ist der Blick auf die Seele durch die Doppellinse notwendig und hilfreich. Im Übrigen wirkt die Lebensgeschichte, also die Vergangenheit, als Referenzrahmen, wie die verkehrstechnische Anbindung einer Insel ans Festland. Sie tritt zum Hier und Jetzt als Drittes hinzu. Die erwähnten Beispiele von Abraham (1969 [1924]) und Segal (1990 [1957]) wären ohne Kenntnis des lebensgeschichtlichen Hintergrundes nicht verstehbar. Der Referenzrahmen verhindert, dass die analytische Situation zur »Insel« (Kernberg, 1978 [1975], S. 83) wird, auf der ein »Eiertanz« aufgeführt wird oder zu einer, die in einer Folie à deux versinkt. Weil der räumlich und sozial Isolierten der Referenzrahmen fehlt, hält Caro das, was die anderen taten, für normal, sich selbst jedoch für unnormal. Interpretieren wir ohne Bezug zur sozialen und historischen Realität, riskieren wir in der Behandlung diesen »Caro-Effekt« zu erzeugen, riskieren, dass diese Kranken unkritisch für normal halten, was ihre sie Behandelnden sagen und tun, sich selbst aber als ein auf einer Insel herumirrendes Monster erleben oder als jemand, bei dem ein »Vogel im Kopf« zwitschert.

Aus diesem Grund war mir stets wichtig, den triangulären Charakter der Behandlung zu betonen, indem ich auf die Präsenz eines Dritten, z. B. die Lebensgeschichte und die Sozialiationsbedingungen verweise. Auch die Gutachter*innen, von deren Genehmigung die Behandlung abhängt, von der ich ebenso abhängig bin wie die Gutachter*innen von den Psychotherapierichtlinien, haben die Funktion des Dritten. Und auch mein Terminkalender ist eine dritte Instanz, die signalisiert, dass ich der Zeit unterworfen bin. Ich kann ihn mir zwar einrichten, aber in ihm sind auch Zeiten von anderen belegt. Bringen Patient*innen Dritte ins Gespräch, die sich über sie oder die Behandlung geäußert haben, interessiere ich mich dafür. Sie repräsentieren die Außenwelt und geben oft erhellende Hinweise aus der Außenperspektive. Spricht Christlieb (1995) von »Damenringkämpfen«, impliziert das einen Kampfrichter als Dritten. Meine Persönlichkeitstheorie, meine Theorie über die Konstitution des Subjekts und über das, was sich in einer analytischen Behandlung abspielt, beinhalten den Dritten, wie auch Theorie selbst triangulierende Funktion hat. Gehe ich davon aus, die Beziehung zwischen mir und meinen Patientinnen wäre eine dyadische, würde ich eine Ferientrennung als Durchschneiden der Nabelschnur interpretieren. Sehe ich triadisch, interpretiere ich sie als ein Hinausgehen in die Welt (des Vaters). Obwohl beide Versionen dasselbe meinen, signalisiert die eine Verlust, die andere Gewinn. »Nabelschnur- Patientinnen« rufen während der Ferien an, in die Ferne Reisende schreiben eine Postkarte, wie schön es draußen sei. Auch das Erzählen von Märchen, Mythen und andere Fremdschilderungen stellen eine dritte Kraft dar, die ich gerne einsetze. Brickman, die Notwendigkeit der Triade in Ontogenese und psychoanalytischer Behandlung betonend, berichtet von der Bedeutung, welche die großen Fenster in seinem Behandlungszimmer, die den Blick auf den Himmel freigeben, für einen seiner Patienten hatte (1993, S. 906). Eine Patientin, die u. a. zu gierigem Essen neigte, reagierte »zutiefst verstört«, als ihre Analytikerin die Vorhänge im Behandlungszimmer zuzog und ihr den Blick nach draußen verunmöglichte (Gerisch, 2002, S. 353). Ihr Lieblingsbild war Menzels *Balkonzimmer* mit geöffneter Balkontür (ebd.). Auch fantasierte sie Dritte, wenn sie wiederholt träumte, die Couch sei von anderen bevölkert, dass ganz viele Leute im Zimmer seien oder ein älterer Herr seine Zeitung auf der Couch ausgebreitet habe. Auch die von Lawrence (2006 [2002]) beklagte Intrusion der Patientinnen ins Private (ebd., S. 173) lässt sich in dieser Hinsicht interpretieren: Magersüchtige wollen herausfinden, ob ihre sie Behandelnden andere Objekte begehren, herausfinden, ob in der analytischen Beziehung die Triangulierung gesichert ist, oder ob Gefahr besteht, in eine pathologische Dyade hineingezogen zu werden. Mit Grieser (2001) gehe ich davon aus, der triangulierende Charakter der Therapie werde Entwicklungskräfte freisetzen und eine Neuordnung der familiären Realität und der inneren Objekte gleichermaßen ermöglichen (ebd., S. 80), also auch den Platz der Patientin in der Familie neu bestimmen können. Vieles spricht dafür, die Behandlung Magersüchtiger in einer triadischen Behandlungsatmosphäre vorzunehmen.

Die Bedeutung spontaner Gesten

Die Hilfe abweisenden Eltern machen verstehbar, warum Magersüchtige in die Privatsphäre der therapeutisch Tätigen »eindringen« möchten: Sie suchen nach dem Menschen hinter der Amtsperson. Ogden (1995 [1989]) berichtet von einer 29-jährigen Patientin mit einer schwierigen Mutterbeziehung, die unmittelbar vor ihrer Therapiestunde einige Zeit mit ihrer Mutter verbracht hatte und sich nun aus Gründen, die sie sich nicht erklären konnte, in einem Zustand schrecklicher Angst und diffuser Angespanntheit befand, sodass ihr als einzige Möglichkeit, diesen Spannungszustand zu lösen, die Idee erschien, sich überall am Körper mit einer Rasierklinge zu schneiden. Es hätte sie große Anstrengung gekostet, zur Therapiestunde zu kommen und sich nicht wie früher Schnittwunden zuzufügen. Die Patientin weinte während der ganzen Sitzung hemmungslos und fühlte sich, als ob sie »aus allen Nähten platze«. Weil es im Arbeitsraum allmählich kühl wurde, sagte Ogden: »Es ist kalt hier drin«, stand auf und schaltete die Heizung ein. Sie sagte: »Ja, tatsächlich ... es ist kalt«. Gleich danach schien sich die Patientin zu beruhigen und meinte, außerordentlich »gerührt« gewesen zu sein, ohne zu verstehen warum. Es sei doch etwas ganz Alltägliches, das zu sagen und zu tun. Ogden interpretiert, das Einschalten der Heizung sei das Bekenntnis zu einem gemeinsamen Erleben der Abkühlung in der Luft gewesen und habe zur Schaffung einer sensorischen Oberfläche zwischen ihnen beiden beigetragen. Er hätte von seinen Gefühlen und Empfindungen unbewusst auf »alltägliche Weise«, wie eine »ausreichend gute Mutter« (Winnicott) Gebrauch gemacht. Der Patientin mag das vorgekommen sein, so Ogden, als ob er sie körperlich berührt und »zusammengehalten« hätte. Die auf diese Weise gegenseitig geschaffene Oberfläche sei das Gegenteil der Erfahrung des »Aus-den-Nähten-Platzens«; sie hätte das Wiederherstellen ihrer psychisch-sensorischen Oberfläche erleichtert, die sich angefühlt habe, als ob sie im Verlauf der Interaktion zwischen der Patientin und der Mutter zerschnitzelt worden wäre (ebd., S. 34f.).

Trimborn (1990) beschreibt den Therapieverlauf mit einer suizidalen Patientin, in der sein grüner VW-Bus als »Übergangsobjekt« für eineinhalb Jahre zum Thema nahezu jeder Stunde wurde. Die Patientin hatte ihn direkt gefragt, ob der Bus, der vor dem Haus stand, ihm gehöre, und er hatte ihr diese Frage beantwortet. Der Bus diente u. a. der Sicherung vor einer befürchteten Leere und wurde zum Medium, über das ein Trauerprozess eingeleitet wurde (ebd.). In der Behandlung einer anderen Patientin verspürte Trimborn »Unmut« und wurde ihr gegenüber »energisch«, zeigte also eine spontane Geste, brachte die Behandlung damit voran und bekam von ihr die bemerkenswerte Antwort: »Früher habe ich immer gedacht, dass ich für Sie nur eine Akte bin, die man wegpacken kann, wenn ich gehe. Jetzt merke ich, dass das auch eine Beziehung ist« (ebd., zit. n. Daser, 2003, S. 297). Mit dieser Hoffnung auf eine »wirkliche Begegnung« (Pines, 1983, S. 124) kommen die Patient*innen in die Behandlung. An einem solchen Vorgang sei erstaunlich, so Daser, dass die Patientin das »Material« des Therapeuten zur Widerlegung und nicht zur Bestätigung ihrer krankmachenden Überzeugung, des *pathogenetic belief* nutzt (Daser, 2003, S. 296). Ich denke, spontane Gesten wirken positiv, weil die Kranken durch sie Behandelnde als Objekte jenseits ihres Phantasmas, nämlich als solche von ihm getrennte Subjekte erkennen können; die spontane Geste hilft, die Vernebelung durch ihre Projektionen aufzulösen.

Manchmal äußert sich diese Hoffnung auf eine wirkliche Begegnung in einer Weise, die therapeutisch Tätige nicht so gerne haben: Wenn Lawrence (2006 [2002]) schreibt, anorektische Patientinnen hätten das Bedürfnis, so viel wie möglich über das Leben ihrer Analytikerin außerhalb der Analyse in Erfahrung zu bringen (ebd., S. 173), so dürfte dahinter das Bedürfnis stehen, den Menschen, und nicht nur die Amtsperson oder den Funktionär zu finden, denn das Menschliche bei ihren Eltern zu finden, war zumindest Magersüchtigen kaum möglich. Sie suchen deshalb nach Anzeichen für eine emotionale Beziehung zwischen ihnen und den sie Behandelnden, weil sie fürchten, aus einer solchen ausgeschlossen zu sein. Überdies brauchen sie die Bestätigung, dass ihre Analytikerin oder ihr Analytiker noch lebt, dass sie sie oder ihn nicht mit ihrer Wut und durch omnipotente Kontrolle zerstört haben. Was die spontane Geste bewirkt, soll hier ein Blick ins Private der Behandelnden bewirken. Allerdings bringen uns die Patient*innen immer wieder dazu, uns ihrem *pathogenetic belief* gemäß zu verhalten. Die Patientin Imma beschrieb die kühle Atmosphäre, die zu Hause vor allem von der harschen, polterigen und fordernden Mutter ausging (Jongbloed-Schurig, 2006, S. 336). Die Analytikerin schreibt, sie hätte sich wehren müssen, die ihr zugeschriebene Rolle der fordernden, kühlen, harschen, gefühllosen Therapeutin zu spielen und sei doch oft hineingeraten: »Im Laufe der Jahre musste ich immer wieder feststellen, dass ich in eine quasi sezierende, verkopfte, konstruierende Weise des Umgangs mit Imma geriet« (ebd., S. 337). Hat die Esskranke also das Bedürfnis, »so viel wie möglich über das Leben des Analytikers außerhalb der Analyse in Erfahrung zu bringen«, hat das wenig mit einem Blick ins elterliche Schlafzimmer zu tun – von dortigen Katastrophen mit den Vätern haben ihnen ihre Mütter bis zum Überdruss und oft genug viel zu detailliert geklagt –, viel aber mit ihrer Angst, in der Behandlung emotional ins Abseits gestellt, nur eine »Akte« zu sein. Spontane Gesten können dem entgegenwirken. Überwältigt von dieser Angst der Kranken fallen die Therapeut*innen aus ihrer analytischen Rolle heraus und teilen ihnen mit dramatischen Worten, die durch Ton, Gestik und Handlung wie Aufspringen und Schütteln wirkten, ihre Gegenübertragung mit. Der offenbare Verlust analytischer Zurückhaltung wirke nicht als traumatische Wiederholung (Daser, 2003, S. 305). Spontane Gesten sind also kein Grund zu erschrecken, oder sich zu schämen – Heimann gab einem Aufsatz den Titel »On the necessity for the analyst to be natural with his patient« (1989 [1978]).

Vorgespielte Menschlichkeit entlarven Esskranke allerdings sofort: Misstrauisch wird die Zuwendung der sie Behandelnden nicht ihrer persönlichen Wertschätzung, sondern ihrer Berufsrolle zugeschrieben, womit sie Funktionäre bleiben, von denen sich die Erkrankten nicht persönlich gemeint fühlen (Daser, 2003, S. 303). Wollen Patientinnen ihre Befürchtung widerlegt haben, nur wertlose Akte zu sein, müssen sie ihre sie Behandelnden als sie wertschätzende, individuell fühlende und handelnde Personen erleben dürfen. Sie müssen als Mensch spürbar werden. Je größer ihr Misstrauen sei, desto unerbittlicher würden sie versuchen, sie aus ihrer vermuteten Funktionärsrolle zu werfen (ebd.). Den Kranken sei weniger an perfekten, als an wahrhaftigen Analytiker*innen gelegen. Diesen könnten sie Irrtümer verzeihen. Das Eigene im Anderen erkennend, können sie sich mit ihnen als irrende Wahrheitssuchende identifizieren und auf diesem Wege die Erfahrung wechselseitiger Anerkennung machen, die sie für ihre autonome Entwicklung brauchen (ebd., S. 311).

Auch im folgenden Beispiel hatte eine spontane Geste große Wirkung: Nikulka (2006) berichtet, ihre Patientin Anna hätte in einer Sitzung einen Schwächeanfall erlitten und sei zu Boden gefallen. Sie dachte: »Jetzt ist Anna tot«. Anna aber wachte augenblicklich wieder auf. Nikulka half ihr hoch, holte ihr Wasser und Zwieback und brach, »ohne es verhindern zu können«, vor ihren Augen in Tränen aus. Anna reichte ihr ein Taschentuch. Sie selbst hatte Mühe, sich zu beruhigen, fühlte sich unendlich erschöpft, hoffnungslos, traurig und konnte nicht sprechen. Diese »spontane emotionale Reaktion« hätte dazu geführt, so Nikulka, dass Anna ihre Subjektivität spürte. Sie hätte eine Therapeutinnen-Mutter gesehen, die ihre Omnipotenz verlor, hilflos war und angesichts des möglichen Verlusts die depressive Position einnahm. Anna sah den Schmerz, den sie bei ihr verursacht hat und hätte sie in Angst um sie erlebt. Beides habe sie zwar mit einem gewissen Triumph und narzisstischem Wohlgefühl erfüllt, doch vor allem hätte Anna sie in dieser Szene konkret in ihrer Begrenztheit und Unvollständigkeit erlebt. Die Szene hätte mutative Wirkung auf Annas innere Welt gehabt und eine Wende in der Behandlung eingeleitet (ebd., S. 384). Die Patientin hat den Menschen in ihrer Therapeutin gesucht – und gefunden. Ihr *pathogenetic belief*, willfähriges Objekt sein zu müssen, wurde nicht bestätigt. Die erlösende Wirkung war: Auch sie darf spontan sein, leben und sich subjektivieren. Der Verlust professioneller Übersicht, der den Therapeuten nackt erscheinen lasse, zeige sich als wichtiges Element im Heilungsplan der Patientin: »Vermutlich kann sie deshalb diese Situation zur Selbsterfahrung nutzen und den trotz des Gerangels achtsamen Umgang ihres Therapeuten mit Nähe und Distanz als Anerkennung ihres Wertes verarbeiten« (Daser, 2003, S. 303). Annas Hoffnung, »auf jemanden zu treffen, der sie in ihrer eigenständigen Existenz akzeptierte und begehrte«, so Nikulka (2006) weiter, ging in Erfüllung. Es sei gewesen, »als wäre sie wiedergeboren in meiner Gegenwart. Allerdings im Körper eines Mädchens« (ebd., S. 385). Aufgrund des weiteren Übertragungsgeschehens und anhand von Träumen konnten beide verstehen, dass das demonstrative Zu-Boden-Gehen wie eine Niederkunft war; »Anna kam vor mir nieder mit einem Kind, das sie mit mir gezeugt hatte und das gleichzeitig sie selber war« (ebd., S. 384). Anna bestätigt die bei Esskranken wegen der Enttäuschung über den Vater häufige Fantasie, auf parthenogenetische Weise gezeugt worden zu sein oder selbst zeugen zu können. Sie war überzeugt, ihren Vater weder zu brauchen noch zu vermissen (ebd., S. 379). Sie bestätigt auch die klinische Erfahrung, dass diese Patientinnen, falls sie ein Kind möchten, es ein Mädchen sein soll – sie selbst. Sie suchen in der Behandlung nach einem »Neubeginn« (Balint, 1965). Das »Zu-Boden-Gehen« könnte auch der Suizid jenes Kindes gewesen sein, das von seiner Mutter einzig zum Objekt ihres »Genießens« funktionalisiert wurde und nur Biomasse war. In der Behandlung darf ein Kind zur Welt kommen, das sich von der Mutter trennen und damit subjektivieren darf.

Die Erfahrungen mit solchen nicht-geplanten Gesten hat Khan (1983 [1979]) zur Technik umgemünzt: »Mit Absicht hatte ich etwas Persönliches von mir gesagt, weil ich hoffte, sie werde dann den Mut fassen, auch von sich etwas Persönliches mitzuteilen. So war es auch« (ebd., S. 309). Borecký (1992) berichtet, weil Eva sich durch seine Deutungsversuche getadelt und bedroht gefühlt habe, hätte er versucht, viele Stunden durch nicht-deutende Erzählungen einen *intermediary space* (Winnicott) anzubieten und damit die Situation zu strukturieren, was Eva ein wenig beruhigt habe. Seine nichtdeutenden Interventionen verstand er auf der oralen Ebene als ein Füttern. Eva hätte sich in diesen Stunden »angenehm und »satt« gefühlt, wie sie sagte (ebd., S. 50). Die Technik des absichtslosen Erzählens dürfte von Eva als Anerkennung und spontane menschliche Geste erlebt worden sein, sodass ihr Narzissmus »gesättigt« war. Außerdem hat auch hier der Analytiker den *pathogenetic belief* seiner Patientin nicht bestätigt. Das tut gut und macht »satt«.

Es gibt also trifftige Gründe dafür, sich in der Behandlung als Mensch zu zeigen, denn oft haben Magersüchtige als Kinder und Jugendliche die Erfahrung gemacht, für ihre Eltern nur Objekt zu sein und entsprechend behandelt zu werden. Lindner war für ihren Vater eine »Akte«, Sidonie beklagte, nur ein »Fall« zu sein (Mannoni, 1976 [1973], S. 51). Und Eltern, die »ideal« sein wollen, bieten sich ihrem Kind nur als Schablone an, weshalb es Caro wichtig ist, dass ihre Mutter früher einmal eine menschliche Regung gezeigt hat und eine Frau war, die verliebt bzw. in ein Idol verknallt gewesen ist, und dass sie das Kind dieser menschlichen Mutter ist. In der Beziehung ihrer Eltern konnte sie solche Regungen nicht finden. Und ihrem *pathogenetic belief* folgend, sehen die Kranken in uns die Bürokraten, die in ihnen nur den »Fall« sehen. Eine Patientin erlebte mich wie einen überkorrekten, distanzierten Beamten, der immer pünktlich Schluss macht und bei dem sie keine Chance hätte, wenn sie eine Terminänderung erbete. Dass ich Blumen in der Praxis hatte und meine Einrichtung nicht zu diesem Bild passen wollte, irritierte sie. Blumen und Einrichtung wirkten wie eine spontane Geste, die ihre Projektion und entsprechende Erwartungen störten. Das zeigt nebenbei, dass solche Patient*innen trotz ihrer Zwanghaftigkeit die Bereitschaft mitbringen müssen, sich irritieren zu lassen.

Das Spontane kann auch Angst machen: Gerisch (2002) schreibt über ihre Patientin:

> »Doch so sehr sie auch darauf drängte, eine alltägliche Beziehung zu mir zu haben, reagierte sie gleichwohl außerordentlich verstört, wenn der sichere Rahmen [...] meiner von ihr zugewiesenen Rolle berührt wurde. Ein Lachen von mir, von ihr gehört *vor* der Stunde, ein Niesen meinerseits, das Einfangen einer störenden Wespe im Behandlungszimmer und dergleichen mehr brachte sie schier aus der Fassung, wenn ich mich also in alltäglichen Gesten aus ihrem Projektionsrahmen herauszubewegen und eine von ihr getrennte, eigenständige Person zu werden drohte« (S. 355).

Mir ist mit einer spontanen Geste einmal ein schwerer Fehler unterlaufen: Eine Patientin, die von ihrem Vater aus der Behandlung genommen wurde, um sie in einer Klinik mästen zu lassen, wollte nach einigen Monaten zur weiteren Behandlung zu mir zurückkehren und hatte sich telefonisch angemeldet. Zu ihrer Stunde kam sie mit anderen Leuten zusammen die Treppe hoch – meine Praxis befand sich in einem Mietshaus – und blieb vor mir stehen. Ihr Gesicht wirkte aufgedunsen und sie trug eine andere Frisur als früher. Sie im ersten Moment nicht erkennend, versicherte ich mich irritiert ihres Namens. Sie schaute mich entsetzt an, drehte sich auf dem Absatz um und war für immer verschwunden. Blitzartig muss in ihr das gesamte traumatisierende Programm abgelaufen sein: Ich bin dick, ich habe verloren, habe den Muttermord begangen, bin nichts Besonderes, bin nichts mehr. Wie lange ist das schon her! Und wie leid tut es mir heute noch! Seit jener Begegnung verstehe ich, welchen Triumph Magersüchtige vor dem Spiegel empfinden, sagt man ihnen, sie seien viel zu dünn. Seitdem weiß ich, dass spontane Gesten oder Bemerkungen, die den Körperzustand oder die Kleidung betreffen, für sie vernichtend sein können.

Dass Esskranke selbst wie eine »Akte« auftreten, wundert nicht. Sie haben den elterlichen Umgang mit ihnen introjiziert. »Alles muss ihr Bericht enthalten und erklären, nichts dürfte ausgelassen werden«, berichtet Jongbloed-Schurig von einer 16-jährigen Patientin. Schwer auszuhalten gewesen sei auch die nicht ihrem Alter angemessene Sprechweise: »floskelhaft, staubig-bürokratisch, altmodisch« (2006, S. 329). So formuliert ein »falsches Selbst«. Die Patientin versteckte ihr vitales sensorisches Selbst (falls sich früher ein solches bilden durfte) hinter einem diesen Patientinnen eigenen zwanghaften Charakter, der an Untote erinnert, hinter einem fremden, geliehenen Vokabular, wobei das Altmodische sich dem greisenhaften Aussehen der Kranken fügt, auf das Caro aufmerksam macht. Die Behandlungsatmosphäre wird dadurch fremdartig, unlebendig, künstlich – und es besteht die Gefahr, dass wir wegen einer alles abtötenden Monotonie die Patientinnen ablehnen, kritisieren oder uns zurückziehen. Es ist aber auch spürbar, dass sich in dieser unpersönlichen, bürokratischen Haltung der Patientin die introjizierte partikulare Moral artikuliert.

Hat sich das wahre Selbst hinter bürokratischer Zwanghaftigkeit verbarrikadiert, wird es schwer, mit dem abgespaltenen Teil der Patientin Kontakt aufzunehmen. Den jedoch gilt es mit verstehenden Worten zu berühren, so Pines (1983), um eine wirkliche emotionale Kommunikation zwischen Selbst und dem anderen zu begründen und um genuine affektive Erleichterungen zu erreichen. Sie sieht in dem Zögern, das wahre Selbst preiszugeben, den Hauptwiderstand bei der analytischen Arbeit (ebd., S. 125).

Auch Mitteilungen in der Organsprache, als präverbales Kommunikationsangebot, zähle ich zu den spontanen Gesten, weil sie sich nicht unterdrücken lassen (Gerisch, 2002). Birkstadt-Breen (2006 [1989]) umschreibt dies folgendermaßen: »Mich beeindruckte ebenfalls, wie sie [Denise, T.E.] und ich in gewisser Hinsicht um Ressourcen konkurrieren mussten«. Den Behandlungsstunden sei ein sonderbarer Rhythmus eigen gewesen: »Langes Schweigen … eine ziemlich kurze Äußerung meinerseits … langes Schweigen … eine knappe Bemerkung von ihr … langes Schweigen … dann redete ich wieder etc.« Es kam der Analytikerin vor, als rechneten sie einander zu jeweils gleichen Teilen auf: »Sie gab mir nicht mehr, als ich ihr gegeben hatte«. Es hätte eine Art Rivalität existiert, wer von beiden die Bedürftigere war oder die Befriedigung seiner Bedürfnisse eher verdienen würde. Einmal hätte sich die Patientin über ihr Magenknurren geärgert, worauf sie erwiderte, ihr Magen hätte »zuerst geknurrt« und dass die Patientin dies nicht erwähnt hätte. Diese antwortete: »›Ich dachte im Stillen: Bei diesem Spiel kann ich sie schlagen‹« (S. 272).

Bei diesem Gerangel ging es nicht darum, wer die Schönste im Lande ist, sondern (scheinbar) darum, wessen Magen zuerst geknurrt hat, vielleicht darum, wer erfolgreicher hungert, d. h., den Hungerteufel zuerst oder am erfolgreichsten besiegt hat. »Bei diesem Spiel kann ich sie schlagen« erinnert an das »Geheimrezept« Lindners. Die Patientin machte aus dem Magenknurren einen Kampf, bei dem es um Sieg oder Niederlage geht. Sind Magersüchtige täteridentifiziert, wittern sie treffsicher Opfertypen, die sie »schlagen« können. Die Analytikerin hat sich auf einen Konkurrenzkampf (»ich zuerst«) eingelassen, vermutlich weil die Patientin zum Kampf geblasen hatte.

Meinem Eindruck nach stimmen in dieser Sequenz aber Inhalt und Affekt nicht überein, sodass eine Kluft zwischen dem entsteht, was die Patientin sagt, und dem, was ihr Magen hörbar macht. Ihr Körper »antwortet« wortlos auf das Angebot ihrer Analytikerin, um über die peristaltische Kommunikation den Kontakt mit ihr herzustellen (McDougall, 1985 [1978], S. 282), verbal jedoch attackiert sie ihre Analytikerin. So ist sie nonverbal auf Kontaktsuche, verbal auf Konfrontation eingestellt. Vermutlich hat eine früh erfolgte Störung zwischen Mutter und Kind zur verbalen Attacke, zur Kampfeinstellung geführt, ein Prozess, der diese kurze Sequenz wiederholt. Das Magenknurren könnte der Versuch gewesen sein, auf Körperebene in Kontakt mit der Analytikerin zu bleiben, weil ihr das anders nicht möglich ist. Das Knurren kann der Ruf nach der Mutter sein, um eine Gemeinsamkeit, die Einheit zwischen Mutter bzw. Analytikerin und Kind herzustellen, oder um ein Teil von ihr zu sein. Ich erinnere daran, dass es Denise war, über die ihre Analytikerin sagte: Die Patientin hätte in diesem Fall eine primäre Identifikation mit ihrer Analytikerin, der zuerst der Magen knurrte, wie sie betont, vorgenommen, antwortet also auf ein Körperzeichen, das die Analytikerin bzw. Mutter aussendet. Hier liegt keine symbolische Kommunikation vor, es geht nicht um verdrängte Gedanken. Worte haben hier keine Mitteilungsfunktion. Hier kommunizieren Körper in früher Semantik, der Körper ist Signifikant. Ich erinnere daran, dass die Analytikerin an anderer Stelle über Denise sagte, sie hätte überlegt, in welchem Maße Denise ihr ihr eigenes Erleben äußersten Alleinseins vermittelte, »*wenn sie im Grunde mit Kontakt rechnete*, und wie dies ihren Wunsch nach Selbstgenügsamkeit oder *den Wunsch, mit einer geliebten Person eins zu sein,* hervorbrachte« (Birkstedt-Breen, 2006 [1989], S. 272, Hervorhebung T. E.). Denise habe oft das Pronomen »man« benutzt, um auf eigene Gedanken und Gefühle anzuspielen, »als wenn sie und ich eine Person wären« (ebd., S. 269), ein Wesenszug früh Traumatisierter (Pines, 1983). Warum also rivalisieren, das Magenknurren der einen ist das der anderen.

Die averbale Kommunikation über das Magenknurren verweist auf ein bei Magersüchtigen verpöntes Thema: »Hunger« haben, d. h., etwas zu brauchen. Die verbale Kommunikation zeigt genau das Gegenteil, die Umkehrung des Traumas. Das Magenknurren der Analytikerin könnte die »Frage« an das Kind in der Patientin sein, ob es hungrig ist. Das Kind »antwortet« darauf mit Magenknurren, also mit »Ja, ich habe Hunger«. Welch gelungenes Wechselspiel zwischen Kind und Mutter! Diese Sequenz ist so aufschlussreich, weil sie zeigt, wie die verbale Kommunikation dem sinnlich-konkreten Körperausdruck zuwiderlaufen kann. Die diskursive Sprache ist die Sprache des Kampfes, der Entwertung. Mit ihr versucht die Patientin, die beschädigte narzisstische Integrität zu reparieren: »Bei diesem Spiel kann ich sie schlagen«.

Dass Körper etwas Kontagiöses haben, ist eine Chance in der Behandlung Magersüchtiger. Ihr Körperausdruck ist zuverlässiger als ihr verbales Angebot. Ihr Körper zeigt ihre Bedürfnisse und ihre Wut, wenn die Mutter ihr Kind überfordert und Einigung misslingt. Man muss nur unterscheiden: »Knurrt« der Magen wegen Hunger oder aus Wut. Diese Unterscheidung müssen wir – wie eine Mutter – empathisch treffen. Als Behandelnde antworten wir bei Esskranken oft in der »Organsprache«; Magenknurren oder Darmgeräusche sind dann ein Hinweis, dass man in der Gegenübertragung entweder einen Selbstanteil der Kranken, z. B. das »hungrige Kind« in ihnen, übernommen hat, oder mit einem imaginären guten Objekt identifiziert ist, das das Kind nach *seinen* Bedürfnissen fragt. Auf ein körperliches Angebot reagierte auch Lawrence (2006 [2002]): »Frau A's Stimme war kaum mehr als ein hohes Stöhnen.

Sie öffnete dabei kaum den Mund, und ich reagierte darauf, indem ich mit leiser Stimme sprach, praktisch im Flüsterton« (S. 171). Was gab's zu Stöhnen und zu Flüstern? Es ging um (Selbst-)Idealisierung, nach Kernberg (1978 [1975]) um unbewusste Beherrschungs- und Entwertungstendenzen (S. 342). Birkstedt-Breen (2006 [1989]) erzählt von einem »heftigen« Gegenübertragungsgefühl: »Jedes Mal, wenn sie [Denise, T. E.] ihre hübschen rötlichen Locken zu einem sehr kurzen, strengen, knabenhaften Haarschnitt stutzte, erlebte ich dies als direkten, beinahe körperlichen Angriff auf mich« (S. 278). Die Patientin wollte sich vermutlich vom Körper der Analytikerin bzw. Mutter abgrenzen. Als die Patientin, die den »parfümierten Mord« an meiner Toilettenwand verübte, davon berichtete, verspürte ich ein Kribbeln auf der Haut (meiner Wand) und spreizte abwehrend die Finger, reagierte also im ersten Moment ähnlich sensomotorisch, wie Birkstedt-Breen, oder Barwinski Fäh (2001), die aus dem Behandlungszimmer flüchten wollte (ebd., S. 32ff.).

Nach Lampl-de Groot und Mahler gehören koenästhetische Dispositionen und koenästhetische Empathie zu den Voraussetzungen des Verständnisses schwer regredierter Patient*innen (Grunert, 1977, S. 208). Bei allen funktionellen Störungen mit gesicherter psychischer Ätiologie spiele die Analyse der Körper-Sprache und der Affekte eine zusätzliche Rolle. Zur Übertragungs-, Widerstands- und Traumanalyse komme die Soma- und Affekt-Analyse hinzu, so Kutter (1986, S. 201). Varvin (2013) ist der Überzeugung, nonverbale Zeichen seien viel wichtiger, als das, was gesagt wird (ebd., S. 126). Das Magenknurren wäre also eine Chance gewesen, der Patientin zu zeigen, dass beider Mägen miteinander kommunizieren – nicht, um darüber zu rivalisieren, sondern um *mit einer geliebten Person eins zu sein* (Birkstedt-Breen, 2006 [1989], S. 272), und um sich von ihrer Analytikerin die Erlaubnis zu holen, Hunger zu haben, d. h. die Erlaubnis zu etwas Alltäglichem, Menschlichem. Knurrt der Magen beim Analytiker, darf der der Esskranken auch knurren, d. h. die Patientin darf sich erlauben, was ihr Überich strikt verbietet. Anas partikulare »Regel Nummer eins erklärt: Wir haben keinen Hunger! Hörst du? Niemals!« (Lindner, 2011, S. 385). Da die Patientin das auf keinen Fall zugeben darf, muss sie ihr Schuldgefühl aggressiv abwehren. Bewusst, auf verbaler Ebene, dürfen sich Magersüchtige keine Hilfe holen, aber der Körper tut es. Hierin liegt das Geheimnis, warum die keine Hilfe Suchenden in die Behandlung kommen: Der Körper sucht Hilfe. Also hören wir darauf, was unser Körper dazu »sagt«.

Therapeutinnen oder Therapeuten?

Während bei Therapeutinnen die Übertragungs- und Gegenübertragungssituation zu Beginn der Behandlung wegen des *no entry* der Gluthitze eines Hochofens vergleichbar scheint, würde ich bei Therapeuten eher von mäßiger »Siedehitze« (Ferenczi, 2006 [1922]) sprechen. Werden mit einer Therapeutin zu Beginn offenbar rasch traumatogene Erfahrungen aus der Dyade, Versorgungsansprüche und präödipale Beziehungskämpfe reinszeniert, wie sie sich im *no entry* äußern können, die in der Gegenübertragung die Gefahr provozieren, in die Introjektionsfalle zu geraten, sehen sich Therapeuten wegen der Vaterdeprivation zumindest zunächst mit einem idealisierten Vaterbild konfrontiert. Die Enttäuschungswut darüber, dass der Vater keine oder nur eine oberflächliche Beziehung zu seiner Tochter hatte, oder aber eine problematische, weil komplizenhafte dyadische Beziehung mit ihr unterhielt, kommt erst später.

Das *no entry* ist jedoch nicht zwangsläufig: Jongbloed-Schurig (2006) berichtet von einer Magersüchtigen, bei der im Erstinterview »bereits ganz viel« von all den unbewussten Themen, Konflikten, Ängsten, Beziehungsstörungen Abwehrmodalitäten enthalten war, die sich später in ihrer Behandlung entfalteten (S. 326). Der Auftakt einer Behandlung hängt also davon ab, welcher Natur die Beziehung der Patientin zur Mutter ist. Ist die Patientin in der defensiven Idealisierung und verleugnet ihr Trauma mit ihr, erscheint die Übertragungssituation anders. Lawrence (2006 [2002]) berichtet von einer 17-Jährigen, die überschwänglich von ihrer guten, vertrauensvollen und offenen Beziehung zu ihrer Mutter, die sie an allem teilhaben ließ, schwärmte (S. 186).

Bei Therapeuten kommt es manchmal erst gar nicht zur Behandlung, weil manche Kollegen der Meinung sind, das Problem mit dem Körper sei bei einer Frau besser aufgehoben. Manche Kranken berichten, sich in der Behandlung bei Therapeuten nicht ernst genommen gefühlt zu haben. Sie hätten Desinteresse gespürt, fühlten sich auf Distanz gehalten, oder dass ihre Problematik heruntergespielt wurde.

Therapeutinnen können als drittes Objekt wahrgenommen werden, wenn sie sich hinreichend alternativ zur Mutterimago verhalten, wie das bei Madame de Villedieu, Caros Therapeutin, offenbar der Fall war. Die Übertragungssituation hängt weniger vom Geschlecht ab, sondern mehr von der jeweiligen Art der männlichen Identifizierung. Sie sollte stabil sein, damit die Triade gesichert ist. Leider gilt heute noch, was Mannoni (1973 [1970]) in den Siebzigerjahren kritisch anmerkte:

> »Ihre Väter werden in fast allen Fällen aus dem Spiel gehalten, denn die Analytiker (meist sind es Frauen) haben die unbewusste Tendenz, das Kind dem ›schlechten‹ Elternteil zu ›entziehen‹ und setzen sich dann selbst in dessen Rolle ein (meist wird angenommen, dass der Vater zu schwach, zu stark, zu oft weg oder sonst etwas ist; er stört einfach […]« (S. 232).

Der Vorwurf trifft auch Therapeuten, wenn sie sich berufen fühlen, »bessere Mutter« zu sein und glauben, die Haltung des *père maternel* einnehmen zu müssen.

Eine Fragebogen-Untersuchung mit 130 ehemaligen Magersüchtigen ergab, dass das Geschlecht der Therapeut*innen dann unwichtig war, wenn es zu einer guten Beziehung kam (Franke, 1994, S. 113f.). Was aber macht eine gute Beziehung aus? Die Antwort einer von zwei zitierten Teilnehmerinnen scheint mir aufschlussreich zu sein:

> »Mir war die Frau lieber. Sie war dick. Und da fand ich mich schöner. Und nachdem ich mich ein bisschen daran geweidet hatte, konnte ich mich sehr gut mit ihr unterhalten. Der Mann war dünn und ich wollte auf jeden Fall dünner sein als er. Und er hat immer gesagt: ›Mein Mädchen‹ und ich wollte gar kein Mädchen sein« (ebd.).

Bei der Therapeutin konnte sich die Patientin offenbar als Siegerin fühlen. Der Therapeut hingegen besaß ihren Wunschkörper. Da konnte sie nicht mithalten, sie war ein »Mädchen«, wie er ihr deutlich zu verstehen gab. Bei ihm fühlte sie sich als Verliererin.

Der Auftakt bei mir erfolgte in mäßiger »Siedehitze«, weil Esskranke, die einen in eigener Praxis niedergelassenen Analytiker um Behandlung ersuchen, zu jenen gehören, die dem Schweregrad I oder II zuzurechnen sind, also solche mit fortschreitender, aber noch nicht kritischer Gewichtsabnahme, mit phasenhaft stärkerer depressiver Verstimmung und Zwanghaftigkeit (Plassmann, 2007). Überdies hatten alle meine Patientinnen einen Klinikaufenthalt hinter sich, hatten also Therapieerfahrung und konnten ziemlich präzise benennen, was sie von einer Behandlung bei mir für sich erwarteten. Überdies mussten sie sich bei mir nicht in dem in der Klinik üblichen »unübersichtlichen Übertragungs- und Triangulierungsgeschehen« (Grieser, 2003, S. 14) zurechtfinden. Selbst frei von institutionellen Vorgaben, teilte ich ihnen nach dem Erstinterview mit, welche Form der Therapie für sie m. E. infrage käme, welche ich anbieten kann, und dass ich ihnen Bedenkzeit einräume. So konnten die Patientinnen die Entscheidung zur Behandlung selbst übernehmen. Ich mutete ihnen zu, sich frei vom als allmächtig erlebten Willen des anderen zu entscheiden. Ein Kollege hat die Einleitung zur Behandlung geschickt über eine Deutung vorgenommen: Seine Patientin, der er eine Psychoanalyse vorschlug, meinte, so viel Zeit könne sie sich nicht nehmen. Spontan erwiderte er, er könne das gut verstehen, da sie ihm erklärt habe, ihr Vater hätte sich nicht so viel Zeit für sie (die Patientin) nehmen können. Den Tränen nahe habe sie um Bedenkzeit gebeten. Zwei Wochen später kam sie zur Analyse (Steinbrecher & Hartung, 2010, S. 50). Hier war die Vaterdeprivation entscheidender Anlass für die Behandlung. Entscheiden sich Magersüchtige für eine Behandlung, haben sie sich damit identifiziert, die Behandlung ist ihr Wunsch, und ich bin zumindest vorerst vor der Intrusionsfalle geschützt. Dass manchmal, wenn es in der Behandlung zu Krisen kam, die Kranken von ihrer Entscheidung nichts mehr wissen wollten, ist ein anderes Thema.

Aufgrund der Vateridealisierung hat der Anfang manchmal etwas Komödienhaftes: War ich Wunschvater, wurde ich z. B. für eine Patientin zum »begnadeten Handwerker«, Caro würde sagen, zum *le plus grand artisan du monde, ultimate, définitif*, nur weil ich im Flur einen Schraubenzieher liegengelassen hatte. Meist sind mir Esskranke schon im Erstinterview, in dem ich auf Zuverlässigkeit und darauf, ob ich mir oder ihnen zuhöre, getestet wurde, quasi auf den Schoß gesprungen und zeigten sich auf jene Weise mitteilsam, die Caro zeigt. Bei dem ihr noch unbekannten Georges, der bei ihr den Eindruck macht, er interessiere sich für sie, plaudert sie nach wenigen Minuten der Bekanntschaft vertraut über ihr Leben. Sie sieht in ihm sofort die väterliche Figur, die ihr so fehle (Caro, 2008, S. 182). Kirshner (1992) fand hoch besetzte Fantasien vom abwesenden Vater auch bei Patient*innen, die zunächst nur ein blasses Vaterbild zu haben schienen. Er interpretiert diese Fantasie vom abwesenden Vater als kompromisshaftes Ergebnis eines Abwehrprozesses. Seiner Meinung nach setzen seine (erwachsenen) Patient*innen aktiv die Bedeutung des Vaters herab (zit. n. Grieser, 2001, S. 72). Bei Esskranken ist der Wunschvater ein aus Scham und narzisstischer Verletzung entstandenes omnipotentes Spaltungsprodukt, ein zum *all good* idealisiertes Objekt, das die Gekränkten einerseits zur eigenen narzisstischen Aufwertung, andererseits zum Schutz vor der traumatischen Dyade mit der Mutter benötigen.

Hatte ich den Eingangstest bestanden, d.h. den *pathogenetic belief* vorerst nicht bestätigt, und hatte der bisherige Behandlungsverlauf sich als tragfähig erwiesen, konnte ich, kam es zu Krisen, die Patientin an diesen Verlauf erinnern und auf ein *Lernen durch Erfahrung* (Bion, 1990, [1962]) hoffen. Außerdem vertraute ich auf die allen Kindern eigene Großzügigkeit, den Eltern zu verzeihen, so unzulänglich sie auch gewesen sein mögen. Lindner hätte ihrem sie enttäuschenden Vater trotz allem gerne einen Kuchen gebacken. Caro vermisst ihren Vater schon montags, auch dann, wenn sie wieder einmal ein für sie unbefriedigendes Wochenende mit ihm verbracht hatte. Bei allen Konflikten war ich mir sicher, mich auf diese Großzügigkeit verlassen zu können. Sie ist Ausdruck ihres Versuchs, sich den Dritten zu erhalten, um nicht in die Dyade zu versinken. Weil narzisstisch hoch empfindlich und vulnerabel, schimmerte durch ihre Abwehrfassade gleichwohl immer das Misstrauen durch, ich würde sie vom Knie verstoßen, dass sie mir zu lästig, zu schwierig würden und zu viel Platz einnähmen, weshalb sie beim Verlassen der Sitzung nach Zeichen der Unzufriedenheit in meinem Gesicht suchten.

Zu Krisen kam es, wenn der hinter dem idealisierten Wunschvater verborgene enttäuschende Vater in den Vordergrund drängte. Für eine Patientin war ich der Unerfahrene, der »gleich von der Universität weg, blutjung und ohne Lebenserfahrung, in den Beruf gegangen ist« und nun rat- und hilflos »rumsitzt und labert«. Dann schwärmte sie für einen Kollegen, von dem sie glaubte, er hätte eine »schwere Vergangenheit« hinter sich und könne demzufolge ihre »brüchige Lebensgeschichte« viel besser nachempfinden als ich. Mir wurden meine Fehler vorgehalten, wobei mich in Erstaunen versetzte, was sich die Patientinnen trotz ihres Vermeidens, etwas in sich zu behalten, aus der bisherigen Behandlung gemerkt hatten. Es gab Probleme mit meiner Verfügbarkeit, meinen Ferienzeiten, und den Vorwurf, alles, was ich ihnen gesagt hätte, hätte ich nur gesagt, damit sie mich bewundern und meine Größenfantasie bedienen. In ihren wütenden Fantasien landete ich auf dem Friedhof. Ihr Bild vom Vater war eine Collage aus einem real schwachen und multipel abhängigen Mann, aus einem von der Mutter durch Herabsetzung und einem von der Tochter aus Enttäuschung kastrierten Vater. Die Enttäuschung kann in den oralen Modus führen, zur Neigung, den Vater durch Einverleibung festzuhalten (Fenichel, 1967 [1931], S. 147), wie das bei Eva, der Patientin Boreckýs (1992), der Fall war. Jetzt galt es, die Wahrnehmungen der Patientinnen, soweit sie zutrafen, zu bestätigen, d. h., das »Trauma mit mir« anzuerkennen und es dann auf seine Hintergründe zu befragen.

Zur Krise nach dem Sturz des Wunschvaters kam es auch, weil die Patientinnen Angst bekamen, einer verschlingenden, kontrollierenden und allmächtigen Mutterimago überlassen zu sein. Wie ein aus dem Wasser auftauchendes Ungeheuer richtete sich das Trauma mit der Dyade vor ihnen auf. Bekommen manche Therapeutinnen gleich zu Anfang die »heimliche, unheimliche Aggression« (Ettl, 1988), die tödliche Wucht des Kampfes zwischen Mutter und Tochter bzw. dessen Abwehr in Form des *no entry* zu spüren, wurde ich mit einer anderen Abwehrform konfrontiert: Nach den Sitzungen suchten die Patientinnen die Toilette (den Friedhof) auf, um sich von »dem Müll« der Stunde zu befreien. Dies ist eine Variante der hinter dem *no entry* stehenden Entwertung. Sie versuchten, mich vor der direkten Konfrontation mit der Aggression zu schützen. In den Sitzungen (falls die nicht für sie schon »Sitzungen auf der Toilette« sind) wird das zur Falle für den Analytiker, weil die Patientinnen allem zustimmen (»Oui, maman«) und später alles wieder ausspucken (»Je préfère rester à la maison«).

Jetzt, ohne väterlichen Schutz und deshalb unmittelbar mit dem Bild von der Mutter konfrontiert, erfuhr ich, warum die Patientinnen eine *No-entry*-Abwehr entwickelt haben, d. h., mit wem sie *No-entry*-Erfahrungen gemacht hatten. Angesicht der Bedrohung erzählten sie von ihrer Empörung, ihrer Entrüstung und Enttäuschung über ihre Mütter und ihrer Wut auf sie. Ihr Schildern war verbales Externalisieren, einer Hyperemesis gleich. Wenn auch dem *analytic belief* geschuldet, weil sie gehört hatten, man erzähle in der Analyse Träume, hasteten sie von Traum zu Traum, von Episode zu Episode – nicht, um damit zu arbeiten, sondern um sich von Überlastung durch Inhalt und Affekt zu befreien und ihr Überich zufriedenzustellen. Während Bulimiker mit der analen Welt zuzuordnenden Worten und wilder Gestik und Mimik tobten, blieben Magersüchtige bei ihrer Schilderung regungslos und zeigten das von Lawrence (2006 [2002]) beschriebene feine Lächeln, das ich wie das Lächeln der Mona Lisa empfand, über das es heißt, sie lächle, als habe sie gerade jemanden verspeist, oder ihre Mundpartie war konvulsiv, als würden sie lautlos sprechen. Jongbloed-Schurig (2006) beobachtete »ticartige Bewegungen an Händen und Gesicht« (S. 329). Das Aufgewühltsein zeigte sich wie bei einem Erdbeben unter Wasser in leichten Wellenbewegungen an der Oberfläche. Anfangs wurde die Aggression nur als somatopsychischer Affekt erlebt. Schreibt Eicke-Spengler (1988), der weibliche Innenraum rege zu lustvollen und aggressiven Fantasien an, er könne etwas aufnehmen, umhüllen, halten, aber auch aggressiv einschließen oder aggressiv ausstoßen (zit. n. Bielstein, 2003, S. 285), so bekam ich zweifellos das aggressiv Eingeschlossene angeboten, das nun aggressiv ausgestoßen wurde. Die Behandlung war bisweilen in Gefahr, missbraucht zu werden, um Rachewünsche auszuleben und den »Muttermord« zu begehen. Sind Patient*innen im Affektzustand, kann man nicht deuten, und eine nachträgliche Deutung z. B. ödipaler Rivalität bleibt ohnehin wirkungslos, weil das Tor zur ödipalen Phase verriegelt ist, wenn die präödipale Triangulierung misslungen oder zerbrochen ist (Ogden, 1995 [1989]). Es bleibt allenfalls die Flucht zum Vater, um dem Hass auf die Mutter bzw. deren Hass zu entkommen. Der Vater oder andere Dritte bekommen die Rolle des Schützenden oder des Kampfrichters, nicht die des Liebesobjekts.

Die Krisen, McDougall (1985 [1978]) spricht vom »psychischen Blutsturz«, verursacht durch kontinuierliches Ausagieren und direkte Spannungsabfuhr (S. 290), machen Parameter erforderlich. Ist die Dyade mit der Mutter Thema, stelle ich den Patientinnen wegen ihrer Wut, Empörung oder Angst Distanzierungstechniken zur Affektdosierung zur Verfügung, damit sie nicht »durcheinander« die Sitzungen verlassen. Eine wütende Patientin erlebte sich wie ein »zerbrochenes Spielzeug«, was auf die Fragmentierungsgefahr des Selbst im Affektausbruch hinweist. Distanzierungstechniken sind im Grunde Traumata und die durch sie ausgelösten Affekte anerkennende Verfahren. Sie sind eine imaginative Form des Containings von Beta-Elementen, die der Patient im Moment nicht verkraften kann und die konserviert werden müssen, bis er dazu in der Lage ist – »Tresor« oder »Kühlschrank« bieten sich hier zur Zwischenlagerung an. Barwinski Fäh (2001) hält abwehrstützende Distanzierungstechniken zur Affektregulierung für erforderlich, wenn gerade erlebte traumatische Erfahrungen ins Gespräch kamen oder erste bewusste Erinnerungen an frühere traumatische Situationen auftauchten, damit die Patient*innen lernten, »dosiert mit den – mit der traumatischen Situation verknüpften – Affekten umzugehen, um nicht erneut traumatisiert zu werden« (S. 36).

Das gilt insbesondere für den Auftakt der Behandlung: Aus der Traumatherapie ist bekannt, dass es zuallererst gilt, Sicherheit und Vertrauen herzustellen. Analytiker*innen wissen, dass es für eine analytische Behandlung bei manchen psychisch Kranken erst der Vorbereitung bedarf. Bereits

Fenichel (1980) empfahl eine Vorbehandlung bei Impulshandlungen, um Krankheitseinsicht und Genesungswunsch zu vergrößern, und hielt eine gewisse Aktivität seitens der Behandelnden bei Spannungsintoleranz und der Neigung zum Ausagieren für »unumgänglich« (S. 271). Für Esskranke gilt m. E., was Khan (1983 [1979]) für die Behandlung an Perversion Erkrankter vorschlägt: Der Andere soll Zeuge ihres Leidens sein, ohne zudringliche Erklärungen abzugeben oder das voreilige Bedürfnis haben, ihren Kummer zu stillen (ebd., S. 302). Es geht den Kranken um Anerkennung ihrer Person und ihres Leidens. Kohut (1975) führt aus, warum jedes »voreilige Bedürfnis« fehl am Platz ist. Eine Umwandlung narzisstischer Wut werde nicht durch Ermahnung des Ichs erreicht, seine Kontrolle zu verstärken. Sie könne nur indirekt als Folge der allmählichen Transformation des narzisstischen Nährbodens, der die Wut speise, zustande gebracht werden. Archaischer Exhibitionismus und Grandiosität müssten allmählich in zielgehemmte Selbstachtung und realistische Ambitionen umgewandelt, d. h. durch Einstellungen ersetzt werden, die unter Kontrolle des Ichs stehen, z. B. durch Begeisterung für sinnvolle Ideale und die Hingabe an sie. Ohne Entschädigung ließe sich niemand zur Aufgabe seiner narzisstischen Ansprüche bewegen. Die narzisstischen Inhalte müssten auf andere Denkinhalte verlegt und darüber eine neue Quelle narzisstischer Befriedigung gefunden werden (ebd., S. 235). Das aber ist Programm für die gesamte Behandlung, zumal es nicht nur um andere Denkinhalte geht. Respektiere das Kind die Unabhängigkeit der anderen, so Benjamin (1988), gewinne es etwas, das ihm viel wichtiger sein könne, als das Gefühl der Kontrolle: nämlich ein neues Gefühl der Verbundenheit mit anderen (S. 42). Kann die Behandlung ein Gefühl der Verbundenheit herstellen, könnte die Esskranke vielleicht auf ihren Kontrollzwang und die dahinterstehende narzisstische Wut verzichten. Da ein solcher Umwandlungsprozess länger dauert und auch erst die nötigen Ressourcen gefunden werden müssen, sind in der Vorbereitungsphase affektregulierende Techniken notwendig. Sinnvollerweise setzen sie am Körper, der Sensomotorik, an.

Mit einigen Techniken aus der Traumatherapie (EMDR) vertraut, fragte ich in solchen Fällen zum Sitzungsende nach dem Körperstatus, d. h. ich fragte die Patientin, wo an ihrem Körper sie den augenblicklichen Affekt spüren, wobei es weniger von Bedeutung ist, ob im Bauch oder Nacken. Mit der Fokussierung auf den Körper hole ich die Patientin aus der Regression in die Gegenwart zurück und wende damit eine Retraumatisierung wegen Affektüberflutung ab. Das funktioniert, weil der Körper im Hier und Jetzt erlebt wird. Da wir unseren Körper sehen können, so Kohut (1975), könnten wir an den Körper leichter in objektiver Weise denken (S. 230). Der moderne Schönheitskult lässt allerdings an solcher Objektivität zweifeln. Um Esskranke nicht durcheinander, in aufgewühltem oder angespanntem Zustand zu entlassen, empfiehlt sich auch die »Lichtdusche« und ähnliche Imaginationstechniken.

Grieser (2001) zufolge zeige die therapeutische Erfahrung, dass die Behandelnden in der Arbeit mit latent oder manifest vaterlos aufgewachsenen Patient*innen jeden Alters in ihrer Rolle als triangulierende Dritte stärker als aktive Gegenpart gesucht und gefordert seien, als in der Arbeit mit Menschen, in denen ein väterlicher Dritter für die frühe Triangulierung zur Verfügung stand. Vaterdeprivierte benötigten den Dritten zum Schutz vor Retraumatisierung durch Affektüberschwemmung. In der Behandlung müsse die Aggression moduliert werden, so wie auch mithilfe der Vaterbeziehung die Bewältigung der heftigen Affekte erleichtert werde, womit die gute Beziehung des Kindes zur Mutter geschützt werde. Die im Rahmen der Vaterbeziehung organisierte Aggression würde ins Ich eingebaut, wodurch die Aggression strukturierter und gerichteter erscheine. Die internalisierte Vaterbeziehung könne als ein Regulativ für das Erleben von starken Affekten im Allgemeinen und von aggressiv getönten Interaktionen im Besonderen beschrieben werden (ebd., S. 70). Väterliche Affektregulierung ist auch erforderlich, weil die Mutter beim Containment versagt hat und damit zur Affektverdauung nicht beigetragen hat. Wir haben es bei Esskranken nicht mit einer ausgeglichenen Mutter zu tun, die ihrem Kind bei seinen Anstrengungen, seine Aggressionen kontrollieren zu lernen und seine Energie zum Aufbau der Ich-Organisation zu benutzen, eine große Hilfe sein könnte (Lampl-de Groot, 1965 [1957], zit. n. de Boor, 1986, S. 199).

Erst nach einer Vorbereitungszeit kann man sich den inneren Objekten der Patientin nähern und ihr zeigen, dass die äußeren Objekte auch verinnerlicht sind. Damit betritt man die Sphäre ihres Innenlebens, was die Patientin erst erlaubt, nachdem sie Sicherheit und Vertrauen in die therapeutische Beziehung erlangt hat, weil die Angst vor einer Intrusion immer in ihrem Erleben gegeben ist. Erst dann kann man sich dem »sehr gravierenden, existentiell bedrohlichen Introjekt einerseits, und einem sich versuchsweise wehrenden, aber tödlich bedrohten Selbst andererseits« (Kutter, 1986, S. 203), der inneren Täter-Opfer-Beziehung widmen.

Was Kohut für die Wut geltend macht – eine Umwandlung der narzisstischen Wut könne nur indirekt als Folge der allmählichen Transformation des narzisstischen Nährbodens, der die Wut speise, zustande gebracht werden – gilt in gleichem Maße für den Umgang mit dem anorektischen Symptom. Jede Patientin hat ihr eigenes »Geheimrezept«, mit dem sie hofft, ihren verwundeten Narzissmus zu heilen. Zwar kann sich die Kranke mit dem Rezept als Sieger fühlen, erntet aber nur Negation und Isolation. Essstörungen sind keine Erkrankung an ernährungsphysiologisch falschem Essen, wie heute noch mancherorts geglaubt wird, sondern eine Erkrankung an einem partikularen Überich bzw. einer Ichideal-Instanz mit den beschriebenen Folgen für das narzisstische Regulationssystem. Stellt man die hohe Bedeutung des Symptoms als Sicherung der narzisstischen Integrität in Rechnung, wird offenkundig, dass das Symptom eines sensiblen Umgangs bedarf, will man eine Dekompensation, ein »Durchdrehen« (Lindner, 2011, S. 64) vermeiden. Ich halte das Esssymptom erst dann für gezielt angehbar, wenn die Patientin für sich andere Quellen narzisstischer Befriedigung gefunden hat, mit denen sie ihre narzisstische Integrität sichern kann. Ich habe mit meinen Patientinnen dann über ihre Essprobleme gesprochen, wenn sie sie selbst thematisiert haben, habe allerdings zur Voraussetzung gemacht, dass sie vor oder während der Behandlung eine Ernährungsberatung aufsuchen. Die meisten aber kamen aus der Klinik und waren diesbezüglich informiert. Gelang es ihnen dort, die Mythen, die »abstrusen Theorien« über das Essen, wie Elena sagte, die sie sich im Laufe der Zeit zurechtgelegt haben, zu korrigieren, konnte ich mit ihnen über die unbewusste Bedeutung dieser Essmythen sprechen.

(Des-)Analyse des partikularen Überich- bzw. Ichideal-Systems

»Wo Überich war, soll Ich werden.«
Johannes Cremerius (1984, S. 89)

Im Hinblick auf die eminente Bedeutung der Partikularität des Überich- bzw. Ichideals bei der Anorexie kommt m. E. der Analyse der Instanzen Überich und Ichideal eine besondere Bedeutung zu. Die Todesangst der kleinen Lilly angesichts der Drohung des Vergewaltigers wurde elterlicherseits nie helfend, d. h. sprachvermittelnd aufgenommen, Caro bekam nie die Möglichkeit, das Wachstumsverdikt ihrer Mutter zu durchschauen und zu verstehen. Anders als die symptomorientierten Verfahren würde eine psychoanalytisch orientierte Behandlung Patient*innen jedoch niemals zum agierenden Aufbegehren gegen sein Überich, den introjizierten Täter, veranlassen. Das hieße, dem Täter die Pistole auf die Brust setzen, wovon selbst die Polizei nicht ohne Grund dringend abrät. Solange das Überich so streng und partikular ist, muss die analytische Arbeit vielmehr die das Überich konstituierenden Beziehungsszenen mit ihren traumatisierenden Affektstürmen, »Sturmflut« nennt sie Lindner (2011), freilegen. Nämliches gilt für das Ichideal. Auch wegen der Gefahr, dass die Ergebnisse der therapeutischen Arbeit in der falschen Instanz, im Überich, als Verbote, Tadel oder Gebote, im Ichideal zur narzisstischen Befriedigung verbucht werden, halte ich die Arbeit am Ichideal und Überich für vorrangig (Cremerius, 1984). Borecký war »ratlos«, weil sowohl Deutungsversuche als auch Schweigen bei Eva entweder Wut, Grandiosität oder Panik auslösten und sie sich getadelt, zurechtgewiesen und bedroht fühlte (1992, S. 50). Erst über die Analyse und Milderung dieser Instanzen kommt man an die Wurzeln der Hilflosigkeit, Irritation, Verzweiflung, Wut und Einsamkeit, die die Seele dieser Patientinnen seit ihrer Kindheit plagen. Sie teilen all dies nonverbal oder verbal mit, indem sie qua Umkehrung uns in der Gegenübertragung ihre Seelenlage spüren lassen, die sie optisch, weil gestisch mit ihrem Körper untermalen. Die traumatische Dyade und die durch sie »fixierten Gegenübertragungsreaktionen« (Kernberg, 1978 [1975], S. 78; Heenen-Wolff, 2004, S. 84), die zu frühen Bausteinen der Charakterstruktur geworden sind, d. h. die frühen pathologischen Interaktionsformen, sind nicht oder nur schwer behandelbar. Die Arbeit am Überich- bzw. Ichideal könnte hier zumindest mildernd wirken.

Lawrence geht davon aus, dass unser klinischer Ausgangspunkt das intrusive innere Objekt sei (2006 [2002], S. 189). Dieses Objekt – in meinem Verständnis das harte, kalte, kränkend und entwertende partikulare Überich bzw. Ichideal mit der einhergehenden Empathiestörung der Mutter und später anderer Bezugspersonen, das ich für den »Täter« halte – hat eine Geschichte, in der es sich in der Beziehung zu äußeren Objekten konstituierte, als Verfolger erlebt und über seine Introjektion zum Teil der Persönlichkeit wurde. Während normalerweise das Überich alle Kennzeichen seiner Herkunft aus dem sozialen Kontext verliert, sodass es vom Subjekt nicht mehr als Folge sozialer Prozesse erlebt wird (Hoffmann, 1983), tritt das partikulare pathogene Überich wegen der starken Dauerspannung zwischen dem Ich und den Ansprüchen des Gewissens, vor denen das Ich kapituliert, als gesonderte Struktur in Erscheinung (Cremerius, 1984,

S. 89). Seine ichsynchrone Erstarrung, erkennbar an der Askese, dem Perfektionszwang und dem Dünkel, zu den Auserwählten zu gehören, wie er von ProAna propagiert wurde, muss auseinandergefaltet, entzerrt und gelockert werden, um zu erkennen, was am Überich bzw. Ichideal schützend, was verfolgendes Täterintrojekt ist. Die Analyse des Überichs ist eine Arbeit an einem Beifahrer, der manchmal vor Gefahren warnt, meist aber – besonders bei Essgestörten – dauernd ins Lenkrad greift und den Fahrer im Graben landen lässt. Man kann die Patientin bitten, in sich hineinzuhören, ob sich in die eigene Stimme noch eine andere über Wortwahl, Tonfall oder Diktus vernehmen lässt. Oftmals muss sie allerdings erst für den inneren Dialog sensibel gemacht werden. Ist das Überich nicht assimiliert oder noch extern, macht es meist keine Schwierigkeit, in zuschreibender Rückführung die Provenienz der Stimme ausfindig zu machen. Kuiper (1991) z. B. hörte die Stimme seiner Mutter. Dem inneren Dialog lauschen wirkt entassimilierend, sodass sich der Bildungsprozess der Instanzen im günstigen Fall bis zu den sie konstituierenden Szenen zurückverfolgen lässt. Ziel ist, die von den Bezugspersonen übernommenen partikularen Inhalte zu erkennen. Die Ermäßigung des Überichs erfolge nicht so sehr dadurch, dass etwas, das bisher unbewusst war, bewusstwerde, sondern dadurch, dass ein Stück Geschichtlichkeit in die starre Welt der Prinzipien einbreche und Funktionen, die bisher gelähmt waren, in Aktion treten können (Cremerius, 1984, S. 118).

Sehen sich Magersüchtige hohen, bizarren oder perversen Forderungen ausgesetzt, kann es hilfreich sein, sie zu fragen, von wem die Forderungen kommen, ob sie es selbst sind, die sie an sich stellen, oder jemand anderes. Die Forderungen lassen sich dann im Hinblick darauf, ob sinnvoll oder nicht, sortieren. Was den Kranken als Kinder fehlte, war der korrigierende Eingriff eines Elternteils, was die Forderungen oder Erwartungen des anderen Elternteils betraf. Caros Vater hätte seine Frau darauf hinweisen müssen, dass das Wachstum eines Kindes zu behindern, verstiegen, absurd, abstrus und selbstherrlich ist. Isabelle wäre hilfreich gewesen, hätte ihr Vater ihr geholfen, sinnvolle von partikularen Forderungen ihrer Mutter zu unterscheiden. Sie hätte besser zwischen guter und schlechter Introjektion (Heimann, 1989 [1965/1966], S. 223f.) differenzieren können, hätte sich sinnvolle zu eigen machen, sinnlose abweisen, »ausspucken« können. Nach Lawrence (2006 [2002]) kann der mit der Mutter verbundene Vater das Vermögen des Mädchens zur Unterscheidung dessen, was es in sich aufnimmt und was nicht, bereitstellen (S. 183). Das aber ist nur möglich, wenn er »verbunden« ist, was bei Esskranken nicht der Fall ist. Die Alltagspraxis zeigt indes, dass es die Mütter sind, die bereits ihrem Baby dieses Vermögen vermitteln. Bei Essgestörten muss die Behandlung zu diesem Vermögen verhelfen. Was ein klares, Distanz, Differenz und damit Subjektivierung schaffendes »Nein« des Vaters und des Kindes erfordert hätte, um sich vor den unverdaulichen Projektionen des partikularen mütterlichen Phantasmas zu schützen, versuchten Esskranke bislang über Erbrechen oder strikte Nahrungsverweigerung zu erreichen. Dass das Externalisieren nur somatisch möglich ist, verweist auf die gestörte Symbolisierung.

Am Ende dieser Arbeit könnten Überich und Ichideal eine gesunde gyroskopische Funktion übernehmen. Beide Instanzen wären künftig innere Beifahrer, mit denen das Selbst im Dialog steht und die ihm beschützend und ggf. besorgt nahelegen, was es tun könnte, um nicht im Graben, also im Skelett mit Todesrisiko, zu landen. Die Wut auf die Instanzen, die bisher zu Dejektion bzw. zum Externalisieren zwangen, in der Kindheit zu Einnässen oder Einkoten, später zu bulimischen oder anorektischen Phasen, könnte sich mildern.

Die *morf*-Frage *(male or female)* ist bei der Arbeit am Überich nicht entscheidend. Erschwerend jedoch könnte sich ein strenges Überich der Behandelnden auf die Arbeit auswirken, da sie riskieren, die notwendige Milderung des Überichs nicht zuzulassen, oder dem starken Druck, der von den Kranken ausgeht, ihnen das »Genießen« ihrer Qual mit dem Überich zu ermöglichen, nachzugeben. Oder sie lassen die Milderung zu, um an den Befriedigungen, die sich die Patientin, nicht aber der oder die Behandelnde gestattet, ersatzweise teilzuhaben.

Die direkte Beziehungsebene

Hat keine Symbolisierung des Traumatisierenden stattgefunden, müssten sich Interventionen vorerst auf die »direkte Beziehungsebene« beziehen, so Barwinski Fäh (2001). Deutungen sollten nicht die Innenwelt der Patientinnen thematisieren, sondern zunächst die im Objekt sich abspielenden psychischen Vorgänge benennen und erklären, da das Objekt in seiner »objektiven« Qualität wegen der Ich-Spaltung, mangelnden Selbst-Objekt-Differenzierung oder Größenfantasien in Form falscher Schuldzuschreibungen nicht zur Kenntnis genommen werden könne und die Fremdwahrnehmung verzerrt sei (ebd., S. 34). Kirshner (1994) plädiert bei der Behandlung Traumatisierter für »more active measures«, um eine Atmosphäre der Sicherheit und des Vertrauens für die Arbeit zu gewährleisten und rät zu »overt expressions of interest and concern, willingness to participate in discussions about external reality as experienced by the patient and attention to empathic contact« (S. 240).

Ich beginne mit der Arbeit an der direkten Beziehungsebene erst,

1. wenn Hilfe in Anspruch nehmen für die Patientinnen nicht länger Kontrollverlust, Niederlage, Beschämung, Kränkung und ein Vergehen gegen das Überich bedeutet;
2. wenn durch die Milderung des Überichs ein Stück Geschichtlichkeit in die starre Welt der Prinzipien gekommen ist und dadurch Funktionen, die bisher gelähmt waren, z. B., dass über die Objekte nachgedacht und fantasiert werden kann, in Aktion treten können (Cremerius, 1984, S. 118);
3. wenn es gelungen ist, den *pathogenetic belief* zu irritieren, sodass das reale Objekt hinter ihren Projektionen aufscheint.

Mit anderen Worten: Erst wenn die Toleranz des Überichs größer geworden ist, sind Gedanken besser zugelassen, und dann äußern die Patientinnen bisweilen das Bedürfnis, sich über für sie bedeutsame Personen, vorwiegend die Eltern, zu verständigen, worüber die Sitzungen Supervisionscharakter bekommen. Sie beklagen, die in den Blick genommenen Personen irritierten, würden sie ratlos machen und dass sie nicht wüssten, wie sie zu verstehen und wie mit ihnen umzugehen sei. »Meine Mutter ist mir ein unverständliches Gemisch aus Mimose und Felsklotz«, sagte eine Patientin. Andere fragen: »Weshalb macht sie das mit mir, weshalb wirft sie mir das vor, sie macht es doch auch so!« Isabelle Caro blieben die bizarren Erwartungen ihrer Mutter absolut rätselhaft: Was will sie von mir? Manchmal erleben die Patientinnen das irritierende Vorgehen ihrer Eltern als »Trick«, mit dem sie manipuliert werden sollen, womit sie schon auf der richtigen Spur sind, nur die Eltern hinken noch hinterher. Sie artikulieren eine kognitive Verwirrung. Die Irritation signalisiert eine gewisse Distanz zu den Objekten, signalisiert, dass sie nicht mehr unmittelbar in die Affekte verstrickt sind, sondern über das Objekt, das *not me*, nachdenken können. Was sie erklärt haben möchten, sind ihre »beschädigten« Elternintrojekte, deren partikulare Motive, Vorgehen und Verhaltensweisen sie nicht durchschauen können.

Das Supervisionsbedürfnis kann die übertragungsbedingte Suche nach einer Komplizenschaft mit dem Vater gegen die Mutter sein. Es kann auch den Wunsch zum Ausdruck bringen, sich, wie Caro, von Vaters Knie aus die Mutter aus der Distanz zu betrachten,[100] oder um den Wunsch, sich in einer »kollegialen« Beziehung mit mir als Vaterfigur zu identifizieren. Diesen Wunsch haben Patientinnen, die nichts über den Beruf ihres Vaters wussten, weil er nie mit ihnen darüber gesprochen hat. Schließlich kann der Wunsch nach Aufklärung auch durch die Suche nach dem Analytiker als neutralem Objekt motiviert sein, der das irritierende Verhalten der Objekte erklärt. Behandlungstechnisch gilt es darauf zu achten, in welchem Zusammenhang der Wunsch thematisiert wird. Dient die Neugier nicht der Hassbefriedigung, entspreche ich dem Wunsch und rege die Patientin zur Motivforschung bezüglich des Objekts an. Aus der Irritation entsteht der Wunsch, über ein Verstehen sich das Objekt menschlicher zu machen, damit z. B. die Mutter nicht übermächtig bleibt und die mütterlichen Eigenschaften zugrunde richtet. Klagt eine Patientin über ihre Mutter (»Weshalb macht sie das mit mir, weshalb wirft sie mir das vor, sie macht es doch auch so«), thematisiert sie möglicherweise ihre Irritation angesichts einer Projektion ihrer Mutter, und ich erkläre der Patientin, dass ihre Mutter an ihr eine Eigenschaft zu erkennen glaubt, die sie selbst hat, bei sich jedoch nicht sehen will. Ich forsche dann mit der Patientin zusammen nach Motiven der Mutter, und es eröffnet sich ein weites Feld an Möglichkeiten, das die Einfühlung der Patientin in die Objektwelt fördert, vielleicht aber auch zutage fördert, dass die Patientin diese Eigenschaft tatsächlich auch selbst besitzt, weil sie sich mit ihrer Mutter identifiziert hat. Mit Caro zusammen hätte man forschen können, warum die Mutter die identifizierende Liebe ihrer Tochter zum Vater als Verrat an ihr empfand und deshalb fehlinterpretierte. Die dadurch entstehende kognitive Verwirrung, die Schuldgefühle nach sich zieht, hätte sich beheben lassen. So wie man, hat man sich verirrt, Kompass und Wanderkarte – heute das Handy – zurate zieht, bedarf es bei der Wanderung durch die Seelenlandschaft, die *inner map*,

100 Suchen Kinder den väterlichen Schoß auf, wird der Vater nicht gleich zum *père maternel*. Sie erfreuen sich dort der Möglichkeit zur Alternative, haben den Vater spürbar im Rücken und können die Mutter aus der Ferne betrachten, d. h. sie besser erkennen und damit mentalisieren. Die dyadische Dichte hingegen stört das Erkennen. Das Kind, so Grieser (2001), identifiziere sich mit der exzentrischen Position des Vaters und erschaffe sich mithilfe dieses Dritten ein Bild von der Mutter (S. 70).

Orientierungshilfen, denn der Weg Esskranker ist durch Projektionen, Verdächtigungen, festzurrende, knebelnde Signifikanten, uneinfühlsame Zuschreibungen mit irreführenden Wegweisern ausgeschildert. Im Übrigen bin ich der Meinung, das Junktim von Forschen und Heilen sollte nicht nur Sache der Analytiker*in, sondern auch die der Patientin sein. Letztere muss eigene Erkenntnisse ja nicht in eine Metasprache überführen. Heimann (1989 [1975/1977]) mochte keine Erklärungen und keine »Weil«-Interpretationen, sondern bevorzugte Klarifikationen und Erläuterungen. Erklärungen wären stumpf, schwerfällig und würden die kreativen Funktionen der Patient*innen nicht herausfordern (S. 305). Allerdings lassen sich Erläuterungen von Erklärungen nicht leicht unterscheiden. Bei durch die partikulare Moral der Bezugspersonen Geschädigten geht es um das distinktive Benennen der undurchschaubaren, weil nicht begründeten Partikularität.

Wenn Lawrence (2006 [2002]) schreibt, Frau B. hätte so viel wie möglich über das Leben ihrer Analytikerin außerhalb der Analyse in Erfahrung bringen wollen, obwohl sie diesen Wunsch verabscheut hätte, (S. 174), so vermute ich hinter solchem schuldbewussten Unterfangen das Bedürfnis, die Motive einer depressiven Mutter oder eines deprivierenden Vaters zu verstehen, wie dies bei Caro der Fall ist. Warum liebt ihr Vater sie nicht, fragte sie sich, warum glaubt sie, er denke an sie, wenn er mit Souvenirs von seinen Geschäftsreisen zurückkommt, dann aber meckert, wenn sie sie seine Aufmerksamkeit sucht. Das Bedürfnis nach Objekterklärung ist eben auch die Suche nach den Menschen in den Eltern, also übertragungsbedingt.

Würden Intentionen und Motive des Objekts erkannt, so Barwinski Fäh (2001), könnten die Patient*innen eigene Gefühle gegenüber dem Objekt wahrnehmen, was die Voraussetzung für eine intrapsychische Verarbeitung sei. Das Fokussieren der Deutungstechnik auf Verhalten und im Objekt sich abspielende psychische Vorgänge hätte bei Traumatisierten das Ziel, Wahrnehmungs- und Bedeutungsverleugnung, die die traumatische Situation betreffen, aufzudecken und eine psychische Repräsentation und Verarbeitung des Traumatisierenden möglich zu machen (ebd., S. 34f.). Patient*innen, deren Wahrnehmung durch irreführende Signifikanten gestört wurde, wie bei Lindner der Fall, oder die kein Korrektiv ihrer Wahrnehmung durch einen Dritten erfuhren, benötigen die Analytiker*in zur Bekräftigung ihrer Wahrnehmung. Jongbloed-Schurig (2006) beobachtete, dass ihre Patientin viele Stunden mit Berichten darüber füllte, was sie an anderen Menschen stört oder nervt, und dies in einer Weise vortrug, »dass oft in mir eine Zustimmung hervorgelockt wurde zu dem, was sie Kritisches zu äußern hatte (S. 354).

Man kann aus der »hervorgelockten Zustimmung« eine Technik machen. Für Schur (1980 [1955]) gehörte der gezielte Einsatz intellektuellen Verstehens zu den technischen Besonderheiten bei der Behandlung von psychosomatischen Störungen. Die Intellektualisierung könne zur hartnäckigen Widerstandsform werden, bei Psychosomatiker*innen jedoch könne intellektuelles Verstehen in der Anfangsphase der Therapie bereits einen Fortschritt gegenüber der tiefen präverbalen Regression bedeuten (ebd., S. 390). Rosenfeld (1990) schreibt, würden Kinder oder Erwachsene auf dem Wege der Projektion etwas vom »osmotischen Druck« mitteilen, würden sie häufig etwas vermitteln, das sie selbst als fremdartig und verwirrend empfinden. Würden die Analytiker*innen sie mit dem von ihnen Vermittelten konfrontieren, fühlten sie sich verfolgt und glaubten, sie projizieren eigene Probleme in sie, und nicht, dass sie etwas diagnostizieren, das von ihnen ausgeht. Kinder, die analysiert würden, als ob sie destruktiv und böse wären, neigten dann dazu, sich immer stärker verfolgt zu fühlen, wenn man in diese Richtung deute. Man sollte ihnen zeigen, dass sie Destruktives und Störendes erleben, das ihnen zugestoßen ist (ebd., S. 373f.).

Die Arbeit an der »objektiven Qualität«, den sich im Objekt abspielenden psychischen Vorgängen, beinhaltet die Anerkennung der Wahrnehmung der Patientin, mithin ihrer Realitätsprüfung und die Anerkennung ihrer Traumata. Bei Lindner wäre eine Arbeit an der »objektiven Qualität« über die Frage erforderlich gewesen, warum ihre Mutter ihr den Vergewaltiger als freundlichen Nachbar charakterisiert, womit sie für erhebliche Sprachverwirrung zwischen ihr und ihrer Tochter und zur Verwirrung deren Realitätsprüfung sorgt. Man hätte mit ihr zusammen eruieren können, welche Motive ihre Mutter gehabt haben könnte. Sinnvoll wäre auch gewesen, den Hintergrund des Hasses der Mutter auf die Tochter zu beleuchten, den diese unumwunden artikulierte und der Vater verleugnen wollte. Lindners Ausführungen zeigen, dass nicht alleine eine innerpsychische Verzerrung der Wahrnehmung der Objektwelt in Betracht gezogen werden muss, sondern auch ein Elternteil bei seinem Kind zur Verzerrung seiner Wahrnehmung der Objektwelt beitragen kann, wie das auch bei Caro der Fall ist. Hier interpretiert die Mutter den Vater als nicht liebenswürdig, nie anwesend, als jemand, der sie alleine ließe, sich ein schönes Leben mache, reise, in Luxushotels übernachte, in Restaurants esse und noch die Frechheit besitze, Postkarten zu schicken. Caro übernimmt diese Etikettierung mit den beschriebenen Folgen für ihr Vaterbild. Dass ihre Mutter Lehrerin ist, also auch Geld verdienen und sich jenseits der häuslichen Insel hätte aufhalten können, darf sie wegen der Macht und Definitionshoheit der Mutter nicht denken. Und dass ihre Mutter, wenn ihr Mann nach Hause kommt, nicht das Bett mit ihm, sondern mit ihrer Tochter teilt, darf Isabelle auch nicht bemängeln. In einer Behandlung würde man Mutters Etikettierung hinterfragen und mit Isabelle zusammen herausfinden, ob ihr Vater nicht vielleicht andere Motive für sein Handeln oder Fühlen hat, was den Wahrnehmungshorizont Caros erweitern und Identifizierungen mit der Mutter lösen könnte. Auch ihre ständige Sorge, an der Depression ihrer Mutter schuld zu sein, bedarf einer Objekterklärung, zumal Caro jeder Referenzrahmen zur distanzschaffenden Beurteilung ihrer eigenen Situation genommen ist. Ein »supervidierendes« Vorgehen, bei dem die Gegenübertragung wichtige Hinweise geben kann, ist sinnvoll, weil die Patientin wegen der »Sprachverwirrung« zwischen ihr und den Eltern als »falsch Analysierte« in die Behandlung kommt, was eine »Desanalyse« (Mannoni, 1976 [1973], S. 137) des Selbst und der Objekte erforderlich macht. Bei Lindner wäre es dringend erforderlich gewesen, die falsche Signifikantensetzung der Mutter bezüglich des Nachbarn zu korrigieren. Wie sagte Lilly? »Ich erinnere mich an diese Worte, und sie schneiden so tief in mein Innerstes, so gnadenlos bohrend, dass es noch heute wie Jahrhundertfeuer brennt« (Lindner, 2011, S. 65f.). Nicht nur der Signifikant »Todesstrafe« hat das Vergewaltigungstrauma potenziert und seine Verarbeitung unmöglich gemacht, sondern auch der falsche Signifikant »höflicher, aufmerksamer Nachbar«. Sie hat später in ihrer Autobiografie ihre irregeführte Wahrnehmung versucht, den Tatsachen entsprechend zu korrigieren. Erfahrungsgemäß entdecken Esskranke bei diesem Vorgehen, was sie ahnten, aber nicht zu denken oder auszusprechen wagten.

Bei diesem Vorgehen geht es nicht darum, Fremddiagnosen zu erstellen, sondern die Patientin dazu anzuregen, sich auf Motivsuche zu begeben und dabei auch nach Motiven in der Herkunftsfamilie der Eltern zu forschen, denn das Schürfen in diesem Terrain fördert oft Antworten auf die Frage zutage, zu wem oder was sie funktionalisiert wurde, warum sie z. B. parentifiziert oder – wie bei Caro – zum Selbstobjekt der Mutter wurde. Bei der Ermittlung der Vorgeschichte der Eltern geht es um die Arbeit an der Kindimago der Eltern. Wie soll man Eltern verstehen, wenn man nichts über deren Geschichte weiß?

Magersüchtige wissen oder ahnen Vieles, ohne dem für die Ätiologie wichtigen Thema der Transgenerationalität Bedeutung beizumessen. Caro beginnt mit den Großeltern mütterlicherseits ihre Autobiografie, was Manches verstehen lässt. Als sie bei ihrer Tante väterlicherseits zu Besuch ist, erzählt diese von ihrer Familie. Caro erkennt in ihrer Tante das Gegenteil ihrer Mutter, erkennt eine Alternative, saugt die Worte ihrer Tante ein, kann essen, ohne zu erbrechen, und erkennt sich plötzlich realistisch, nämlich als zu mager. Ihre Tante hat ihr mit ihrer Erzählung vermutlich geholfen, die Objekte der väterlichen Welt einzuordnen, sodass sie ihren Platz in der Familie einnehmen kann. Auch Madame de Villedieu ermöglicht Isabelle Einblicke in eine alternative Familie.

Die vielen Fragen Caros an ihre Mutter bezeugen, dass dieser transgenerationelle Zusammenhang weder für Mutter noch Tochter durchschaubar war, weshalb Caro die Schuld bei sich sucht. Erarbeitet man mit der Patientin diese Weitergabe über Generationen, versteht sie schnell und hat nicht selten Aha-Erlebnisse, worüber sich die Vorwürfe ihres Überichs mildern und damit ihre Symptomatik. Sie fühlen sich erlöst, weil sie von früh an mit quälenden Fragen diesbezüglich beschäftigt waren. Also fährt man mit diesen Patientinnen imaginativ in das ihnen fremde Land der Großeltern, um dort deren Bekanntschaft zu machen und die Quelle ihres Leidens zu ermitteln.

Warum kann eine solche Reise ertragreich sein? Weil man sich mit der Patientin auf ein Terrain begibt, das der eigentliche, der wirkliche »Ödipuskomplex« ist. Der »Ödipus-Komplex«, wie ihn die Psychoanalyse ins Zentrum gestellt hat, ist mythenfaktisch gesehen, eine abgespeckte, eine Kinderbuchversion, in der das Unbewusste der Eltern als Wirkfaktor, mithin das dahinterstehende transgenerationelle Familiendrama ausgeklammert bleibt.[101] Der wirkliche Ödipus-Mythos zeigt exemplarisch, wie sich das Seelenleben aller Mitglieder einer Familie gegenseitig bedingt. Er taugt zur Folie, mit der sich die transgenerationelle Psychopathologie für beide Geschlechter nachzeichnen lässt.

Am Anfang steht ein Verbrechen in der Großelterngeneration, das eine genealogische und tödliche Katastrophe nach sich zieht: Der Großvater (Laios), bereits belastet durch die Entführung eines Jungen, in den er sich

101 Die Arbeit von Bornstein (1971 [1934]), spätestens aber die bahnbrechende Systematisierung des Einflusses des Unbewussten der Eltern auf die Entwicklung der Kinder von Richter (1969 [1963]) lassen solchen Eskapismus nicht länger zu.

verliebt hat, verstümmelt seinen Sohn nach dessen Geburt offenbar ohne Einspruch seiner Frau (Jokaste) am Fuß und setzt den Säugling mit Todesabsicht im Gebirge aus, was man als »postnatale Abtreibung«, als »Abtreibung aus dem sozialen, nachgeburtlichen Uterus« bezeichnen könnte, weil er fürchtet, dieser könnte ihm eines Tages nach dem Leben trachten. Der Säugling wird gefunden und wächst bei Adoptiveltern als »Ödipus« (Schwellfuß) auf. Ohne Vatername bleibt seine Herkunft fortan unbekannt. Jahre später kommt es auf einer schmalen Straße zur Begegnung zwischen diesem Ödipus und einem ihm Unbekannten, der hochnäsig das Vorfahrtsrecht für sich beansprucht und dem jungen Mann einen Hieb versetzt. Es war das zweite Trauma, das der Vater seinem Sohn verpasst: eine schwere Kränkung, woraufhin dieser, nicht ahnend, seinen Erzeuger vor sich zu haben, in narzisstischer Wut zum tödlichen Schlag ausholt. Nach diesem Vorfahrtsstreit zieht der junge Mann weiter und heiratet eine Frau, die, wesentlich älter als er, in ihm nicht ihr eigen Fleisch und Blut erkennt und offenbar auch nicht bei der Fußverletzung ihres Bräutigams hellhörig wird, also massiv die Gattentat verleugnet. Kurzum: Nicht nur der Sohn will die Mutter, die Mutter will auch den Sohn heiraten. Dieses Paar zeugt vier Inzestkinder, zwei Jungen und zwei Mädchen. Die Brüder (Polyneikes und Eteokles) werden den Vater vom Thron vertreiben, überwerfen sich und zerfleischen sich gegenseitig. Ihre Mutter suizidiert sich, nachdem sie erkannt hat, wen sie geheiratet hat. Ihr Gatte sticht sich die Augen aus und gelobt, seine »befleckte« Familie und das Land zu verlassen. Seine beiden Töchter (Antigone und Ismene) instrumentalisiert er zu seinen Altenpflegerinnen und Blindenhündinnen. Als Antigone ihren Bruder beerdigen wollte, was ihr vom Onkel (Kreon) verweigert wurde, sie aber zuwiderhandelte, wurde sie bei Wasser und Brot lebendig eingemauert und erhängte sich. Von ihrer Schwester Ismene ist nichts bekannt – auch ein Schicksal. Die beiden Enkelinnen sind hier von besonderem Interesse: Antigone, einem willkürlichen, einem partikularen Verbot ihres Onkels unterstellt, entzog sich dem drohenden Verhungern durch Suizid, ihre Schwester repräsentiert die Angst der Magersüchtigen, in absoluter Bedeutungslosigkeit zu versinken.

Wir könnten nicht sagen, was »Vater« ist, sondern ihn nur als Differenz denken, so Borens (1993). Sage oder denke man »Vater«, denke man je nach Kontext und eigener Geschichte unweigerlich an »Mutter«, an »Onkel« oder »Tante« oder an »Kind«, »Enkel«, »Großvater« oder »Großmutter«. Damit stünde »Vater« im Schnittpunkt zweier Linien, einer horizontalen (Vater – Mutter – Onkel – Tante) und einer vertikalen (Urgroßvater – Großvater – Vater – Kind – Enkel) – Linien, auf denen sich Zeitverhältnisse darstellen, die synchrone (gleiche Generation), und die diachrone (Generationsfolge). Vielfältige soziokulturelle Einrichtungen ermöglichen es dem Individuum, seinen Platz einzunehmen und sorgten dafür, dass ein Mann, der die Position des Vaters einzunehmen sich anschicke, in dieser Stellung sozial anerkannt, festgeschrieben und legitimiert werden kann (ebd.). Auf der horizontalen Achse sei das die Ehe mit ihren juristischen und gesellschaftlichen Klauseln und Festlegungen, auf der vertikalen die Namensgebung nach unten und von oben, d.h., der Vater, der seinen Namen vom Vater bekommen hat, gibt ihn seinem Kind weiter in einer Kette. »Vater« sei nicht primär eine biologische Festschreibung oder eine Position, die durch einen sexuellen Akt erreicht werde, sondern durch eine soziokulturelle Position, die nicht definierbar sei, sondern durch Differenzen zu anderen Positionen entstehe. Da diese Institutionen heute fragwürdig und stark erschüttert sind, würden wir immer mehr verunsicherte Väter, Mütter und Kinder antreffen, die ihren Platz verloren haben. Eine Schwachstelle erschüttere das ganze System. Aber nicht nur soziale Verweisungen und Zuschreibungen spielten bei der gegenseitigen Anerkennung eine Rolle, sondern auch affektive und emotionale Einstellungen der einzelnen hätten selbstverständlich großen Einfluss (ebd., S. 21).

Die Familie der Magersüchtigen fungiert als Beispiel für diese genealogische Verunsicherung. Häufig lassen sich in ihrer Familiengeschichte in der Großelterngeneration Schwachstellen finden, die das System erschüttern: Suizid, Inzest, illegitime oder tote Kinder, *replacement children*, Alkoholismus, antisoziale Tendenzen oder eine ungelöste Bindung der Eltern an die Großeltern, sodass die Enkelin schnell die Bedeutung eines zu verheimlichenden oder auszustoßendes Inzestkindes bekommt. Oder ein despotischer, Frauen entwertender Großvater bewirkt, dass sich die Mutter fehlerhaft oder beschämend unvollständig fühlt und die Enkelin, identifiziert mit der Scham und empfundenen Fehlerhaftigkeit ihrer Mutter, über die transgenerationelle Weitergabe narzisstisch verletzt wird. Solche Vorkommnisse bringen die Generationsbarrieren zum Einsturz, fördern inzestöse Übergriffe und machen es den Eltern schwer, ihren eigenen Platz einzunehmen und der Tochter ihre Position als solche zuzuweisen, eine Position, die von den die umliegenden Plätze einnehmenden Personen legitimiert und anerkannt werden müsse (ebd.). Berichtet Hinz (2006) von Carmen, deren Mutter habe in ihrer zweiten, schwierigen Tochter den eigenen schwierigen Vater zu erkennen geglaubt (S. 319), ist das ein Hinweis auf eine falsche Platzzuweisung. Mit Caro den Zusammenhang ihrer Erkrankung mit den Großeltern zu klären, wäre für sie aufschlussreich gewesen. Auch die Vergreisung (die Greisin im Kind) der Esskranken (Moersch, 1980, S. 173; Caro, 2008, S. 275) ist ein Hinweis auf eine anachronische, eine transgenerationelle Irritation. Bei Lindner erfahren wir leider nichts über eine mögliche transgenerationelle Weitergabe. Ich bin sicher, Einiges wäre besser verstehbar geworden. Die Patientinnen können erkennen, dass manche Vorgänge in ihrem Innern keine Fantasieprodukte sind, sondern mit ihnen nichts zu tun hatten, nicht ihr Verschulden waren, wenngleich sie ihre Fantasie entzündet haben. Eine parentifizierte Patientin kann ihre darüber entstandenen Größenfantasien erkennen, erkennen, dass sie von den sich oft an falschem Platz befindenden Eltern an den falschen Platz in der Generationenfolge gestellt wurde. Ihr genealogisches Problem mit der ihr zugewiesenen Identität als Mutter der Mutter oder des Vaters wird ihr durchsichtig. Ein Ziel der Behandlung ist es, der Patientin nachträglich ihren Ort in der Familie und der Generation neu zuzuweisen. Das Tool »intellektuelles Verstehen« kann dabei behilflich sein, wobei es nicht darum geht, abstrakte Konzepte von Normalität und Realität zu postulieren, sondern die erfahrene Realität der Patientinnen zu eruieren. Die Patientinnen haben aus meiner Sicht ein Recht darauf, an unseren klinischen Erkenntnissen und Erfahrungen diesbezüglich teilzuhaben. Viel Material sortiert sich bei der Revision des familialen Koordinatensystems neu und sinnvoll – ein Effekt, den ich bei meiner Tätigkeit als Analytiker und Supervisor beobachten konnte und den auch meine Supervisanden bestätigen. Die Objekterklärung ist die Arbeit an der verwirrenden Realität und eine Entmystifizierung dieser Realität. Die Objekterkenntnis hilft, den anderen als Objekt mit anderen Intentionen zu erkennen und dient der Trennung von Subjekt und Objekt, dem *me* vom *not-me*, dem Innen vom Außen.

Parameter

Wie erwähnt, erfordert die Behandlung Esskranker eine modifizierte Technik, insbesondere Parameter, die der Traumatherapie entnommen sind. So wie Ferenczi (1984 [1927]) für die *Anpassung der Familie ans Kind* plädierte, bedarf es der Anpassung der Behandlung an die Patientinnen. Hinz

(2006) nahm sich in der Behandlung seiner Patientin zurück. Er habe erst emotional begreifen müssen, dass Deutungen, die einen abgewehrten libidinösen Aspekt, z. B. sexuelles Begehren, Sehnsucht nach Einssein oder Fusion enthielten, sie verfehlen mussten, weil die Patientin nicht in der depressiven Position gewesen sei, dass er bisher in der Behandlung vielleicht das Material der Patientin, nicht aber die Patientin verstanden hatte. Nach dieser Einsicht sei es ihm besser gelungen, »die Patientin da abzuholen, wo sie tatsächlich war« (ebd., S. 318). Auch Nikulka (2006) kommt zu dem Schluss, ein Großteil ihrer Arbeit hätte darin bestanden, Anna die Möglichkeit zu geben, sie als passiven Behälter für ihre Projektionen zu nutzen. Sie versuchte, sich mit Deutungen und Interventionen zurückzuhalten. Gelang das einmal nicht, erwies sie sich für Anna als zu intrusiv, und sie reagierte mit einem zwanghaften, leeren Sprechen (ebd., S. 379), also mit Abwehrsprechen, einem Sprechen, das zur »Symptom*handlung*« (McDougall, 1985 [1978], S. 248) wird, um die Therapeutin auf Distanz zu halten.

Ressourcenforschung

Caro signalisiert, dass nicht Fixierung ans Essthema, sondern Ablenkung das Gebot ist, womit sie Kohut bestätigt. Sie erzählt, sie esse, wenn sie mit Freunden diskutiere, weil ihr Geist dann mit anderen Dingen beschäftigt und sie davon abgelenkt sei, dass und was sie esse. Auch in einer fremden Rolle könnte sie es sich ebenso vorstellen wie im Swingerclub. Und auch als sie mit ihrer narzisstisch hoch besetzten Gesichtskorrektur *(opérer ou mourir)* beschäftigt war, hat sie normal gegessen. Sie konnte also vorübergehend die Fixierung an das Hungerthema lösen, weil sie andere Themen narzisstisch besetzen konnte. Caro hat entdeckt, dass pathologisches Hungern auch eine Frage der Aufmerksamkeitsfokussierung ist, d. h., sie hat eine Ressource entdeckt, mit der sie sich helfen könnte. Der Mechanismus »Etwas Attraktives und für sie Wichtiges hält vom Hungern ab« gibt einen Hinweis für eine Behandlung, die den Patientinnen zuhört. Es gilt herauszuhören, welches Thema die Essgestörte anbietet, das für *sie,* nicht für ihre Therapeutin oder ihren Therapeuten attraktiv und wert genug ist, sich damit vom Hungerthema ablenken zu lassen, d. h. sich diesbezüglich zu desensibilisieren. Oft handelt es sich um ein Thema, das in ihr bereitliegt, aber erst entdeckt werden muss, etwas, mit dem sie sich in früheren kritischen Situationen geholfen, also Ressourcenfunktion hat und bisher nur vor- oder unbewusst von ihr angewendet wurde, ohne seine Bedeutung als Ressource zu bemerken. Ressourcenaktivierung ist eine von den Patientinnen unbewusst eingesetzte Technik. Die Behandlung sollte demzufolge dabei behilflich sein, eine Besetzungsverschiebung vom Hungern auf die Ressource vorzunehmen – ein ähnliches Vorgehen, wie es Kohut (1975) für die narzisstische Wut empfiehlt. Dies ist bei der psychodynamischen Bedeutung des Hungerns nicht einfach und zeitaufwendig, jedoch lohnend. Bei allen Formen der Traumatisierung, so Barwinski Fäh (2001), sei eine spezifische psychische Auswirkung zu beobachten: eine dauerhafte Erschütterung des Selbst- und Weltverständnisses, d. h. des Grundvertrauens, sich auf die eigenen Fähigkeiten verlassen, sowie sich vertrauensvoll auf seine Umwelt abstützen zu können (S. 26).

Diese »eigenen Fähigkeiten« sind wie Brachland im Selbst, d. h., sie waren nicht libidinös oder narzisstisch besetzbar, weil sie in der Instrumentalisierung durch die Eltern entweder keine Rolle spielten oder spielen durften. Alle Fähigkeiten, die Caro entwickelte, nachdem sie älter als vier Jahre war, taugten für ihre Mutter nicht mehr zur Instrumentalisierung, oder Ressourcen waren in der Familie verpönt, wie das bei Boreckýs (1992) Patientin Eva der Fall war, die ihre ästhetischen Kreationen (getrocknete Blätter, einen Tisch schön decken) vor ihrer Mutter und der Familie verstecken musste, um »deren Hohngelächter nicht ertragen zu müssen« (S. 51). So versanden Ressourcen, und den Patientinnen bleiben früh Möglichkeiten zur Symbolbildung über kreative Leistungen verwehrt. Bei der Ressourcenforschung geht es nicht darum, die Patientinnen zu loben, sondern ihre Fähigkeiten narzisstisch besetzbar zu machen.

Meinen Erfahrungen nach ist das Aquarellieren für Esskranke eine solche Ressource, weil es eine sublimierte Form des Erbrechens auf Papier ermöglicht. Kuiper (1991) suchte die Befreiung aus seiner Depression über die Malerei, die für ihn »die Nebenbedeutung des Widerstandes gegen meine Eltern, der Rebellion gegen Autorität, auch die innere Autorität« hatte (S. 197). Das Malen hat eine reparative Funktion. Bringen Magersüchtige ihre Bilder und Werke mit in die Behandlung, sollte man sie sich anschauen und mit ihnen besprechen. Auch Tagebuchschreiben ist eine Ressource, weil das Tagebuch als geduldiges, nicht-intrusives Objekt funktioniert, dem sich die Patientin anvertrauen kann, zumindest wenn gewährleistet ist, dass sich Bezugspersonen keinen Zugang dazu verschaffen, was nicht immer der Fall ist (Ettl, 2013 [2001]). Manche meiner Patientinnen haben Berufe aus ihren Ressourcen gemacht, andere haben sich dem Prototyp aller Kreativität bedient und Kinder bekommen. Auch Caro hat Ressourcen: die Musik und die Schauspielerei. Madame de Villedieu bezieht sie in ihre Behandlung mit ein und Caro fühlt sich »endlich verstanden«, d. h. sie fühlt sich anerkannt, sodass es ihr besser ging. Sie war auf dem Weg, ein gutes Objekt, das ihre Nicht-Mutter-Anteile würdigt, zu integrieren. Umso tragischer, dass ihre Mutter in dem Moment, als die Psychotherapeutin dabei ist, »frische Luft« in Isabelles Seelenleben zu bringen, alles daransetzt, diese hoffnungsvolle Beziehung zu zerstören. Madame de Villedieu hätte das von Isabelle dringend benötigte dritte, alternative Objekt sein können. So blieb ihr nur, als *poulbot* mit Verlassenheitsgefühlen unter *poulbots* auf der Gasse zu landen, in Gefahr schwebend, zu verwahrlosen, weil sie aufgrund des Verlustes ihres Ideals nur noch über eine prekäre Verbindung zur Welt verfügt (Loch, 1972, S. 322).

Wurde die Identifizierung mit dem Dritten gestärkt und hat die Aggression in dieser Beziehung einen Ort gefunden, konnten die Patientinnen auch aggressive Fantasien gegenüber ihrer Mutter in Worte kleiden und bewusst erleben, und entdeckten darüber gute Seiten an ihren Müttern. Liebe kommt nach dem Hass. Und auch mich konnten meine Patientinnen realistischer sehen. Entdeckten sie nach langer Behandlung zu ihrer Überraschung, dass ich einen »Bart« trage, oder glaubten, »neue« Möbelstücke und Bilder im Behandlungsraum zu sehen, die jedoch schon immer vorhanden waren, war ich aus der Virtualität der Übertragung und der Projektionen sowohl als Wunschvater als auch als deprivierender Vater entlassen.

Epilog

> »Es ist nicht unsere Aufgabe, Kunststücke zu machen.«
> *Sigmund Freud (1916–1917a, S. 152)*

Trotzdem – man darf sich keiner Illusion hingeben: Die Essprobleme sind damit nicht vom Tisch, sondern bleiben im Hintergrund virulent. Vom Tisch ist das Hungern *till the end*. So unterschiedlich die therapeutischen Ansätze auch sein mögen, sie enthalten allesamt eine Botschaft: Nicht zuviel von der Behandlung zu erwarten, nicht der therapeutischen Idealvorstellung aufzusitzen, alles beim analytischen Zuhören Erkannte ließe sich durcharbeiten. Solche Ansprüche und Erwartungen würden nur das hohe Ideal der Primärobjekte spiegeln. Wir können das Drama in der Dyade nur hören, ihm zuhören und es anerkennen. Damit wären die Patientinnen schon zufrieden. »Ich suche jemand, der mir zuhört und nicht sich selbst«, rief mir eine Patientin, als sie zum Erstinterview kam, schon auf der Treppe zu. Sie wollte als Subjekt anerkannt werden und nicht länger Biomasse für andere sein. Es sei die Fähigkeit der Analytikerin, so Treurniets Einschätzung der von Storm vorgestellten Behandlung, »sich in das Erleben ihrer Analysandin einzufühlen und daran teilzuhaben, ohne etwas daran ändern zu müssen, die wir hier bewundern können« (Storm & Treurniet, 1987, ebd., S. 179). Im Übrigen muss man in Rechnung stellen, dass Magersüchtige auf alles verzichten, aber nur schwer auf das Süße an der Rache.

Dennoch: Nicht alles, was nicht Kathedrale ist, müsse notwendig zum Turm von Babel werden, so André Gide.

Literatur

Abraham, K. (1969 [1917]). Einige Belege zur Gefühlseinstellung weiblicher Kinder gegenüber den Eltern. In ders., *Psychoanalytische Studien*. Bd. 1 (S. 237–239). Frankfurt a.M.: S.Fischer.

Abraham, K. (1969 [1920]). Zur narzißtischen Bewertung der Exkretionsvorgänge in Traum und Neurose. In ders., *Psychoanalytische Studien*. Bd. 1 (S. 241–244). Frankfurt a.M.: S.Fischer.

Abraham, K. (1969 [1924]). Versuch einer Entwicklungsgeschichte der Libido auf Grund der Psychoanalyse seelischer Störungen. In ders., *Psychoanalytische Studien*. Bd. 1 (S. 113–183). Frankfurt a.M.: S.Fischer.

Andina-Kernen, A. (1994). Über das Entstehen innerer Repräsentanzen. *ZPTP*, *9*, 353–370.

Ansermet, F. & Magistretti, P. (2005). *Die Individualität des Gehirns*. Frankfurt a.M.: Suhrkamp.

Balint, M. (1966). *Die Urformen der Liebe und die Technik der Psychoanalyse*. Stuttgart: Klett-Cotta.

Balint, M. (1970). Trauma und Objektbeziehung. *Psyche – Z. Psychoanal.*, *24*(5), 346–358.

Barwinski Fäh, R. (2001). Trauma, Symbolisierungsschwäche und Externalisierung im realen Feld. *Forum Psychoanal.*, *17*, 20–37.

Batthyany, S. (2007, 01. November). »Wollt ihr so aussehen wie ich?« *Frankfurter Rundschau*, S. 48.

Baudelaire, C. (1981 [1863]). Der Maler des modernen Lebens. In ders., *Gesammelte Werke*. Bd. 4 (S. 268–305). Dreieich: Abi Melzer.

de Boor, C. (1986). Aggression und psychosomatische Erkrankung. *ZPTP*, *1*, 190–200.

Benjamin, J. (1988). *Die Fesseln der Liebe. Psychoanalyse, Feminismus und das Problem der Macht*. Frankfurt a.M.: S.Fischer.

Bielstein, D. (2003). Weiblicher Trotz. *Forum Psychoanal.*, *19*, 282–294.

Bion, W.R. (1990 [1962]). *Lernen durch Erfahrung*. Frankfurt a.M.: Suhrkamp.

Birkstedt-Breen, D. (2006 [1989]). Die Arbeit mit einer magersüchtigen Patientin. In U. Jongbloed-Schurig (Hrsg.), *Ich esse deine Suppe nicht. Psychoanalyse gestörten Essverhaltens* (S. 263–284). Frankfurt a.M.: Brandes & Apsel.

Bopp, L. (2011). Sie wollte nur ein Model sein. https://www.faz.net/aktuell/stil/mode-design/mode/isabelle-caro-sie-wollte-nur-ein-model-sein-1623916.html (07.01.2021).

Borecký, M. (1992). Ein Fall von Anorexia nervosa. *ZPTP*, *7*, 45–57.

Borens, R. (1993). »… Vater sein dagegen sehr«. *ZPTP*, *8*, 19–31.

Borens, R. (2001). Randnotizen zur Genese des Traumas. *ZPTP, 16*, 257–268.
Bornstein, S. (1971 [1934]). Unbewußtes der Eltern in der Erziehung der Kinder. In J. Cremerius (Hrsg.), *Psychoanalyse und Erziehungspraxis* (S. 126–134). Frankfurt a. M.: S. Fischer.
Brickman, H. R. (1993). »Between the Devil and the deep blue sea«. The dyad and the triad in psychoanalytic thought. *Int. J. Psychoanal., 74*, 905–915.
Busch, H. J. (2002). »Internet – bin ich drin?«. Zum Strukturwandel von Subjektivität im Cyberspace. *Psychosozial, 89*(3), 5–12.
Caro, I. (2008). *La petite fille qui ne voulait pas grossir. Ma bataille contre l'anorexie.* Paris: Flammarion.
Chasseguet-Smirgel, J. (1981 [1964]). Die weiblichen Schuldgefühle. In dies. (Hrsg), *Psychoanalyse der weiblichen Sexualität* (S. 134–191). Frankfurt a. M.: Suhrkamp.
Chasseguet-Smirgel, J. (1988 [1971]). *Kunst und schöpferische Persönlichkeit. Anwendungen der Psychoanalyse auf den außertherapeutischen Bereich.* München, Wien: Verlag internationale Psychoanalyse.
Chasseguet-Smirgel, J. (1981 [1975]). *Das Ichideal. Psychoanalytischer Essay über die »Krankheit der Idealität«.* Frankfurt a. M.: Suhrkamp.
Christlieb, M. (1995). Damenringkämpfe im Behandlungszimmer. Zur Beziehungsdynamik zwischen der aggressiven Patientin und ihrer Analytikerin. In Hamburger Arbeitskreis für Psychoanalyse und Feminismus (Hrsg.), *Evas Biss. Weibliche Aggressivität und ihre Wirklichkeiten* (S. 129–172). Freiburg i. Br.: Kore.
Cremerius, J. (1984). Grenzen und Möglichkeiten der psychoanalytischen Behandlungstechnik bei Patienten mit Über-Ich-Störung. In ders. (Hrsg.), *Vom Handwerk des Psychoanalytikers: Das Werkzeug der psychoanalytischen Technik.* Bd. 1 (S. 88–153). Stuttgart: frommann-holzboog.
Daser, E. (2003). Begegnung im Dienste des Begreifens. Anerkennung als Moment des analytischen Prozesses. *Forum Psychoanal., 19*, 295–311.
Degen, M. (2016). *Der traurige Prinz.* Reinbek b. H.: Rowohlt.
Eicke-Spengler, M. (1988). Über Schuld- und Schamgefühle bei Frauen. *ZPTP,* 3, 77–93.
Ermann, M. (2003). Über mediale Identifizierung. *Forum Psychoanal., 19*, 181–192.
Ettl, T. (1988). Bulimia nervosa – die heimliche unheimliche Aggression. *ZPTP, 3*, 45–76.
Ettl, T. (2013 [2001]). *Das bulimische Syndrom. Psychodynamik und Genese.* Tübingen: edition diskord. Unveränderte Neuauflage Gießen: Psychosozial-Verlag.
Ettl, T. (2006a). *Geschönte Körper – geschmähte Leiber. Psychoanalyse des Schönheitskultes.* Tübingen: edition diskord.
Ettl, T. (2006b). Essstörungen. Der Kampf zwischen Ichideal und Überich. In U. Jongbloed-Schurig (Hrsg.), *Ich esse deine Suppe nicht. Psychoanalyse gestörten Essverhaltens* (S. 38–89). Frankfurt a. M.: Brandes & Apsel.
Ettl, T. (2010). Dünn – dünner – Lollipopgirl. Körper im Internet. *Psychosozial, 122*(4), 63–77.
Ettl, T. (2012). Hilferuf aus dem Reich der toten Seelen. Zu Lilly Lindners »Splitterfasernackt«. *Psychosozial, 130*(4), 105–127.
Ettl, T. (2013). Wetlands (Feuchtgebiete) – or: rage, body and hysteria. In I. Moeslein-Teising & F. Thomson Salo (Hrsg.), *The female body. Inside and Outside.* London: Karnac.
Ettl, T. (2014). *Camille Claudel. Die Flehende vom Quai de Bourbon.* Gießen: Psychosozial-Verlag.

Evans, D. (2002) [1996]). *Wörterbuch der Lacanschen Psychoanalyse*. Wien: Turia + Kant.

Fenichel, O. (1977 [1928]). Über organlibidinöse Begleiterscheinungen der Triebabwehr. In J. Grunert (Hrsg.), *Körperbild und Selbstverständnis. Psychoanalytische Beiträge zur Leib-Seele-Einheit* (S. 33–55). München: Kindler.

Fenichel, O. (1967 [1931]). *Perversionen, Psychosen, Charakterstörungen*. Darmstadt: Wissenschaftliche Buchgesellschaft.

Fenichel, O. (1980). Perversionen und Impulsneurosen. In ders., *Psychoanalytische Neurosenlehre*. Bd. 2 (S. 186–271) (2. Aufl.). Olten: Walter.

Fenichel, O. (1981 [1939]). Über Trophäe und Triumph. In ders., *Aufsätze*. Bd. 2 (S. 159–182). Olten: Walter.

Fenichel, O. (1981 [1945a]). Zwei Fälle von Anorexie. In ders., *Aufsätze*. Bd. 2 (S. 331–339). Olten: Walter.

Fenichel, O. (1981 [1945b]). Neurotisches Ausagieren. In ders., *Aufsätze*. Bd. 2 (S. 340–349). Olten: Walter.

Ferenczi, S. (1970 [1913]). Entwicklungsstufen des Wirklichkeitssinnes. In ders., *Schriften zur Psychoanalyse*. Bd. 1 (S. 148–163). Frankfurt a. M.: S. Fischer.

Ferenczi, S. (1984 [1919]). Die Nacktheit als Schreckmittel. In ders., *Bausteine zur Psychoanalyse*. Bd. 2 (S. 222–226). Bern, Stuttgart, Wien: Ullstein.

Ferenczi, S. (1984 [1921]). Die Symbolik der Brücke. In ders., *Bausteine zur Psychoanalyse*. Bd. 2 (S. 238–243). Bern, Stuttgart, Wien: Ullstein.

Ferenczi, S. (2006 [1922]). Brief an Groddeck v. 11.10.22. In M. Giefer (Hrsg.), *Groddeck Werke. Briefwechsel Sandor Ferenczi – Georg Groddeck*. Frankfurt a. M., Basel: Stroemfeld.

Ferenczi, S. (1984 [1927]). Die Anpassung der Familie an das Kind. In ders., *Bausteine zur Psychoanalyse*. Bd. 3 (S. 347–366). Bern, Stuttgart, Wien: Ullstein.

Ferenczi, S. (1984 [1930]). Phantasien über ein biologisches Vorbild der Über-Ich-Bildung. In ders., *Bausteine zur Psychoanalyse*. Bd. 4 (S. 229–232). Bern, Stuttgart, Wien: Ullstein.

Ferenczi, S. (1984 [1933]). Sprachverwirrung zwischen den Erwachsenen und dem Kind. Die Sprache der Zärtlichkeit und der Leidenschaft. In ders., *Bausteine zur Psychoanalyse*. Bd. 3 (S. 511–525). Bern, Stuttgart, Wien: Ullstein.

Flaubert, G. (1984 [1877]). La Legende de Saint Julien l' Hospitalier. In ders, *Trois contes* (S. 73–125). *Grands Écrivains*. Paris: Flammarion.

Franke, A. (1994). *Wege aus dem goldenen Käfig. Anorexie verstehen und behandeln*. München: Quintessenz.

Freud, S. (1908d). Die »kulturelle« Sexualmoral und die moderne Nervosität. *GW VII*, S. 143–167.

Freud, S. (1908e). Der Dichter und das Phantasieren. *GW VII*, S. 213–223.

Freud, S. (1909b). Analyse der Phobie eines fünfjährigen Knaben (Der kleine Hans). *GW VII*, S. 241–377.

Freud, S. (1909c). Der Familienroman der Neurotiker. *GW VII*, S. 227–231.

Freud, S. (1911c). Über einen autobiographisch beschriebenen Fall von Paranoia. *GW VIII*, S. 239–316.

Freud, S. (1914c). Zur Einführung des Narzissmus. *GW X*, S. 137–170.

Freud, S. (1915b). Zeitgemäßes über Krieg und Tod. *GW X*, S. 324–355.

Freud, S. (1916d). Einige Charaktertypen aus der psychoanalytischen Behandlung. *GW X*, S. 364–391.

Freud, S. (1916–1917a). *Vorlesungen zur Einführung in die Psychoanalyse. GW XI*, S. 37–445.
Freud, S. (1923b). *Das Ich und das Es. GW XIII*, S. 237–289.
Freud, S. (1924b). Neurose und Psychose. *GW XIII*, S. 387–391.
Freud, S. (1924f [1923]). Kurzer Abriss der Psychoanalyse. *GW XIII*, S. 405–427.
Freud, S. (1928b). Dostojewski und die Vatertötung. *GW XIV*, S. 399–418.
Freud, S. (1937c). Die endliche und die unendliche Analyse. *GW XVI*, S. 59–99.
Freud, S. (1940a [1938]). Abriss der Psychoanalyse. *GW XVII*, S. 68–138.
Freud, S. (1963). Briefe an Oskar Pfister. In E. L. Freud & H. Meng (Hrsg.), *Sigmund Freud – Oskar Pfister. Briefe 1909–1939*. Frankfurt a. M.: S. Fischer.
Gerisch, B. (2002). »Auch ich war in Arkadien«: Der traumatische Einbruch in den idyllischen Raum. *ZPTP, 17*, 343–370.
Gerlinghoff, M. (1996). *Magersucht und Bulimie – Innenansichten*. München: Pfeiffer.
Gläser, G. (1994). Zur Auswirkung präödipaler Vaterdeprivation auf weibliches Wünschen, Wollen und Begehren. *Forum Psychoanal., 10*, 245–259.
Green, A. (2004). *Die tote Mutter. Psychoanalytische Studien zu Lebensnarzissmus und Todesnarzissmus*. Gießen: Psychosozial-Verlag.
Greenacre, P. (1959). On focal symbiosis. In L. Jessner & E. Ravenstedt (Hrsg.), *Dynamic Psychopathology in childhood* (S. 243–256). New York: Grune & Stratton.
Grieser, J. (2001). Vater, Mutter, Kind und Therapeut. *Forum Psychoanal., 17*, 64–83.
Grieser, J. (2003). Von der Triade zum triangulären Raum. *Forum Psychoanal., 19*, 99–115.
Grunberger, B. (1976 [1971]). *Vom Narzissmus zum Objekt*. Frankfurt a. M.: Suhrkamp.
Grunberger, B. (1986). Von der Reinheit. *ZPTP, 1*, 44–65.
Grunert, J. (1977). Der Bauch: Vorstellungen, Empfindungen und Phantasien. In ders. (Hrsg.), *Körperbild und Selbstverständnis. Psychoanalytische Beiträge zur Leib-Seele-Einheit* (S. 181–225). München: Kindler.
Haesler, L. (1979). Zur Technik des Interviews bei »unergiebigen« Patienten. *Psyche – Z. Psychoanal., 33*(2), 157–182.
Heenen-Wolff, S. (2004). Ungewöhnlich heftige Gegenübertragungsreaktionen – Bericht aus der Klinik. *ZPTP, 19*, 69–87.
Heimann, P. (1989 [1948/1949]). Some notes on the psycho-analytic concept of introjected objects. In M. Tönnesmann (Hrsg.), *About Children and Children-No-Longer. Collected Papers 1942–80* (S. 61–72). London: Tavistock/Routledge.
Heimann, P. (1989 [1965/1966]). Comments on Dr Kernberg's paper on »Structural derivates of object relationships«. In M. Tönnesmann (Hrsg.), *About Children and Children-No-Longer. Collected Papers 1942–80* (S. 22–30). London: Tavistock/Routledge.
Heimann, P. (1989 [1975/1977]). Further obsevations on the analyst's cognitive process. In M. Tönnesmann (Hrsg.), *About Children and Children-No-Longer. Collected Papers 1942–80* (S. 295–310). London: Tavistock/Routledge.
Heimann, P. (1989 [1978]). On the necessity for he analyst to be natural with his patient. In M. Tönnesmann (Hrsg.), *About Children and Children-No-Longer. Collected Papers 1942–80* (S. 311–323). London: Tavistock/Routledge.
Henseler, H. (1983). Moby Dick – Überlegungen zur narzisstischen Wut. *Jahrb. Psychoanal., 15*, 269–298.
Heinrichs, H.-J. (2017, 31. Mai). Jeder Satz eine Zerreißprobe. *Frankfurter Allgemeine Zeitung*, S. 11.
Hinz, H. (2006). Aus der psychoanalytischen Behandlung einer bulimischen und anorek-

tischen Patientin. In U. Jongbloed-Schurig (Hrsg.), *Ich esse deine Suppe nicht. Psychoanalyse gestörten Essverhaltens* (S. 285–324). Frankfurt a. M.: Brandes & Apsel.

Hirsch, M. (1985). Zur Psychodynamik und Familiendynamik realen Inzests. *Forum Psychoanal., 1*, 223–238.

Hirsch, M. (Hrsg.) (1998 [1989]). *Der eigene Körper als Objekt. Zur Psychodynamik selbstdestruktiven Körperagierens.* Gießen: Psychosozial-Verlag.

Hirsch, M. (1993). Schuld und Schuldgefühl des weiblichen Inzestopfers als Beispiel von Introjektions- und Identifikationsschicksalen traumatischer Gewalt. *ZPTP, 3*, 289–304.

Hoffmann, S. O. (1983). Die Bedeutung der nicht triebkonflikthaften Internalisierungen (Identifizierungen) für die Entstehung von Neurosen. *Jahrb. Psychoanal., 15*, 100–118.

Jongbloed-Schurig, U. (2006). Imma – eine Fallgeschichte. In ders. (Hrsg.), *Ich esse deine Suppe nicht. Psychoanalyse gestörten Essverhaltens* (S. 335–364). Frankfurt a. M.: Brandes & Apsel.

Junkers, G. (2000). »Was nicht ist, kann nicht wollen« (Nietzsche). Ein Beitrag zur Bedeutung von Destruktion als Abwehr. *ZPTP, 15*, 219–249.

Kals, U. (2018, 14. Januar). Erster, Bester? *Frankfurter Allgemeine Zeitung,* S. 14.

Kelleter, R. (1990). Haut und Primärbeziehung. *ZPTP, 5*, 122–144.

Kernberg, O. F. (1978 [1975]). *Borderline-Störungen und pathologischer Narzissmus*. Frankfurt a. M.: Suhrkamp.

Khan, M. M. R. (1977 [1974]). *Selbsterfahrung in der Therapie. Theorie und Praxis*. München: Kindler.

Khan, M. M. R. (1983 [1979]). *Entfremdung bei Perversionen*. Frankfurt a. M.: Suhrkamp.

Kirshner, L. A. (1994). Trauma, the good object, and the symbolic: a theoretical integration. *Int. J. Psychoanal., 75*, 235–242.

Klaubert, D. (2010, 31. Dezember). Magermodel Isabelle Caro stirbt in Paris. *Frankfurter Allgemeine Zeitung,* S. 8.

Klöß-Rotmann, I. (2002). Zum weiblichen Masochismus. *Forum Psychoanal., 18*, 117–130.

Kohut, H. (1975). *Die Zukunft der Psychoanalyse*. Frankfurt a. M.: Suhrkamp.

Krause, R. (1997). *Allgemeine psychoanalytische Krankheitslehre*. Bd. 1: Grundlagen. Stuttgart: Kohlhammer.

Kuiper, P. C. (1991). *Seelenfinsternis*. Frankfurt a. M.: S. Fischer.

Kutter, P. (1986). Theorie und Therapie psychosomatischer Störungen. *ZPTP, 1*, 201–216.

Lampl-de Groot, J. (1965 [1957]). Über Verlaufsformen von Abwehr und Entwicklung. *Psyche – Z. Psychoanal., 19*(7), S. 465–476.

Lacan, J. (2004 [1962/1963]). *Le séminaire livre X. L'angoisse*. Paris: Seuil.

Lacan, J. (1973/1975 [1966]). *Schriften I und II*. Olten: Walter.

Lawrence, M. (2006 [2002]). Körper, Mutter, Psyche. Anorexie, Weiblichkeit und das eindringende Objekt. In U. Jongbloed-Schurig (Hrsg.), *Ich esse deine Suppe nicht. Psychoanalyse gestörten Essverhaltens* (S. 168–193). Frankfurt a. M.: Brandes & Apsel.

Lindner, L. (2011). *Splitterfasernackt*. München: Droemer.

Loch, W. (1972). *Zur Theorie, Technik und Therapie der Psychoanalyse*. Frankfurt a. M.: S. Fischer.

Lorenzer, A. & Thomä, H. (1965). Über die zweiphasige Symptomentwicklung bei traumatischen Neurosen. *Psyche – Z. Psychoanal., 18*(11), 674–684.

Lorenzer, A. (1970a). *Sprachzerstörung und Rekonstruktion*. Frankfurt a. M.: Suhrkamp.

Lorenzer, A. (1970b). Kritik des psychoanalytischen Symbolbegriffs. Frankfurt a. M.: Suhrkamp.

Lorenzer, A. (1972). *Zur Begründung einer materialistischen Sozialisationstheorie*. Frankfurt a. M.: Suhrkamp.

Mannoni, M. (1973 [1970]). *Der Psychiater, sein Patient und die Psychoanalyse*. Olten: Walter.

Mannoni, M. (1976 [1973]). *»Scheißerziehung«. Von der Antipsychiatrie zur Antipädagogik*. Frankfurt a. M.: Syndikat.

Marinov, V. (2001). Le narcissisme dans les troubles de conduite alimentaires. In ders. (Hrsg.), *Anorexie, addictions et fragilités narcissiques* (S. 37–69). Paris: Presses Universitaires de France.

Mayr, U. (2000). *Ohnmacht und Bewältigung – Gesichter des Inzests. Diagnose und Behandlung im psychoanalytischen Kontext*. Stuttgart: Klett-Cotta.

Mauriac, F. (1962 [1914]). *Das Gewand des Jünglings*. Reinbeck b.H: Rowohlt.

McDougall, J. (1985 [1978]). *Plädoyer für eine gewisse Anormalität*. Frankfurt a. M.: Suhrkamp.

McDougall, J. (1991). *Theater des Körpers. Ein psychoanalytischer Ansatz für die psychosomatische Erkrankung*. München, Wien: Verlag Internationale Psychoanalyse.

Mendel, G. (1972 [1968]). *Die Revolte gegen den Vater. Eine Einführung in die Soziopsychoanalyse*. Frankfurt a. M.: S. Fischer.

Meyer, A. (2008, 13. Oktober). 18 Jahre, 173 Zentimeter, 36 Kilogramm. *Frankfurter Rundschau*, S. 16.

Moersch, E. (1980). Über die psychoanalytische Behandlung einer Patientin mit Pubertätsmagersucht (Anorexia nervosa). In K. Brede (Hrsg.), *Einführung in die psychosomatische Medizin* (S. 172–189). Frankfurt a. M.: Syndikat.

de Musset, A. (1989 [1839]). *Frédéric und Bernerette*. München: dtv.

Nikulka, I. (2006). »Nur wenn ich ein Strich bin, kann ich sein«. Zur Bedeutung der Entkörperlichung bei Magersüchtigen. In U. Jongbloed-Schurig (Hrsg.), *Ich esse deine Suppe nicht. Psychoanalyse gestörten Essverhaltens* (S. 365–389). Frankfurt a. M.: Brandes & Apsel.

Ogden, T. H. (1995 [1989]). *Frühe Formen des Erlebens*. Wien, New York: Springer.

Pines, D. (1983). Das frühe Trauma in Übertragung und Gegenübertragung. *Jahrb. Psychoanal., 15*, 119–144.

Plassmann, R. (2007). *Die Kunst des Lassens. Psychotherapie mit EMDR für Erwachsene und Kinder*. Gießen: Psychosozial-Verlag.

Rank, O. (1909). *Der Mythos von der Geburt des Helden*. Leipzig: Deuticke.

Reddemann, L. (2006). *Imagination als heilsame Kraft. Zur Behandlung von Traumafolgen mit ressourceorientierten Verfahren*. Stuttgart: Klett-Cotta.

Reich, A. (1953). Narzisstische Objektwahl bei Frauen. *Psyche – Z. Psychoanal., 27*(10), 928–948.

Richter, H. E. (1969 [1963]). *Eltern, Kind und Neurose*. Hamburg: Rowohlt.

Roche, C. (2008). *Feuchtgebiete*. Köln: DuMont.

Rodulfo, M. (1997). Die Puppen: Diätkranke und Anorektikerinnen – ein Geschlechterproblem. *texte, 7*, 59–70.

Rosenfeld, H. (1990). *Sackgassen und Deutungen*. München, Wien: Verlag Internationale Psychoanalyse.

Rosenkranz, S. (2007). Eine Frau zwischen Leben und Tod. https://www.stern.de/lifestyle/leute/isabelle-caro-eine-frau-zwischen-leben-und-tod-3215916.html (07.01.2021).

Schacht, L. (1973). Subjekt gebraucht Subjekt. *Psyche – Z. Psychoanal., 27*(2), 151–167.

Schneider-Henn, K. (1988). *Die hungrigen Töchter. Essstörungen bei jungen Mädchen*. München: Kösel.

Schoch, Y. (2011). Theorie und Praxis des Mimetischen. Ein Zugang zur Bearbeitung früher traumatischer Erlebnisse. *ZPTP, 26*, 367–388.

Schur, M. (1980 [1955]). Zur Metapsychologie der Somatisierung. In K. Brede (Hrsg.), *Einführung in die psychosomatische Medizin* (S. 335–395). Frankfurt a. M.: Syndikat.

Segal, H. (1990 [1957]). Bemerkungen zur Symbolbildung. In E. Bott Spillius (Hrsg.), *Melanie Klein heute*. Bd. 1 (S. 202–224). München, Wien: Verlag Internationale Psychoanalyse.

Seiffge-Krenke, I. (2001). Väter und Söhne, Väter und Töchter. *Forum Psychoanal., 17*, 51–63.

Spitz, R. A. (1980 [1965]). *Vom Säugling zum Kleinkind*. Stuttgart: Klett-Cotta.

Spitz, U. (2004, 23. März). Das Diktat der Waage. *Frankfurter Rundschau*, S. 7.

Steinbrecher, M. & Hartung, T. (2010). Symbolbildung und Übertragung. Zur affektiven Bewältigung eines frühen Traumas. *ZPTP, 25*, 349–360.

Stern, D. N. (1992). *Die Lebenserfahrung des Säuglings*. Stuttgart: Klett-Cotta.

Stiegler, B. (2006). *Bilder der Photographie. Ein Album photographischer Metaphern*. Frankfurt a. M.: Suhrkamp.

Stierlin, H. (1975). *Von der Psychoanalyse zur Familientherapie*. Stuttgart: Klett-Cotta.

Stork, J. (1974). *Fragen nach dem Vater*. München: Karl Alber.

Storm, J. & Treurniet, N. (1987). Über präverbale Kommunikation. *ZPTP, 2*, 173–179.

Streeck-Fischer, A. (1997). Dora, weibliche Adoleszenz und die »anstößige« Beziehung. *Forum Psychoanal., 13*, 294–311.

Thomä, H. (1961). *Anorexia nervosa. Geschichte, Klinik und Theorie der Pubertätsmagersucht*. Stuttgart: Huber-Klett.

Thomä, H. & Kächele, H. (1986). *Lehrbuch der psychoanalytischen Therapie*. Berlin: Springer.

Trimborn, W. (1990). Die Rolle des Übergangsobjekts in einer psychotherapeutischen Behandlung. *ZPTP, 5*, 45–161.

Tugendhat, E. (1993). *Vorlesungen über Ethik*. Frankfurt a. M.: Suhrkamp.

Vanderlinden, J. (1992). *Die Behandlung der Bulimia nervosa. Eine praktische Anleitung*. Stuttgart, New York: Schattauer.

Varvin, S. (2013). Trauma als nonverbale Mitteilung. *ZPTP, 28*, 114–130.

Welldon, E. V. (2003). *Perversionen der Frau*. Gießen: Psychosozial-Verlag.

Wieland, B. (2001, 04. April). »Nein, meine Suppe ess' ich nicht«. *Frankfurter Allgemeine Zeitung*, S. 15.

Williams, G. (1997). Reflections on some dynamics of eating disorders, no-entry defences and foreign bodies. *Int. J. Psychoanal., 78*, 927–942.

Winnicott, D. W. (1964). *The child, the familiy and the Outside World*. Harmondsworth: Penguin Books.

Winnicott, D. W. (1974 [1965]). *Reifungsprozesse und fördernde Umwelt*. München: Kindler.

Winnicott, D. W. (1967). The Location of Cultural Experience. *Int. J. Psychoanal., 48*, 368–372.

Winnicott, D.W. (1988 [1984]). *Aggression. Versagen der Umwelt und antisoziale Tendenz.* Stuttgart: Klett-Cotta.

Wurmser, L. (1993). *Die Maske der Scham. Die Psychoanalyse von Schamaffekten und Schamkonflikten*. Berlin, Heidelberg: Springer.

Thomas Ettl

Das bulimische Syndrom

Psychodynamik und Genese

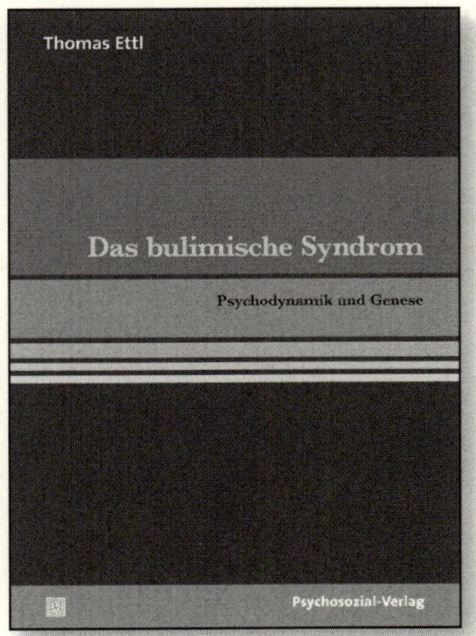

2013 · 448 Seiten · Broschur
ISBN 978-3-8379-2302-5

Ein innovativer Ansatz, der den Aufbau, die Struktur und die innere Logik der Essstörung in den Vordergrund rückt!

Unter den Essstörungen nimmt die Bulimie eine Sonderstellung ein, da an ihr Erkrankte im Unterschied zur Anorexie und Adipositas vom Leibesumfang her unauffällig bleiben: Sie ist eine »heimliche« Essstörung und Ausdruck einer Beziehungsphobie. Diese lässt sich nachweisen, wenn man den Verlauf des Symptoms – vom Planen eines Essanfalls bis zum Befinden der PatientInnen nach dem Erbrechen – untersucht. Entstehung und defensive Funktion des Hungers sind ebenso Gegenstand der Analyse wie die sich im Verlauf des Anfalls ändernde Bedeutung der Nahrung.

Die Anamnese zeigt, dass es sich nicht ausschließlich um eine Erkrankung der Pubertät handelt, sondern dass sie bereits in der Kindheit angelegt wird und dort in beträchtlichen Symptomen ihre Vorgeschichte hat, denen sich später das Esssymptom anfügt, sodass es gerechtfertigt ist, vom »bulimischen Syndrom« zu sprechen. Die Funktion der Kranken in der Familie, die pathogene Bedeutung der Mutter- und Vaterimagines und die damit verbundenen Komplikationen in der späteren Objektwahl und der Sexualität stehen bei der Untersuchung der Ätiologie im Vordergrund.

Günter Reich, Antje von Boetticher

Hungern, um zu leben – die Paradoxie der Magersucht

Psychodynamische und familientherapeutische Konzepte

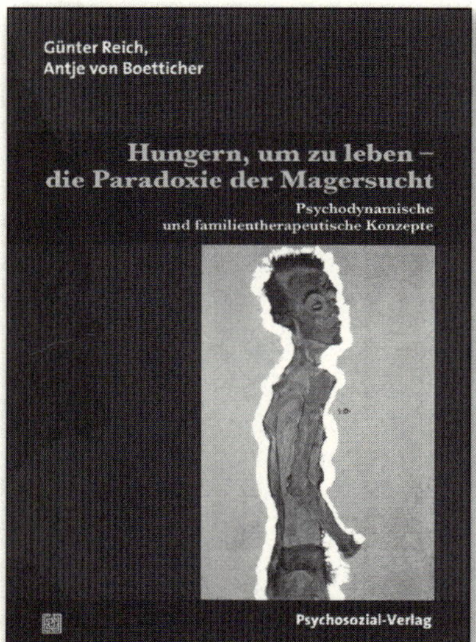

2017 · 216 Seiten · Broschur
ISBN 978-3-8379-2443-5

»Anorexie ist eine schwere psychosomatische Erkrankung. Die schwerste, die eine Person im Jugendalter überhaupt entwickeln kann. Sie chronifiziert rasch und entwickelt eine hohe Behandlungsresistenz. Die Mortalitätsrate liegt auch bei behandelten Fällen im Langzeitverlauf bei ca. 15 Prozent.«

Günter Reich & Antje von Boetticher

Anorexie stellt sich als vielschichtiges Krankheitsgeschehen dar, bei dem soziale, psychische, familiendynamische und somatische Einflüsse ineinander wirken. In der psychotherapeutischen Behandlung müssen alle diese Ebenen berücksichtigt werden. Günter Reich und Antje von Boetticher beschreiben ausführlich psychodynamische und familientherapeutische Behandlungsansätze und beziehen die oft schwerwiegenden Auswirkungen der somatischen Ebene in die Therapiekonzeption ein. Anorexie wird dabei als ein Kampf um die Wahrung der Grenzen des Subjekts gegenüber der Außenwelt und dem eigenen Körper verstanden.

Anhand konkreter Falldarstellungen aus ihrer langjährigen Praxis verdeutlichen Reich und von Boetticher, wie das Essverhalten und das Körperbild in das psychodynamische sowie familien- und paartherapeutische Vorgehen eingebunden werden können. Auch findet hier die Anorexie bei männlichen Jugendlichen und Männern Beachtung.